ERKE CHANGJIAN JIBING ZHENDUAN YU ZHILIAO JINZHAN

儿科常见疾病诊断与

—— 治疗进展 ——

主编 袁本泉 李 彬 葛和春 鲁彦凤

韩炳鑫 王 辉 林 隆

上海科学技术文献出版社

Shanghai Scientific and Technological Literature Press

图书在版编目（CIP）数据

儿科常见疾病诊断与治疗进展／袁本泉等主编 .--

上海：上海科学技术文献出版社,2023

ISBN 978-7-5439-8967-2

Ⅰ.①儿…　Ⅱ.①袁…　Ⅲ.①小儿疾病－常见病－诊疗　Ⅳ.①R72

中国国家版本馆CIP数据核字（2023）第199155号

组稿编辑：张　树
责任编辑：王　珺
封面设计：宗　宁

儿科常见疾病诊断与治疗进展

ERKE CHANGJIAN JIBING ZHENDUAN YU ZHILIAO JINZHAN

主　　编：袁本泉　李　彬　葛和春　鲁彦凤　韩炳鑫　王　辉　林　隆
出版发行：上海科学技术文献出版社
地　　址：上海市长乐路746号
邮政编码：200040
经　　销：全国新华书店
印　　刷：山东麦德森文化传媒有限公司
开　　本：787mm×1092mm　1/16
印　　张：22.75
字　　数：582千字
版　　次：2023年8月第1版　2023年8月第1次印刷
书　　号：ISBN 978-7-5439-8967-2
定　　价：198.00元

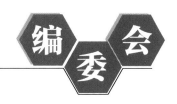

编委会

主 编

袁本泉（聊城市传染病医院）

李 彬（枣庄市妇幼保健院）

葛和春（滕州市西岗中心卫生院）

鲁彦凤（曹县人民医院）

韩炳鑫（潍坊市妇幼保健院）

王 辉（山东省宁阳县第二人民医院）

林 隆（浙江大学医学院附属杭州市胸科医院）

副主编

魏兰芳（当阳市人民医院）

金 莎（威海市文登区妇女儿童医院）

郝凤秀（单县东大医院）

刘 宁（德州市中医院）

杨加磊（枣庄市妇幼保健院）

陈聪聪（临沂市妇幼保健院）

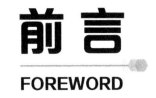

FOREWORD

　　儿科学属于临床医学的二级学科，其研究对象是胎儿至青春期的儿童，是以保障儿童健康、提高生命质量为宗旨的医学学科。随着社会的不断发展，我国卫生事业也发生了较大的变化，人们对于医疗的重视程度也逐渐加大，这使得儿科医师和社会的距离越来越近，患者和社会对儿科医师的要求也越来越高。因此，儿科医师应该对儿科疾病诊断过程中的各个环节进行有效把握，坚持顺序性与时间性，实现人性化、个体化的诊疗服务，以提升治疗质量、促进患儿的康复。鉴于此，我们特邀多位具有丰富儿科诊疗经验的专家编写了《儿科常见疾病诊断与治疗进展》一书，旨在提高治疗的规范化水平，缩短患儿平均住院时间。

　　本书从临床实际出发，主要介绍了儿童各系统常见病。其中，重点论述了呼吸系统疾病、循环系统疾病、消化系统疾病、泌尿系统疾病、神经系统疾病、内分泌系统疾病、血液系统疾病等内容。为了更好地适应临床需要，本书仅对疾病的病理生理、发病机制、实验室检查进行了简单叙述，而对临床观察、诊断、鉴别诊断及防治措施等知识做了详细讲解。本书内容全面、重点突出、指导性强，突出了儿科学专业特点，可以为广大儿科医师解决在工作中常遇到的实际问题。

　　由于时间仓促，编者众多且编写经验不足，本书中可能存在疏漏甚或错误之处。为了进一步提高本书的质量，诚恳地希望各位读者不吝赐教，提出宝贵意见，以便再版时修订与改正。

《儿科常见疾病诊断与治疗进展》编委会

2023 年 5 月

目录

CONTENTS

第一章 儿科学绪论

第一节 儿科学的范围和任务

儿科学是研究小儿生长发育规律及其影响因素、小儿疾病的诊治与预防以及小儿疾病的康复方法,尽可能使患儿恢复健康的学科。

一、小儿年龄分期

小儿从受精卵开始到生长发育停止可分为7个时期。

(一)胎儿期

受精后前8周称为胚胎期,此期各系统的器官发育非常迅速,各重要器官的发育已见雏形,以心脏发育为例,受精后2周心脏即开始形成,4周时开始有血液循环,8周时心脏四腔结构就已经形成。此时胚胎平均重9 g,长5 cm。如果此阶段受到外界任何干扰,容易引发严重畸形甚至死亡并流产。至第8周末胎儿已经基本成形。

从受精后第9周开始到出生这个阶段为胎儿期,该阶段各器官进一步增大并逐渐发育成熟。按惯用的计算方法,胎儿期是从母亲末次月经第一天算起到出生共40孕周,但严格意义上胎儿的整个发育过程应该从受精开始计算到出生,为38周。

临床上将整个妊娠过程分为3个时期:①妊娠早期:妊娠后12周内,胎儿及其各个脏器均已初步发育成形,此期最易受到干扰而形成各种先天性畸形,导致胎儿发育异常的因素包括基因和染色体异常(包括突变)及妊娠时的各种感染等。②妊娠中期:妊娠13～28周,各器官迅速生长,但器官的成熟过程有所不同,如发育到20周原始肺泡才开始形成,肺表面活性物质开始生成,此前娩出胎儿将不能成活;妊娠28周后,肺泡结构及功能已比较成熟,娩出的婴儿经过精心护理可以存活。③妊娠后期:妊娠29～40周,以肌肉及脂肪迅速生长为主,胎儿体重增加迅速。妊娠中-后期导致胎儿发育异常的因素主要是缺氧(胎盘、脐带的异常)、感染、免疫性溶血及妊娠期的营养障碍等。

整个妊娠过程的保健应该包括:孕前咨询,妊娠母体感染的预防(尤其是弓形虫、巨细胞病毒、风疹病毒及梅毒感染),妊娠母体营养的合理指导,定期产前检查、高危妊娠的监测与早期处理,孕期合理的用药及某些遗传性疾病的早期筛查。

1

(二)新生儿期

自胎儿娩出、脐带结扎开始至 28 天为新生儿期,此期实际包含在婴儿期内,也可称为新生婴儿。新生儿期是婴儿最脆弱的时期,在这个时期中,婴儿需要完成宫外生存所需的许多重大的生理调整,不仅发病率高,死亡率也高,占婴儿死亡率的 1/3～1/2,尤其在新生儿出生后 24 小时内死亡率最高,多与窒息、早产、先天畸形或分娩时的不良影响有关。《母婴保健法》规定出生后应进行苯丙酮尿症、先天性甲状腺功能减退症及先天性听力障碍等疾病的筛查,做到早发现、早治疗。

围产期目前国际上有 4 种定义,我国一般定义为从妊娠第 28 周到出生后第 7 天。此期包括了妊娠后期、分娩过程和新生儿早期 3 个阶段,是小儿经历巨大变化,生命易受到威胁的重要时期。围产期死亡率是衡量一个国家和地区的卫生水平,产科和新生儿科质量的重要指标。围产期主要死亡原因是宫内发育不良、呼吸窘迫综合征、窒息、产伤等。围产期医学是介于儿科学和妇产科学之间的边缘学科,需要产科医师和儿科医师共同合作处理好此期所发生的各种问题。

(三)婴儿期

从出生后到满 1 周岁之前称为婴儿期,此期是生长发育极其旺盛的阶段,对热量及蛋白质的需求量大,但由于此时期消化功能尚处于发育不够完善阶段,易发生消化紊乱及营养障碍而导致贫血、佝偻病、营养不良和腹泻等疾病。由于来自母体的免疫抗体逐渐消失而自身免疫系统尚未成熟,产生抗体能力有限,对疾病的抵御能力较差,容易罹患感染性疾病。婴儿期死亡的主要原因除了宫内发育不良、窒息及产伤外,还有先天性畸形、婴儿猝死综合征、肺炎和消化道疾病等。

婴儿死亡率是指每 1 000 个活产婴儿中从出生到 1 岁之间的死亡率,是考察一个国家和地区医疗卫生状况的重要指标之一。

(四)幼儿期

从 1 周岁后到 3 周岁之前为幼儿期。此期生长发育速度较婴儿期有所放缓,而智能发育迅速。此期小儿已能独立行走,活动范围明显扩大,能用语言表达自己的想法与要求,好奇心强而认识危险的能力不足,容易引起意外伤害及罹患传染性和感染性疾病。

(五)学龄前期

3 岁后到入小学(6～7 岁)前为学龄前期。此期体格生长减慢,语言及思维发展迅速,好奇多问,求知欲强,模仿性强。

此时期应该合理营养,防止意外伤害发生。同时需针对年龄的特点,正确对待第一阶段的心理违拗期,加强教养,培养良好的卫生、学习、劳动、生活的习惯。

(六)学龄期

从入小学(6～7 岁)到青春期(女 12 岁、男 13 岁)开始之前为学龄期。此期身高及体重稳定增长,除生殖系统外,其他系统的发育均接近成人,认知能力加强,社会心理进一步发育,是接受各方面教育的重要时期,应该进行德、智、体、美、劳教育。

(七)青春期

女孩从 11～12 岁开始到 17～18 岁,男孩从 13～14 岁开始到 18～20 岁为青春期。个体差异较大,此期的特点主要是生殖系统的发育,女孩出现月经,男孩有遗精现象。在性激素的作用下,体格发育出现第二次高峰,体重、身高明显增长直到身高停止增长,青春期末生殖系统发育成熟,第二性征出现。此阶段儿童身心发育逐渐趋向成熟,将出现第二次的心理违拗期。

二、儿科学的范围和任务

随着现代医学的发展,儿科学研究的范围逐渐扩大及深入,儿科学研究对象延伸为自受精卵到 18 岁的青春期儿童。儿科学在儿科专科医院中也不断细分,目前儿科的专业化发展具有几种分化方式,如针对儿童疾病的不同系统和器官,分化为心血管、血液肿瘤、神经、肾脏、内分泌和遗传代谢、呼吸、新生儿、消化、感染、急救、新生儿及儿童保健等学科;针对儿童不同年龄阶段,开创了围产期儿科学及青春期医学;同时,儿科学与其他学科交叉又派生出许多亚专业,如发育行为儿科学、儿童心理学、环境儿科学、儿童康复学、预防儿科学、灾害儿科学及儿童教育学等学科。

小儿外科学中的细化专业除了普通外科、新生儿外科,还有骨科、心胸外科、泌尿外科、肿瘤外科、急症外科、神经外科和整形外科等。因小儿处于迅速发展变化的年龄段,现代小儿外科学已把胎儿外科和青春期的各种外科疾病也列入其中,这是因为青春期在很多情况下不同于成年人,特别是从社会医学角度出发,有其显著的特点。小儿外科疾病主要归纳为先天性畸形、实体肿瘤、炎症和创伤四大类。

儿科学的主要任务是不断探索有关基础理论和总结临床实践经验,提高对发育中小儿各系统疾病的防治质量及对精神或情感疾病进行预防、诊断及治疗,保障和促进儿童获得生理、心理和社会能力的健康和全面发展。

(李　彬)

第二节　儿科学的特点

儿童不是成人的缩影,小儿与成人的差异不仅仅是体格上的大小。儿科学与其他临床学科相比有其不同特点,基本特点表现在三方面:①小儿有别于成人的最大特点是具有成长性,儿童从出生到发育成熟的过程,是一种连续的但也是具有明显阶段性的成长过程,在这个过程中,小儿的全身各系统、器官及组织不仅在体积、重量上不断增大,更重要的是在此过程中其功能的不断发育成熟。处于不断生长发育过程中的儿童,不仅个体间存在差异,还有明显的年龄差异,因此在评价健康状态和诊断疾病时不能用单一标准。②对疾病造成损伤的恢复能力较强,常常在生长发育的过程中对比较严重的损伤实现自然改善或修复,因此,只要度过危重期,常可满意恢复,适宜的康复治疗常有事半功倍的效果。③儿童是脆弱人群,身心较成人容易受到各种不良因素的伤害,而且一旦造成伤害,可以影响一生。因此,预防为主在儿科学中占有更加重要的地位。另外,小儿在各个发育阶段中,不但在解剖、生理、免疫、病理等方面具有其特点,而且在疾病的发病、病因及表现等方面均有明显的差异。更重要的是在身心保健方面的重点各个时期均有所不同。而且年龄越小,与成人的差别越大。下面从基础和临床 2 个方面具体说明儿科学的主要特点。

一、基础医学方面

(一)解剖

随着体格生长发育的进展,身体各部位逐渐长大,头、躯干和四肢的比例发生改变,内脏的位置也随年龄增长而不同,如肝脏右下缘位置在 3 岁前可在右肋缘下 2 cm 内,3 岁后逐渐上移,6～7 岁后在正常情况下右肋缘下不应触及。同样,由于小儿心脏呈横位,心胸比例较大,与成人明显不同。在体格检查时必须熟悉各年龄儿童的体格生长发育规律,才能正确判断和处理临床问题。

(二)功能

各系统器官的功能也随年龄增长逐渐发育成熟,不同年龄儿童的生理、生化正常值各自不同,如心率、呼吸频率、血压、血清和其他体液的生化检验值等。此外,某年龄阶段的功能不成熟常是疾病发生的内在因素,如婴幼儿的代谢旺盛,营养的需求量相对较高,但此时期胃肠的消化吸收功能尚不完善,因此易发生消化不良。掌握各年龄儿童的功能变化特点是儿科临床工作的基本要求。

(三)病理

对同一致病因素,儿童与成人的病理反应和过程会有相当大的差异,即或是不同年龄的儿童之间也会出现这种差异,如由肺炎球菌所致的肺内感染,婴儿常表现为支气管肺炎,而成人和年长儿则可引起大叶性肺炎病变。

(四)免疫

小年龄儿童的非特异性免疫、体液免疫和细胞免疫功能都不成熟,因此抗感染免疫能力比成人和年长儿低下,如婴幼儿时期分泌型免疫球蛋白A(sIgA)和免疫球蛋白G(IgG)水平均较低,容易招致呼吸道和消化道感染。因此,适当的预防措施对小年龄儿童特别重要。

(五)心理和行为

儿童时期是心理、行为形成的基础阶段,可塑性非常强。及时发现小儿的天赋气质特点,并通过训练予以调适;根据不同年龄儿童的心理特点,提供合适的环境和条件,给予耐心的引导和正确的教养,可以培养儿童良好的个性和行为习惯。

二、临床疾病方面

(一)疾病种类

儿童中疾病发生的种类与成人有非常大的差别,小儿先天性畸形较多见,易感染,易发生肝脾大,气道容易梗阻。但婴儿期鼻窦炎少见。心血管疾病在儿童中主要以先天性心脏病为主,而成人则以冠状动脉心脏病为多;儿童白血病中以急性淋巴细胞性白血病占多数,而成人则以粒细胞性白血病居多。此外,不同年龄儿童中的疾病种类也有差异,如新生儿疾病常与先天遗传和围产期因素有关,婴幼儿疾病中以感染性疾病占多数等。

(二)临床表现

儿科患儿在临床表现方面的特殊性主要集中在小年龄儿童,年幼体弱儿对疾病的反应差,往往表现为体温不升、不哭、纳呆、表情淡漠,且无明显定位症状和体征;婴幼儿易患急性感染性疾病,由于免疫功能不完善,感染容易扩散甚至发展成败血症,病情发展快,来势凶险。

(三)诊断

儿童对病情的表述常有困难且不准确,但仍应认真听取和分析,同时必须详细倾听家长陈述病史。全面准确的体格检查对于儿科的临床诊断非常重要,有时甚至是关键性的。不同年龄儿童的检验正常值也常不相同。

(四)治疗

小儿的药物剂量必须按体重或体表面积仔细计算,并且要重视适当的液体出入量和液体疗法。

（五）预后

儿童疾病往往来势凶猛，但是如能及时处理，度过危重期后，恢复也较快，且较少转成慢性或留下后遗症，这常是儿科医师的慰藉。因此，临床的早期诊断和治疗显得特别重要，适时正确的处理不仅有助于患儿的转危为安，也有益于病情的转化与预后。

（六）预防

已有不少严重威胁人类健康的急性传染病可以通过预防接种得以避免，此项工作基本上是在儿童时期进行，是儿科工作的重要方面。目前许多成人疾病或老年性疾病的儿童期预防已经受到重视，如动脉粥样硬化引起的冠状动脉心脏病、高血压和糖尿病等都与儿童时期的饮食有关；成人的心理问题也与儿童时期的环境条件和心理卫生有关。

由于儿科的鲜明特点，要求儿科专业医师在疾病的诊治过程中更应充分重视小儿的特点。

小儿是社会中最为弱势的群体，而儿童的健康对一个家庭乃至社会产生重大的影响，小儿从出生至青少年阶段的生长发育过程中，来自社会、家庭、环境的不利因素时刻会影响其身心健康。因此，在关注儿童健康、诊治儿童疾病的同时，儿科医师必须关注社会、家庭及环境等因素。儿科专业医师在儿童疾病的诊治过程中必须具备 3 种品质：第一是能够用最新的、有事实根据的知识和信息开展对儿童疾病的诊治，能够通过已经积累的临床经验及文献检索获得信息，分析患儿发病的病理生理机制并形成对所诊治患儿的个体化认识；第二是要有较强的沟通和动手能力，如能够针对儿童的特点进行有效的病史采集，施行正确的体格检查，规范地进行常规操作及对危重患儿进行准确的判断及急救的能力等；第三是具有无私奉献的精神，本着一切为了患儿及其家庭的利益着想，最大限度地发挥自己的专业知识和技能，在诊治过程中敏感地体察患儿及家长的心情，给予同情和关爱。

（袁本泉）

第三节　儿科学的发展和展望

早在 2 400 年前，中国古代的大医家扁鹊即为"小儿医"。至唐朝，已在太医署正规培养 5 年制少小科专科医师。19 世纪西方儿科学进入我国，至 20 世纪 40 年代我国儿科临床医疗初具规模。1943 年，随着诸福棠教授主编的《实用儿科学》问世，标志着我国现代儿科学正式建立。

1949 年以后，党和政府在城乡各地建立和完善了儿科的医疗机构及儿童保健机构，对于保障我国儿童的健康和提高儿童的生命质量起到了至关重要的作用。儿童的生长发育监测、先天性遗传性疾病的筛查、疫苗接种等得以落实，儿童中常见病、多发病能够得到及时的诊治。

改革开放以来，我国儿科事业在全国近 7 万多名儿科医务工作者的无私奉献下取得了快速的发展，2005 年婴儿死亡率小于 19.0‰，5 岁以下儿童死亡率小于 22.5‰，已经处于发展中国家的前列，我国的新生儿遗传代谢疾病的筛查项目、全国儿童国家免疫接种项目等均已处于发展中国家的领先地位。

近年来，我国儿童健康状况继续得到明显改善，主要健康指标总体位居发展中国家前列。《2013 中国卫生统计年鉴》资料显示全国新生儿死亡率、婴儿死亡率及 5 岁以下儿童死亡率从 2010 年的 8.3‰、13.1‰和 16.4‰，分别下降到 2012 年的 6.9‰、10.3‰和 13.2‰。

但是,由于社会环境等各种原因,少数曾经绝迹的传染病仍然有死灰复燃的迹象。儿童健康水平仍存在明显的城乡差异,农村5岁以下儿童死亡率是城市的2.7倍。因此,如何做好农村地区儿童的医疗保健工作,提高基层的儿科医师队伍的质量至关重要。早产及低出生体重、肺炎、出生窒息、先天性心脏病仍是5岁以下儿童的主要死因。前者可以通过妇幼保健体系的不断完善和新生儿急救技术的不断发展得到有效的控制,而先天性畸形是摆在儿科医师面前的重要研究课题,我国每年新出生新生儿约2 000万,出生数月或几年后发现其中有80万~120万的先天畸形,主要为唇裂、神经管缺陷、多指(趾)、心血管畸形、脑积水等,对小儿的健康造成很大的威胁。

小儿外科是儿科医学多学科领域内的一个重要组成部分,也是不断发展的临床专业。近年来,国内外小儿外科也有了巨大的进展,主要表现在新生儿外科的产前诊断及外科早期干预方面。如胎儿外科,1981年Harrison首次报道1例后尿道瓣膜行宫内膀胱造口术后,现已在先天性膈疝、双胎输血综合征等畸形取得肯定效果。产时外科技术已在国内数个中心成功开展。伴随着肿瘤多中心研究的广泛开展,小儿实体瘤诊治效果显著提升。

小儿微创外科技术已在国内外普及,自新生儿期甚至胎儿期(胎儿镜)到其他各年龄段,不但有腹腔镜、胸腔镜手术,还开展了肾盂镜、关节镜、脑室镜等微创腔镜手术。诊治疾病范围也逐步扩大,如新生儿食管闭锁、高位肛门闭锁症、脊柱侧弯、脑积水、脑室-腹腔引流术及肿瘤外科等。

儿童移植外科主要是大器官移植,如肾移植、肝移植、小肠移植等。1963年,美国Starz首次进行小儿肝移植获得成功,现已作为肝脏终末期病变的有效治疗手段。小儿肝移植已在国内多个医疗单位展开,亲体肝移植逐渐占主要供肝来源,减少了排斥反应,成功率大大提高。儿科的几个肝移植大中心均已完成100例以上肝移植。

在新的历史时期,儿童健康面临新的挑战,突出表现在环境因素、社会因素、人们的行为和生活方式构成对儿童生长发育的影响。尽管我国儿童目前的主要健康问题从总体上还集中在感染性和营养性疾病等常见病、多发病方面,但发病率和严重性大大降低;并且在某些发达地区,严重的营养不良和急性传染病已经少见。这些疾病谱的变化昭示我国儿科学的任务不仅要着重降低发病率和死亡率,更应该着眼于促进儿童的体格生长、心理健康、智能发育和社会适应能力得到全面均衡的发展。

目前,我国18岁以下的儿童近4亿人,如何保障如此大群体的健康事关祖国和民族的未来,世界卫生组织、联合国健康儿童基金会在向全球发出的"新千年发展目标"中提出了到2015年将5岁以下儿童死亡率降低2/3的要求,原卫生部《中国妇女儿童发展纲要(2011—2020年)》要求到2020年,全国婴儿和5岁以下儿童死亡率分别下降到10‰和13‰。实现这些目标将是21世纪儿童健康策略在儿童生存、保护和发展三大目标及健康保护和健康促进两大任务的综合体现,需要大批的儿科专业医师无私的付出才有可能得以实现。因此,儿科医师在21世纪面临的最大挑战或工作的重点是控制感染性疾病、关注孩子心理行为健康、对意外伤害进行有效的预防、防治先天性畸形、重大公共事件中儿童健康保护,也要关注成人疾病的儿童期预防。

在未来,儿科医学的模式必将向生物-社会-医学的模式转变,循证医学将会得到更加重视,转化医学将成为儿科诊治必然的创新动力。分子生物学的进展将为临床诊断和治疗开辟一条新的道路;重大疾病基因组学、蛋白质组学和表观遗传学的研究将在遗传性、代谢性等疾病的防治方面产生重大突破;医学信息学的进展不仅会在医学影像学方面引起革命性的飞跃,而且可能在更广泛的领域产生深远的影响,比如对基因疫苗的构造分析和修饰等。

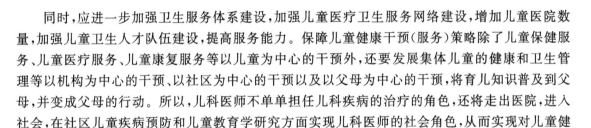

同时,应进一步加强卫生服务体系建设,加强儿童医疗卫生服务网络建设,增加儿童医院数量,加强儿童卫生人才队伍建设,提高服务能力。保障儿童健康干预(服务)策略除了儿童保健服务、儿童医疗服务、儿童康复服务等以儿童为中心的干预外,还要发展集体儿童的健康和卫生管理等以机构为中心的干预、以社区为中心的干预以及以父母为中心的干预,将育儿知识普及到父母,并变成父母的行动。所以,儿科医师不单单担任儿科疾病的治疗的角色,还将走出医院,进入社会,在社区儿童疾病预防和儿童教育学研究方面实现儿科医师的社会角色,从而实现对儿童健康的承诺。

(袁本泉)

第二章 儿科疾病常用治疗方法

第一节 退热疗法

一、发热

(一)发热的原因

可分为 4 种。

(1)发热物质作用于体温中枢引起,如感染、恶性肿瘤、变态反应等。

(2)不适当的保育环境,如室温过高、衣着过多等影响热的散发。

(3)热散发障碍,如无汗症、热射病等。

(4)体温中枢异常,如中枢神经系统疾病等。

在这些发热原因中,婴幼儿以感染、恶性肿瘤、不适当的保育环境为主。

(二)热型

在儿科,大多数发热为短期内容易治愈的感染性疾病所致(以上呼吸道感染为甚),少数患儿发热可持续较长时间,发热持续达 2 周称为长期发热。对原因不明的发热应明确热型,必要时可暂时停止某些治疗以观察热型。一天中体温差在 1 ℃以上,最低体温在 37 ℃以上的发热叫弛张热,多见于败血症、心内膜炎、尿道感染等;日体温差在 1 ℃以下的持续性高热叫稽留热,多见于川崎病、恶性肿瘤等;体温下降后热度又升高称双峰热,多见于麻疹、脊髓灰质炎、病毒性脑膜炎等。

(三)发热的病理生理

发热通常作为机体对感染微生物、免疫复合物或其他炎症因子反应的结果,急性呼吸道感染(ARI)患儿发热常见于病毒或细菌感染时。机体对入侵的病毒或细菌的反应,是通过微循环血液中的单核细胞、淋巴细胞和组织中的巨噬细胞释放的化学物质细胞因子来完成的,这些细胞因子具有"内源性致热原"的作用,包括白细胞介素-1(IL-1)、白细胞介素-6(IL-6)、肿瘤坏死因子(TNF-α)及干扰素。在这些致热原刺激下,丘脑前区产生前列腺素 E_2,通过各种生理机制,使体温调控点升高。

(四)发热对机体的影响

发热是机体的适应性反应,是机体的抗感染机制之一。许多研究显示,发热时机体各种特异和非特异的免疫成分均增加,活性增强,如中性粒细胞的移行增加并产生抗菌物质,干扰素的抗病毒及抗肿瘤活性增加,T细胞繁殖旺盛。

发热也存在有害的一面,如发热可产生头痛、肌肉疼痛、厌食及全身不适等;在一些难以控制的炎症反应中(如内毒素休克),发热还可加剧炎症反应;身体衰弱或有重症肺炎或心力衰竭的患儿,发热可增加氧耗量和心排血量,并可加重病情;5岁以下小儿有引起高热惊厥的危险,体温高于42 ℃能导致神经系统永久损害。

二、退热疗法

(一)退热治疗的指征

退热治疗的主要功用是改善患儿身体舒适度,原则上对于极度不适的患儿使用退热治疗会对病情改善大有帮助。是否给予退热治疗,需要在权衡其可能的利、弊而决定。一般在38.5～39.0 ℃之间可给予中成药退热,39 ℃以上患儿应用解热抗炎药,有多次高热惊厥史者,应控制体温并应用镇静剂。同一种解热剂反复应用时,原则上应间隔4～6小时,解热剂起效时间为20～40分钟。

(二)物理降温

物理降温是指采用物理方法如冷敷、温水浴或酒精浴等方法使体表温度降低的一种手段。世界卫生组织曾专门对ARI伴发热的患儿做了专门研究,证明这些传统的物理降温方法不仅无效,反而可导致全身发抖,且酒精还可经儿童皮肤吸收产生中毒症状。显然,这样做违反了热调定的生理机制。只有用药来降低下丘脑的调定点,才能使体温下降。但在某些特定条件下,如体温高于41 ℃时,急需迅速降低体温,此时温水浴可作为退热治疗的辅助措施。

(三)药物退热

退热药物即应用非甾体抗炎药(NSAIDs)退热。NSAIDs是一类非同质且具有不同药理作用机制的化合物。其临床药理学特征为:起效迅速,可减轻炎症反应,缓解疼痛和改善机体功能,但无病因性治疗作用,也不能防止疾病的再发展及并发症的发生。NSAIDs主要药理作用为抑制环氧化酶活性,阻断前列腺素类物质(PGs)的生物合成,某些NSAIDs对中性粒细胞的聚集、激活、趋化及氧自由基的产生有抑制作用,这亦为其发挥抗炎作用机制之一。根据化学特点NSAIDs分为:水杨酸类(阿司匹林、阿司匹林精氨酸等)、丙酸类(萘普生、布洛芬等)、乙酸类(双氯芬酸、托美丁等)、氯芬那酸(氯芬那酸、氟芬那酸等)、喜康类(吡罗昔康、湿痛喜康等)、吡唑酮类(保泰松、对乙酰氨基酚等)。下面将儿科常用的几种解热抗炎药介绍如下。

1.乙酰水杨酸

乙酰水杨酸又名阿司匹林。它可抑制前列腺素合成酶,减少PGs的生成,因而具有抗炎作用。此外尚可通过抑制白细胞凝聚、减少激肽形成,抑制透明质酸酶、抑制血小板聚集及钙的移动而发挥抗炎作用。生理剂量的PGs可抑制绝大部分与T细胞有关联的细胞免疫功能。NSAIDs抑制PGs的产生,故可促进淋巴细胞的转化与增殖,刺激淋巴因子的产生,激活NK细胞和K细胞的活性,增加迟发型变态反应。内热原可使中枢合成和释放PGs增多,PGs再作用于体温调节中枢而引起发热。阿司匹林由于抑制中枢PGs合成而发挥解热作用;PGs具有痛觉增敏作用,增加痛觉感受器对缓激肽等致痛物质的敏感性,且PGE、PGE_2等也有致敏作用,阿司匹林由于减少炎症部位PGs的生成,故有明显镇痛作用。

阿司匹林口服后小部分在胃、大部分在小肠迅速吸收,服后30分钟血药浓度明显上升,

2 小时达高峰。剂量:解热时每次 5～10 mg/kg,发热时服 1 次,必要时每天 3～4 次;抗风湿时用 80～100 mg/(kg·d);川崎病急性期时用 30～50 mg/(kg·d),退热后用 10～30 mg/(kg·d),每 1 个疗程 2～3 个月,有冠状动脉瘤应持续服至冠状动脉瘤消失,剂量为 5 mg/(kg·d)。

短期应用不良反应较少,用量较大时,可致消化道出血;流感和水痘患儿应用阿司匹林可发生 Reye 综合征,故 WHO 对急性呼吸道感染引起发热患儿不主张应用此药。此药尚有赖氨酸阿司匹林可供肌内或静脉注射;剂量每次 10～15 mg/kg。

2.对乙酰氨基酚

对乙酰氨基酚又名扑热息痛,为非那昔丁的代谢产物,解热作用与阿司匹林相似,但很安全,因此,WHO 推荐作为儿童急性呼吸道感染所致发热的首选药。临床上一般剂量无抗炎作用,因它只可抑制 PGs 在脑中合成,而很难抑制其在外周血中的合成。口服后 30～60 分钟血中浓度在高峰,作用快而安全。剂量为每次 10～15 mg/kg。

3.萘普生

此药可抑制花生四烯酸中的环氧酶,减少 PGs 的形成,具有抗炎、解热、镇痛作用,并影响血小板的功能,其抗炎作用是阿司匹林的 5.5 倍,镇痛作用为阿司匹林的 5 倍,解热作用为阿司匹林的 22 倍,是一种高效低毒的消炎、镇痛及解热药物。口服后 2～4 小时血药浓度达高峰,半衰期为 3～14 小时,对各种疾病引起的发热和疼痛均有较好的解热镇痛作用,用于类风湿性关节炎,其有效率可达 86% 以上。尤其适用于贫血、胃肠疾病或其他原因不能耐受阿司匹林、布洛芬等疾病患儿,剂量为每次 5～10 mg/kg,每天 2 次;学龄儿童每天最大剂量不得超过 1 000 mg。

4.布洛芬

布洛芬是目前唯一能安全用于临床的抗炎症介质药物。布洛芬为环氧化酶抑制剂,既抑制前列腺素合成,又可抑制肿瘤细胞因子的释放;既可解热、镇痛,又有明显抗炎作用。可防治急性肺损伤,减少急性呼吸窘迫综合征产生,可用于急性感染及感染性休克的治疗;同时影响免疫功能。口服后 3～4 小时血浆浓度达高峰,血浆半衰期 1.5～1.8 小时;常用剂量每次 5～10 mg/kg。长期应用亦可致胃溃疡、胃出血等。

5.双氯芬酸

双氯芬酸为强效消炎、镇痛、解热药。其消炎、镇痛、解热作用较阿司匹林强 20～50 倍。口服后 1～2 小时血中浓度达高峰,口服每次 0.5～1.0 mg/kg,儿童一次剂量不超过 25 mg,每天 3 次;肌内注射同口服剂量,每天 1 次。

6.尼美舒利

化学名为 4-硝基-2-苯氧基甲烷磺酰苯胺,具有明显的抗炎、解热和镇痛作用。其机制:①选择性抑制环氧化酶的活性;②抑制白三烯产生;③抑制蛋白酶活性;④抑制炎症细胞因子介导的组织损伤;⑤抑制自由基产生。该药对发热、呼吸道感染、类风湿性关节炎等具有明显的治疗作用,不良反应发生率低。剂量为每次 2～5 mg/kg,每天 2 次,12 岁以上儿童最大剂量 1 次不超过 100 mg。

7.氨基比林

20 世纪 80 年代以来国内外已将其淘汰,但其复方制剂如复方氨基比林、阿尼利定在我国仍在应用。氨基比林注射,其解热镇痛作用甚为显著,但过量易致虚脱,甚至休克,且应用后有可能导致颗粒白细胞减少,有致命危险,其发生率远远高于氯霉素。安替比林除过量引起休克外,易产生皮疹、发绀,故两者在儿童不宜应用。

(李 彬)

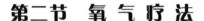

第二节 氧 气 疗 法

氧气疗法(简称氧疗)是儿科临床的重要治疗措施,正确的应用可有效地提高血氧分压改善机体的缺氧,而应用不当不仅影响其效果,还可能带来各种危害。现将小儿氧疗的有关问题介绍如下。

一、氧疗的适应证

凡可引起低氧血症或有组织缺氧者均为氧疗的适应证。如:①各种原因所致的呼吸功能不全,包括呼吸系统疾病所引起的和其他系统疾病影响呼吸中枢者;②循环功能不全,包括各种原因所致的心力衰竭及休克;③严重贫血;④循环血量不足,由于急性失血或脱水所致。

(一)临床指征

(1)发绀。

(2)烦躁不安:是严重缺氧的重要表现,常伴有心率加快。

(3)呼吸异常:包括呼吸过快、过缓、费力或新生儿期出现的呼吸暂停。

(4)休克、心力衰竭、颅高压综合征。

(5)严重高热或伴有意识障碍。

(6)严重贫血。

(二)血气指标

(1)动脉血氧分压(PaO_2)<8.0 kPa(60 mmHg)。

(2)动脉血氧饱和度(SaO_2)<90%。

(三)氧疗的作用

氧疗的作用是提高氧分压,改善人体的氧气供应,减轻因代偿缺氧所增加的呼吸和循环的负担。缺氧改善的指标为发绀消失,面色好转,患儿由烦躁转为安静、心率减慢,呼吸情况改善;血气指标为:PaO_2维持在 8.0~11.3 kPa(60~85 mmHg)之间,SaO_2>90%。新生儿、早产儿易有中毒倾向,PaO_2 以不超过 10.7 kPa(80 mmHg)为宜,而循环不良患儿组织缺氧明显,应尽量维持在 10.7 kPa(80 mmHg)以上。

二、常用氧疗方法

(一)鼻导管给氧

其多用于中度缺氧的患儿。一般将鼻导管放入鼻内约 1 cm,氧流量一般按:婴儿每分钟0.5 L,学龄前儿童每分钟 1.0 L,学龄儿童每分钟 1.5 L,可使吸入氧浓度达 30%左右。

优点:简便、易行、舒适。

缺点:吸入氧浓度不高(≤30%),双侧鼻导管或双侧鼻塞,可使吸入氧浓度明显升高,但缺点是鼻腔堵塞,不易让患儿接受,而且患儿张口呼吸,使吸氧效果受影响。

(二)面罩给氧

分开放式面罩和闭式面罩两种,小儿一般用开放式面罩,使用时将面罩置于口鼻前略加固定,不密闭,口罩距口鼻位置一般 0.5~1.0 cm,氧流量宜大于 5 L/min,以免造成罩内 CO_2 潴留,

11

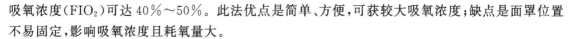

吸氧浓度(FIO_2)可达 $40\%\sim50\%$。此法优点是简单、方便,可获较大吸氧浓度;缺点是面罩位置不易固定,影响吸氧浓度且耗氧量大。

(三)头罩给氧

用有机玻璃制成,整个头部放在匣内。用于婴幼儿或不合作的患儿,应注意防止患儿皮肤受损。氧流量为 $4\sim6$ L/min,FIO_2 可达 $50\%\sim60\%$。

优点:舒适、氧浓度可依病情调节,并可保持一定湿度。

缺点:不适应发热或炎热季节使用,耗氧量大。

(四)持续呼吸道正压给氧(CPAP)

CPAP 是在自主呼吸的前提下给予呼吸末正压,目的是防止肺内分流(动静脉短路),纠正严重的低氧血症。应用指征是当严重的低氧血症用普通吸氧方式且 $FIO_2>60\%$ 而仍不能达到氧疗目标时。临床用于 RDS、ARDS、肺出血、肺水肿以及机械呼吸停机前的过渡。

三、氧疗的注意事项

(一)解决小儿的缺氧不能只靠供氧

除原发病的治疗外,在给氧的同时,还应特别注意改善循环功能和纠正贫血。

(二)氧气需湿化

不论何种方式给氧,氧气均需湿化,即吸入前必须经过湿化水瓶。

(三)慢性呼吸功能不全患儿

长期的二氧化碳潴留已不能刺激呼吸,缺氧是刺激呼吸的主要因素。要防止给氧后由于缺氧刺激的解除而引起呼吸抑制,故一般只给小流量、低浓度氧气吸入,必要时检查血液 $PaCO_2$,以防二氧化碳潴留加重引起的昏迷。

(四)预防氧疗的不良反应发生

当患儿缺氧情况好转后,应及时停止吸氧。不恰当的过高浓度(60% 以上)、过长时间(24 小时以上)吸氧,特别是应用呼吸机时,要注意氧中毒。

(五)氧气治疗应特别注意安全

治疗环境内要防火、防油,平时要检查氧气开关,勿使漏气。

四、氧疗的不良反应

(一)氧中毒肺损害

长期高浓度吸氧($FIO_2>60\%$)可造成中毒性肺损害。临床表现为呼吸困难、胸闷、咳嗽、咯血、呼吸窘迫等。病理改变为肺泡壁增厚、肺间质水肿、炎性细胞浸润、肺泡上皮增生,黏膜纤毛功能抑制,肺透明膜形成等。此种损害在大儿童是一种可逆性的,降低 FIO_2 可恢复。但在新生儿和早产儿则是不可逆的肺损害,导致"支气管肺发育不良"。故一般主张吸氧浓度:轻、中度缺氧为 $30\%\sim40\%$,严重缺氧为 $50\%\sim60\%$,$FIO_2>60\%$ 的高浓度吸氧不超过 24 小时,纯氧吸氧不超过 6 小时,病情好转后及时减低吸氧浓度。

(二)晶状体后纤维增生

动脉血氧分压持续高于正常($PaO_2>13.3$ kPa)致视网膜动脉 PO_2 持续增高,对体重小于 $2\,000$ g 的早产儿可造成晶体后纤维增生症。

（李　　彬）

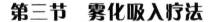

第三节 雾化吸入疗法

雾化吸入疗法是通过特定方式将药物溶液或粉末分散成微小的雾滴微粒,使其悬浮于气体中,然后吸入呼吸道以达到治疗的目的。近年来,雾化疗法进展很快,特别是对呼吸道感染、哮喘的治疗,疗效明显。

一、影响雾化吸入效果的主要因素

雾化吸入的理想效果是药物雾化微粒能沉着在需治疗的各级支气管而产生药理作用,而药物雾化微粒的沉着与以下因素有关。

(一)药物雾化微粒的大小

药物微粒的气体动力学直径(即微粒的物理直径与密度平方根的乘积)是影响其沉着部位的重要因素。直径在 $1 \sim 5\ \mu m$ 的气雾微粒最容易在下呼吸道沉着。直径小于 $1\ \mu m$ 时,易随呼吸运动呼出,而直径大于 $5\ \mu m$ 时,则易沉着在上呼吸道。

(二)患者呼吸的模式

快而浅的呼吸,气体吸入速度快(如哮喘急性发作时),药物雾化微粒沉着在上呼吸道的数量增多,沉着在下呼吸道的数量减少,故治疗效果不佳。相反,缓慢而深的呼吸能使沉着肺泡和终末细支气管的药物雾化微粒数量增多,在吸气末做短暂屏气 $1 \sim 2$ 秒后,可使沉着量增多,从而提高雾化吸入治疗效果。因此,理想的呼吸模式应该是在功能残气位(即平静呼气后)缓慢深吸气,并在吸气末做屏气,以增加药物微粒由于自身重力沉着于下呼吸道的量。在做雾化吸入时,特别是使用定量雾化吸入时,应教会患者这种呼吸形式。

(三)雾化药物的理化性状

气管和支气管黏膜表面覆盖着假复层柱状纤毛上皮细胞,纤毛运动可将气道内的异物或分泌物运动至气道管口咳出,使呼吸道始终保持清洁通畅,对肺起着积极的防御作用。因此,用作雾化的药物除无刺激性外,还必须要有适合的温度和 pH,如果药液的 pH 小于 6.5,纤毛运动会停止。

二、雾化吸入的优点

(一)起效快、疗效好

药物随气体直接进入呼吸道,很快作用于气管内的各种神经受体,解除呼吸道痉挛;同时由于是局部用药,使局部药物浓度大,疗效迅速,缩短治疗时间。

(二)用药量小,不良反应少

雾化吸入疗法的药物剂量,仅是全身用药量的 $1/5 \sim 1/2$,有利于节省药物减少对全身的毒性反应。

(三)湿化、清洁呼吸道

使用药物溶液经雾化后吸入,可保持呼吸道应有的湿度和湿化的程度,解除支气管痉挛,减少气道阻力,清洁呼吸道分泌物,有利于分泌物的排出。

13

三、雾化吸入器的类型及使用方法

(一)超声雾化吸入器

由振荡器和雾化装置两部分组成,振荡器产生电磁振荡,经电缆接到雾化装置中的压电晶片上,在高频电压作用下,产生同频率的轴向振动,使电磁能转变为机械能,产生超声波。由于超声波在液体表面的空化作用,破坏液体表面的张力和惯性而产生雾滴,其雾滴大小与振荡频率成反比,频率越高,雾滴越小。频率在 1.5 Hz 时,超声雾化器产生雾滴的直径约25%在 2.5 μm 以下,65%在 2.5~5.0 μm,即 90%左右的雾滴直径在 5 μm 以下,能直接吸入到终末细支气管和肺泡,因此该频率最适合临床雾化吸入治疗的要求。

(二)气动雾化器

利用压缩空气作为动力,当气体向一个方向高速运动时,在其后方或四周形成负压,在其前方由于空气阻力而产生正压,使药液在通过喷射器的细管成雾状喷出,雾粒运动的速度行程与气源压力成正比,雾粒的粗细、雾量的大小与气源压力、喷射器细管的直径、前方受阻物质的表面形态、粗细的过滤程度、液体的黏稠度等因素有关。气源压力:一般气体需 3~5 kg,若用氧气作气源则氧流量需每分钟 8~10 L。此类雾化器的优点是仅要求患者用潮气量呼吸,不需特殊的训练,对儿童较适合,对 3 岁以下的婴幼儿可辅以面罩吸入。缺点为耗氧量大,且雾滴的大小受气源量的影响较大。

(三)手压式定量雾化器(metered-dose inhaler,MDI)

药物溶解或悬浮在液体混合推进剂内,放在密封的气筒内,内腔高压,当按压雾化器顶部时,利用其氯氟碳引发正压力,药物即由喷嘴喷出。一般雾滴直径为 2.8~4.3 μm。目前临床上主要用于哮喘患儿,常用的有必可酮、喘乐宁等。但此雾化需用手操作,且需熟练掌握使用技巧,故婴幼儿使用时,往往达不到理想的效果,现特设计了一种贮雾器,可弥补这一不足。

(四)碟式吸纳器

这是一种用以装有干粉末吸入药物,帮助其被吸入呼吸道的干粉雾化吸入器,临床常用的产品为"旋达碟",常用于治疗哮喘,其他常用药物有必酮碟、喘宁碟等,适用于儿童。

(五)呼吸激动定量干粉吸入器

此为 Astra 公司最近推出的新吸入器,商品名为"都保"。将药物放在有一特殊开口的药瓶中,药物通过开口在患儿吸气时进入呼吸道。3 岁以下儿童使用较困难。

四、雾化治疗的常用药物

(一)平喘药

目前世界上哮喘治疗方案都采用吸入治疗。比较常用的药物有必可酮、喘乐宁气雾剂和特布他林气雾剂等。

(二)抗微生物药物

1.抗生素

目前普遍认为,多数抗生素制剂本身对气道有刺激作用,可导致气管痉挛;而且,其抗菌效果不佳并容易产生耐药性等。临床上普遍认同的抗生素有庆大霉素、卡那霉素、新霉素等。亦可用青霉素、苯唑西林、异烟肼等,其雾化剂量以常用肌内或静脉注射剂量的 1/4~1/2 计算。

2.抗真菌药

这是雾化吸入治疗呼吸道真菌感染值得研究的一个方面,可减少全身应用抗真菌药所致的毒性反应,如心、肝、肾的损害等。常用抗真菌药:两性霉素(0.25～0.50 mg/d,浓度为0.025%～0.1%)、制霉菌素(5万单位/次)等。

3.抗病毒药

临床上常用的抗病毒药有利巴韦林和干扰素等。剂量为:利巴韦林,每天10～20 mg/kg,分2～4次,共5天;干扰素,2万单位/次,每天2次。

(三)祛痰药

祛痰药经雾化吸入有局部刺激作用,且长期吸入可溶解肺组织,故应尽量少用。对一般黏稠痰液,可用生理盐水或2%～4%碳酸氢钠雾化,利用其高渗性吸收水分,使痰液变稀,利于咳出或吸收。如果无效,可试用糜蛋白酶,每次1～2 mg。

(四)其他药物

除上述药物外,临床上还应用了许多药物治疗疾病均有一定的疗效。如酚妥拉明、硝普钠、呋塞米等吸入治疗哮喘;雾化吸入维生素 K_3、肝素、利多卡因等治疗毛细支气管炎;板蓝根、鱼腥草治疗上呼吸道感染;雾化吸入初乳分泌型蛋白 A 可治疗病毒性肺炎等。总之,雾化吸入药物的选择应根据病情加以选择。

五、雾化吸入的不良反应

(1)支气管痉挛引起的低氧血症。

(2)雾化器的污染和交叉感染:雾化吸入时的过度增湿和体温调节障碍。其他如口腔干燥、咽痛、声嘶及霉菌感染等,一般不影响治疗。

(葛和春)

第四节　机　械　通　气

机械通气的工作原理是建立气道口与肺泡间的压力差。根据呼吸的设计特点,加压方式分为呼吸道直接加压和胸腔加压。呼吸道直接加压是在呼吸道开口直接施加压力,吸气时气体被正压压入肺泡,呼气时气体随肺脏和胸廓被动回缩而排出体外。胸腔加压指筒状或壳状外壳围绕胸腹部,通过外壳的扩张产生负压,导致胸廓和肺的扩张,产生吸气,外壳的被动回缩或合并外壳内正压产生呼气。吸气末,气体可由病变轻的高压区向病变重的低压区扩散引起气体重新分布;机械通气取代或部分取代自主呼吸,可缓解呼吸肌疲劳。

本文主要讨论呼吸道直接加压呼吸机,简称呼吸机。

一、呼吸机的类型和选择

(一)体外免压呼吸机

体外免压呼吸机包括胸甲式、体套式,现已采用。

(二)常规还压呼吸机

1.简单型呼吸器

手工控制,携带方便。必要时用于机械呼吸机使用前,或用于更换导管而停用呼吸机或呼吸机发生故障时临时使用。手捏频率一般为 16～20 次/分。单手挤压潮气量约 600 mL,双手挤压潮气量约 900 mL。

2.定容(容量切换)型

定容型以吸气时呼吸机向肺内输入预定容量的气体呼吸机转换条件,优点是通气量稳定,不受胸肺顺应性及气道阻力变化的影响。适用于无自主呼吸、肺顺应性差的患者。

3.定压(压力切换)型

定压型以呼吸道内预定的压力峰值为呼吸相转换条件,机械简单轻便、同步性能好,但呼吸频率潮气量,吸/呼比值不能直接调节,同时受胸肺顺应性和气道阻力影响较大。故用于病情垂危,有自主呼吸的患者。

4.定时(时间切换)型

定时型以预定的吸气时间作为呼吸相转换条件。同步或控制呼吸可随患者情况转换,潮气量可调节,但通气压力受呼吸道阻力影响。

5.新型多功能呼吸机

目前许多新型呼吸机具有多种功能,可调压力,容量、吸/呼比、频率,辅助呼吸或控制呼吸,以及各种通气方式等。并有自动报警和监制系统,由电脑控制,已广泛应用。

(三)高频通气型呼吸机

可分为高频正压通气,高频喷射通气,高频震荡通气。通气频率 60～5 000 次/分,潮气量小。通气时气道压力,胸内压低,对血管影响很小,可用于新生儿或成人呼吸窘迫综合征,支气管胸膜瘘和气胸的患者。

二、机械通气的适应证和禁忌证

呼吸机作为支持呼吸的一种重要手段,有助于缓解严重缺氧和 CO_2 潴留,可为治疗引起呼吸衰竭的基础疾病及诱发因素争取宝贵的时间和条件。但必须在全面有效的医疗护理基础上,才能发挥作用。使用原则是宜早用。最好在低氧血症和酸中毒尚未引起机体重要器官严重损伤前使用,否则患儿已濒临死亡状态再用,效果不佳。

(一)适应证

(1)心肺复苏。

(2)各种呼吸功能不全的治疗:至于何时应用机械通气,应结合动脉血气、残存肺功能、原发病,患儿一般情况等综合考虑。总趋势是应用指征逐渐扩大。

(3)预防性机械通气:呼吸功能减退的患者做胸部或腹部手术,严重感染或创伤,慢性肺功能损害并发感染,估计短时间内可能发生呼吸衰竭,可应用预防性通气。

(4)康复治疗:应用逐渐增多,多采用无创伤性通气方式。

(5)新生儿疾病:如呼吸系统疾病,特发性呼吸窘迫综合征,吸入性肺炎,各种感染所致肺炎等出现呼吸衰竭;神经系统损害,颅内出血,早产儿呼吸暂停,药物等引起呼吸抑制;预防性应用,如新生儿持续肺动脉高压。

儿童疾病如呼吸系统疾病,各种肺炎所致呼吸衰竭,重症哮喘,成人呼吸窘迫综合征,上

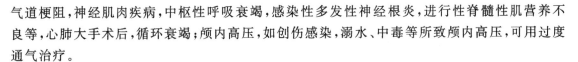

气道梗阻,神经肌肉疾病,中枢性呼吸衰竭,感染性多发性神经根炎,进行性脊髓性肌营养不良等,心肺大手术后,循环衰竭;颅内高压,如创伤感染,溺水、中毒等所致颅内高压,可用过度通气治疗。

(二)禁忌证

肺大泡未经引流,排气功能差、纵隔气肿、大咯血急性期。多发性肋骨骨折,支气管异物取出之前,肺炎合并感染,心肌梗死,低容量性休克未补足血容量前。在出现致命的换气与氧合障碍时,使用呼吸机无绝对禁忌证。

三、机械呼吸的建立方式

(一)间歇正压通气(IPPV)

IPPV 为最常用的人工通气法。呼吸肌在吸气时以正压将气体压入患者肺内,肺内气相压力降至大气压时,可借胸廓和肺泡弹性回缩将气体排出。用于心肺复苏及中枢呼吸衰竭等。此外尚有间歇正、负压通气(CINEEP)和呼气负压通气(CINPV)。

(二)持续气道内正压(CPAP)

呼吸机在各个呼吸周期中提供一恒定的压力,各个通气过程由自主呼吸完成。实质是以零压为基础的自主呼吸上移。其作用相当于呼气末正压。

(三)呼气末正压通气(PEEP)

呼吸机在吸气相产生正压,将气体压入肺脏,保持呼吸运动压力高于大气压,在呼气相中保持一定正压。其作用机制、适宜病症、供气方法与 CPAP 相同。HMD、肺水肿、重症肺炎合并呼吸衰竭及弥漫性肺不张等是 PEEP 的主要适应证。

(四)间歇指令通气(IMV)

IMV 是相对地控制通气,就持续指令通气(CMV)而言。无论自主呼吸次数多少和强弱,呼吸机按呼吸频率给予通气辅助,其压力变化相当于间断 IPPV,每两次机械通气之间是自主呼吸,此时呼吸机只提供气量。可加用各种"自主通气模式"。分容积控制间歇指令通气(VC-IMV)和压力控制间歇指令通气(PC-IMV)。VC-IMV 是传统意义上的间歇指令通气,每次呼吸机输送的潮气量是恒定的。PC-IMV 的自变量则是压力。

(五)同步间歇指令通气(SIMV)

SIMV 即 IMV 同步化,同步时间一般为呼吸周期时间的后 25%。在这段时间内,自主吸气动作可触发呼吸机送气,若无自主呼吸,在下一呼吸周期开始时,呼吸机按 IMV 的设置要求自动送气。

(六)控制通气

通气全部由呼吸机提供,与自主呼吸无关。

1.容量控制通气(VCV)

VCV 即传统意义上的控制通气。潮气量,呼吸频率,呼吸比完全由呼吸机控制。其压力变化为间歇正压,现多加用吸气末正压,可为容量或时间转移式。

2.压力控制通气(PCV)

PCV 分两种基本类型。一是传统意义上的通气模式,即压力转换式。一是时间转换式,压力为梯形波,流量为递减波。后者已取代前者。

(七)辅助通气

通气量由呼吸机提供,但由自主呼吸触发,呼吸频率和呼吸比值随自主呼吸变化,可理解为控制模式同步化。也分为容量辅助通气(PA)。

(八)辅助/控制通气(A/C)

A/C是上述VP和PA的结合,自主呼吸能力超过预防呼吸频率为辅助通气,低于预防呼吸频率则为控制通气。预防呼吸率起"安全阀"作用,有利于防止通气过度或不足,也有利于人机的配合。现代呼吸机多用此方法取代单纯控制通气和辅助通气,如SC-5型呼吸机。

(九)压力支持通气(PSV)

在自主呼吸前提下,呼吸机给予一定的压力辅助,以提高患者每分通气量、潮气量、呼吸频率,吸气、呼气时间由患者自己调节至符合呼吸生理,是目前最常用的通气模式。但呼吸中枢兴奋性显著降低,神经肌肉严重病变,呼吸肌极度疲劳的患者不宜应用。气道阻力显著过高,胸肺顺应性显著降低的情况下易导致通气不足。

(十)叹气样通气(SIGN)

相当于自然呼吸中叹气样呼吸,潮气量大小增加0.5～1.5倍,其作用是扩张陷闭的肺泡。多能容量辅助,控制通气时发挥作用。

以上为常用通气方式。

(十一)指令分钟通气(MMV)

呼吸机按照预定的每分通气量送气,若患者自主呼吸气量低于预防值,不足部分由呼吸机提供,若自主呼吸气量已大于或等于预防值,呼吸机则停止呼吸辅助。MMV期间的通气辅助可用各种正压通气的形式提供,现趋向于用PSV。MMV可保证给呼吸肌无力或其他呼吸功能不稳定的患者提供足够的每分通气量,主要缺点,呼吸频率快时,因潮气量小,VD/VP增大,导致肺泡通气量不足。

(十二)反比通气(IRV)

常规通气和自然呼吸时,吸气时间(Ti)小于呼气时间(Te),若设置Ti/Te大于1即为IRV。因完全背离自然呼吸的特点,需在控制通气模式下设置,临床上常用压力控制反比通气(PC-IRV)。

主要优点:①延长气体均匀分布时间,气体交换时间延长,气道峰压和平台压也相应下降,可预防气压伤。②缩短气道产生PEEP,增加FRC,有利于萎缩的肺泡复张。

缺点是:①与自主呼吸不能协调,需要安定剂或眼松弛剂打断自主呼吸。②肺泡扩张时间延长,与PEEP综合作用,可加重对心血管系统的抑制和减少重要脏器的血供。

(十三)气道压力释放通气(APRV)

以周期性气道压力释放来增加肺泡通气量,属定压型通气模式,实质是PEEP的周期性降低。如果压力释放与自然呼吸同步,并按指令间歇进行,则为间歇指令压力性释放通气(IM-PRV)。APRV时肺泡通气量的增加取决于释放容量和释放频率。释放容量由释放压力、释放时间决定,也与胸肺顺应性,气道阻力直接相关。

主要优点:①通气辅助取决于自主呼吸频率,呼吸频率越快,释放频率也越快。②多发性损伤的连枷胸患者,应用APRV可逆转胸壁的部分矛盾运动。③降低吸气相肺泡内压。

主要缺点:在PEEP的基础上进行,对心血管系统有一定影响。APPV为一新型通气模式,尚待更多临床验证。

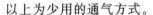

以上为少用的通气方式。

(十四)压力调节容积控制通气(PRVCV)

压力切换时,预防一定压力值,呼吸机根据容量压力自动调节压力水平,使潮气量保持相对稳定,其压力控制通气的调节交由微电脑完成。故其在具有压力控制通气的特点上,又兼有定容通气模式的优点。

(十五)容积支持通气(VSV)

实质是压力支持容积保证通气,即在 PSV 基础上,由微处理机测定压力容积关系,自动调节 PS 水平,以保证潮气量的相对稳定。随着自主呼吸能力的增强,PS 自动降低,直至转换成自主呼吸。如呼吸暂停时间超过一定数值(一般为 20 秒),自动转换为 PRVCV。故在具有 PSV 优点的基础上又兼有定容通气的优点。

(十六)容积保障压力支持通气(VAPSV)

实质是容量辅助通气和压力支持通气的复合,故兼有两种通气模式的优点。以上实质上是容积控制通气和压力支持通气的调节向电脑化发展。

(十七)成比例通气

成比例通气指吸气时,呼吸机提供与吸气气道压成比例的辅助通气,而不控制患者的呼吸方式。例如,PAV:1 指吸气气道压 1/2 由呼吸肌收缩产生,另 1/2 由呼吸机给予,故无论何种通气水平,患者和呼吸机各分担 1/2 的呼吸功。PAV 为崭新通气模式,是自主呼吸控制和可调机械通气,使通气反应更符合呼吸生理的一种尝试。

(十八)双水平(相)气道正压通气(BIPAP)

其通气原理是患者在不同高低的正压水平自主呼吸,实际可认为是压力支持加 PAP,同时也可加 PEEP 用压力控制通气。如果是带有患者自己触发的气道内高正压时,可形成同步的压力控制通气加 PEEP。主要适用于阻塞性睡眠呼吸暂停综合征,亦用于面罩将患者与 BIPAP 机连接。对一些只需短时间进行呼吸支持者方便有效。

四、呼吸机参数的设定

(一)潮气量(TV)

正常人的生理潮气量为 6~8 mL/kg,在使用呼吸机时,由于存在呼吸机管道的无效腔及管道顺应性,气管导管或气管切开套管与气管之间存在间隙,因此预设的潮气量往往比生理潮气量大 1.5~2.0 倍。一般情况下呼吸机预设的潮气量为 10~15 mL/kg,特别是在新生儿及婴儿期,气管套管为无气囊套管,气管套管与气管壁之间有较大间隙存在,其漏气量很难准确估计,因此要通过观察胸部的起伏,听诊两肺的呼吸音,观察压力表的压力变化及血气分析后来确定潮气量是否充足。

新生儿及幼婴儿只适合使用压力切换型呼吸机,而小儿适合使用容量切换型呼吸机。对于压力切换型呼吸机,预设高峰吸入(PIP),相当于预设潮气量。对无呼吸道疾病患者,其预设峰压常为 15~20 cmH_2O(1.47~1.96 kPa),轻度肺顺应性改变时为 20~25 cmH_2O(1.96~2.45 kPa),中度为 25~30 cmH_2O(2.45~2.49 kPa),重度为 30 cmH_2O(2.94 kPa)以上。增加潮气量或增加高峰吸入压可增加每分通气量,但同时增加气道压,可增加 PaO_2 并降低 $PaCO_2$,但也可增加肺的压力性损伤的危险。

(二)呼吸频率

呼吸机的预设频率依疾病的种类、患者自主呼吸的强弱、治疗的目的而异。阻塞性通气障碍时如哮喘、毛支、新生儿胎粪吸入综合征等选用较慢的频率;限制性通气障碍(如 ARDS、肺水肿、肺纤维化和 IRDS 等)时应选用较快的频率,肺部病变不明显的呼吸衰竭时,呼吸机频率同正常同龄儿。

(三)呼吸比值(I∶E)

原则上应既能使吸气时气体在肺内分布均匀,呼气时气体充分排出,又不增加心脏负担。对于有限制性通气障碍的患者如 ARDS 可使用较大 I∶E 比值,如 1∶(1.0～1.5);对于有阻塞性肺部疾病及气道阻力明显增加的患者如支气管哮喘,胎粪吸入综合征等则可用较小的 I∶E 如 1∶(2～3)。对于心功能不全时用 1∶5。

(四)氧浓度

提高吸氧浓度,可提高血氧分压,纠正低氧血症。使用呼吸机时氧浓度应根据疾病种类、严重程度 PaO_2 来决定。一般临床经验表明,除新生儿外,吸入 50% 的氧浓度长达数周亦有严重危险,氧浓度 >50% 时应限制其作用时间在数小时内。一般在 40%～50% 内,使 PaO_2 维持在 7～8 kPa 左右前提下,尽量降低吸氧的浓度。

(五)呼气末正压

呼气末正压是指呼吸机在呼气相结束之前,气道压下降到一定预设值时提前关闭呼吸机之呼气阀,使各个呼吸周期气道压都保持在 0 cmH_2O 以上,即呼气末气道压力 >0。小婴儿和新生儿插管时对肺容量的影响较年长儿显著。因此机械通气时要常规用 2～3 cmH_2O 的 PEEP。年长儿因肺炎、肺不张、肺水肿,RDS 等 PaO_2 明显降低时,若呼吸机调至 FIO_2 至 0.6～0.7,PaO_2 仍 <8 kPa,考虑用 PEEP,通常 2～5 cmH_2O 并相应提高 PIP。因压力型呼吸机的潮气量大小与 PIP 和 PEEP 之差成反比。

(六)吸气平台压力

调节呼吸机的呼气阀,使其在吸气末继续关闭极短时间然后再开放,从而使这段时间内气道压保持在固定水平上,这段固定在一定水平上的气道压称为吸气平台压力,这段时间称为吸气平台时间。吸气平台时间应设在呼吸周期的 5% 之内,呼气平台可增加平均气道压,使气体在肺内均匀分布,提高 PaO_2 及 SaO_2。

(七)吸气

吸气是呼吸机的一部分特殊功能。它能定时地自动将这段潮气量增加一倍,如正常人的叹气一般。例如,每 100 次呼吸周期中预设 1～2 次叹气。这样能使部分扩张不足的肺泡复张,有助于防止肺不张及改善低氧血症。

五、呼吸机参数的调整

呼吸机参数预设后,应对血氧饱和度作连续监测,然后在 1 小时左右做 1 次血气分析以了解患儿的 pH、PaO_2 等参数。调整时必须先充分了解呼吸机的各种参数对 PaO_2、$PaCO_2$、平均气道压的影响,然后根据呼吸各参数如 PaO_2、$PaCO_2$ 平均气道压,每分通气量的影响来调整各参数,使 PaO_2、$PaCO_2$ 达到理想水平。调整呼吸参数时,每次最好只调一两种参数,每个参数只能做较小幅度的调整,如频率每次调整 1～2 次/分,潮气量每次调整 50 mL,氧浓度调整 5% 左右,PEEP 不超过 2 cmH_2O。

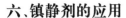

六、镇静剂的应用

当患者不安,有躁动时常与呼吸机发生对抗,此时,可用镇静剂,如安定、吗啡等,当用镇静剂烦躁不能解除时,也可用短时作用的肌肉松弛剂。

七、呼吸机湿化

使用呼吸机后,上呼吸道的加湿和湿润作用消失,故应注意湿化。应注意吸入气体的温度不超过32 ℃;常用生理盐水常规加入抗生素作为湿化液,应加温至 32～37 ℃,并使湿化瓶水蒸气达 70％以上。

八、呼吸机的管道清洁

管道消毒可根据管道的性能用高压消毒法、药物清洗法、甲醛熏蒸法。

九、呼吸机并发症

(1)气压性损伤:在用呼吸机时由于压力过高或持续时间较长,可因肺泡破裂致不同程度气压伤,如间质性气肿、纵隔气肿、自发性或张力性气胸。预防办法为尽量以较低压力维持血气在正常范围,流量不要过大。

(2)持续的高气道压尤其高 PEEP 可影响回心血量。使心排血量减少,内脏血流量灌注减少。

(3)呼吸道感染:气管插管本身可将上气道的正常菌群带入下气道造成感染,污染的吸痰管、器械,不清洁的手等均可将病原菌带入下呼吸道。病原菌多是耐药性和毒性非常强的杆菌、链球菌或其他革兰阴性杆菌。当发生感染时应使用抗生素。预防方面最重要的是无菌操作,预防性使用抗生素并不能降低或延缓感染的发生反而会导致多种耐抗生素的菌株感染。

(4)喉损伤:最重要的并发症,插管超过 72 小时即可发生轻度水肿,可静脉滴注或局部雾化吸入皮质激素,重者拔管困难时可行气管切开。

(5)肺-支气管发育不良:新生儿及婴幼儿长期使用呼吸机,特别是长期使用高浓度的氧吸入时可发生。

十、呼吸机撤离

呼吸机撤离的主要指征是患儿病情改善,呼吸运动恢复、原发病减轻或具有维持气道通畅的条件,如分泌物的减少、咳嗽有力、感染已控制、心血管功能稳定。一般从吸氧浓度、PEEP 或 SIMV 的频率三方面分别逐渐降低,呼吸机撤离与呼吸机调整的方法相似,每次只能调整一两个参数,每个参数只能做轻微的改动。在调整参数后如患者一般状况仍良好,血 PaO_2、$PaCO_2$ 保持在满意值就可继续减低机械通气的参数。一般来说,当 SIMV 频率降至 6 次,FIO_2 降至0.3 时就可改用(PAP)。若在 PAP 方式下经一段时间后 PaO_2、$PaCO_2$ 仍满意便可撤机。

在撤离呼吸机过程中,如遇患者出现烦躁不安,自主呼吸频率加快,心动过速,SaO_2、PaO_2 下降,$PaCO_2$ 升高都是不能耐受的表现,应当停止或减慢撤机过程,或及时采用鼻塞 PAP 或提高吸氧浓度。

（袁本泉）

第五节 液 体 疗 法

一、液体疗法常用溶液及其配制

张力一般指溶液中电解质所产生的渗透压,与正常血浆渗透压相等为1个张力,即等张,高于血浆渗透压为高张,低于血浆渗透压为低张。常用的溶液包括非电解质和电解质溶液。

(一)非电解质溶液

常用的5%的葡萄糖溶液为等渗液,10%的葡萄糖溶液为高渗溶液。但葡萄糖输入体内后,逐渐被氧化成二氧化碳和水,或转变成糖原而储存在肝内,失去其渗透压的作用,因此在液体疗法时视各种浓度的葡萄糖为无张力溶液。5%或10%的葡萄糖溶液,主要用以补充水分和部分热量,不能起到维持血浆渗透压的作用。

(二)电解质溶液

电解质溶液主要用以补充所丢失的体液、所需的电解质,纠正体液的渗透压和酸碱平衡失调。

1.等张液

0.9%的氯化钠溶液(生理盐水)和复方氯化钠溶液(Ringer溶液)均为等张液。在生理盐水中含Na^+和Cl^-均为154 mmol/L,其产生的渗透压与血浆相近,为等渗。但与血浆中的Na^+(142 mmol/L)和Cl^-(103 mmol/L)相比Cl^-含量相对较多,故大量输入体内可致血氯升高,血浆HCO_3^-被稀释,造成高氯性及稀释性酸中毒(尤其在肾功能不佳时)。复方氯化钠溶液除氯化钠外尚含与血浆含量相同的K^+和Ca^{2+},其作用及缺点与生理盐水基本相同,但大量输入不会发生稀释性低血钾和低血钙。

2.碱性溶液

主要用于纠正酸中毒。常用的有以下几种。

(1)碳酸氢钠溶液:可直接增加缓冲碱,纠正酸中毒的作用迅速。市售的5%的碳酸氢钠为高渗溶液,可用5%或10%的葡萄糖溶液稀释3.5倍,配制成1.4%的碳酸氢钠溶液,即为等渗溶液。在抢救重度酸中毒时,可不稀释直接静脉注射,但不宜多用。

(2)乳酸钠溶液:须在有氧条件下,经肝脏代谢产生HCO_3^-而起作用,显效较缓慢。在肝功能不全、缺氧、休克、新生儿期及乳酸潴留性酸中毒时,不宜使用。市售的11.2%的乳酸钠溶液,稀释6倍配制成1.87%的乳酸钠溶液,即为等渗液。

3.氯化钾溶液

用于纠正低钾血症。制剂为10%的溶液,静脉滴注稀释成0.2%~0.3%浓度。不可静脉直接推注,以免发生心肌抑制而死亡。

4.氯化铵

制剂为0.9%的等张液。NH_4^+在肝内与二氧化碳结合成尿素,释出H^+及Cl^-,使pH下降。心、肺、肝、肾功能障碍者禁用,可用于纠正低氯性碱中毒。

(三)混合溶液

将各种不同渗透压的溶液按不同比例配成混合溶液,目的是减少或避免各自的缺点,而更适合于不同情况液体疗法所需要。几种常用混合溶液简便配制方法(表2-1)。

表 2-1　几种常用混合溶液简便配制方法

混合溶液种类	张力	加入溶液(mL)			
		5%或10%的葡萄糖	10%的氯化钠	5%的碳酸氢钠	或11.2%的乳酸钠
等张糖盐溶液	1	500	45	—	—
1:1糖盐溶液	1/2	500	22.5	—	—
1:2糖盐溶液	1/3	500	15	—	—
1:3糖盐溶液	1/4	500	11	—	—
1:4糖盐溶液	1/5	500	9	—	—
2:1液	1	500	30	47	30
3:4:2液	2/3	500	20	33	20
3:2:1液	1/2	500	15	24	15
6:2:1液	1/3	500	10	17	10

(四)口服补液盐(ORS)

口服补液盐是世界卫生组织(WHO)推荐用来治疗急性腹泻合并脱水的一种溶液,经临床应用取得了良好效果。其理论基础是基于小肠的 Na^+-葡萄糖耦联转运吸收机制,小肠上皮细胞刷状缘的膜上存在着 Na^+-葡萄糖共同载体,此载体上有 Na^+-葡萄糖两个结合位点,当 Na^+-葡萄糖同时与结合位点相结合时即能运转、并显著增加钠和水的吸收。

其配方为:氯化钠3.5 g,碳酸氢钠2.5 g,枸橼酸钾1.5 g,葡萄糖20.0 g,加水1 000 mL溶解之。此溶液为2/3张。总渗透压为310。其中葡萄糖浓度为2%,有利于 Na^+ 和水的吸收,Na^+ 的浓度为90 mmol/L,适用于纠正累积损失量和粪便中的电解质丢失量,亦可补充钾和纠正酸中毒。

二、液体疗法

液体疗法是儿科医学的重要组成部分,其目的是通过补充不同种类的液体来纠正、电解质和酸碱平衡紊乱,经恢复机体的正常的生理功能。具体实施时要充分考虑机体的调节功能,不宜过于繁杂,根据病情变化及时调整治疗方案。制订体液疗法的原则应简单化、个体化。补充体液的方法包括口服补液法和静脉输液法两种。

(一)口服补液法

口服补液法适用于轻度或中度脱水无严重呕吐的患儿。有明显休克、心肾功能不全或其他严重并发症以及新生儿不宜口服补液。口服补液主要用于补充累积损失量和继续损失量。补充累积损失量轻度脱水50~80 mL/kg,中度脱水80~100 mL/kg,每5~10分钟喂1次,每次10~20 mL,在8~12小时内喂完。继续损失量按实际损失补给。口服补液盐含电解质较多,脱水纠正后宜加入等量水稀释使用,一旦脱水纠正即停服。口服补液过程中要密切观察病情变化,如病情加重则随时改用静脉补液。

(二)静脉补液

静脉补液适用于中、重度脱水伴严重呕吐的患儿。主要用于快速纠正水、电解质平衡紊乱。以小儿腹泻为例,入院后第一天补液量包括累计损失量、继续损失量、生理需要量3个部分,具体实施时应做到"三定"(定量、定性、定速)、"三先"(先盐后糖、先浓后淡、先快后慢)及"两补"(见尿补钾、惊跳补钙)。

1.积累损失量

积累损失量即发病后水和电解质总的损失量。

(1)补液量:根据脱水程度决定,轻度脱水为 30～50 mL/kg,中度脱水为 50～100 mL/kg,重度脱水 100～120 mL/kg,先按 2/3 量给予,学龄前及学龄小儿补液量应酌减 1/4～1/3。

(2)输液种类:根据脱水的性质决定,低渗性脱水补给 2/3 张含钠液,等渗性脱水补给 1/2 张含钠液,高渗性脱水补给 1/3～1/5 张含钠液。若临床上判断脱水性质有困难时,可先按等渗性脱水处理。

(3)补液速度:累计损失量应于 8～12 小时补足,每小时 8～10 mL/kg。伴有明显周围循环障碍者开始应快速输入等渗含钠液(生理盐水或 2∶1 液),按 20 mL/kg(总量不超过 300 mL)于30 分钟至 1 小时内静脉输入。低渗性脱水输液速度可稍快,高渗性脱水输液速度宜稍慢,否则易引起脑细胞水肿,发生惊厥。

2.继续损失量

在液体疗法实施过程中,腹泻和呕吐可继续存在,使机体继续丢失体液,此部分按实际损失量及性质予以补充,腹泻患儿一般按 10～40 mL/(kg·d)计算,用 1/3～1/2 张含钠液于 24 小时内均匀静脉输液,同时应注意钾的补充。

3.生理需要量

要满足基础代谢的能量需要,婴幼儿按 230.12～251.04 kJ/(kg·d)计算。液体量按每代谢418 kJ(100 kcal)热量需要 120～150 mL 水计算,禁食情况下为满足基础代谢需要,供应液量60～80 mL/(kg·d)。可用生理维持补液补充(1∶4 液加 0.15% 的氯化钾)。

液体总量包括以上 3 个方面,即累积损失量、生理需要量和继续损失量,也是第一天补液量。根据脱水程度确定补液量(表 2-2),根据脱水性质确定液体的成分和张力(表 2-3)。

表 2-2 不同程度脱水的补液量（单位 mL）

脱水程度	累积损失 2/3 的量	继续损失量	生理需要量	总量
轻度脱水	30	10	60～80	90～120
中度脱水	50	20	60～80	120～150
重度脱水	70	30	60～80	150～180

表 2-3 不同性质脱水所补液体的张力

脱水性质	累积损失量	继续损失量	生理需要量
低渗性脱水	2/3	1/2	1/4～1/5
等渗性脱水	1/2	1/2～1/3	1/4～1/5
高渗性脱水	1/3	1/3～1/4	1/4～1/5

第 2 天及以后的补液主要是补充继续损失量和生理需要量,继续补钾,供给热量。一般能够

口服者尽量口服补液。若仍需静脉补液者将这两部分量相加于 12～24 小时内均匀输入。

三、几种特殊情况的液体疗法原则

(一)婴幼儿肺炎液体疗法

1.体液、代谢特点

婴幼儿重症肺炎常有不同程度水、电解质和酸碱平衡紊乱。①高热、退热后大量出汗、呼吸增快或伴有吐泻均可引起脱水,一般为高渗性或等渗性脱水。②通气换气障碍,CO_2 排出减少可引起呼吸性酸中毒,呼吸增快、过度通气可引起呼吸性碱中毒,组织缺氧,酸性代谢产物增加有可引起代谢酸中毒,故常表现为混合性酸碱平衡紊乱。③肺炎常伴有心力衰竭、水钠潴留。

2.补液的方法

(1)一般情况下,尽量口服补液,适当勤给水,可起湿润口腔、咽喉黏膜作用,对稀释呼吸道分泌物有利。

(2)静脉补液:①婴幼儿肺炎如无明显体液紊乱表现,只需要静脉点滴给药时,可用 10% 的葡萄糖溶液,20～30 mL/(kg·d)。②如不能进食或进食不足者总量应按生理需要量补给,为60～80 mL/(kg·d),有发热呼吸增快者适当增加,用生理维持液于 12～24 小时均匀静脉滴注。③呼吸性酸中毒或碱中毒重点是原发疾病的治疗,改善肺的通气与换气功能,病情严重发生失代偿性呼吸性酸中毒或合并代谢性酸中毒时,可酌情使用碳酸氢钠,一般先给总量的 1/2,再根据病情变化、化验结果调整使用。④肺炎合并腹泻、脱水时补液量按总量的 3/4 给予,速度稍慢。⑤有心力衰竭者,除强心利尿外,应适当减少液体量和含钠量。

(二)新生儿液体疗法

1.体液、代谢特点

新生儿肾脏发育尚不完全成熟,调节水、电解质和酸碱平衡能力较差,容易发生水、电解质平衡紊乱,而脱水、代谢性酸中毒临床表现却不明显,故应密切观察病情变化。新生儿体液代谢的特点:①体液总量高,占体重的 70%～80%;②新生儿生后头 2 天内水的需要量较少,第 3～5 天为 60～80 mL/(kg·d),1 周时达约 100 mL/(kg·d),1 周后 120～150 mL/(kg·d);③生后头几天血钾、氯、乳酸、有机物均稍高,血钠偏低,且波动范围大;④新生儿所需能量生后第一周251 kJ/(kg·d)[60 kcal/(kg·d)],第 2 周后逐渐增至 418～502 kJ/(kg·d)[100～120 kCal/(kg·d)]。

2.补液的方法

(1)尽量不静脉补液。

(2)新生儿补液时可按体温每升高 1 ℃,不显性失水增加 10 mL/kg,光疗时水的需要量每天增加14～20 mL/kg计算。

(3)新生儿腹泻脱水时,输入液量按婴儿腹泻量的 2/3,给予 2/3～1/3 张液体,一般全日量宜在 24 小时内匀速滴注以免引起心力衰竭。

(4)有明显代谢性酸中毒时宜选用 1.4% 的碳酸氢钠。

(5)生后 10 天内新生儿由于红细胞破坏多通常不必补钾。新生儿宜发生低钙血症、低镁血症,应及时补充。

(三)营养不良液体疗法

1.体液、代谢的特点

营养不良时患儿皮下脂肪少,脱水估计程度易于偏高;腹泻脱水时多为低渗性脱水;大多有低钾、低钙、低镁、肝糖原贮存不足,易致低血糖;细胞外液相对较多,心、肾功能差。输液量不宜过多,输液速度不宜过快。

2.补液的方法

(1)营养不良多有血糖、血浆蛋白偏低,故补液时应注意补充热量和蛋白质。

(2)合并腹泻脱水时补液总量比一般腹泻减少 1/3,以等张或 2/3 张含钠液为宜,以 24 小时内均匀输入为妥,一般为 3~5 mL/(kg·h)。

(3)扩充血容量后宜及时补钾,给钾时间约持续 1 周,同时早期补钙,尤其是合并佝偻病的患儿。

(4)缺镁时,可给 25% 的硫酸镁每次 0.2 mL/kg,每天 2 次,深部肌内注射 1~3 天。还可用维生素 B_1 50~100 mg 肌内注射,每天 1 次。

(鲁彦凤)

第六节　造血干细胞移植

造血干细胞移植(hematopoietic stem cell transplantation,HSCT)已广泛用于许多难治性疾病,特别是白血病、肿瘤、遗传性血液病、再生障碍性贫血及难治性免疫性疾病的治疗,取得了显著的效果。到 1997 年 5 月,国际上已有五万多患者成功地进行了骨髓干细胞移植,其中两万多人已生存 5 年以上。全世界共有 450 万人登记志愿献骨髓,其中 170 万人已做了 HLA 配型。自体移植、脐血移植(UCBT)因疗效确切,HSC 来源广泛而备受推崇,欧洲 1995 年自体移植病例数占该地区全年所有的移植病例数的 68%。

造血干细胞移植技术主要包括干细胞的鉴别,活性测定,干细胞的采集,分离纯化,动员,干细胞保存,肿瘤细胞的净化。

一、造血干细胞移植的来源和分类

HSCT 一般指将各种来源的正常造血干细胞在患者接受超剂量的放、化疗后,通过静脉输注移植入受体内,以替代原有的病理性造血干细胞,从而使得患者的造血与免疫功能得以重建达到治疗目的。HSCT 已成为治愈一些恶性血液病、实体瘤、再生障碍性贫血及某些遗传性疾病的重要方法,同时也为基因治疗发展奠定了基础。

(一)分类

根据移植的造血干细胞来源不同,HSCT 可分为以下几种类型。

1.异基因骨髓移植(allo-BMT)

干细胞来源于 HLA 相同的同胞,HLA 表型相同的供者。其特点有复发率较低,具有 GVL 效应,但供者极少,GVHD 等并发症较重。

2.异基因外周血干细胞移植(allo-PBSCT)

HLA 相合同胞。造血功能恢复较快,GVHD 发生率高。

3.自体骨髓移植(ABMT)

取自自体骨髓,不受供者限制,一般无 GVHD,但移植物中可能残留肿瘤细胞,复发率较高。

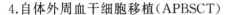

4.自体外周血干细胞移植（APBSCT）

干细胞含量较少，需多次动员和采集，但移植后造血恢复较快，肿瘤残留物较少。

5.同基因骨髓移植（syn-BMT）

干细胞来源于同卵同胞骨髓，无 GVHD，并发症较轻。供者甚少，用于白血病时易复发。

6.脐血造血干细胞移植（UBCT）

干细胞来源广泛，造血重建能力强，而 GVHD 少且轻。

（二）不同来源干细胞的特点

HSC 主要来源于骨髓、成人外周血和脐血。

（1）脐血有如下特点：造血干细胞含量丰富，虽然 $CD34^+$ 细胞数低于骨髓，但 $CD34^+CD38^-$ 细胞数高于骨髓，且脐血 $CD34^+CD38^-$ 细胞增殖分化能力高于骨髓，尤其是加入各种细胞因子后 CFU-GEMM、BFU-E 集落数明显高于骨髓；研究端粒时发现随着年龄增长，其长度逐渐减少，每一次细胞分裂约丢失50 个碱基对，纯化的成人 $CD34^+CD38^{low}$ 和 $CD34^+CD38^{low}CD45Ra^{low}$ 细胞端粒较脐血及胎肝细胞短，脐血具有很强增殖潜能；淋巴系统抗原表达弱，淋巴细胞功能不成熟，脐血干细胞移植（UCBT）后移植物抗宿主病（GVHD）的发生率较低；－196 ℃直接冻存脐血 6 个月以上，CFU-GEMM、BFU-E、CFU-GM 回收率为80％～87％，经分离的 MNC 冻存后长期培养起始细胞（LTC-IC）、CFU-GEMM、BFU-E、CFU-GM 回收率为82％～91％。

（2）正常状态下，外周血中的干/祖细胞含量占 MNC 的 0.01％～0.1％，相当于骨髓的 1％～10％，动员出的外周血 MNC 中 $CD34^+$ 细胞数及 CFU-GM 数均明显高于骨髓。

二、临床适应证

造血干细胞移植广泛用于恶性疾病、骨髓功能衰竭性疾病和部分遗传性疾病。随着分子生物学的发展，造血干细胞作为基因治疗的靶细胞，已成为基因治疗的主要方法。

（一）恶性疾病

急性非淋巴细胞白血病、急性淋巴细胞白血病、慢性髓性白血病、毛细胞白血病、骨髓增生异常综合征、多发性骨髓瘤、非霍奇金淋巴瘤、霍奇金病、神经母细胞瘤等。

（二）非恶性疾病

再生障碍性贫血、阵发性血红蛋白尿、骨髓纤维化。

（三）遗传性疾病

遗传性免疫缺陷病、遗传性造血异常、遗传性红细胞异常症、异常血红蛋白症、黏多糖病等。

对于骨髓造血功能衰竭和部分遗传性疾病，由于其造血干细胞本身有缺陷，只能采用异基因骨髓移植方法纠正。PBSC 移植已广泛用于临床，自体 APBSCT 病例数已超过自体骨髓移植（ABMT），它具有造血恢复快，术后并发症少等优点，治疗白血病 3 年无病生存率（DFS）及复发率（RI）与 ABMT 相当，适合于实体瘤的治疗。异体 PBSCT 近年也发展较快，以往人们担心异体 PBSCT 所输入的 PBSC 中含有大量淋巴细胞会引起严重 GVHD，但实践证明，急性 GVHD 发生率不比异体 BMT 高，但慢性 GVHD 发生率则高于异体 BMT。

三、HLA 系统与供者的选择

HSCT 成败的关键之一是 HLA（人类白细胞抗原）配型问题，如果骨髓供者与患者（受者）的 HLA 不同，会发生严重的排斥反应，甚至危及患者的生命。HLA 是组织细胞膜上受遗传控制的个体特异性抗原,其基因系统包括三个区域,称Ⅰ、Ⅱ、Ⅲ抗原,与骨髓移植相关的主要是Ⅰ、Ⅱ类基因及其产物。HLA 分型要比 ABO 血型复杂得多,每个人不是从父母分别得到一个基因,而是得到一串基因(HLA 单倍型)。每人遗传到二串"冰糖葫芦","冰糖葫芦"上的"红果"(基因)以 A、B、C、D、DR、DQ 和 DP 为序。如 A 有 28 种红果(分别记为 A1、A2、A3、A9…),B 有 61 种(记为 B5、B7、B8、B12…),DR 有 24 种(记为 DR1、DR2、DR3、DR4…)等。七彩红果共有 164 种编号,如不同遗传排列的红果随机组合,按理沦推算,"冰糖葫芦"有五亿多种变化,能组合 33 亿多种 HLA 分型。理论推测的 HLA 分型数量巨大,但对一个具体的民族来说并非如此。如黄种人的某些 HLA 抗原,白人和黑人是没有的,白人、黑人所独有的 HLA 抗原,中国人也没有。同时,HLA 各遗传的基因,并非随机搭配,而是有一定的规律。因为上述原因实际的 HLA 分型数量就大大减少。

HLA 分型有常见、少见、罕见之分。常见的 HLA 分型,在 300～500 人就可以找到相同者,少见的 HLA 分型可能是万分之一的概率,而罕见的就要到几万甚至几十万的人群中寻找。不同人种的 HLA 分型有很大的差异。HLA 血型的一个重要特点是各座位遗传基因间的非随机搭配,比如 A2 基因和 B46 基因总是联系在一起,作为一个单位遗传;于是就形成了上述 A2～B46、A30～B13、A11～B60 等常见单倍型。分别来自父母的两条 HLA 单倍型便组成一个子女的 HLA 遗传型。如 A2,—;B46,—型,尽管理论上的遗传背景可能为:A2;B46,46、A2,—;B46,46 和 A2,2;B46,—等("—"代表与前一个相同的基因、空白基因或未被检出的新基因),但最有可能的遗传方式是 A2,2;B46,46,即两条相同的 A2～B46 单倍型组成的 HLA 型。

骨髓移植要求患者和供髓者之间的 HLA 血型相匹配,即要求 HLA-A、B、DR 3 个座位的 6 个基因完全相同。目前先对志愿者做 HLA-A、B 两个座位 4 个基因的检测,当患者从骨髓库中找到 HLA-A、B 相匹配的志愿者后,再进一步做 HLA-DR 分型,这也是国际惯例。

四、供者造血干细胞采集、处理和回输

(一)骨髓液

为更多地从供者体内采集骨髓有核细胞,可在采集前 1～2 小时给予地塞米松 10 mg 静脉注射,或前一天给粒细胞刺激因子(G-CSF)或粒-单细胞刺激因子(GM-CSF)。骨髓采集应在手术室内全身和硬膜外麻醉下进行。采髓部位常选择为左右前后髂棘和胫骨,可多位点、多部位穿刺,每次抽髓 5～10 mL,注射器内先注入含肝素的灭菌保养液。肝素浓度为 10～20 U/mL。采集的骨髓应过滤除去凝块和碎片。近来有用封闭骨髓抽吸一步法连续抽吸、过滤和收集骨髓细胞,操作简便安全。

(二)外周血干细胞(PBSC)

PBSC 动员和采集。PBSC 动员的方式有 3 种,即大剂量化疗、单用造血生长因子(HGF)和二者合用。异体供者单用 HGF 动员,肿瘤患者则采用大剂量化疗和/或 HGF。HGF 较常用的是 G-CSF 或 GM-CSF,G-CSF 效果优于 GM-CSF,后者不良反应明显多于前者。

(1)大剂量化疗多采用环磷酰胺(CTX)4～7 g/m² 静脉滴注,可使外周血 CFU-GM 提高 50 倍以上,化疗与 HGF 合用可使 CFU-GM 提高百倍以上,最高可达 1 000 倍左右。

(2)临床及实验研究发现,IL-1、IL-3、IL-6、IL-11、Epo、SCF、PIXY321、MIP-1α 虽也有动员作用,但单用效果不佳,一般两个或两个以上 HGF 联合或与化疗联用效果较好;IL-8 动员作用尤其快速;有关外周血干细胞动员的机制尚不清楚,可能与化疗及细胞因子对骨髓微环境和

HSC 生物学功能(黏附能力、通透性)的改变有关。

(3)PBSC 的采集采用 CS3 000 或 Cobe Spectra 血细胞分离仪分离 MNC,前者启动后形成稳定白细胞层所需时间明显较短,而收集 CD34$^+$ 细胞及 MNC 的效率明显高于后者。

(三)肿瘤细胞的净化

ABMT 与 APBSCT 主要存在的问题是复发率高,移植物中残留的肿瘤细胞是其原因之一,因此,有必要对移植物体外净化。体外净化移植物的方法较多,主要有物理学、化学、生物学、免疫学等方法。

1.环磷酰胺衍生物 Asta-Z、4-HC、mafosfamide 等是公认有效的净化药

Laporate 等总结 1983－1993 年 10 年间 125 例 Asta-Z 净化后 ABMT 的 AL 患者,84 例 AML8 年长期生存率(LFS)及 RI 分别为 58％和 25％;41 例 ALL 的 8 年 LFS 及 RI 分别为(CR1)56％和 37％、(CR2)34％和 48％。

2.用单克隆抗体进行免疫净化

主要有两种形式,其一是用针对白血病免疫表型的单抗与相应的抗原结合,借助补体依赖的细胞毒作用、免疫磁珠或免疫毒素等二步效应机制达到净化目的,一般可达到 3～6 个对数级的杀伤效果;另一种方法是 CD34$^+$ 细胞选择,经一次纯化后 CD34$^+$ 细胞的纯度可达 60％,并可使肿瘤细胞减少约 3 个对数级,多次纯化后 CD34$^+$ 细胞的纯度可达 99％,但反复纯化后将会丢失大量干/祖细胞,因此,进行 1～2 次纯化比较合适,这适合于乳腺癌、淋巴瘤、多发性骨髓瘤(MM)等瘤细胞不表达 CD34 的疾病。

3.单抗阳选法

可利用白血病祖细胞表达 CD38,而早期阶段正常 HSC 不表达 CD38 的特点,阳性选择 CD34$^+$CD38$^-$ 的细胞或先纯化 CD34$^+$ 细胞,再用白血病细胞特异性抗体借助补体造成对白血病细胞杀伤,达到净化的目的。Schiller 等对 55 例 MM 患者采用 CD34$^+$ 细胞阳性选择后行自体外周血干细胞移植(APBSCT),采用 PCR 检测动员后分离的白细胞及净化后的移植物中患者特异性的免疫球蛋白基因的表达,结果发现移植物中残留瘤细胞可降低 2.7～4.5 个对数级,但 3 年无进展生存率为 29％,与未净化者没有差别。阳性选择 Ph 阴性于细胞用与大剂量化疗后选择 CD34$^+$ 细胞用于 MDS 患者自体移植也在研究中。有关 CD34$^+$ 细胞纯化的净化意义有待进一步评价。

4.采用反义技术

针对 bcr/abl、PML-RARα、c-myb、c-myc 等癌基因设计反义寡核苷酸序列,使与靶基因结合,终止癌基因表达。体外实验研究发现对 bcr/abl 断裂点行反义寡核苷酸净化,明显抑制 CML 细胞克隆生长,但临床疗效尚不肯定。

(四)脐血干细胞移植

UCBT 成为异体 BMT 的一种有效替代手段。UCBT 具有脐血来源丰富易于采集与冻存,移植后能够长期稳定重建造血,GVHD 发生率低等特点,但造血恢复慢。由于脐血干细胞数有限,因此主要用于儿童移植。脐血的采集应在新生儿娩出后立即进行,在距脐 5～7 cm 处结扎脐带并切断,5 分钟内从脐静脉抽取血液置于含有肝素保养液的血袋中,留少许做病原学和 HLA 检查,然后低温保存待用。

(五)HSC 可以采用程控降温

－196 ℃液氮保存及－80 ℃长期保存。两种方法均有良好的回收率,尤其是－80 ℃保存简

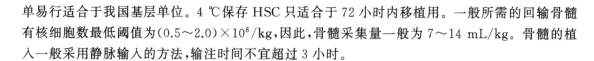

单易行适合于我国基层单位。4 ℃保存 HSC 只适合于 72 小时内移植用。一般所需的回输骨髓有核细胞数最低阈值为(0.5~2.0)×10⁸/kg,因此,骨髓采集量一般为 7~14 mL/kg。骨髓的植入一般采用静脉输入的方法,输注时间不宜超过 3 小时。

五、预处理方案

预处理的目的是尽可能地清除残留在体内的肿瘤细胞和骨髓中异常细胞群,以减少恶性疾病的复发。抑制或摧毁体内的免疫细胞,以减轻宿主抗移植物反应,使骨髓容易植活。

在制定组织预处理方案时,应根据移植的目的不同,选择可有所侧重。如用于重型再生障碍性贫血时以免疫抑制剂为主,而恶性疾病应选择抗肿瘤方案。常用的预处理方法有以下几种。

(一)抗肿瘤细胞为主

抗肿瘤化学药物:环磷酰胺(CY)、马利兰(Bu)、氮芥(Melp)、卡莫司汀(BCNU)、环己基亚硝脲(CCNU)、阿糖胞苷、鬼白叉已甙(VP-16)等。全身大剂量放疗照射(TBI)。

(二)以免疫抑制为主

抗淋巴细胞球蛋白(ATG)及全身淋巴系统照射(TLI)。

(三)抗肿瘤细胞及免疫抑制功能双重作用

其包括 TBI 和 CY、CCNU、马法兰等。

常用的治疗白血病的预处理方案有 CY＋TBI 和 CY＋Bu。

六、并发症及治疗

(一)感染并发症的防治

1.保护性隔离

移植前一周,将患者转至单间隔离病室或空气层流病室,能明显减少移植后感染,特别是败血症的发生率。

2.抗生素的运用

HSCT 患者一旦发生感染,病情多较凶脸,尤其是革兰阴性杆菌。注意查找感染病灶,取送各种培养。

对细菌感染,可选择氨基糖苷类药物,如阿米卡星、妥布霉素、庆大霉素、奈替米星。氨基糖苷类与第三代头孢菌素或其他 β-内酰胺类抗生素联合应用可起协同作用。其中主要包括头孢氨塞肟、先锋铋、头孢他啶、头孢曲松等,这类抗生素对革兰阴性杆菌有较强的抗菌作用。喹诺酮类抗生素如诺氟沙星、氧氟沙星及环丙沙星等也可选择使用。

真菌感染可选择两性霉素 B、克霉唑、米康唑、酮康唑及氟康唑等。氟康唑是新型抗真菌唑类,可口服或静脉点滴,半衰期为 24~30 小时,口服一天一次即可。对霉菌、白色链珠菌、新型隐球菌感染均有效,并能通过血-脑屏障。

阿昔洛韦和干扰素用于防治病毒感染取得了较好的效果,可缩短单纯疱疹病毒感染的病程,促进疱疹的愈合,对其他病毒感染也有预防和治疗作用。

3.细胞因子

粒-巨细胞集落刺激因子、粒细胞集落刺激因子和白细胞介素-2 等在预防移植后感染方面应用广泛。可缩短粒细胞恢复时间,减少因粒细胞减少而发生的严重感染。静脉输注大剂量的丙种球蛋白对巨细胞病毒(CMV)感染有一定的作用。

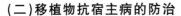

(二)移植物抗宿主病的防治

1.急性 GVHD

急性 GVHD 的发生与主要组织相容性抗原不合密切相关,其差异越大,发生率越高,程度越重。如 HLA 1～3 个位点不合者,Ⅱ～Ⅲ度 GVHD 的发生率约为 50%,HLA 1～6 个位点不合者,发生率为 70% 以上,HLA 2～3 个位点不合者,则在 80% 以上。

急性 GVHD 的临床表现主要表现为皮疹、肝脏受损以及胃肠道反应。一般发生在移植后 2～5 周造血功能开始恢复时。如果发生在移植后 10 天内,称为超急性 GVHD,病情较凶险。一般认为 GVHD 发生越早,预后越差。防治措施有以下几方面。

(1)甲氨蝶呤(MTX):＋1 天(15 mg/m²)、＋3 天、＋6 天、＋11 天(10 mg/m²),以后每周一次,10 mg/m²,直至＋102 天。

(2)环孢菌素 A(CSA):选择性抑制细胞毒性 T 淋巴细胞的活化而起作用。具体用法:1 天 3～5 mg/(kg·d),或 7 mg/(kg·d)静脉滴注,直至患者能口服,改为 12.5 mg/(kg·d),每天 2 次,＋50 天按每周 5% 量递减。一般用药时间半年。主要不良反应为肾脏、心血管和中枢神经系统毒性反应。

(3)肾上腺皮质激素:主要为甲泼尼龙,1 000 mg/(m²·d),分 2 次静脉滴注,连用 3 天,以后每 3 天减半量,直至有效维持量。

(4)T 淋巴细胞清除(TCD)异基因 HSCT 时,体外清除移植物中 T 细胞是预防急性 GVHD 的最有效方法,但易导致移植失败及白血病复发。

(5)免疫抑制剂联合应用:联合应用 CSA/MTX 或 MTX/泼尼松或抗淋巴细胞球蛋白(ALG)效果较单独使用佳。

2.慢性 GVHD

一般发生在移植后 3～4 个月,可独立出现,也可由急性 GVHD 发展而来。临床上可分为局限性和全身性,前者只累及皮肤和肝脏,后者则为多器官受损;主要临床表现有皮肤色素沉积,丘疹性红斑或苔藓样变。后期出现皮下和表皮组织纤维化,皮肤变薄呈硬皮样变。也可出现脱发、肝功能异常、口腔溃疡、干燥综合征。也可发生造血系统异常,嗜酸性粒细胞增多,血小板减少,溶血性贫血或全血细胞减少等。由于慢性 GVHD 多由急性转化而来,因此主要是预防急性 GVHD。可使用免疫抑制剂(如强的松和 CSA)。

(三)肝静脉闭塞病(HVOD)

HVOD 是大剂量放化疗后常见症状,在恶性疾病 BMT 后,约半数患者有不同程度的 HVOD。临床主要特征表现为肝脏肿大或肝区疼痛、黄疸和腹水。目前尚没有特异性治疗方法,主要是保守治疗,如支持疗法,输入血浆扩容,改善肾血量灌注,保持水、电解质平衡等。有报道使用前列腺素(PG)E1 预防 HVOD,移植前 8 天静脉滴注 PGE,500 μg/kg,连续 6 周,可明显减低 HVOD 的发生率。

(四)间质性肺炎

尚无有效的预防措施。采用低照射剂量的照射率,或肺部屏障的 TBI、TLI 等照射,可明显地降低间质性肺炎的发生率。

七、移植物植活的判断

检测植入的造血干细胞是否被植活,应测定患者移植前后供体血细胞及免疫学的一系列特异性标志。这些标记在移植前应为供者型,而移植后则为患者型。

(一)红细胞抗原

ABO、Rh、MNS、Lewis、Kell、Duffy 及 P 系统。

(二)红细胞和白细胞同工酶

酸性磷酸酶(ACP)、磷酸葡萄糖变位酶(PGM)、酯酶 D(ESD)、腺苷脱氨酶(ADA)、磷酸葡萄糖脱氢酶(PGD)。

(三)HLA 抗原

Ⅰ、Ⅱ、Ⅲ类抗原。

(四)细胞遗传学标志

Y 染色体、标记染色体、异常染色体。

(五)免疫球蛋白

Gm、Am、Km 等因子。

其中遗传学证据更为重要。此外,临床也可观察到间接证据。

(1)移植后成活 3 周以上。

(2)造血系统恢复正常。

(3)临床发生急性、慢性 GVHD 等。

(李　彬)

第三章 呼吸系统疾病

第一节 反复呼吸道感染

一、定义和诊断标准

呼吸道感染是儿童尤其婴幼儿最常见的疾病,据统计发展中国家每年每个儿童患 $4.2\sim$ 8.7 次的呼吸道感染,其中多数是上呼吸道感染,肺炎的发生率则为每年每 100 个儿童 10 次。反复呼吸道感染是指一年内发生呼吸道感染次数过于频繁,超过一定范围。根据反复感染的部位可分为反复上呼吸道感染和反复下呼吸道感染(支气管炎和肺炎),对于反复上呼吸道感染或反复支气管炎国外文献未见有明确的定义或标准,反复肺炎国内外较为一致的标准是 1 年内患 2 次或 2 次以上肺炎或在任一时间框架内患 3 次或 3 次以上肺炎,每次肺炎的诊断需要有胸部 X 线的证据。我国儿科学会呼吸学组于 1987 年制订了反复呼吸道感染的诊断标准,并于 2007 年进行了修订,如表 3-1。

表 3-1　反复呼吸道感染诊断标准

年龄(岁)	反复上呼吸道感染(次/年)	反复下呼吸道感染(次/年)	
		反复气管支气管炎	反复肺炎
0~2	7	3	2
3~5	6	2	2
6~14	5	2	2

注:①两次感染间隔时间至少 7 天以上。②若上呼吸道感染次数不够,可以将上、下呼吸道感染次数相加,反之则不能。但若反复感染是以下呼吸道为主,则应定义为反复下呼吸道感染。③确定次数须连续观察 1 年。④反复肺炎指 1 年内反复患肺炎≥2 次,肺炎须由肺部体征和影像学证实,两次肺炎诊断期间肺炎体征和影像学改变应完全消失。

二、病因和基础疾病

小儿反复呼吸道感染病因复杂,除了与小儿时期本身的呼吸系统解剖生理特点以及免疫功能尚不成熟有关外,微量元素和维生素缺乏、环境因素、慢性上气道病灶等是反复上呼吸道感染常见原因。对于反复下呼吸道感染尤其是反复肺炎患儿,多数存在基础疾病,我们对北京儿童医

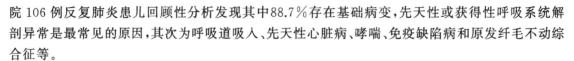

院 106 例反复肺炎患儿回顾性分析发现其中88.7％存在基础病变,先天性或获得性呼吸系统解剖异常是最常见的原因,其次为呼吸道吸入、先天性心脏病、哮喘、免疫缺陷病和原发纤毛不动综合征等。

(一)小儿呼吸系统解剖生理特点

小儿鼻腔短,后鼻道狭窄,没有鼻毛,对空气中吸入的尘埃及微生物过滤作用差,同时鼻黏膜嫩弱又富于血管,极易受到损伤或感染,由于鼻道狭窄经常引起鼻塞而张口呼吸。鼻窦黏膜与鼻腔黏膜相连续,鼻窦口相对比较大,鼻炎常累及鼻窦。小儿鼻咽部较狭小,喉狭窄而且垂直,其周围的淋巴组织发育不完善,防御功能较弱。婴幼儿的气管、支气管较狭小,软骨柔软,缺乏弹力组织,支撑作用薄弱,黏膜血管丰富,纤毛运动较差,清除能力薄弱,易引起感染,并引起充血、水肿、分泌物增加,易导致呼吸道阻塞。小儿肺的弹力纤维发育较差,血管丰富,间质发育旺盛,肺泡数量较少,造成肺含血量丰富而含气量相对较少,故易感染,并易引起间质性炎症或肺不张等。同时,小儿胸廓较短,前后径相对较大呈桶状,肋骨呈水平位,膈肌位置较高,使心脏呈横位,胸腔较小而肺相对较大,呼吸肌发育不完善,呼吸时胸廓活动范围小,肺不能充分地扩张、通气和换气,易因缺氧和 CO_2 潴留而出现面色青紫。以上特点容易引起小儿呼吸道感染,分泌物容易堵塞且感染容易扩散。

(二)小儿反复呼吸道感染的基础病变

1.免疫功能低下或免疫缺陷病

小儿免疫系统在出生时发育尚未完善,随着年龄增长逐渐达到成人水平,故小儿特别是婴幼儿处于生理性免疫低下状态,是易患呼吸道感染的重要因素。新生儿外周血 T 细胞数量已达成人水平,其中 CD4 细胞数较多,但 CD4 辅助功能较低且具有较高的抑制活性,一般 6 个月时 CD4 的辅助功能趋于正常。与细胞免疫相比,体液免疫的发育较为迟缓,新生儿 B 细胞能分化产生 IgM 的浆细胞,但不能分化为产生 IgG 和 IgA 的浆细胞,有效的 IgG 类抗体应答需在生后 3 个月后才出现,2 岁时分泌 IgG 的 B 细胞才达成人水平,而分泌 IgA 的 B 细胞 5 岁时才达成人水平。婴儿自身产生的 IgG 从 3 个月开始增多,1 岁时达成人的 60％,6～7 岁时接近成人水平。IgG 有 IgG1、IgG2、IgG3 和 IgG4 四个亚类,在正常成人血清中比率为 70％、20％、6％和 4％,其中 IgG1、IgG3 为针对蛋白质抗原的主要抗体,而 IgG2、IgG4 为抗多糖抗原的重要抗体成分,IgG1 在 5～6 岁,IgG3 在 10 岁左右,IgG2 和 IgG4 在 14 岁达成人水平。新生儿 IgA 量极微,1 岁时仅为成人的 20％,12 岁达成人水平。另外,婴儿期非特异免疫如吞噬细胞功能不足,铁蛋白、溶菌酶、干扰素、补体等的数量和活性不足。

除了小儿时期本身特异性和非特异性免疫功能较差外,许多研究表明反复呼吸道感染患儿(复感儿)与健康对照组相比多存在细胞免疫、体液免疫或补体某种程度的降低,尤其是细胞免疫功能异常在小儿反复呼吸道感染中起重要作用,复感儿外周血 CD3$^+$ 细胞、CD4$^+$ 细胞百分率及 CD4$^+$/CD8$^+$ 比值降低,这种异常标志着辅助性 T 细胞功能相对不足,不利于对病毒等细胞内微生物的清除,也不利于抗体产生,因只有在抗原和辅助性 T 细胞信号的协同作用下,B 细胞才得以进入增殖周期。在 B 细胞应答过程中,辅助性 T 细胞(Th)除提供膜接触信号外,还分泌多种细胞因子,影响 B 细胞的分化和应答特征。活化的 Th$_1$ 细胞可通过分泌白细胞介素 2(IL-2),使 B 细胞分化为以分泌 IgG 抗体为主的浆细胞;而活化的 Th$_2$ 细胞则通过分泌白细胞介素 4(IL-4),使 B 细胞分化为以分泌 IgE 抗体为主的浆细胞。活化的抑制性 T 细胞(Ts)可通过分泌白细胞介素 10(IL-10)而抑制 B 细胞应答,就功能分类而言,CD8 T 细胞属于抑制性 T 细胞。反复呼吸道感染患儿 CD8 细胞百分率相对升高必然会对体液免疫反应产生不利影响,有报道复感儿对肺炎链球菌多糖抗原产生抗体的能力不足。分泌型 IgA(SIgA)是呼吸道的第一道免疫屏障,能抑制细菌在气道上皮的黏附及定植,直接刺激杀伤细胞的活性,可特异性或非特异性地防御呼吸道细菌及病毒的侵袭,因此对反复呼吸道感染患儿注意 SIgA 的检测。IgM 在早期感染中发挥重要的免疫防御作用,且 IgM 是通过激活补体来杀死微生物的。补体系统活化后可通过溶解细胞、细菌和病毒发挥抗感染免疫作用,补体成分降低或缺陷时,机体的吞噬和杀菌作用明显减弱。

呼吸系统是免疫缺陷病最易累及的器官,因此需要特别注意部分反复呼吸道感染患儿不是免疫功能低下或紊乱,而是存在各种类型的原发免疫缺陷病,最常见的是 B 细胞功能异常导致体液免疫缺陷病,如 X 连锁无丙种球蛋白血症(XLA),常见变异型免疫缺陷病(CVID)、IgG 亚类缺乏症和选择性 IgA 缺乏症等。106 例反复肺炎患儿发现 6 例原发免疫缺陷病,其中 5 例为体液免疫缺陷病,年龄均在 8 岁以上,反复肺炎病程在 2~9 年,均在 2 岁后发病,表现间断发热、咳嗽和咳痰,肝脾大 3 例,胸部 X 线合并支气管扩张 3 例,诊断根据血清免疫球蛋白的检查,2 例常见变异性免疫缺陷病反复检查血 IgG、IgM 和 IgA 测不出或明显降低。1 例 X 链锁无丙种球蛋白血症为 11 岁男孩,2 岁起每年肺炎 4~5 次,其兄 3 岁时死于多发性骨结核;查体扁桃体未发育,多次测血 IgG、IgM 和 IgA 含量极低,外周血 B 细胞明显减少,细胞免疫功能正常。1 例选择性 IgA 缺乏和 1 例 IgG 亚类缺陷年龄分别为 10 岁和 15 岁,经检测免疫球蛋白和 IgG 亚类诊断,这例 IgG 亚类缺陷患儿反复发热、咳嗽 6 年半,每年患肺炎住院 7~8 次。查体:双肺可闻及大量中等水泡音,杵状指(趾)。免疫功能检查 IgG 略低于正常低限,IgG2,IgG4 未测出。肺 CT 提示两下肺广泛支气管扩张。慢性肉芽肿病是一种原发吞噬细胞功能缺陷病,由于遗传缺陷导致吞噬细胞杀菌能力低下,临床表现婴幼儿期反复细菌或真菌感染(以肺炎为主)及感染部位肉芽肿形成,四唑氮蓝(NBT)试验可协助诊断,近年来我们发现多例反复肺炎和曲霉菌肺炎患儿存在吞噬细胞功能缺陷。

继发性免疫缺陷多考虑恶性肿瘤、免疫抑制剂治疗和营养不良,目前 HIV 感染已成为获得性免疫缺陷的常见原因,2 例艾滋病患儿年龄分别为 4 岁和 6 岁,病程分别为 3 月和 2 年,均表现间断发热、咳嗽,1 例伴腹泻和营养不良,2 例均有输血史,X 线表现为两肺间质性肺炎,经查血清 HIV 抗体阳性确诊。

2.先天气道和肺发育畸形

气道发育异常包括喉气管支气管软化、气管性支气管、支气管狭窄和支气管扩张,其中以喉气管支气管软化症最为常见,软化可发生于局部或整个气道,气道内径正常,但由于缺乏足够的软骨支撑这些患儿在呼气时气道发生内陷,气道阻力增加,气道分泌物排出不畅,易于感染,41 例反复肺炎患儿中 16 例经纤维支气管镜诊断为气管支气管软化症,其中 1 例 2 岁男孩,1 年内患"肺炎"5 次,纤支镜检查提示左总支气管软化症。气管性支气管是指气管内额外的或异常的支气管分支,通常来自气管右侧壁,这种异常损害了右上肺叶分泌物的排出或造成气管的严重狭窄。先天性支气管狭窄导致的肺部感染可发生于主干支气管或中叶支气管,而肺炎和肺不张后的支气管扩张发生于受累支气管狭窄部位的远端。

支气管扩张是先天或获得性损害。获得性支气管扩张多是由于肺的严重细菌感染后导致的局部气道损害,麻疹病毒、腺病毒、百日咳杆菌、结核分枝杆菌是最常见的病原,近年发现支原体感染也是支气管扩张的常见病原。支气管扩张分为柱状和囊状扩张,早期柱状扩张损害仅涉及弹性和气道肌肉支撑组织,积极治疗可部分或完全恢复。晚期囊状扩张损害涉及气道软骨,这时支气管形成圆形的盲囊,不再与肺泡组织交流。抗菌药物不能渗入到扩张区域的脓汁和潴留的黏液中,囊状支气管扩张属于不可逆性,易形成反复或持续的肺部感染。

肺发育异常包括左或右肺发育不良、肺隔离症、肺囊肿和先天性囊性腺瘤畸形均可引起反复肺炎。肺隔离症是一块囊实性成分组成的非功能性肺组织团块异常连接到正常肺,其血供来自主动脉而不是肺血管,通常表现为学龄儿童反复肺炎。支气管源性肺囊肿常位于气管周围或隆突下,囊肿被覆纤毛柱状上皮、平滑肌、黏液腺和软骨,感染可发生于囊肿本身或被囊肿压迫的周围肺。很多患者在婴儿期表现呼吸困难,这些患儿肺炎的发生往往是邻近正常肺蔓延而来,而一旦感染发生由于与正常的支气管树缺乏连接使感染难于清除。先天性囊性腺瘤畸形约80%出生前的经超声诊断,表现为生后不久出现的呼吸窘迫,一小部分表现为由于支气管压迫和分泌物清除障碍引起的反复肺炎。

3.原发纤毛不动综合征

本病是由于纤毛先天结构异常导致纤毛运动不良,气道黏液纤毛清除功能障碍,表现反复呼吸道感染和支气管扩张,可同时合并鼻窦炎、中耳炎。部分病例有右位心或内脏转位称为Kartagener综合征。

4.囊性纤维化

囊性纤维化属遗传性疾病,遗传缺陷引起跨膜传导调节蛋白功能障碍,气道和外分泌腺液体和电解质转运失衡,呼吸道分泌稠厚的黏液清除障碍,在儿童典型表现为反复肺炎、慢性鼻窦炎、脂肪痢和生长落后。囊性纤维化是欧洲和美洲白人儿童反复肺炎的常见原因,在我国则很少见。

5.先天性心脏病

先心病的患儿易患反复肺炎有几个原因:心脏扩大的血管或房室压迫气管,引起支气管阻塞和肺段分泌物的排出受损,导致肺不张和继发感染;左向右分流和肺血流量的增多增加了反复呼吸道感染的易感性,其机制尚不清楚;长期肺水肿伴肺静脉充血使小气道直径变小,肺泡通气减少和分泌物排出减少易于继发感染等。

(三)反复呼吸道感染的原因

1.反复呼吸道吸入

许多原因可以造成反复呼吸道吸入,可能是由于结构或功能的原因不能保护气道,或由于不能把口腔分泌物(食物、液体和口腔分泌物)传送到胃,或由于不能防止胃内容物反流。肺浸润的部位取决于吸入发生时患儿的体位,立位时多发生于中叶或肺底,而仰卧位时则易累及上叶。

吞咽功能障碍可由中枢神经系统疾病、神经肌肉疾病或环咽部的解剖异常引起。闭合性脑损伤或缺氧性脑损伤形成的完全性中枢神经系统功能障碍经常发生口咽分泌物控制不良,通常伴有严重的智能落后和脑性瘫痪。慢性反复发作的癫痫也可导致反复吸入发生。外伤、肿瘤、血管炎、神经变性等引起的脑神经损伤或功能障碍也与吞咽功能受损有关。某些婴儿吞咽反射成熟延迟可以引起环咽肌肉不协调导致反复吸入。神经肌肉疾病如肌营养不良可以有吞咽功能异常,气道保护反射如咳嗽呕吐反射减弱或缺乏,易于反复的微量吸入和感染。上气道的先天性或获得性的解剖损害如腭裂、喉裂和黏膜下裂引起吸入与吞咽反射不协调、气道清除能力下降和喂养困难有关。

食管阻塞或动力障碍也可引起呼吸道反复的微量吸入,血管环是外源性的食管阻塞最常见的原因,经肺增强 CT 和血管重建可确诊。其他较少见原因有肠源性的重复畸形、纵隔囊肿、畸胎瘤、心包囊肿、淋巴瘤和神经母细胞瘤等。食管异物是内源性食管阻塞的最常见原因,最重要的主诉是吞咽困难、吞咽痛和口腔分泌物潴留,部分患儿表现为反复喘鸣和胸部感染。食管蹼和食管狭窄也可引起食管内容物的吸入,表现为反复下呼吸道感染。

气管食管瘘与修复前和修复后的食管运动障碍有关,多数的气管食管瘘在出生后不久诊断,但小的 H 型的瘘可引起慢性吸入导致儿童期反复下呼吸道感染。许多儿童在气管食管瘘修复后仍有吸入是由于残留的问题如食管狭窄、食管动力障碍、胃食管反流和气管食管软化持续存在。胃食管反流的儿童可表现出慢性反应性气道疾病或反复肺炎。

2.支气管腔内阻塞或腔外压迫

(1)腔内阻塞:异物吸入是儿科患者腔内气道阻塞最常见的原因,常发生于 6 个月至 3 岁的小儿。窒息史或异物吸入史仅见于 40% 的患者,肺炎可发生于异物吸入数天或数周,延迟诊断或异物长期滞留于气道是肺炎反复或持续的原因。例如,1 例 2 岁女孩,临床表现反复发热、咳嗽 4 个月,家长否认异物吸入史,外院反复诊断左下肺炎。查体左肺背部可闻及管状呼吸音及细湿啰音,杵状指(趾)。胸片显示左肺广泛蜂窝肺改变,右肺大叶气肿,纤维支气管镜检查为左下异物(瓜子壳)。造成腔内阻塞的其他原因有支气管结核、支气管腺瘤和支气管内脂肪瘤等。

(2)腔外压迫:肿大的淋巴结是腔外气道压迫最常见的原因。感染发生是由于管外压迫导致局部气道狭窄引起黏液纤毛清除下降,气道分泌物在气道远端至阻塞部位的潴留,这些分泌物充当了感染的根源,同时反复抗生素治疗可引起耐药病原菌的感染。

气道压迫最常见原因是结核分枝杆菌感染引起的淋巴结肿大,肿大淋巴结可以发生在支气管旁、隆突下和肺门周围区域。在某些地区真菌感染如组织胞浆菌病或球孢子菌病也可引起气道压迫和继发细菌性肺炎。

非感染原因引起的肺淋巴结肿大也可导致外源性气道压迫。结节病可引起淋巴组织慢性非干酪性肉芽肿样损害,往往涉及纵隔淋巴结。纵隔的恶性疾病如淋巴瘤偶然引起腔外气道压迫,但以反复肺炎为主要表现并不常见。

心脏和大血管的先天异常也可导致大气道的管外压迫,压迫导致气道狭窄或引起局部的支气管软化,感染的部位取决于血管压迫的区域。这些异常包括双主动脉弓、由右主动脉弓组成的血管环、左锁骨下动脉来源异常、动脉韧带、无名动脉压迫和肺动脉索,其中最常见的是双主动脉弓包围气管和食管,症状通常始于婴儿早期,除了感染并发症外,可能包括喘息、咳嗽和吞咽困难。肺动脉索为一实体,左肺动脉缺如,供应左肺的异常血管来自右肺动脉,这一血管压迫了右支气管。

3.支气管哮喘

支气管肺炎是哮喘的一个常见并发症,同时也有部分反复肺炎患儿实际上是未诊断的哮喘,这在临床并不少见。造成哮喘误诊为肺炎原因是部分哮喘患儿急性发作时,临床表现不典型,如以咳嗽为主要表现,无明显的喘息症状,由于黏液栓阻塞胸部 X 线表现为肺不张,也有部分原因是对哮喘的认识不够。

4.营养不良、微量元素及维生素缺乏

营养不良能引起广泛免疫功能损伤,由于蛋白质合成减少,胸腺、淋巴结萎缩,各种免疫激活剂缺乏,免疫功能全面降低,尤其是细胞免疫异常,营养不良引起免疫功能低下容易导致感染;反复感染又可引起营养吸收障碍而加重营养不良,造成恶性循环。

钙剂能增强气管、支气管纤毛运动,使呼吸道清除功能增强,同时又可提高肺巨噬细胞的吞噬能力,加强呼吸道防御功能。因此血钙降低必然会影响机体免疫状态导致机体抵抗力下降以及易致呼吸道感染。当患维生素 D 缺乏性佝偻病时,患儿可出现肋骨串珠样改变、赫氏沟、肋骨外翻、鸡胸等骨骼的改变,能使胸廓的生理活动受到限制而影响小儿呼吸,并加重呼吸肌的负担。

微量元素锌、铁缺乏可影响机体的免疫功能与反复呼吸道感染有关。锌对免疫系统的发育和免疫功能的正常会产生一定的影响。锌参与体内 40 多种酶的合成,并与 200 多种酶活性有关。缺锌可引起体内相关酶的活性下降,导致核酸、蛋白、糖、脂肪等多种代谢障碍。同时缺锌可使机体的免疫器官胸腺、脾脏和全身淋巴器官重量减轻、甚至萎缩,致使 T 细胞功能下降,体液免疫功能受损而削弱机体免疫力而导致反复呼吸道感染。

铁是人体中最丰富的微量元素,婴幼儿正处在生长发育的黄金时期,对铁的需要相对增多,如体内储蓄铁减少,不及时补充,可导致铁缺乏。铁也与多种酶的活性有关,如过氧化氢酶、过氧化物酶、单氨氧化酶等。缺铁时这些酶的活性降低,影响机体的代谢过程及肝内 DNA 的合成,儿茶酚胺的代谢受抑制,并且铁能直接影响淋巴组织的发育和对感染的抵抗力。缺铁性贫血或铁缺乏症儿童的特异性免疫功能(包括细胞和体液免疫功能)和非特异性免疫功能均有一定程度的损害,故易发生反复呼吸道感染。有研究表明反复呼吸道感染患儿急性期血清铁水平明显低于正常,感染发生频度与血清铁下降程度有关,补充铁剂后感染次数明显减少,再感染症状也明显减轻。

铅暴露对儿童及青少年健康可产生多方面危害,除了对神经系统、精神记忆功能、智商及行为能力等方面的影响外,铅暴露对幼儿免疫系统功能也有影响,且随着血铅水平的增高,这种影响越显著;有研究表明铅能抑制某些免疫细胞的生长和分化,削弱机体的抵抗力,使机体对细菌、病毒感染的易感性增加;血铅含量与血 IgA、IgG 水平存在较明显的负相关,因此血铅升高也是反复呼吸道感染的一个原因。

维生素 A 对维持呼吸道上皮细胞的分化及保持上皮细胞的完整性具有重要的作用。正常水平的维生素 A 对维持小儿的免疫功能具有重要的作用。而当维生素 A 缺乏时,呼吸道黏膜上皮细胞的生长和组织修复发生障碍,带纤毛的柱状上皮细胞的纤毛消失,上皮细胞出现角化,脱落阻塞气道管腔,而且腺体细胞功能丧失,分泌减少,呼吸道局部的防御功能下降。此时病毒和细菌等微生物易于侵入造成感染。有研究表明反复呼吸道感染患儿血维生素 A 的水平降低,且降低水平与疾病严重程度呈正相关,回升情况与疾病的恢复水平平行,补充维生素 A 可降低呼吸道感染的发生率。

5.环境因素

环境的变化与呼吸道的防卫有密切关系,尤其是小儿对较大的气候变化的调节能力较差,在北方多见于冬春时,南方多见于夏秋两季气温波动较大时。当白天与夜间温差加大、气温多变、忽冷忽热时,小儿机体内环境不稳定,对外界适应力差,很易患呼吸道感染。此外空气污染程度与小儿的呼吸道感染密切相关,居住在城镇比在农村儿童发病率高,与城镇内汽车尾气、工业污水、废气等对空气污染有关,家庭内化纤地毯、室内装修、油漆和被动吸烟等,有害气体吸入呼吸道,直接破坏支气管黏膜的纤毛上皮,降低呼吸道黏膜抵抗力,易患呼吸道感染。居住人口密集、人员流动多,空气流动差,也会增加发病率。

家庭中有呼吸系统病患者、入托、家里饲养宠物也是易患反复呼吸道感染的环境因素,原因是这些情况下儿童易受生活环境中病原体的传染、变应原刺激以及脱离家庭进入陌生的环境(托儿所)发生心理、生理、免疫方面的改变和缺少了家里父母的悉心照顾。

6.上呼吸道慢性病灶

小儿上呼吸道感染如治疗不及时,可形成慢性病灶如慢性扁桃体炎、鼻炎和鼻窦炎,细菌长期处于隐伏状态,一旦受凉、过劳或抵抗力下降时,就会引起反复发病。小儿鼻窦炎症状表现不典型,常因鼻涕倒流入咽以致流涕症状不明显,而以咳嗽为主要症状。脓性分泌物流入咽部或吸入支气管导致咽炎、腺样体炎、支气管炎等疾病。因此慢性扁桃体炎,慢性鼻-鼻窦炎和过敏性鼻炎是部分患儿反复呼吸道感染的原因。

三、诊断

对于反复呼吸道感染患儿首先是根据我国儿科呼吸组制订的标准确定诊断,然后区分该患儿是反复上呼吸道感染,还是反复下呼吸道感染(支气管炎、肺炎),或者是二者皆有。

对于反复上呼吸道感染患儿,多与免疫功能不成熟或低下、护理不当、入托幼机构的起始阶段、环境因素(居室污染和被动吸烟)、营养因素(微量元素缺乏,营养不良)有关,部分儿童与慢性病灶有关,如慢性扁桃体炎、慢性鼻窦炎和过敏性鼻炎等,进一步检查包括血常规、微量元素和免疫功能检查,摄鼻窦片,请五官科会诊等。

对于反复支气管炎的学前儿童,多由于反复上呼吸道感染治疗不当,使病情向下蔓延,少数有潜在基础疾病,如先天性喉气管支气管软化症,伴有反复喘息的患儿尤其应与婴幼儿哮喘、支气管异物相鉴别。反复支气管炎的学龄儿童,多与反复上呼吸道感染治疗不当、鼻咽部慢性病灶、咳嗽变应性哮喘和免疫功能低下引起一些病原体反复感染有关;进一步的检查包括血常规、免疫功能、变应原筛查、病原学检查(咽培养,支原体抗体等)、肺功能、五官科检查(纤维喉镜),必要时行支气管镜检查。

对于反复肺炎患儿多数存在基础疾病,应进行详细检查,首先根据胸部 X 线平片表现区分是反复或持续的单一部位肺炎还是多部位肺炎,在此基础上结合病史和体征选择必要的辅助检查。对于反复单一部位的肺炎,诊断第一步应进行支气管镜检查,对于支气管异物可达到诊断和治疗目的。也可发现其他的腔内阻塞如结核性肉芽肿、支气管腺瘤或某些支气管先天异常如支气管软化、狭窄,开口异常或变异。如果支气管镜正常或不能显示,胸部 CT 增强和气管血管重建可以明确腔外压迫造成支气管阻塞(纵隔肿物、淋巴结或血管环),支气管扩张和支气管镜不能发现的远端支气管腔阻塞以及先天性肺发育异常如肺发育不良、肺隔离症、先天性肺囊肿和先天囊腺瘤样畸形等。

对于反复或持续的多部位的肺炎,如果患儿为婴幼儿,以呛奶、溢奶或呕吐为主要表现,考虑呼吸道吸入为反复肺炎的基础原因,应进行消化道造影、24 小时食管 pH 检测。心脏彩超检查可以排除有无先天性心脏病。免疫功能检查除了常规的 CD 系列和 Ig 系列外,应进行 IgG 亚类、SIgA、补体以及 NBT 试验检查。年长儿自幼反复肺炎伴慢性鼻窦炎或中耳炎,应考虑免疫缺陷病、原发纤毛不动综合征或囊性纤维化,应进行免疫功能检查、纤毛活检电镜超微结构检查或汗液试验。反复肺炎伴右肺中叶不张,应考虑哮喘,应进行变应原筛查、气道可逆性试验或支气管激发试验有助于诊断。有输血史,反复间质性肺炎应考虑 HIV 感染进行血 HIV 抗体检测。反复肺炎伴贫血应怀疑特发性肺含铁血黄素沉着症,应进行胃液或支气管肺泡灌洗液含铁血黄素细胞检查。

四、鉴别诊断

(一)支气管哮喘

哮喘常因呼吸道感染诱发,因此常被误诊为反复支气管炎或肺炎。鉴别主要是哮喘往往有家族史、患儿多为特应性体质如易患湿疹、过敏性鼻炎,肺部可多次闻及喘鸣音,变应原筛查阳性,肺功能检查可协助诊断。

(二)特发性肺含铁血黄素沉着症

急性出血等易误诊为反复肺炎,特点为反复发作的小量咯血,往往为痰中带血,同时伴有小细胞低色素性贫血,咯血和贫血不成比例,胸片双肺浸润病灶短期内消失。慢性反复发作后胸片呈网点状或粟粒状阴影,易误诊为粟粒型肺结核。

(三)闭塞性毛细支气管炎和/或机化性肺炎

闭塞性毛细支气管炎(BO)、闭塞性毛细支气管炎并机化性肺炎(BOOP)多为特发性,感染、有毒气体或化学物质吸入等也可诱发,临床表现为反复咳嗽、喘息、肺部听诊可闻及喘鸣音和固定的中小水泡音。肺功能提示严重阻塞和限制性通气障碍。肺片和高分辨CT表现为过度充气,细支气管阻塞及支气管扩张。BOOP并发肺实变,有时呈游走性。

(四)肺结核

小儿肺结核临床多以咳嗽和发热为主要表现,如纵隔淋巴结明显肿大可压迫气管、支气管出现喘息症状,易于误诊为反复肺炎和肺不张。鉴别主要通过结核接触史、卡介苗接种史和结核菌素试验以及肺CT上有无纵隔和肺门淋巴结肿大等。

五、治疗

小儿反复呼吸道感染病因复杂,因此积极寻找病因,进行针对性的病因治疗是这类患儿的基本的治疗原则。

(一)免疫调节治疗

当免疫功能检查,发现患儿存在免疫功能低下时,可使用免疫调节剂进行免疫调节治疗。所谓免疫调节剂泛指调节、增强和恢复机体免疫功能的药物。此类药物能激活一种或多种免疫活性细胞,增强机体的非特异性和特异性免疫功能,包括增强淋巴细胞对抗原的免疫应答能力,提高机体内 IgA、IgG 水平,从而使患儿低下的免疫功能好转或恢复正常,以达到减少呼吸道感染的次数。目前常用的免疫调节剂有以下几种,在临床中可以根据经验和患儿具体情况选用。

1.细菌提取物

(1)必思添:含有两个从克雷伯肺炎杆菌中提取的糖蛋白,能增强巨噬细胞的趋化作用和使白细胞介素-1(IL-1)分泌增加,从而提高特异性和非特异性细胞免疫及体液免疫,增加 T 细胞、B 细胞活性,提高 NK 细胞、多核细胞、单核细胞的吞噬功能。用法为每月服用 8 天,停 22 天,第 1 个月为 1 mg,2 次/天;第 2、3 个月为 1 mg,1 次/天,空腹口服,连续 3 个月为 1 个疗程。这种疗法是通过反复刺激机体免疫系统,使淋巴细胞活化,并产生免疫回忆反应,达到增强免疫功能的作用。

(2)泛福舒:自 8 种呼吸道常见致病菌(流感嗜血杆菌、肺炎链球菌、肺炎和臭鼻克雷伯杆菌、金黄色葡萄球菌、化脓性和绿色链球菌、脑膜炎奈瑟菌)提取,具有特异和非特异免疫刺激作用,能提高反复呼吸道感染患儿 T 细胞反应性及抗病毒活性,能激活黏膜源性淋巴细胞,刺激补体及细胞活素生成及促进气管黏膜分泌型免疫球蛋白。实验表明,口服泛福舒后能提高 IgA 在小鼠血清中的浓度及肠、肺中的分泌。用法为每天早晨空腹口服 1 粒胶囊(3.5 mg/cap),连服 10 天,停 20 天,3 个月为 1 个疗程。

(3)兰菌净(lantigen B):为呼吸道常见的 6 种致病菌(肺炎链球菌、流感嗜血杆菌 b 型、卡他布兰汉姆菌、金黄色葡萄球菌、A 组化脓性链球菌和肺炎克雷伯菌)经特殊处理而制成的含有细菌溶解物和核糖体提取物的混悬液,抗原可透过口腔黏膜,进入白细胞丰富的黏膜下层,通过刺激巨噬细胞,释放淋巴因子,激活 T 细胞和促进 B 细胞成熟,并向浆细胞转化产生 IgA。研究证实,舌下滴入兰菌净可提高唾液分泌型 IgA(SIgA)水平,尤适用于婴幼儿 RRI。用法为将药液滴于舌下或唇与牙龈之间,<10 岁 7 滴/次,早晚各 1 次,直至用完 1 瓶(18 mL),≥10 岁 15 滴/次,早晚各 1 次,直至用完 2 瓶(36 mL)。用完上述剂量后停药 2 周,不限年龄再用 1 瓶。

(4)卡介苗:系减毒的卡介苗及其膜成分的提取物,能调节体内细胞免疫、体液免疫、刺激单核-吞噬细胞系统,激活单核-巨噬细胞功能,增强 NK 细胞活性,诱生白细胞介素、干扰素来增强机体抗病毒能力,可用于 RRI 治疗。2～3 次/周,每次 0.5 mL(每支 0.5 mg),肌内注射,3 个月为 1 个疗程。

2.生物制剂

(1)丙种球蛋白(IVIG):其成分 95％为 IgG 及微量 IgA、IgM。IgG 除能防止某些细菌(金葡菌、白喉杆菌、链球菌)感染外,对呼吸道合胞病毒(RSV)、腺病毒(ADV)、埃可病毒引起的感染也有效。IVIG 的生物功能主要是识别、清除抗原和参与免疫反应的调节。用于替代治疗性连锁低丙种球蛋白血症或 IgG 亚类缺陷症,血清 IgG＜2.5 g/L 者,常用剂量为每次 0.2～0.4 g/kg,1 次/月,静脉滴注。也可短期应用于继发性免疫缺陷患儿,补充多种抗体,防治感染或控制已发生的感染。但选择性 IgA 缺乏者禁用。另外需注意掌握适应证,避免滥用。

(2)干扰素(IFN):能诱导靶器官的细胞转录出翻译抑制蛋白(TIP)-mRNA 蛋白,它能指导合成 TIP,TIP 与核蛋白体结合使病毒的 mRNA 与宿主细胞核蛋白体的结合受到抑制,因而妨碍病毒蛋白、病毒核酸以及复制病毒所需的酶合成,使病毒的繁殖受到抑制。其还具有明显的免疫调节活性及增强巨噬细胞功能。1 次/天,10 万～50 万 U/次,肌内注射,3～5 天为 1 个疗程。

(3)转移因子:是从健康人白细胞、脾、扁桃体提取的小分子肽类物质,作用机制可能是诱导原有无活性的淋巴细胞合成细胞膜上的特异性受体,使之成为活性淋巴细胞,这种致敏淋巴细胞遇到相应抗原后能识别自己,排斥异己而引起一系列细胞反应,致敏的小淋巴细胞变为淋巴母细胞,并进一步增殖、分裂,并释放出多种免疫活性介质,以提高和触发机体的免疫防御功能,改善机体免疫状态。用法为 1～2 次/周,每次 2 mL,肌内注射或皮下注射,3 个月为 1 个疗程。转移因子口服液含有多种免疫调节因子,与注射制剂有相似作用,且无明显不良反应,更易被患儿接受。

(4)胸腺素:从动物(小牛或猪)或人胚胸腺提取纯化而得。可使由骨髓产生的干细胞转变成 T 细胞,它可诱导 T 细胞分化发育,使之成为效应 T 细胞,也能调节 T 细胞各亚群的平衡,并对白细胞介素、干扰素、集落刺激因子等生物合成起调节作用,从而增强人体细胞免疫功能,用于原发或继发细胞免疫缺陷病的辅助治疗。

(5)分泌型 IgA(SIgA):对侵入黏膜中的多种微生物有局部防御作用,当不足时,可补充 SIgA 制剂。临床应用的 SIgA 制剂如乳清液,为人乳初乳所制成,富含 SIgA。SIgA 可防止细菌、病毒吸附、繁殖,对侵入黏膜中的细菌、病毒、真菌、毒素等具有抗侵袭的局部防御作用。每次5 mL,2 次/天,口服,连服 2～3 周。

3.其他免疫调节剂

(1)西咪替丁:为 H_2 受体阻断剂,近年发现其有抗病毒及免疫增强作用。15～20 mg/(kg・d),分 2～3 次口服,每 2 周连服 5 天,3 个月为 1 个疗程。

(2)左旋咪唑:为小分子免疫调节剂,可激活免疫活性细胞,促进 T 细胞有丝分裂,长期服用可使 IgA 分泌增加,增强网状内皮系统的吞噬能力,因此能预防 RRI。2～3 mg/(kg・d),分 1～2 次口服,每周连服 2～3 天,3 个月为 1 个疗程。

(3)卡慢舒:又名羧甲基淀粉,可使胸腺增大,胸腺细胞增多,选择性刺激 T 细胞,提高细胞免疫功能,增加血清 IgG、IgA 浓度。3 岁以下每次 5 mL;3～6 岁每次 10 mL;7 岁以上每次 15 mL,口服,3 次/天,3 个月为 1 个疗程。

(4)匹多莫德:是一种人工合成的高纯度二肽,能促进非特异性和特异性免疫反应,可作用于免疫反应的不同阶段,在快反应期,它可刺激非特异性自然免疫,增强自然杀伤细胞的细胞毒作用,增强多形性中性粒细胞和巨噬细胞的趋化作用、吞噬作用及杀伤作用;在免疫反应中期,它可调节细胞免疫,促进白介素-2 和 γ-干扰素的产生;诱导 T 细胞母细胞化,调节 TH/TS 的比例使之正常化;在慢反应期,可调节体液免疫,刺激 B 细胞增殖和抗体产生。该药本身不具有抗菌活性,但与抗生素治疗相结合,可有效地改善感染的症状和体征,缩短住院日,因此该药不仅可用于预防感染,也可用于急性感染发作的控制。

4.中药制剂

黄芪是一种常用的扶正中药,具有增强机体和非特异免疫功能的作用,能使脾脏重量及其细胞数量增加,促进抗体生成,增加 NK 细胞活性和单核细胞吞噬功能。其他常用的中成药有玉屏风散(生黄芪、白术、防风等)、黄芪防风散(生黄芪、生牡蛎、山药、白术、陈皮、防风)、健脾粉(黄芪、党参、茯苓、白术、甘草)等。

(二)补充微量元素和各种维生素

铁、锌、钙,以及维生素 A、B 族维生素、维生素 C、维生素 D 等,可促进体内各种酶及蛋白的合成,促进淋巴组织发育,维持体内正常营养状态和生理功能,增强机体的抗病能力。

(三)去除环境因素,注意加强营养

合理饮食;避免被动吸烟及异味刺激,保持室内空气新鲜,适当安排户外活动及身体锻炼;治疗慢性鼻窦炎和过敏性鼻炎,手术治疗先天性肺囊性病和先心病等。

(四)合理使用抗病毒药以及抗菌药物

应严格掌握各种抗菌和抗病毒药的适应证、应用剂量和方法,防止产生耐药性或混合感染。避免滥用激素导致患儿免疫功能下降继发新的感染。

(韩炳鑫)

第二节　急性支气管炎

急性支气管炎为儿科常见病,常继发于上呼吸道感染之后,也为肺炎的早期表现。气管常同时受累,故诊断应为急性气管、支气管炎。是某些急性传染病如麻疹、百日咳、白喉等的常见并发症。

一、病因

病原体多为病毒、细菌,临床多见为细菌和病毒混合感染。凡能引起上呼吸道感染的病原体均可引起支气管炎。

二、临床表现

起病可急可缓。发病早期常有上呼吸道症状,最常见的症状是发热、咳嗽。体温多波动在38.5 ℃左右,可持续 3～5 天。咳嗽初为干咳,以后随分泌物增多而出现咳痰,初期为白色黏痰,随着病情进展渐转成脓痰。婴幼儿晨起时或兴奋时咳嗽加剧,偶有百日咳样阵咳。全身症状表现为精神不振、食欲低下、呼吸急促、呕吐、腹泻等,年长儿全身症状较轻,但可诉有头痛、乏力、咽部不适、胸痛等。体征可有咽部充血,肺部听诊早期为呼吸音粗糙,随病情进展可闻及散在干啰音及粗湿啰音,但啰音的部位多不固定,随着咳嗽及体位改变啰音可减少或消失。

婴幼儿时期有一种特殊类型的支气管炎,称为哮喘性支气管炎,是指婴幼儿时期有哮喘表现的支气管炎。多发生在 2 岁以下,体质虚胖以及有湿疹或过敏史的小儿。患儿除有急性支气管炎临床表现外,往往伴有哮喘症状及体征,如呼气性呼吸困难,三凹征阳性,口唇发绀,双肺可闻哮鸣音及少量湿啰音,以哮鸣音为主,肺部叩诊呈鼓音。本病有反复发作倾向,每次发作症状、体征类同,但一般随年龄增长而发作减少,仅有少数至年长后发展为支气管哮喘。

三、辅助检查

胸片显示正常,或者肺纹理增强,肺门阴影增深。病毒感染者周围血白细胞总数正常或偏低,细菌感染或混合感染者周围血白细胞总数及中性粒细胞均可增高。

四、诊断与鉴别诊断

根据临床症状与体征主要为发热、咳嗽及肺部不固定粗的干、湿啰音,诊断不难。婴幼儿急性支气管炎病情较重时与肺炎早期不易鉴别,应按肺炎处理。哮喘性支气管炎应与支气管哮喘鉴别,后者多见于年长儿,起病急骤,反复发作,用皮质激素等气雾剂可迅速缓解或用肾上腺素皮下注射有效。

五、治疗

(一)一般治疗
需经常改变体位,使呼吸道分泌物易于排出。

(二)控制感染
对考虑为细菌感染或混合感染者可使用抗生素,首选青霉素类抗生素,如青霉素、氨苄西林、阿莫西林(羟氨苄青霉素),病原菌明确为百日咳杆菌或肺炎支原体、衣原体者选用大环内酯类,如红霉素、罗红霉素、阿奇霉素等。

(三)对症治疗
对频繁干咳者可给镇咳药,而呼吸道分泌物多者一般尽量不用镇咳剂或镇静剂,以免抑制咳嗽反射,影响黏痰咳出。常用止咳祛痰药有复方甘草合剂、急支糖浆、川贝枇杷露。对痰液黏稠者可予吸入乙酰半胱氨酸,用法用量为:雾化吸入,每次 300 mg(3 mL),每天雾化吸入 1～2 次,持续 5～10 天。对哮喘性支气管炎,可雾化吸入糖皮质激素及支气管舒张剂,常用的药物:布地奈德和 β_2 受体激动剂如沙丁胺醇、硫酸特布他林;也可口服氨茶碱,每次 2～4 mg/kg,每 6 小时 1 次,伴有烦躁不安者可与异丙嗪合用,每次 1 mg/kg,每 6 小时 1 次,哮喘严重者可口服泼尼松或用氢化可的松(或地塞米松)加入 10% 葡萄糖溶液中静脉滴注,疗程 1～3 天。

六、预防

与上呼吸道感染的预防相同。对反复发作者可用气管炎疫苗,在发作间歇期开始注射,每周 1 次,每次 0.1 mL,若无不良反应,以后每次递增 0.1 mL,至每次 0.5 mL 为最大量,10 次为 1 个疗程。效果显著者可再用几个疗程。

(韩炳鑫)

第三节　急性毛细支气管炎

急性毛细支气管炎是 2 岁以下婴幼儿特有的一种呼吸道感染性疾病,尤其以 6 个月内的婴儿最为多见,是此年龄最常见的一种严重的急性下呼吸道感染。以呼吸急促、三凹征和喘鸣为主要临床表现。主要为病毒感染,50% 以上为呼吸道合胞病毒(RSV),其他副流感病毒、腺病毒亦可引起,RSV 是本病流行时唯一的病原。寒冷季节发病率较高,多为散发性,也可成为流行性。发病率男女相似,但男婴重症较多。早产儿、慢性肺疾病及先天性心脏病患儿为高危人群。

一、诊断

(一)表现

1.症状

(1)2 岁以内婴幼儿,急性发病。

(2)上呼吸道感染后 2～3 天出现持续性干咳和发作性喘憋,咳嗽和喘憋同时发生,症状轻重不等。

(3)无热、低热、中度发热,少见高热。

2.体征

(1)呼吸浅快,60～80 次/分,甚至 100 次/分以上;脉搏快而细,常达 160～200 次/分。

(2)鼻翼翕动明显,有三凹征;重症面色苍白或发绀。

(3)胸廓饱满呈桶状胸,叩诊过清音,听诊呼气相呼吸音延长,呼气性喘鸣。毛细支气管梗阻严重时,呼吸音明显减低或消失,喘憋稍缓解时,可闻及弥漫性中、细湿啰音。

(4)因肺气肿的存在,肝脾被推向下方,肋缘下可触及,合并心力衰竭时肝脏可进行性增大。

(5)因不显性失水量增加和液体摄入量不足,部分患儿可出现脱水症状。

(二)辅助检查

1.胸部 X 线检查

可见不同程度的梗阻性肺气肿(肺野清晰,透亮度增加),约 1/3 的患儿有肺纹理增粗及散在的小点片状实变影(肺不张或肺泡炎症)。

2.病原学检查

可取鼻咽部洗液做病毒分离检查,呼吸道病毒抗原的特异性快速诊断,呼吸道合胞病毒感染的血清学诊断,都可对临床诊断提供有力佐证。

二、鉴别诊断

患儿年龄偏小,在发病初期即出现明显的发作性喘憋,体检及 X 线检查在初期即出现明显肺气肿,故与其他急性肺炎较易区别。但本病还需与以下疾病鉴别。

(一)婴幼儿哮喘

婴儿的第一次感染性喘息发作,多数是毛细支气管炎。毛细支气管炎当喘憋严重时,毛细支气管接近于完全梗阻,呼吸音明显降低,此时湿啰音也不易听到,不应误认为是婴幼儿哮喘发作。如有反复多次喘息发作,亲属有变态反应史,则有婴幼儿哮喘的可能。婴幼儿哮喘一般不发热,表现为突发突止的喘憋,可闻及大量哮鸣音,对支气管扩张药及皮下注射小剂量肾上腺素效果明显。

(二)喘息性支气管炎

发病年龄多见于 1~3 岁幼儿,常继发于上感之后,多为低至中等度发热,肺部可闻及较多不固定的中等湿啰音、喘鸣音。病情多不重,呼吸困难、缺氧不明显。

(三)粟粒性肺结核

有时呈发作性喘憋,发绀明显,多无啰音。有结核接触史或家庭病史,结核中毒症状,PPD试验阳性,可与急性毛细支气管炎鉴别。

(四)可发生喘憋的其他疾病

如百日咳、充血性心力衰竭、心内膜弹力纤维增生症、吸入异物等。

(1)因肺脏过度充气,肝脏被推向下方,可在肋缘下触及,且患儿的心率与呼吸频率均较快,应与充血性心力衰竭鉴别。

(2)急性毛细支气管炎一般多以上呼吸道感染症状开始,此点可与充血性心力衰竭、心内膜弹力纤维增生症、吸入异物等鉴别。

(3)百日咳为百日咳鲍特杆菌引起的急性呼吸道传染病,人群对百日咳普遍易感。目前我国百日咳疫苗为计划免疫接种,发病率明显下降。百日咳典型表现为阵发、痉挛性咳嗽,痉咳后伴1 次深长吸气,发出特殊的高调鸡鸣样吸气性吼声,俗称"回勾"。咳嗽一般持续 2~6 周。发病早期外周血白细胞计数增高,以淋巴细胞为主。采用鼻咽拭子法培养阳性率较高,第 1 周可达90％。百日咳发生喘憋时需与急性毛细支气管炎鉴别,典型的痉咳、鸡鸣样吸气性吼声、白细胞计数增高以淋巴细胞为主、细菌培养百日咳鲍特杆菌阳性可鉴别。

三、治疗

该病最危险的时期是咳嗽及呼吸困难发生后的 48~72 小时。主要死因是过长的呼吸暂停、严重的失代偿性呼吸性酸中毒、严重脱水。病死率为 1％~3％。

(一)对症治疗

吸氧、补液、湿化气道、镇静、控制喘憋。

(二)抗生素治疗

考虑有继发细菌感染时,应想到金黄色葡萄球菌、大肠埃希菌或其他院内感染病菌的可能。对继发细菌感染的重症患儿,应根据细菌培养结果选用敏感抗生素。

(三)并发症的治疗

及时发现和处理代谢性酸中毒、呼吸性酸中毒、心力衰竭及呼吸衰竭。并发心力衰竭时应及时采用快速洋地黄药物,如毛花苷C。对疑似心力衰竭的患儿,也可及早试用洋地黄药物观察病情变化。

(1)监测心电图、呼吸和血氧饱和度,通过监测及时发现低氧血症、呼吸暂停及呼吸衰竭的发生。一般吸入氧气浓度在40%以上即可纠正大多数低氧血症。当患儿出现吸气时呼吸音消失,严重三凹征,吸入氧气浓度在40%仍有发绀,对刺激反应减弱或消失,血二氧化碳分压升高,应考虑做辅助通气治疗。病情较重的小婴儿可有代谢性酸中毒,需做血气分析。约1/10的患者有呼吸性酸中毒。

(2)毛细支气管炎患儿因缺氧、烦躁而导致呼吸、心跳增快,需特别注意观察肝脏有无在短期内进行性增大,从而判断有无心力衰竭的发生。小婴儿和有先天性心脏病的患儿发生心力衰竭的机会较多。

(3)过度换气及液体摄入量不足的患儿要考虑脱水的可能。观察患儿哭时有无眼泪,皮肤及口唇黏膜是否干燥,皮肤弹性及尿量多少等,以判断脱水程度。

(四)抗病毒药物治疗

主要药物有利巴韦林、中药双黄连。

1.利巴韦林

常用剂量为每天10~15 mg/kg,分3~4次。利巴韦林是于1972年首次合成的核苷类广谱抗病毒药,最初的研究认为,它在体外有抗RSV作用,但进一步的试验却未能得到证实。目前美国儿科协会不再推荐常规应用这种药物,但强调对某些高危、病情严重患儿可以用利巴韦林治疗。

2.中药双黄连

北京儿童医院采用双盲随机对照方法的研究表明,双黄连雾化吸入治疗RSV引起的下呼吸道感染是安全有效的方法。

(五)呼吸道合胞病毒(RSV)特异治疗

1.静脉用呼吸道合胞病毒免疫球蛋白(RSV-IVIG)

在治疗RSV感染时,RSV-IVIG有两种用法:①一次性静脉滴注RSV-IVIG 1 500 mg/kg;②吸入疗法,只在住院第1天给予RSV-IVIG制剂吸入,共2次,每次50 mg/kg,约20分钟,间隔30~60分钟。两种用法均能有效改善临床症状,明显降低鼻咽分泌物中的病毒含量。

2.RSV单克隆抗体

用法为每月肌内注射1次,每次15 mg/kg,用于整个RSV感染季节,在RSV感染开始的季节提前应用效果更佳。

(六)支气管扩张药及肾上腺糖皮质激素

1.支气管扩张药

过去认为支气管扩张药对毛细支气管炎无效,目前多数学者认为,用β受体兴奋药治疗毛细支气管炎有一定的效果。综合多个研究表明,肾上腺素为支气管扩张药中的首选药。

2.肾上腺糖皮质激素

长期以来对糖皮质激素治疗急性毛细支气管炎的争议仍然存在,目前尚无定论。但有研究表明,糖皮质激素对毛细支气管炎的复发有一定的抑制作用。

四、疗效分析

(一)病程

一般为5～15天。恰当的治疗可缩短病程。

(二)病情加重

如果经过合理治疗病情无明显缓解,应考虑以下方面:①有无并发症出现,如合并心力衰竭者病程可延长;②有无先天性免疫缺陷或使用免疫抑制剂;③小婴儿是否输液过多,加重喘憋症状。

五、预后

预后大多良好。婴儿期患毛细支气管炎的患儿易于在病后半年内反复咳喘,随访2～7年有20％～50％发生哮喘。其危险因素为过敏体质、哮喘家族史、先天小气道等。

(韩炳鑫)

第四节 肺 炎

肺炎为小儿时期的常见病。引起肺炎的病因是细菌和病毒感染,病毒以呼吸道合胞病毒、腺病毒、流感病毒、副流感病毒为常见,细菌以肺炎链球菌、金黄色葡萄球菌、溶血链球菌、B型流感杆菌为常见。此外,霉菌、肺炎支原体、原虫、误吸异物及机体变态反应也是引起肺炎的病因。

目前临床上尚无统一的肺炎分类方法,按病理分类可分为大叶性肺炎、支气管肺炎、间质性肺炎;按病原分类分为细菌性、病毒性、真菌性、肺炎支原体性肺炎等。实际应用中若病原确定,即按确诊的病原分类,不能肯定病原时按病理形态分类。对上述两种分类方法诊断的肺炎还可按病程分类,病程在1～3个月为迁延性肺炎,3个月以上为慢性肺炎。

不同病因引起的肺炎,其临床表现的共同点为发热、咳嗽、呼吸急促或呼吸困难、肺部啰音,而其病程、病理特点、病变部位及体征、X线检查表现各有特点,现分述如下。

一、支气管肺炎

支气管肺炎是婴幼儿期最常见的肺炎,全年均可发病,以冬春寒冷季节多发,华南地区夏季发病为数亦不少。先天性心脏病、营养不良、佝偻病患儿及居住条件差、缺少户外活动或空气污染较严重地区的小儿均较易发生支气管肺炎。

(一)病因

支气管肺炎的病原微生物为细菌和病毒。细菌感染中大部分为肺炎链球菌感染,其他如葡萄球菌、溶血性链球菌、流感嗜血杆菌、大肠埃希菌、绿脓杆菌亦可致病,但杆菌类较为少见;病毒感染主要为腺病毒、呼吸道合胞病毒、流感病毒、副流感病毒的感染。此外,亦可继发于麻疹、百日咳等急性传染病。

(二)病理

支气管肺炎的病理改变因病原微生物不同可表现为两种类型。

1.细菌性肺炎

以肺泡炎症为主要表现。肺泡毛细血管充血,肺泡壁水肿,炎性渗出物中含有中性粒细胞、红细胞、细菌。病变侵袭邻近的肺泡呈小点片状灶性炎症,故又称为小叶性肺炎,此时间质病变往往不明显。

2.病毒性肺炎

以支气管壁、细支气管壁及肺泡间隔的炎症和水肿为主,局部可见单核细胞浸润。细支气管上皮细胞坏死,管腔被黏液和脱落的细胞、纤维渗出物堵塞,形成病变部位的肺泡气肿或不张。

上述两类病变可同时存在,见于细菌和病毒混合感染的肺炎。

(三)病理生理

由于病原体产生的毒素为机体所吸收,因而存在全身性毒血症。

(1)肺泡间质炎症使通气和换气功能均受到影响,导致缺氧和二氧化碳潴留。若肺部炎症广泛,机体的代偿功能不能缓解缺氧和二氧化碳潴留,则病情加重,血氧分压及氧饱和度下降,二氧化碳潴留加剧,出现呼吸功能衰竭。

(2)心肌对缺氧敏感,缺氧及病原体毒素两者作用可导致心肌劳损及中毒性心肌炎,使心肌收缩力减弱,又因缺氧、二氧化碳潴留引起肺小动脉收缩、右心排出阻力增加,可导致心力衰竭。

(3)中枢神经系统对缺氧十分敏感,缺氧和二氧化碳潴留致脑血管扩张、血管通透性增高,脑组织水肿、颅内压增高,表现有神态改变和精神症状,重症者可出现中枢性呼吸衰竭。

(4)缺氧可使胃肠道血管通透性增加,病原体毒素又可影响胃肠道功能,出现消化道症状,重症者可有消化道出血。

(5)肺炎早期由于缺氧,反射性地增加通气,可出现呼吸性碱中毒。机体有氧代谢障碍,酸性代谢产物堆积,加之高热,摄入水分和食物不足,均可导致代谢性酸中毒。二氧化碳潴留、血中 H^+ 浓度不断增加,pH 降低,产生呼吸性酸中毒。在酸中毒纠正时二氧化碳潴留改善,pH 上升,钾离子进入细胞内,血清钾下降,可出现低钾血症。

(四)临床表现

肺炎为全身性疾病,各系统均有症状。病情轻重不一,病初均有急性上呼吸道感染症状。

主要表现为发热、咳嗽、气急。发热多数为不规则型,热程短者数天,长者可持续 1～2 周;咳嗽频繁,婴幼儿常咳不出痰液,每在吃乳时呛咳,易引起乳汁误吸而加重病情;气急、呼吸频率增加至每分钟 40～60 次,鼻翼煽动、呻吟并有三凹征,口唇、鼻唇周围及指、趾端发绀,新生儿常口吐泡沫。肺部听诊早期仅为呼吸音粗糙,继而可闻及中、细湿啰音,哭闹时及吸气末期较为明显。病灶融合、肺实变时出现管状呼吸音。若一侧呼吸音降低伴有叩诊浊音时应考虑胸腔积液。体弱婴儿及新生儿的临床表现不典型,可无发热、咳嗽,早期肺部体征亦不明显,但常有呛乳及呼吸频率增快,鼻唇区轻度发绀。重症患儿可表现呼吸浅速,继而呼吸节律不齐,潮式呼吸或叹息样、抽泣样呼吸,呼吸暂停,发绀加剧等呼吸衰竭的症状。

1.循环系统

轻症出现心率增快,重症者心率增快可达 140～160 次/分以上,心音低钝,面色苍白且发灰,呼吸困难和发绀加剧。若患儿明显烦躁不安,肝脏短期内进行性增大,上述症状不能以体温升高或肺部病变进展解释,应考虑心功能不全。此外,重症肺炎尚有中毒性心肌炎、心肌损害的表现,或由于微循环障碍引起弥散性血管内凝血(DIC)的症状。

2.中枢神经系统

轻者可表现烦躁不安或精神萎靡,重者由于存在脑水肿及中毒性脑病,可发生痉挛、嗜睡、昏迷,重度缺氧和二氧化碳潴留可导致眼球结膜及视神经盘水肿、呼吸不规则、呼吸暂停等中枢性呼吸衰竭的表现。

3.消化系统

轻者胃纳减退、轻微呕吐和腹泻,重症者出现中毒性肠麻痹、腹胀,听诊肠鸣音消失,伴有消化道出血症状(呕吐咖啡样物并有黑便)。

(五)辅助检查

血白细胞总数及中性粒细胞百分比增高提示细菌性肺炎,病毒性肺炎时白细胞计数大多正常。

1.病原学检查

疑为细菌性肺炎,早期可做血培养,同时吸取鼻咽腔分泌物做细菌培养,若有胸腔积液可做穿刺液培养,这有助于细菌病原体的确定。疑病毒性肺炎可取鼻咽腔洗液做免疫荧光检查、免疫酶检测、病毒分离或双份血清抗体测定以确定病原体。

2.血气分析

对气急显著伴有轻度中毒症状的患儿,均应做血气分析。病程中还需进行监测,有助于及时给予适当处理,并及早发现呼吸衰竭的患儿。肺炎患儿常见的变化为低氧血症、呼吸性酸中毒或混合性酸中毒。

3.X线检查

多见于双肺内带及心膈角区、脊柱两旁小斑片状密度增深影,其边缘模糊,中间密度较深,病灶互相融合成片,其中可见透亮、规则的支气管充气影,伴有广泛或局限性肺气肿。间质改变则表现两肺各叶纤细条状密度增深影,行径僵直,线条可互相交错或呈两条平行而中间透亮影称为双轨征;肺门区可见厚壁透亮的环状影为袖口征,并有间质气肿,在病变区内可见分布不均的小圆形薄壁透亮区。

(六)诊断与鉴别诊断

根据临床表现有发热、咳嗽、气急,体格检查肺部闻及中、细水泡音即可做出诊断,还可根据病程、热程、全身症状以及有无心功能不全、呼吸衰竭、神经系统的症状来判别病情轻重,结合X线摄片结果及辅助检查资料初步做出病因诊断。免疫荧光抗体快速诊断法可及时做出腺病毒、呼吸道合胞病毒等病原学诊断。

支气管肺炎应与肺结核及支气管异物相鉴别。肺结核及肺炎临床表现有相似之处,均有发热、咳嗽,粟粒性肺结核患者尚有气促、轻微发绀,但一般起病不如肺炎急,且肺部啰音不明显,X线摄片有结核的特征性表现,结核菌素试验及结核接触史亦有助于鉴别。气道异物患儿有呛咳史,有继发感染或病程迁延时亦可有发热及气促,X线摄片在异物堵塞部位出现肺不张及肺气肿,若有不透光异物影则可明确诊断。此外,尚需与较少见的肺含铁血黄素沉着症等相鉴别。

(七)并发症

以脓胸、脓气胸、心包炎及败血症(包括葡萄球菌脑膜炎、肝脓疡)为多见,常由金黄色葡萄球菌引起,肺炎链球菌、大肠埃希菌亦可引起化脓性并发症。患儿体温持续不降,呼吸急促且伴中

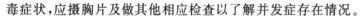

毒症状,应摄胸片及做其他相应检查以了解并发症存在情况。

(八)治疗

1.护理

患儿应置于温暖舒适的环境中,室温保持在 20 ℃左右,湿度以 60% 为佳,并保持室内空气流通。做好呼吸道护理,清除鼻腔分泌物、吸出痰液,每天 2 次做超声雾化使痰液稀释便于吸出,以防气道堵塞影响通气。配置营养适当的饮食并补充足够的维生素和液体,经常给患儿翻身、叩背、变换体位或抱起活动以利分泌物排出及炎症吸收。

2.抗生素治疗

根据临床诊断考虑引起肺炎的可能病原体,选择敏感的抗菌药物进行治疗。抗生素主要用于细菌性肺炎或疑为病毒性肺炎但难以排除细菌感染者。根据病情轻重和患儿的年龄决定给药途径,对病情较轻的肺炎链球菌性肺炎和溶血性链球菌性肺炎、病原体未明的肺炎可选用青霉素肌内注射,对年龄小而病情较重的婴幼儿应选用两种抗生素静脉用药。疑为金黄色葡萄球菌感染的患儿选用青霉素 P_{12}、头孢菌素、红霉素,革兰阴性杆菌感染选用第三代头孢菌素或庆大霉素、阿米卡星、氨苄西林,绿脓杆菌肺炎选用羧苄西林、阿米卡星或头孢类抗生素,支原体肺炎选用大环内酯类抗生素。一般宜在热降、症状好转、肺炎体征基本消失或 X 线摄片、胸透病变明显好转后 2~7 天才能停药。病毒性肺炎应用抗生素治疗无效,但合并或继发细菌感染需应用抗生素治疗。

3.对症处理

(1)氧疗:无明显气促和发绀的轻症患儿可不予氧疗,但需保持安静。烦躁不安、气促明显伴有口唇发绀的患儿应给予氧气吸入,经鼻导管或面罩、头罩给氧,一般氧浓度不宜超过 40%,氧流量 1~2 L/min。

(2)心力衰竭的治疗:对重症肺炎出现心力衰竭时,除即给吸氧、镇静剂及适当应用利尿剂外,应给快速洋地黄制剂,可选用:①地高辛口服饱和量 2 岁以下为 0.04~0.05 mg/kg,2 岁以上为 0.03~0.04 mg/kg,新生儿、早产儿为 0.02~0.03 mg/kg;静脉注射量为口服量的 2/3~3/4。首次用饱和量的 1/3~1/2 量,余量分 2~3 次给予,每 4~8 小时 1 次。对先天性心脏病及心力衰竭严重者,在末次给药后 12 小时可使用维持量,为饱和量的 1/5~1/4,分 2 次用,每 12 小时 1 次。应用洋地黄制剂时应慎用钙剂。②毛花苷 C,剂量为每次 0.01~0.015 mg/kg,加入 10% 葡萄糖液 5~10 mL 中静脉推注,必要时间隔 2~3 小时可重复使用,一般用 1~2 次后改用地高辛静脉饱和量法,24 小时饱和。此外,亦可选用毒毛花苷 K,饱和量 0.007~0.01 mg/kg,加入 10% 葡萄糖 10~20 mL 中缓慢静脉注射。

(3)降温与镇静:对高热患儿应用物理降温,不推荐乙醇擦浴,也不推荐安乃近。对乙酰氨基酚 10~15 mg/kg 或布洛芬 5~10 mg/kg 口服,烦躁不安者应用镇静剂,氯丙嗪和异丙嗪各 0.5~1.0 mg/kg,或用苯巴比妥 5 mg/kg,肌内注射,亦可用地西泮每次 0.2~0.3 mg/kg(呼吸衰竭者应慎用)。

(4)祛痰平喘:婴幼儿咳嗽及排痰能力较差,除及时清除鼻腔分泌物及吸出痰液外,可用祛痰剂稀释痰液,用沐舒坦口服或乙酰半胱氨酸雾化吸入,亦可选用中药。对咳嗽伴气喘者应用氨茶碱、复方氯喘、爱纳灵等解除支气管痉挛。

(5)对因低钾血症引起腹胀患儿应纠正低钾,必要时可应用胃肠减压。

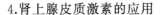

4.肾上腺皮质激素的应用

一般肺炎不需应用肾上腺皮质激素,尤其疑为金黄色葡萄球菌感染时不应使用,以防止感染播散。重症肺炎、有明显中毒症状或喘憋较甚者,可短期使用,选用地塞米松或氢化可的松,疗程为 3~5 天。

5.维持液体和电解质平衡

肺炎患儿应适当补液,按每天 60~80 mL/kg 计算,发热、气促或入液量少的患儿应适当增加入液量,采用生理维持液(1∶4)均匀静脉滴注,适当限制钠盐。肺炎伴腹泻有重度脱水者应按纠正脱水计算量的 3/4 补液,速度宜稍慢。对电解质失衡的患儿亦应适当补充。

6.脑水肿的治疗

纠正缺氧,使用脱水剂减轻脑水肿,减低颅压。可采用 20％甘露醇每次 1.0~1.5 g/kg,每 4~6 小时静脉注射,或酌情短程使用地塞米松,一般疗程不超过 3 天。

7.支持治疗

对重症肺炎、营养不良、体弱患儿应用少量血或血浆做支持疗法。

8.物理疗法

病程迁延不愈者使用理疗,帮助炎症吸收。局部使用微波、超短波或红外线照射,每天 1 次,7~10 天为 1 个疗程,或根据肺部炎症部位不同采用不同的体位拍击背部亦有利于痰液引流和分泌物排出。

9.并发症的治疗

并发脓胸及脓气胸时应给予适当抗生素,供给足够的营养,加强支持治疗,胸腔穿刺排脓,脓液多或稠厚时应作闭合引流。并发气胸时应做闭合引流,发生高压气胸情况紧急时可在第二肋间乳线处直接用空针抽出气体以免危及生命。

(九)预后

轻症肺炎经治疗都能较快痊愈。重症肺炎处理及时,大部分患儿可获痊愈。体弱、营养不良、先天性心脏病、麻疹、百日咳等急性传染病合并肺炎或腺病毒及葡萄球菌肺炎者病情往往危重。肺炎病死者大部分为重症肺炎。

(十)预防

首先应加强护理和体格锻炼,增强小儿的体质,防止呼吸道感染,按时进行计划免疫接种,预防呼吸道传染病,均可减少肺炎的发病。

二、腺病毒肺炎

腺病毒肺炎是小儿发病率较高的病毒性肺炎之一,其特点为重症患者多,病程长,部分患儿可留有后遗症。腺病毒上呼吸道感染及肺炎可在集体儿童机构中流行,6 个月至 2 岁小儿易发生本病,我国北方发病率高于南方,病情亦较南方为重。

(一)病因

病原体为腺病毒,我国流行的腺病毒肺炎多数由 3 型及 7 型引起,但 11、5、9、10、21 型亦有报道。临床上 7 型重于 3 型。

(二)病理

腺病毒肺炎病变广泛,表现为灶性或融合性、坏死性肺浸润和支气管炎,两肺均可有大片实变坏死,以两下叶为主,实变以外的肺组织可有明显气肿。支气管、毛细支气管及肺泡有单核细

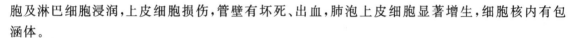

胞及淋巴细胞浸润,上皮细胞损伤,管壁有坏死、出血,肺泡上皮细胞显著增生,细胞核内有包涵体。

(三)临床表现

潜伏期为 3～8 天,起病急骤,体温在 1～2 天内升高至 39～40 ℃,呈稽留不规则高热,轻症者 7～10 天退热,重者持续 2～3 周。咳嗽频繁,多为干咳;同时出现不同程度的呼吸困难及阵发性喘憋。疾病早期即可呈现面色灰白、精神萎靡、嗜睡,伴有纳呆、恶心、呕吐、腹泻等症状,疾病到第 1～2 周可并发心力衰竭,重症者晚期可出现昏迷及惊厥。

肺部体征常在高热 4～7 天后才出现,病变部位出现湿啰音,有肺实变者出现呼吸音减低,叩诊呈浊音,明显实变期闻及管状呼吸音。肺部体征一般在病程第 3～4 周渐渐减少或消失,重症者至第 4～6 周才消失,少数病例可有胸膜炎表现,出现胸膜摩擦音。

部分患儿皮肤出现淡红色斑丘疹,肝、脾大,DIC 时表现皮肤、黏膜、消化道出血症状。

(四)辅助检查

早期胸部 X 线摄片无变化,一般在 2～6 天出现,轻者为肺纹理增粗或斑片状炎症影,重症可见大片状融合影,累及节段或整个肺叶,以两下肺为多见,轻者 3～6 周,重者 4～12 周病变才逐渐消失。部分患儿可留有支气管扩张、肺不张、肺气肿、肺纤维化等后遗症。

周围血常规在病变初期白细胞总数大多减少或正常,以淋巴细胞为主,后期有继发感染时白细胞及中性粒细胞可增多。

(五)诊断

主要根据典型的临床表现、抗生素治疗无效、肺部 X 线摄片显示典型病变来诊断。病原学确诊要依据鼻咽洗液病毒检测、双份血清抗体测定,目前采用免疫荧光法及免疫酶技术作快速诊断有助于及时确诊。

(六)治疗

对腺病毒肺炎尚无特效治疗方法,以综合治疗为主。对症治疗、支持疗法有镇静、退热、吸氧、雾化吸入,纠正心力衰竭,维持水、电解质平衡。若发生呼吸衰竭应及早进行气管插管,并使用人工呼吸机。有继发感染时应适当使用抗生素,早期患者可使用利巴韦林。

腺病毒肺炎病死率为 5%～15%,部分患者易遗留迁延性肺炎、肺不张、支气管扩张等后遗症。

三、金黄色葡萄球菌肺炎

金黄色葡萄球菌肺炎是儿科临床常见的细菌性肺炎之一,病情重,易发生并发症。由于耐药菌株的出现,治疗亦较为困难。全年均可发病,以冬春季为多。近年来发病率有所下降。

(一)病因与发病机制

病原菌为金黄色葡萄球菌,具有很强的毒力,能产生溶血毒素、血浆凝固酶、去氧核糖核酸分解酶、杀白细胞素。病原菌由人体体表或黏膜进入体内,由于上述毒素和酶的作用,使其不易被杀灭,并随血液循环播散至全身,肺脏极易被累及。尚可有其他迁徙病灶,亦可由呼吸道感染后直接累及肺脏导致肺部炎症。

(二)病理

金黄色葡萄球菌肺炎好发于胸膜下组织,以广泛的出血坏死及多个脓肿形成特点。细支气管及其周围肺泡发生的坏死使气道内气体进入坏死区周围肺间质和肺泡,由于脓性分泌物充塞

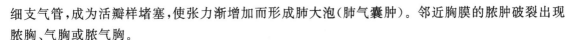

细支气管,成为活瓣样堵塞,使张力渐增加而形成肺大泡(肺气囊肿)。邻近胸膜的脓肿破裂出现脓胸、气胸或脓气胸。

(三)临床表现

本病多见于婴幼儿,病初有急性上呼吸道感染的症状,或有皮肤化脓性感染。数天后突然高热,呈弛张型,新生儿或体弱婴儿可低热或无热。病情发展迅速,有较明显的中毒症状,面色苍白、烦躁不安或嗜睡,呼吸急促,咳嗽频繁伴气喘,伴有消化道症状如纳呆、腹泻、腹胀,重者可发生惊厥或休克。

患儿有发绀、心率增快。肺部体征出现较早,早期有呼吸音减低或散在湿啰音,并发脓胸、脓气胸时表现呼吸音减低,叩诊浊音,语颤减弱。伴有全身感染时因播散的部位不同而出现相应的体征。部分患者皮肤有红色斑丘疹或猩红热样皮疹。

(四)辅助检查

实验室检查白细胞总数及中性粒细胞均增高,部分婴幼儿白细胞总数可偏低,但中性粒细胞百分比仍高。痰液、气管吸出物及脓液细菌培养获得阳性结果,有助于诊断。

X线摄片早期仅为肺纹理增多,一侧或两侧出现大小不等、斑片状密度增深影,边缘模糊。随着病情进展可迅速出现肺大泡、肺脓肿、胸腔积脓、气胸、脓气胸。重者可有纵隔积气、皮下积气、支气管胸膜瘘。病变持续时间较支气管肺炎为长。

(五)诊断与鉴别诊断

根据病史起病急骤、有中毒症状及肺部X线检查显示,一般均可做出诊断,脓液培养阳性可确诊病原菌。临床上需与肺炎链球菌、溶血性链球菌及其他革兰阴性杆菌引起的肺部化脓性病变相鉴别,主要依据病情和病程及病原菌培养阳性结果。

(六)治疗

金黄色葡萄球菌肺炎一般的治疗原则与支气管肺炎相同,但由于病情均较重,耐药菌株增多,应选用适当的抗生素积极控制感染并辅以支持疗法。及早、足量使用敏感的抗生素,采用静脉滴注以维持适当的血浓度,选用青霉素P_{12}或头孢菌素如头孢唑啉加用氨基糖苷类药物,用药后应观察3~5天,无效再改用其他药物。对耐甲氧西林或耐其他药物的菌株(MRSA)宜选用万古霉素。经治疗症状改善者,需在热降、胸片显示病变吸收后再巩固治疗1~2周才能停药。

并发脓胸需进行胸腔闭合引流,并发气胸当积气量少者可严密观察,积气量多或发生高压气胸应即进行穿刺排出气体或闭合引流。肺大泡常随病情好转而吸收,一般不需外科治疗。

(七)预后

由于近年来新的抗生素在临床应用,病死率已有所下降,但仍是儿科严重的疾病,体弱儿及新生儿预后较差。

四、衣原体肺炎

衣原体是一类专一细胞内寄生的微生物,能在细胞中繁殖,有独特的发育周期及独特的酶系统,是迄今为止最小的细菌,包括沙眼衣原体、鹦鹉热衣原体、肺炎衣原体和猪衣原体四个种。其中,肺炎衣原体和沙眼衣原体是主要的人类致病原。鹦鹉热衣原体偶可从动物传给人,而猪衣原体仅能使动物致病。衣原体肺炎主要是指由沙眼衣原体和肺炎衣原体引起的肺炎,目前也有鹦鹉热衣原体引起肺炎的报道,但较为少见。

衣原体都能通过细菌滤器,均含有DNA、RNA两种核酸,具有细胞壁,含有核糖体,有独特的酶系统,许多抗生素能抑制其繁殖。衣原体的细胞壁结构与其他的革兰阴性杆菌相同,有内膜和外膜,但都缺乏肽聚糖或胞壁酸。衣原体种都有共同抗原成分脂多糖(LPS)和独特的发育周期,包括具有感染性、细胞外无代谢活性的原体(EB)和无感染性、细胞内有代谢活性的网状体(RB)。具有感染性的原体可通过静电吸引特异性的受体蛋白黏附于宿主易感细胞表面,被宿主细胞通过吞噬作用摄入胞质。宿主细胞膜通过空泡将 EB 包裹,接受环境信号转化为 RB。EB 经摄入 9~12 小时后,即分化为 RB,后者进行二分裂,形成特征性的包涵体,约 36 小时后,RB 又分化为 EB,整个生活周期为 48~72 小时。释放过程可通过细胞溶解或细胞排粒作用或挤出整个包涵体而离开完整的细胞。RB 在营养不足、抗生素抑制等不良条件下并不转化为 EB,从而不易感染细胞,这可能与衣原体感染不易清除有关。这一过程在不同衣原体种间存在着差异,是衣原体长期感染及亚临床感染的生物学基础。

衣原体在人类致病是与免疫相关的病理过程。人类感染衣原体后,诱发机体产生细胞和体液免疫应答,但这些免疫应答的保护作用不强,因此常造成持续感染、隐性感染及反复感染。衣原体在人类致病是与迟发型超敏反应相关的病理过程。有关衣原体感染所造成的免疫病理损伤,现认为至少存在两种情况:①衣原体繁殖的同时合并反复感染,对免疫应答持续刺激,最终表现为迟发型超敏反应(DTH);②衣原体进入一种特殊的持续体(PB),PB 形态变大,其内病原体的应激反应基因表达增加,产生应激反应蛋白,而应激蛋白可参与迟发型超敏反应,且在这些病原体中可持续检到多种基因组。当应激条件去除,PB 可转换为正常的生长周期,如 EB。现发现宿主细胞感染愈合后,可像正常未感染细胞一样,当给予适当的环境条件,EB 可再度生长。有关这一衣原体感染的隐匿过程,尚待阐明。

(一)沙眼衣原体肺炎

沙眼衣原体(CT)用免疫荧光法可分为 12 个血清型,即 A~K 加 B_6 型,A、B、B_6、C 型称眼型,主要引起沙眼,D~K 型称眼-泌尿生殖型,可引起成人及新生儿包涵体结膜炎(副沙眼)、男性及女性生殖器官炎症、非细菌性膀胱炎、胃肠炎、心肌炎及新生儿肺炎、中耳炎、鼻咽炎和女婴阴道炎。

1.发病机制

所有沙眼衣原体感染均可趋向于持续性、慢性和不显性的形式。CT 主要是人类沙眼和生殖系统感染的病原,偶可引起新生儿、小婴儿和成人免疫抑制者的肺部感染。分娩时胎儿通过 CT 感染的宫颈可出现新生儿包涵体性结膜炎和新生儿肺炎。CT 主要经直接接触感染,使易感的无纤毛立方柱状或移行的上皮细胞(如结膜、后鼻咽部、尿道、子宫内膜和直肠黏膜)发生感染。常引起上皮细胞的淋巴细胞浸润性急性炎症反应。一次感染不能产生防止再感染的免疫力。

2.临床表现

活动性 CT 感染妇女分娩的婴儿有 10%~20% 出现肺炎。出生时 CT 可直接感染鼻咽部,以后下行至肺引起肺炎,也可由感染结膜的 CT 经鼻泪管下行到鼻咽部,再到下呼吸道。大多数 CT 感染表现为轻度上呼吸道症状,而症状类似流行性感冒,而肺炎症状相对较轻,某些患者表现为急性起病伴一过性的肺炎症状和体征,但大多数起病缓慢。上呼吸道症状可自行消退,咳嗽伴下呼吸道症状感染体征可在首发症状后数天或数周出现,使本病有一个双病程的表现。CT 肺炎有非常特征性的表现,常见于 6 个月以内的婴儿,往往发生在 1~3 个月龄,通常在生后 2~4 周发病。但目前已经发现有生后 2 周即发病者。常起病隐匿,大多数无发热,起始症状通常是鼻炎,伴鼻腔黏液分泌物和鼻塞。随后发展为断续的咳嗽,也可表现为持续性咳嗽、呼吸急

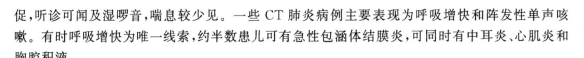

促,听诊可闻及湿啰音,喘息较少见。一些CT肺炎病例主要表现为呼吸增快和阵发性单声咳嗽。有时呼吸增快为唯一线索,约半数患儿可有急性包涵体结膜炎,可同时有中耳炎、心肌炎和胸腔积液。

与成熟儿比较,极低出生体重儿的CT肺炎更严重,甚至是致死性的,需要长期辅以机械通气,易产生慢性肺部疾病,从免疫力低下的CT下呼吸道感染患者体内,可在感染后相当一段时间仍能分离到CT,现发现毛细支气管炎患者CT感染比例较多,CT是启动抑或加重了毛细支气管炎症状尚待研究。已发现新生儿CT感染后,在学龄期发展为哮喘。对婴幼儿CT感染7～8年再进行肺功能测试,发现大多数表现为阻塞性肺功能异常。CT与慢性肺部疾病间的关系有待阐明。

3.实验室检查

CT肺炎患儿外周血的白细胞总数正常或升高,嗜酸性粒细胞计数增多。

CT感染的诊断为从结膜或鼻咽部等病损部位取材涂片或刮片(取材要带柱状上皮细胞,而不是分泌物)发现CT或通过血清学检查确诊。新生儿沙眼衣原体肺炎可同时取眼结膜刮屑物培养和/或涂片直接荧光法检测沙眼衣原体。经吉姆萨染色能确定患者有否特殊的胞质内包涵体,其阳性率分别为:婴儿中可高达90%,成人包涵体结膜炎为50%,但在活动性沙眼患者中仅有10%～30%。对轻症患者做细胞检查无帮助。

早在20世纪60年代已经开展了CT的组织细胞培养,采用组织培养进行病原分离是衣原体感染诊断的金标准。一般都是将传代细胞悬液接种在底部放有玻片的培养瓶中,待细胞长成单层后,将待分离的标本种入。经在CO_2温箱中孵育并进行适当干预后再用异硫氰酸荧光素标记的CT特异性单克隆抗体进行鉴定。常用来观察细胞内形成特异的包涵体及其数目、CT感染细胞占细胞总数的百分率或折算成使50%的组织细胞出现感染病变的CT量(TCID50)等指标。研究发现,因为取材木杆中的可溶性物质可能对细胞培养有毒性作用。用以取样的拭子应该是塑料或金属杆,如果在24小时内不可能将标本接种在细胞上,应保存在4℃或置于−70℃环境下储存待用。用有抗生素的培养基作为衣原体转运培养基能最大限度地提高衣原体的阳性率和减少其他细菌过度生长。培养CT最常用的细胞为用亚胺环己酮处理的McCoy或Hela细胞。离心法能促进衣原体吸附到细胞上。培养48～72小时用CT种特异性免疫荧光单克隆抗体和姬姆萨或碘染色可查到胞质内包涵体。

血清抗体水平的测定是目前应用最广泛的诊断衣原体感染的依据。

(1)衣原体微量免疫荧光法(MIF):是衣原体最敏感的血清学检测方法,最常作为回顾性诊断。该试验先用鸡胚或组织细胞培养衣原体,并进一步纯化抗原,将浓缩的抗原悬液加在一块载玻片上,按特定模式用抗原进行微量滴样。将患者的血清进行系列倍比稀释后加在抗原上,然后用间接免疫荧光方法测定每一种衣原体的特异抗原抗体反应。

通用的诊断标准:①急性期和恢复期的两次血清抗体滴度相差4倍,或单次血清标本的IgM抗体滴度≥1∶16和/或单次血清标本的IgG抗体滴度>1∶512为急性衣原体感染。②IgM滴度>1∶16且1∶512<IgG<1∶16为既往有衣原体感染。③单次或双次血清抗体滴度<1∶16为从未感染过衣原体。

(2)补体结合试验:可检测患者血清中的衣原体补体结合抗体,恢复期血清抗体效价较急性期增高4倍以上有确诊意义。

(3)酶联免疫吸附法(ELISA):可用于血清中CT抗体的检测,由于衣原体种间有交叉反应,不主张单独应用该方法检测血清标本。

微量免疫荧光法(MIF)检查衣原体类抗体是目前国际上标准的且最常用的衣原体血清学诊断方法,由于可检测出患儿血清中存在的高水平的非母体 IgM 抗体,尤其适用于新生儿和婴儿沙眼衣原体肺炎的诊断。由于不同的衣原体种间可能存在着血清学交叉反应,血清标本应同时检测三种衣原体的抗体并比较抗体滴度,以滴度最高的作为感染的衣原体种,但是不能广泛采用这种检查法。新生儿肺炎患者 IgM 增高,而结膜炎患儿则无 IgM 抗体增高。

分子生物学方法正成为诊断 CT 感染的主要技术手段之一,采用荧光定量聚合酶链反应技术(real time PCR)和巢式聚合酶链反应技术(nested PCR)是诊断 CT 感染的新途径,可早期快速、特异地检测出标本中的 CT 核酸。

4.影像学表现

胸片和肺 CT 表现为肺气肿伴间质或肺泡浸润影,多为间质浸润和肺过度充气,也可见支气管肺炎或网状、结节样阴影,偶见肺不张(图 3-1)。

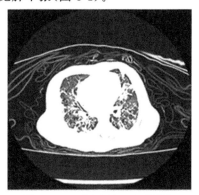

图 3-1 双肺广泛间、实质浸润

5.诊断

根据患儿的年龄、相对特异的临床症状以及 X 线非特异性征象,并有赖于从结膜或鼻咽部等分离到 CT 或通过血清学检查等实验室手段确定诊断。

6.鉴别诊断

(1)RSV 肺炎:多见于婴幼儿,大多数病例伴有中高热,持续 4~10 天,初期咳嗽、鼻塞,常出现气促、呼吸困难和喘憋,肺部听诊多有细小或粗、中啰音。少数重症病例可并发心力衰竭。胸片多数有小点片状阴影,可有不同程度的肺气肿。

(2)粟粒性肺结核:多见于婴幼儿初染后 6 个月内,特别是 3 个月内,起病可急可缓,缓者只有低热和结核中毒症状,多数急性起病,症状以高热和严重中毒症状为主,常无明显的呼吸道症状,肺部缺乏阳性体征,但 X 线检查变化明显,可见在浓密的网状阴影上密度均匀一致的粟粒结节,婴幼儿病灶周围反应显著及易于融合,点状阴影边缘模糊,大小不一而呈雪花状,病变急剧进展可形成空洞。

(3)白色念珠菌肺炎:多发生在早产儿、新生儿、营养不良儿童、先天性免疫功能缺陷及长期应用抗生素、激素以及静脉高营养患者,常表现为低热、咳嗽、气促、发绀、精神萎靡或烦躁不安,胸部体征包括叩诊浊音和听诊呼吸音增强,可有管音和中小水泡音。X 线检查有点状阴影、大片实变,少数有胸腔积液和心包积液,同时有口腔鹅口疮,皮肤或消化道等部位的真菌病。可同时与大肠埃希菌、葡萄球菌等共同致病。

7.治疗

治疗药物主要为红霉素,新生儿和婴儿的用量为红霉素每天40 mg/kg,疗程2～3周,或琥乙红霉素每天40～50 mg/kg,分4次口服,连续14天;如果对红霉素不能耐受,度过新生儿期的小婴儿应立即口服磺胺类药物,可用磺胺异噁唑每天100 mg/kg,疗程2～3周;有报道应用阿莫西林、多西环素治疗,疗程1～2周;或有报道用氧氟沙星,疗程1周。但国内目前不主张此类药物用于小儿。

现发现,红霉素疗程太短或剂量太小,常使全身不适、咳嗽等症状持续数天。单用红霉素治疗的失败率是10%～20%,一些婴儿需要第2个疗程的治疗。有研究发现阿奇霉素短疗程20 mg/(kg·d),每天顿服连续3天与红霉素连续应用14天的疗效是相同的。

此外,要强调呼吸道管理和对症支持治疗也很重要。

由于局部治疗不能消灭鼻咽部的衣原体,不主张对包涵体结膜炎进行局部治疗,这种婴儿仍有发生肺炎或反复发生结膜炎的危险。对CT引起的小婴儿结膜炎或肺炎均可用红霉素治疗10～14天,红霉素用量为每天50 mg/kg,分4次口服。

对确诊为衣原体感染患儿的母亲(及其性伴)也应进行确定诊断和治疗。

8.并发症

衣原体能在宿主细胞内长期处于静止状态。因此多数患者无症状,如果未治疗或治疗不恰当,衣原体结膜炎能持续数月,且发生轻的瘢痕形成,但能完全吸收。慢性结膜炎可以单独发生,也可作为赖特尔综合征的一部分,赖特尔综合征包括尿道炎、结膜炎、黏膜病和反应性关节炎。

9.预防

为了防止孕妇产后并发症和胎儿感染应在妊娠后3个月做衣原体感染筛查,以便在分娩前完成治疗。对孕妇CT生殖道感染应进行治疗。产前进行治疗是预防新生儿感染的最佳方法。红霉素对胎儿无毒性,可用于治疗。新生儿出生后,立即涂红霉素眼膏,可有效预防结膜炎。

美国CDC推荐对于CT感染孕妇可阿奇霉素1次1 g;或口服阿莫西林500 mg,3次/天,连续7天作为一线用药;也可红霉素250 mg,1次/天,连续14天;或乙酰红霉素800 mg,3次/天,连续14天是一种可行的治疗手段。

(二)肺炎衣原体肺炎

肺炎衣原体(CP)仅有一个血清型,称TWAR型,是1986年从患急性呼吸道疾病的大学生呼吸道中分离到的。目前认为CP是一个主要的呼吸道病原,CP感染与哮喘及冠心病的发生存在着一定的关系。CP在体内的代谢与CT相同,在微生物学特征上与CT不同的是,其原体为梨形,原体内没有糖原,主要外膜蛋白上没有种特异抗原。

CP可感染各年龄组人群,不同地区CP感染CAP的比例是不同的,在2%～19%波动,与不同人群和选用的检测方法不同有关。大多数研究选用的是血清学方法,儿童下呼吸道感染率的报道波动在0～18%,一个对3～12岁采用培养方法的CAP多中心研究发现的CP感染率为14%,而MP感染率是22%,其中小于6岁组CP感染率是15%。大于6岁组CP感染率是18%,有20%的儿童同时存在CP和MP感染,有报道CP感染镰状细胞贫血患者10%～20%出现急性胸部综合征,10%支气管炎症和5%～10%儿童出现咽炎。

1.发病机制

CP广泛存在于自然界,但迄今感染仅见于人类。这种微生物能在外界环境生存20～30小时,动物实验证明:要直接植入才能传播,空气飞沫传播不是CP有效的传播方式。临床研究报道发现,呼吸道分泌物传播是其主要的感染途径,无症状携带者和长期排菌状态可能促进这种传播。其潜伏期较长,传播比较缓慢,平均潜伏期为 30 天,最长可达 3 个月。感染没有明显的季节性,儿童时期其感染的性别差异不明显。现已发现,在军队、养老院等同一居住环境中出现人之间的 CP 传播和 CP 感染暴发流行。在某些家庭内 CP 的暴发流行中,婴幼儿往往首先发病,并占发患者数中的多数,甚至有时感染仅在幼儿间传播。初次感染多见于 5~12 岁小儿,但从抗体检查证明整个青少年期和成人期可以又有新的或反复感染,老年期达到顶峰,其中70%~80%血清为阳性反应。血清学流行病学调查显示学龄儿童抗体阳性率开始增加,青少年达30%~45%,提示存在无症状感染。大约在 15 岁前感染率无性别差异。15 岁以后男性多于女性。流行周期为 6 个月到 2~3 年,有少数地方性流行报道。大概成年期感染多数是再感染,同时可能有多种感染。也有研究发现:多数家庭或集体成员中仅有一人出现 CP 感染,这说明不易发生传播。

在 CP 感染的症状期及无症状期均可由呼吸道检出 CP。已经证明在症状性感染后培养阳性的时间可长达 1 年,无症状性感染时常见抗体反应阳性。尚不清楚症状的存在是否会影响病原的传播。

与 CT 仅侵犯黏膜上皮细胞不同,CP 可感染包括巨噬细胞、外周血细胞、动脉血管壁内皮细胞及平滑肌在内的几种不同的细胞。CP 可在外周血细胞中存活并可通过血液循环及淋巴循环到达全身各部位。CP 感染后,细胞中有关炎细胞因子 IL-1、IL-8、IFN-α 等以及黏附因子 ICAM-1 表达增多,并可诱导白细胞向炎症部位趋化,既可有利于炎症反应的局部清除,同时也会造成组织的损伤。

2.临床表现

青少年和年轻成人 CP 感染可以为流行性,也可为散发性,CP 以肺炎最常见。青少年中约10%的肺炎、5%的支气管炎、5%的鼻窦炎和1%的喉炎和 CP 感染有关。Saikku 等在菲律宾318 名 5 岁以下的急性下呼吸道感染患者中,发现 6.4%为急性 CP 感染,3.2%为既往感染。Hammerschlag 等对下呼吸道感染的患者,经培养确定 5 岁以下小儿 CP 感染率为 24%,5~18 岁为 41%,最小的培养阳性者仅为 14 个月大。CP 感染起病较缓慢,早期多为上呼吸道感染症状,类似流行性感冒,常合并咽喉炎、声音嘶哑和鼻窦炎,无特异性临床表现。1~2 周后上感症状逐渐减轻而咳嗽逐渐加重,并出现下呼吸道感染征象,肺炎患者症状轻到中等,包括发热、不适、头痛、咳嗽,常有咽炎,多数表现为咽痛、发热、咳嗽,以干咳为主,可出现胸痛、头痛、不适和疲劳。听诊可闻及湿啰音并常有喘鸣音。CP 肺炎临床表现相差悬殊,可从无症状到致死性肺炎。儿童和青少年感染大部分为轻型病例,多表现为上呼吸道感染和支气管炎,肺炎患者较少。而成人则肺炎较多,尤其是在已有慢性疾病或 CP(TWAR)重复感染的老年患者。CP 在免疫力低下的人群可引起重症感染,甚至呼吸衰竭。

CP 感染的潜伏期为 15~23 天,再感染的患者呼吸道症状往往较轻,且较少发展为肺炎。

与支原体感染一样,CP 感染也可引起肺外的表现,如结节性红斑、甲状腺炎、脑炎和 Gullain-Barre 综合征等。

CP 可激发哮喘患者喘息发作,囊性纤维化患者病情加重,有报道从急性中耳炎患者的渗液中分离出 CP,CP 往往与细菌同时致病。有 2%~5%的儿童和成人可表现为无症状呼吸道感染,持续 1 年或 1 年以上。

3.实验室检查

诊断 CP 感染的特异性诊断依据组织培养的病原分离和血清学检查。CP 在经亚胺环己酮处理的 HEP-2 和 HL 细胞培养基上生长最佳。标本的最佳取材部位为鼻咽后部,如检查 CT 那样用金属丝从胸腔积液中也分离到该病原。有报道经胰酶和/或乙二胺四乙酸钠(EDTA)处理后的标本 CP 培养的阳性率高。已有从胸腔积液中分离到 CP 的报道。

用荧光抗体染色可能直接查出临床标本中的衣原体,但不是非常敏感和特异。用 EIA 法可检测一些临床标本中的衣原体抗原,因 EIAs 采用的是多克隆抗体或属特异单克隆抗体,可同时检测 CP 和 CT。而微量免疫荧光法(MIF),可使用 CP 单一抗原,而不出现同时检测其他衣原体种。急性 CP 感染的血清学诊断标准如下。

(1)患者 MIF 法双份血清 IgG 滴度 4 倍或 4 倍以上升高或单份血清 IgG 滴度≥1∶512;和/或 IgM 滴度≥1∶16 或以上,在排除类风湿因子所致的假阳性后可诊断为近期感染;如果 IgG≥1∶16 但≤1∶512 提示曾经感染。这一标准主要根据成人资料而定。肺炎和哮喘患者的 CP 感染研究显示有 50%测不到 MIF 抗体。不主张单独应用 IgG 进行诊断。IgG 滴度 1∶16 或以上仅提示既往感染。IgA 或其他抗体水平需双份血清进行回顾分析才能进行诊断,不能提示既往持续感染。

(2)MIF 和补体结合试验方法敏感性在各种方法不一致,CDC 建议应严格掌握诊断标准。

由于与培养的结果不一致,不主张血清酶联免疫方法进行 CP 感染诊断,有关 CP 儿童肺炎和哮喘儿童 CP 感染的研究发现,有 50%儿童培养证实为 CP 感染,而并无血清学抗体发现。而且,单纯应用血清学方法不能进行临床微生物评价。

采用各种聚合酶链反应技术(PCR)如荧光定量 PCR 和 Nested PCR 等可早期快速并特异地进行 CP 感染的诊断,已有不少关于其应用并与培养和血清学方法进行对比的研究,有研究报道以 16SrRNA 特异靶序列为目的基因的荧光定量 PCR 方法诊断 CP 感染具有较好的特异性,操作较为简单,且能将标本中的病原体核酸量化,但目前尚无此 PCR 商品药盒。

4.影像学表现

开始主要表现为单侧肺泡浸润,位于肺段和亚段,可见于两肺的任何部位,下叶及肺的周边部多见。以后可进展为双侧间质和肺泡浸润。胸部 X 线表现多较临床症状重。胸片示肺叶浸润影,并可有胸腔积液。

5.诊断及鉴别诊断

临床表现上不能与 MP 等引起的非典型肺炎区分开来,听诊可发现啰音和喘鸣音,胸部影像常较患儿的临床表现重,可表现为轻度、广泛的或小叶浸润,可出现胸腔积液,可出现白细胞稍高和核左移,也可无明显的变化。培养是诊断 CP 感染的特异方法,最佳的取材部位是咽后壁标本,也可从痰、咽拭子、支气管灌洗液、胸腔积液等标本中取材进行培养。

CP 感染的表现与 MP 不好区分,CP 肺炎患者常表现为轻到中度的全身症状,如发热、乏力、头痛、咳嗽、持续咽炎,也可出现胸腔积液和肺气肿,重症患者常出现肺气肿。

MP 肺炎多见于学龄儿童及青少年,婴幼儿也不少见,潜伏期 2～3 周,症状轻重不等,主要特点是持续剧烈咳嗽,婴幼儿可出现喘息,全身中毒症状相对较轻,可伴发多系统、多器官损害,X 线所见远较体征显著,外周血白细胞数大多数正常或增高,血沉增快,血清特异性抗体测定有诊断价值。

6.治疗

与肺炎支原体肺炎相似,但不同之处在于治疗的时间要长,以防止复发和清除存在于呼吸道的病原体。体外药物敏感试验显示四环素、红霉素及一些新的大环丙酯类(阿奇霉素和克拉红霉素)和喹诺酮类抗生素有活性。对磺胺类耐药。首选治疗为红霉素,新生儿和婴儿的用量为红霉素每天40 mg/kg,疗程2～3周,一般用药24～48小时体温下降,症状开始缓解。有报道单纯应用1个疗程,部分病例仍可复发,如果无禁忌,可进行第二疗程治疗。也可采用克拉霉素和阿奇霉素治疗,其中阿奇霉素的疗效要优于克拉霉素,用法为克拉霉素疗程21天,阿奇霉素疗程5天,也可应用利福平、罗红霉素、多西环素进行治疗。

有研究发现,选用红霉素治疗2周,甚至四环素或多西环素治疗30天者仍有复发病例。可能需要2周以上长期的治疗,初步资料显示CP肺炎患儿服用红霉素悬液40～50 mg/(kg·24 h),连续10～14天,可清除鼻咽部病原的有效率达80%以上。克拉霉素每天10 mg/kg,分2次口服,连续10天,或阿奇霉素每天10 mg/kg,口服1天,第2～5天阿奇霉素每天5 mg/kg,对肺炎患者的鼻咽部病原的清除率达80%以上。

7.预后

CP感染的复发较为常见,尤其抗生素治疗不充分时,但较少累及呼吸系统以外的器官。

8.预防

CP肺炎按一般呼吸道感染预防即可。

(三)鹦鹉热衣原体肺炎

鹦鹉热衣原体(CPs),CPs和CT沙眼衣原体仅有10%的DNA同源。可通过CPs包涵体不含糖原、包涵体形态和对磺胺类药物的敏感性与CT沙眼衣原体相鉴别。CPs有多个不同的种,可感染大多数的鸟类和包括人在内的哺乳动物,目前认为CPs菌株至少有5个生物变种,单克隆抗体测定显示鸟生物变种至少有4个血清型,其中鹦鹉和火鸡血清型是美国鸟类感染的最重要血清型。

1.发病机制

虽然原先命名为鹦鹉热,实际上所有的鸟类,包括家鸟和野鸟均是CPs的天然宿主。对人类威胁最大的是家禽加工厂(特别是火鸡加工厂)、饲养鸽子和笼中宠鸟。近几年在美国通过对家禽喂含四环素的饲料和对进口鸟在检疫期用四环素治疗,这种感染率已经降低。这种病原体可存在于鸟排泄物、血、腹腔脏器和羽毛内。引起人类感染的主要机制大概是由于吸入干的排泄物;吸入粪便气溶胶、粪尘和含病原的动物分泌物是感染的主要途径。作为感染源的鸟类可无症状或表现拒食、羽毛竖立、无精打采和排绿水样便。受染的鸟类可以是无症状或仅有轻微症状,但在感染后仍能排菌数月。易患鹦鹉热的高危人群包括养鸟者、鸟的爱好者、宠物店的工作人员。人类感染常见于长期或密切接触者,但据报道约20%的鹦鹉热患者无鸟类接触史。但是在家禽饲养场发生鹦鹉热流行时,也有仅接触死家禽、切除死禽内脏者发病。已有报道人类发生反复感染者可持续携带病原体达10年之久。

鹦鹉热几乎只是成人的疾病,可能因为小儿接触鸟类或加工厂或在家庭内接触的可能性较少。

病原体吸入呼吸道,经血液循环侵入肝、脾等单核-吞噬细胞系统,在单核吞噬细胞内繁殖后,再血行播散至肺和其他器官。肺内病变常开始于肺门区域,血管周围有炎症反应,并向周围扩散小叶性和间质性肺炎,以肺叶或肺段的下垂部位最为明显,细支气管及支气管上皮引起脱屑和坏死。早期肺泡内充满中性粒细胞及水肿渗出液,不久即被多核细胞所代替,病变部位可产生实变及少量出血,肺实变有淋巴细胞浸润,可出现肺门淋巴结肿大。有时产生胸膜炎症反应。肝脏可出现局部坏死,脾常肿大,心、肾、神经系统以及消化道均可受累产生病变。

有猜测存在人与人之间的传播,但尚未证实。

2.临床表现

鹦鹉热既可以是呼吸道感染,也可以是以呼吸系统为主的全身性感染。儿童鹦鹉热的临床表现可从无症状感染到出现肺炎、多脏器感染不等。潜伏期平均为 15 天,一般为 5~21 天,也可长达 4 周。起病多隐匿,病情轻时如流感样,也可突然发病,出现发热、寒战、头痛、出汗和其他许多常见的全身和呼吸道症状,如不适无力、关节痛、肌痛、咯血和咽炎。发热第一周可达 40 ℃ 以上,伴寒战和相对缓脉,常有乏力,肌肉关节痛,畏光,鼻出血,可出现类似伤寒的玫瑰疹,常于病程 1 周左右出现咳嗽,咳嗽多为干咳,咳少量黏痰或痰中带血等。肺部很少有阳性体征,偶可闻及细湿啰音和胸膜摩擦音,双肺广泛受累者可有呼吸困难和发绀。躯干部皮肤可见一过性玫瑰疹。严重肺炎可发展为谵妄、低氧血症甚至死亡。头痛剧烈,可伴有呕吐,常被疑诊为脑膜炎。

3.实验室检查

白细胞常不升高,可出现轻度白细胞升高,同时可有门冬氨酸氨基转移酶(谷丙转氨酶)、碱性磷酸酶和胆红素增高。

有报道 25% 鹦鹉热患者存在脑膜炎,其中半数脑脊液蛋白增高(400~1 135 mg/L),未见脑脊液中白细胞增加。

4.影像学表现

CPs 肺炎胸片常有异常发现,肺部主要表现为不同程度的肺部浸润,如弥漫性支气管肺炎或间质性肺炎,可见由肺门向外周放射的网状或斑片状浸润影,多累及下叶,但无特异性。单侧病变多见,也可双侧受累,肺内病变吸收缓慢,偶见大叶实变或粟粒样结节影及胸膜渗出。可出现胸腔积液。肺内病变吸收缓慢,有报道治疗 7 周后有 50% 的患者病灶不能完全吸收。

5.诊断

由于临床表现各异,鹦鹉热的诊断困难。与鸟类的接触史非常重要,但 20% 的鹦鹉热患者接触史不详。尚无人与人之间传播的证据。出现高热、严重头痛和肌痛症状的肺炎患者,结合患者有鸟接触史等阳性流行病学资料和血清学检查确定诊断。

从胸腔积液和痰中可培养出病原体,CPs 与 CP、CT 的培养条件是相同的,由于其潜在的危险,鹦鹉热衣原体除研究性实验室外一般不能培养。

实验室检查诊断多数是靠特异性补体结合性抗体检测。特异性补体结合试验或微量免疫荧光试验阳性,恢复期(发病第 2~3 周)血清抗体效价比急性期增高 4 倍或单次效价为 1：32 或以上即可确定诊断。诊断的主要方法是血清补体结合试验,是种特异性的。

补体结合(CF)抗体试验不能区别是 CP 还是 CPs,如小儿抗体效价增高,更多可能是 CP 感染的血清学反应。

CDC 认为鹦鹉热确诊病例需要符合临床疾病过程、鸟类接触病史,采用以下三种方法之一进行确定:呼吸道分泌物病原学培养阳性;相隔 2 周血 CF 抗体 4 倍上升或 MIF 抗体 4 倍以上升高;MIF 单份血清 IgM 抗体滴度大于或等于 16。

可疑病例必须在流行病学上与确诊病例密切相关,或症状出现后单份 CF 或 MIF 抗体在 1：32 以上。

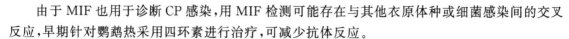

由于 MIF 也用于诊断 CP 感染,用 MIF 检测可能存在与其他衣原体种或细菌感染间的交叉反应,早期针对鹦鹉热采用四环素进行治疗,可减少抗体反应。

6.鉴别诊断

(1)MP 肺炎:多见于学龄儿童及青少年,婴幼儿也不少见,潜伏期 2～3 周,症状轻重不等,主要特点是持续剧烈咳嗽,婴幼儿可出现喘息,全身中毒症状相对较轻,可伴发多系统、多器官损害,X 线所见远较体征显著,外周血白细胞数大多数正常或增高,血沉增快,血清特异性抗体测定有诊断价值。

(2)结核病:小儿多有结核病接触史,起病隐匿或呈现慢性病程,有结核中毒症状,肺部体征相对较少,X 线所见远较体征显著,不同类型结核有不同特征性影像学特点,结核菌素试验阳性、结核菌检查阳性,可较早出现全身结核播散病灶等明确诊断。

(3)真菌感染:不同的真菌感染的临床表现多样,根据患者有无免疫缺陷等基础疾病、长期应用抗生素、激素等病史、肺部影像学特征、病原学组织培养、病理等检查,经试验和诊断性治疗明确诊断。

7.治疗

CPs 对四环素、氯霉素和红霉素敏感,但不主张四环素在 8 岁以下小儿应用。新生儿和婴儿的用量为红霉素每天 40 mg/kg,疗程 2～3 周。也有采用新型大环内酯类抗生素,应注意鹦鹉热的治疗显效较慢,发热等临床症状一般要在 48～72 小时方可控制,有报道红霉素和四环素这两种抗生素对青少年的用量为每天 2 g,用 7～10 天或热退后继续服用 10 天。复发者可进行第 2 个疗程,发生呼吸衰竭者,需氧疗和进一步机械呼吸治疗。

多西环素 100 mg,一天 2 次,或四环素 500 mg,一天 1 次,在体温正常后再继续服用 10～14 天,对危重患者可用多西环素 4.4 mg/(kg·d)每 12 小时口服 1 次,每天最大量是 100 mg。对 9 岁以下不能用四环素的小儿,可选用红霉素 500 mg,口服,一天 1 次。由于初次感染往往并不能产生长久的免疫力,有治疗 2 个月后病情仍复发的报道。

8.预后

鹦鹉热患者应予隔离,痰液应进行消毒;应避免接触感染的鹦鹉等鸟类或禽类可预防感染;加强国际进口检疫和玩赏鸟类的管理。未经治疗的病死率是 15％～20％,若经适当治疗的病死率可降至 1％以下,严重感染病例可出现呼吸衰竭,有报道孕妇感染后可出现胎死宫内。

9.预防

病原体对大多数消毒剂、热等敏感,对酸和碱抵抗。严格鸟类管理,应用鸟笼,并避免与病鸟接触;对可疑鸟类分泌物应进行消毒处理,并对可疑鸟隔离观察 30～45 天;对眼部分泌物多、排绿色水样便或体重减轻的鸟类应隔离;避免与其他鸟类接触,不能买卖。接触的人应严格防护,穿隔离衣,并戴 N95 型口罩。

(刘　宁)

第五节　急性上呼吸道梗阻

呼吸道梗阻包括发生于呼吸道任何部位的正常气流被阻断。阻断的部位如果位于呼吸道隆

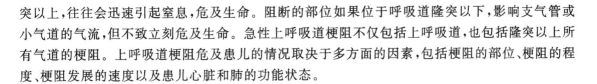

突以上,往往会迅速引起窒息,危及生命。阻断的部位如果位于呼吸道隆突以下,影响支气管或小气道的气流,但不致立刻危及生命。急性上呼吸道梗阻不仅包括上呼吸道,也包括隆突以上所有气道的梗阻。上呼吸道梗阻危及患儿的情况取决于多方面的因素,包括梗阻的部位、梗阻的程度、梗阻发展的速度以及患儿心脏和肺的功能状态。

一、病因

(一)引起急性上呼吸道梗阻病因的解剖分布

1.鼻咽和口咽

其包括:①严重的面部创伤、骨折;②咽部异物;③扁桃体周围脓肿;④咽旁脓肿;⑤腭垂肿胀伴血管神经性水肿;⑥黏膜天疱疮。

2.咽后壁软组织

其包括:①咽后壁脓肿;②咽后壁出血;③颈椎损伤后水肿;④烫伤和化学性损伤。

3.颈部软组织

其包括:①创伤及医源性血肿;②颌下蜂窝织炎。

4.会厌

其包括:①急性会厌炎;②外伤性会厌肿胀;③过敏性会厌肿胀。

5.声门

其包括:①创伤性声门损伤(常为医源性);②手术引起的声带麻痹。

6.喉

其包括:①急性喉炎;②血管神经性水肿,喉痉挛;③异物;④手足抽搐伴发的喉痉挛、喉软化症;⑤外伤、骨折、水肿、局部血肿;⑥白喉的膜性渗出;⑦传染性单核细胞增多症的膜性渗出;⑧喉脓肿;⑨软骨炎。

7.声门下区和气管

其包括:①喉气管炎;②喉气管软化;③异物;④插管、器械、手术引起的医源性水肿;⑤膜性喉气管炎。

8.食管

其包括:①食管异物;②呕吐物急性吸入。

(二)引起急性上呼吸道梗阻病因的年龄分布

1.新生儿及小婴儿

其包括喉软化、声门下狭窄、声带麻痹、气管软化、血管畸形、血管瘤等。

2.新生儿至1岁

其包括先天性畸形(同上)、喉气管炎、咽后壁脓肿、异物等。

3.1～2岁

其包括如喉气管炎、异物、会厌炎等。

4.3～6岁

有肿大的扁桃体及腺样体、鼻充血、会厌炎和异物等。

二、临床表现

气道部分梗阻时可听到喘鸣音,可见到呼吸困难,呼吸费力,辅助呼吸肌参加呼吸活动。肋

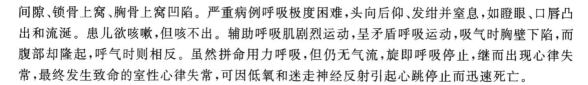

间隙、锁骨上窝、胸骨上窝凹陷。严重病例呼吸极度困难,头向后仰、发绀并窒息,如瞪眼、口唇凸出和流涎。患儿欲咳嗽,但咳不出。辅助呼吸肌剧烈运动,呈矛盾呼吸运动,吸气时胸壁下陷,而腹部却隆起,呼气时则相反。虽然拼命用力呼吸,但仍无气流,旋即呼吸停止,继而出现心律失常,最终发生致命的室性心律失常,可因低氧和迷走神经反射引起心跳停止而迅速死亡。

三、鉴别诊断

临床上常以喘鸣音作为鉴别诊断的依据。喘鸣是由鼻和气管之间的上呼吸道因部分梗阻而部分中断了气体的通道,由一股或多股湍流的气体所产生。喘鸣的重要意义在于反映部分性的气道梗阻。儿童患者的气道并非一固定的管道,而为一相当软的管道,其管腔的横断面积随压力的不同而发生变化。在正常呼吸时其变化较小,当有阻塞性病变时则表现得相当重要。正常呼吸时,作用于气道的压力变化在胸腔内外是完全相反的。吸气时,在胸腔内,作用于气道壁的外周压力降低,因此,胸内气道趋于增宽;呼气时,外周压力升高使胸内气道变窄。胸外气道在吸气时,其周围软组织的压力保持近于不变,而胸腔内压力降低,使气道变窄;呼气时,胸腔内压力升高使胸外气道变宽。部分梗阻如果发生在气道内径能发生变化的部位,当气道变为最小时,梗阻将是最严重的。气道内径变小会使气流变慢并分裂,从而产生喘鸣。因此,胸外气道梗阻会产生吸气性喘鸣,胸内气道梗阻会产生呼气性喘鸣。较大的病变会产生吸气性和呼气性双相气流梗阻,从而引起双相(往返)喘鸣,双相喘鸣比单相喘鸣有更紧急的临床严重性。

喉是一固定性结构,其内径不随呼吸发生明显变化,婴儿喉腔最窄部位在声带处,横断面积为 $14\sim15\ \mathrm{mm^2}$。该部黏膜水肿仅 1 mm时,即可使气道面积减少 65%。喉部病变多产生双相喘鸣。

不同病变引起的喘鸣的呼吸时相如下。

(一)倾向于产生吸气性喘鸣的病变

其包括:①先天性声带麻痹;②喉软化;③插管后喘鸣;④急性喉炎;⑤小颌、巨舌;⑥甲状舌骨囊肿;⑦声门上及声门蹼;⑧声门下血管瘤;⑨喉气管炎;⑩会厌炎;⑪咽后壁脓肿;⑫白喉。

(二)常产生双期喘鸣的病变

其包括:①先天性声门下狭窄;②气管狭窄;③血管环、血管悬带;④声门下血管瘤;⑤声门下蹼。

(三)倾向产生呼气性喘鸣的病变

其包括:①气管软化;②气管异物;③纵隔肿瘤。

喘鸣的听觉特征可能对诊断有帮助,如喉软化症的喘鸣为高调、鸡鸣样、吸气性。声门梗阻亦产生高调喘鸣;而声门上病变通常产生低调、浑厚的喘鸣。粗糙的鼾声是咽部梗阻的表现。

发音的特征对上呼吸道梗阻的病因也可能提供诊断线索。如声音嘶哑,常见于急性喉炎、喉气管炎、白喉和喉乳头状瘤病;声音低沉或无声,常见于喉蹼、会厌炎和喉部异物。

咳嗽的声音也有一定诊断意义。犬吠样咳嗽高度提示声门下腔病变;"钢管乐样"咳嗽常提示气管内异物。

由于上呼吸道与食管相毗邻,因此,上呼吸道梗阻也可引起进食困难。在婴儿,鼻咽梗阻时,由于鼻呼吸障碍,其所引起的进食困难常伴有窒息和吸入性呼吸困难;口咽梗阻,特别是舌根部病变以及声门上喉部病变,均影响吞咽;咽后壁脓肿及声门上腔炎症,如会厌炎,不仅极不愿吞咽而且引起流涎。

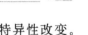

X线诊断：上呼吸道的梗阻在X线下有些疾病有特异性改变，有些则不具有特异性改变。在胸片上，上呼吸道梗阻的其他表现包括：①肺充气量趋于正常或减少，这与其他原因引起的呼吸困难所见的肺过度膨胀相反；②气道可见狭窄的部分；③若下咽腔包括在X线片内，则可见扩张。

四、治疗

（一）恢复气道通畅

急性上呼吸道梗阻患儿应立即设法使其气道通畅，尽量使患儿头向后仰。让患儿仰卧，抢救人员将一手置于患儿颈部，将颈部抬高，另一手置于额部，并向下压，使头和颈部呈过度伸展状态，此时舌可自咽后部推向前，使气道梗阻缓解。若气道仍未能恢复通畅，抢救者可改变手法，将一手指置于患儿下颌之后，然后尽力把下颌骨推向前；同时使头向后仰，用拇指使患儿下唇回缩，以便恢复通过口、鼻呼吸。如气道恢复通畅后，患儿仍无呼吸，应即刻进行人工机械通气。

（二）迅速寻找并取出异物

如果气道已经通畅，患儿仍无自主呼吸，通过人工机械通气肺仍不能扩张，应立即用手指清除咽喉部的分泌物或异物。患儿宜侧卧，医师用拇指和示指使患儿张口，用另一只手清除患儿口、咽部的分泌物或异物，以排出堵塞物。亦可用一长塑料钳，自口腔置入，深入患儿咽后部，探取异物，切勿使软组织损伤。亦可通过突然增加胸膜腔内压的方法，以形成足够的呼出气压力和流量，使气管内异物排出。具体做法是用力拍其肩胛间区或自患儿后方将手置于患儿的腹部，两手交叉，向上腹部施加压力。较安全的方法是手臂围绕于胸廓中部，婴儿围绕于下胸廓，用力向内挤压或用力拍击中背部，亦可得到类似结果。因为大部分吸入异物位于咽部稍下方的狭窄处，不易进一步深入，患儿因无足够的潮气量而无法将阻塞的异物排出。但此时患儿肺内尚有足够的残气量，故对胸或腹部迅速加压，排出的气量足以将异物排出。如有条件可在气管镜下取异物。

（三）气管插管、气管切开或环甲膜穿刺通气

来不及用上述方法或用上述方法失败的病例，以及其他情况紧急窒息时，如手足搐搦症喉痉挛、咽后壁脓肿、甲状舌骨囊肿等，可先作气管插管，必要时可作气管切开。来不及作气管切开时，可先用血浆针头作环甲膜穿刺，或连接高频通气，以缓解患儿缺氧。然后再作气管插管或做气管切开，并置入套管。

（四）病因治疗

引起上呼吸道梗阻的病因除了异物按上述方法抢救外，由其他病因所引起者，应分别按照病因进行处理。

（葛和春）

第六节　支气管哮喘

支气管哮喘是一种以嗜酸性粒细胞、肥大细胞、T细胞等多种炎性细胞参与的气道慢性炎症性疾病，患者气道具有对各种激发因子刺激的高反应性。临床以反复发作性喘息、呼吸困难、胸

闷或咳嗽为特点。常在夜间和/或清晨发作或加剧,多数患者可自行缓解或治疗后缓解。

一、病因

(一)遗传因素

遗传过敏体质(特异反应性体质、Atopy-特应质)对本病的形成关系很大,多数患儿有婴儿湿疹、过敏性鼻炎和/或食物(药物)过敏史。本病多数属于多基因遗传病,遗传度 70%～80%,家族成员中气道的高反应性普遍存在,双亲均有遗传基因者哮喘患病率明显增高。国内报道约 20%的哮喘患儿家族中有哮喘患者。

(二)环境因素

1.感染

最常见的是呼吸道感染。其中主要是病毒感染,如呼吸道合胞病毒、腺病毒、副流感病毒等,此外支原体、衣原体以及细菌感染都可引起。

2.吸入变应原

如灰尘、花粉、尘螨、烟雾、真菌、宠物、蟑螂等。

3.食入变应原

主要是摄入异类蛋白质如牛奶、鸡蛋、鱼、虾等。

4.气候变化

气温突然下降或气压降低,刺激呼吸道,可激发哮喘。

5.运动

运动性哮喘多见于学龄儿童,运动后突然发病,持续时间较短。病因尚未完全明了。

6.情绪因素

情绪过于激动,如大笑、大哭引起深吸气,过度吸入冷而干燥的空气可激发哮喘。另外情绪紧张时也可通过神经因素激发哮喘。

7.药物

如阿司匹林可诱发儿童哮喘。

二、发病机制

20 世纪 70 年代和 80 年代初的"痉挛学说",认为支气管平滑肌痉挛导致气道狭窄是引起哮喘的唯一原因,因而治疗的宗旨是解除支气管痉挛。80 年代和 90 年代初的"炎症学说",认为哮喘发作的重要机制是炎性细胞浸润,炎性递质引起黏膜水肿,腺体分泌亢进,气道阻塞。因此,在治疗时除强调解除支气管平滑肌痉挛外,还要针对气道的变应性炎症,应用抗炎药物。这是对发病机制认识的一个重大进展。变应原进入机体可引发两种类型的哮喘反应。

(一)速发型哮喘反应(IAR)

进入机体的抗原与肥大细胞膜上的特异性 IgE 抗体结合,而后激活肥大细胞内的一系列酶促反应,释放多种递质,引起支气管平滑肌痉挛而发病。患儿接触抗原后 10 分钟内产生反应,10～30 分钟达高峰,1～3 小时变应原被机体清除,自行缓解,往往表现为突发突止。

(二)迟发型哮喘反应(LAR)

变应原进入机体后引起变应性炎症,嗜酸粒细胞、中性粒细胞、巨噬细胞等浸润,炎性递质释放,一方面使支气管黏膜上皮细胞受损、脱落,神经末梢暴露,另一方面使肺部的微血管通透性增加、黏液分泌增加,阻塞气道,使呼吸道狭窄,导致哮喘发作。患儿在接触抗原后一般 3 小时发病,数小时达高峰。24 小时后变应原才能被清除。

此外,无论轻患者或是急性发作的患者,其气道反应性均高,都可有炎症存在,而且这种炎症在急性发作期和无症状的缓解期均存在。

三、临床表现

起病可急可缓。婴幼儿常有 1～2 天的上呼吸道感染表现,年长儿起病较急。发作时患儿主要表现为严重的呼气性呼吸困难,严重时端坐呼吸,患儿焦躁不安,大汗淋漓,可出现发绀。肺部检查可有肺气肿的体征:两肺满布哮鸣音(有时不用听诊器即可听到),呼吸音减低。部分患儿可闻及不同程度的湿啰音,且多在发作好转时出现。

根据年龄及临床特点分为婴幼儿哮喘、儿童哮喘和咳嗽变异性哮喘。

哮喘持续发作超过 24 小时,经合理使用拟交感神经药物和茶碱类药物,呼吸困难不能缓解者,称之为哮喘持续状态。但需要指出,小儿的哮喘持续状态不应过分强调时间的限制,而应以临床症状持续严重为主要依据。

四、辅助检查

(一)血常规

白细胞大多正常,若合并细菌感染可增高,嗜酸性粒细胞增高。

(二)血气分析

一般为轻度低氧血症,严重患者伴有二氧化碳潴留。

(三)肺功能检查

呼气峰流速(PEF)减低,指肺在最大充满状态下,用力呼气时所产生的最大流速;1 秒最大呼气量降低。

(四)变应原测定

可作为发作诱因的参考。

(五)X 线检查

在发作期间可见肺气肿及肺纹理增重。

五、诊断

支气管哮喘可通过详细询问病史做出诊断。不同类型的哮喘诊断条件如下。

(一)婴幼儿哮喘

(1)年龄小于 3 岁,喘憋发作不低于 3 次。

(2)发作时双肺闻及以呼气相为主的哮鸣音,呼气相延长。

(3)具有特异性体质,如湿疹、过敏性鼻炎等。

(4)父母有哮喘病等过敏史。

(5)除外其他疾病引起的哮喘。

符合 1、2、5 条即可诊断哮喘;如喘息发作 2 次,并具有 2、5 条诊断可疑哮喘或喘息性支气管炎;若同时有 3 和/或 4 条者,给予哮喘诊断性治疗。

(二)儿童哮喘

(1)年龄不低于 3 岁,喘息反复发作。

(2)发作时双肺闻及以呼气相为主的哮鸣音,呼气相延长。

(3)支气管舒张剂有明显疗效。

(4)除外其他可致喘息、胸闷和咳嗽的疾病。

疑似病例可选用 1‰ 肾上腺素皮下注射,0.01 mL/kg,最大量不超过每次 0.3 mL,或用沙丁胺醇化吸入,15 分钟后观察,若肺部哮鸣音明显减少,或 FEV 上升不低于 15%,即为支气管舒张试验阳性,可诊断支气管哮喘。

(三)咳嗽变异性哮喘

各年龄均可发病。①咳嗽持续或反复发作超过 1 个月,特点为夜间(或清晨)发作性的咳嗽,痰少,运动后加重,临床无感染征象,或经较长时间的抗生素治疗无效;②支气管扩张剂可使咳嗽发作缓解(基本诊断条件);③有个人或家族过敏史,变应原皮试可阳性(辅助诊断条件);④气道呈高反应性,支气管舒张试验阳性(辅助诊断条件);⑤除外其他原因引起的慢性咳嗽。

六、鉴别诊断

(一)毛细支气管炎

此病多见于 1 岁以内的婴儿,病原体为呼吸道合胞病毒或副流感病毒,也有呼吸困难和喘鸣,但其呼吸困难发生较慢,对支气管扩张剂反应差。

(二)支气管淋巴结核

可引起顽固性咳嗽和哮喘样发作,但阵发性发作的特点不明显,结核菌素试验阳性,X 线检查有助于诊断。

(三)支气管异物

患儿会出现哮喘样呼吸困难,但患儿有异物吸入或呛咳史,肺部 X 线检查有助于诊断,纤维支气管镜检可确诊。

七、治疗

(一)治疗原则

坚持长期、持续、规范、个体化的治疗原则。

1.发作期

快速缓解症状、抗感染、平喘。

2.持续期

长期控制症状、抗炎、降低气道高反应性、避免触发因素、自我保健。

(二)发作期治疗

1.一般治疗

注意休息,去除可能的诱因及致敏物。保持室内环境清洁,适宜的空气湿度和温度,良好的通风换气和日照。

2.平喘治疗

(1)肾上腺素能 β_2 受体激动剂:松弛气道平滑肌,扩张支气管,稳定肥大细胞膜,增加气道的黏液纤毛清除力,改善呼吸肌的收缩力。①沙丁胺醇气雾剂:每揿 100 μg。每次 1~2 揿,每天

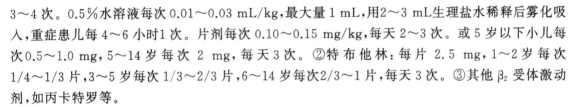

3～4次。0.5％水溶液每次0.01～0.03 mL/kg，最大量1 mL，用2～3 mL生理盐水稀释后雾化吸入，重症患儿每4～6小时1次。片剂每次0.10～0.15 mg/kg，每天2～3次。或5岁以下小儿每次0.5～1.0 mg，5～14岁每次2 mg，每天3次。②特布他林：每片2.5 mg，1～2岁每次1/4～1/3片，3～5岁每次1/3～2/3片，6～14岁每次2/3～1片，每天3次。③其他β_2受体激动剂，如丙卡特罗等。

（2）茶碱类：氨茶碱口服每次4～5 mg/kg，每6～8小时一次，严重者可静脉给药，应用时间长者，应监测血药浓度。

（3）抗胆碱类药：可抑制支气管平滑肌的M样受体，引起支气管扩张，也能抑制迷走神经反射所致的支气管平滑肌收缩。以β_2受体阻滞剂更为有效。可用溴化羟异丙托品，对心血管系统作用弱，用药后峰值出现在30～60分钟，其作用部位以大中气道为主，而β_2受体激动剂主要作用于小气道，故两种药物有协同作用。气雾剂每揿20 μg，每次1～2揿，每天3～4次。

3.肾上腺皮质激素的应用

肾上腺皮质激素可以抑制特应性炎症反应，减低毛细血管通透性，减少渗出及黏膜水肿，降低气道的高反应性，故在哮喘治疗中的地位受到高度重视。除在严重发作或持续状态时可予短期静脉应用地塞米松或氢化可的松外，多主张吸入治疗。常用的吸入制剂有：①丙酸培氯松气雾剂（BDP），每揿200 μg。②丙酸氟替卡松气雾剂（FP），每揿125 μg。以上药物根据病情每天1～3次，每次1～2揿。现认为每天200～400 μg是很安全的剂量，重度年长儿可达到600～800 μg，病情一旦控制，可逐渐减少剂量，疗程要长。

4.抗过敏治疗

（1）色甘酸钠（SOG）：能稳定肥大细胞膜，抑制释放炎性递质，阻止迟发性变态反应，抑制气道高反应性。气雾剂每揿2 mg，每次2揿，每天3～4次。

（2）酮替芬：为碱性抗过敏药，抑制炎性递质释放和拮抗递质，改善β受体功能。对儿童哮喘疗效较成人好，对已发作的哮喘无即刻止喘作用。每片1 mg。小儿每次0.25～0.50 mg，1～5岁0.5 mg，5～7岁0.5～1.0 mg，7岁以上1 mg，每天2次。

5.哮喘持续状态的治疗

哮喘持续状态是支气管哮喘的危症，需要积极抢救治疗，否则会因呼吸衰竭导致死亡。

（1）一般治疗：保证液体入量。因机体脱水时呼吸道分泌物黏稠，阻塞呼吸道使病情加重。一般补1/5～1/4张液即可，补液的量根据病情决定，一般24小时液体需要量为1 000～1 200 mL/m²。如有代谢性酸中毒，应及时纠正，注意保持电解质平衡。如患儿烦躁不安，可适当应用镇静剂，但应避免使用抑制呼吸的镇静剂（如吗啡、哌替啶）。如合并细菌感染，应用抗生素。

（2）吸氧：保证组织细胞不发生严重缺氧。

（3）迅速解除支气管平滑肌痉挛：静脉应用氨茶碱，肾上腺皮质激素，超声雾化吸入。若经上述治疗仍无效，可用异丙肾上腺素静脉滴注，剂量为0.5 mg加入10％葡萄糖100 mL中（5 μg/mL），开始以每分钟0.1 μg/kg缓慢静脉滴注，在心电图及血气监测下，每15～20分钟增加0.1 μg/kg，直到氧分压及通气功能改善，或达6 μg/(kg·min)，症状减轻后，逐渐减量维持用药24小时。如用药过程中心率达到或超过200次/分，或有心律失常应停药。

（4）机械通气：严重患者应用呼吸机辅助呼吸。

（三）缓解期治疗及预防

（1）增强抵抗力，预防呼吸道感染，可减少哮喘发病的机会。

（2）避免接触变应原。

（3）根据不同情况选用适当的免疫疗法,如转移因子、胸腺肽、脱敏疗法、气管炎菌苗、死卡介苗。

（4）可用丙酸培氯松吸入,每天不超过 400 μg,长期吸入,疗程达 1 年以上;酮替芬用量同前所述,疗程 3 个月;色甘酸钠长期吸入。

总之,哮喘是一种慢性疾病,仅在发作期治疗是不够的,需进行长期的管理,提高对疾病的认识,配合防治、控制哮喘发作、维持长期稳定,提高患者生活质量,这是一个非常复杂的系统工程。

（葛和春）

第七节　支气管扩张

支气管扩张是以感染及支气管阻塞为根本病因的慢性支气管病患,分为先天性与后天性两种。前者因支气管发育不良,后者常继发于麻疹、百日咳、毛细支气管炎、腺病毒肺炎、支气管哮喘、局部异物堵塞或肿块压迫。

一、诊断要点

（一）临床表现

慢性咳嗽,痰多,多见于清晨起床后或变换体位时,痰量或多或少,含稠厚脓液,臭味不重,痰液呈脓性,静置后可分层,反复咳血,时有发热。患儿发育差,发绀,消瘦,贫血。病久可有杵状指（趾）、胸廓畸形,最终可致肺源性心脏病。

（二）实验室检查

1.血常规

血红蛋白降低,急性感染时白细胞总数及中性粒细胞增高。可见核左移。

2.痰培养

可获致病菌,多为混合感染。

3.X 线胸部平片

早期见肺纹理增多,粗而紊乱。典型后期变化为两中下肺野蜂窝状阴影,常伴肺不张、心脏及纵隔移位。继发感染时可见支气管周围炎症改变,必要时可行肺部 CT 检查。

4.支气管造影

示支气管呈柱状、梭状、囊状扩张,是确诊及决定是否手术与手术范围的重要手段,宜在感染控制后进行。

二、鉴别诊断

本病与慢性肺结核、慢性支气管炎、肺脓肿、先天性肺囊肿、肺隔离症、肺吸虫病等的鉴别主要在于X线表现不同。此外,痰液检查、结核菌素试验、肺吸虫抗原皮试等亦可帮助诊断。

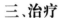

三、治疗

(一)一般治疗

多晒太阳,呼吸新鲜空气,注意休息,加强营养。

(二)排除支气管分泌物

(1)顺位排痰法每天进行 2 次,每次 20 分钟。

(2)痰稠者可服氯化铵,30～60 mg/(kg·d),分 3 次口服。

(3)雾化吸入:在雾化液中加入异丙肾上腺素有利痰液排出。

(三)控制感染

急性发作期选用有效抗生素,针对肺炎链球菌及流感嗜血杆菌有效的抗生素,如阿莫西林、磺胺二甲嘧啶、新的大环内酯类药物、二代头孢菌素是合理的选择。疗程不定,至少 7～10 天。

(四)人免疫球蛋白

对于低丙种球蛋白血症的患儿,人免疫球蛋白替代治疗能够防止支气管扩张病变的进展。

(五)咳血的处理

一般可予止血药,如酚磺乙胺、卡巴克络等。大量咳血可用垂体后叶素 0.3 U/kg,溶于 10%葡萄糖注射液内缓慢静脉滴注。

(六)手术治疗

切除病肺为根本疗法。手术指征:病肺不超过一叶或一侧,反复咳血或反复感染用药物不易控制,体位引流不合作,小儿内科治疗 9～12 个月无效,患儿一般情况日趋恶化者。

(葛和春)

第八节　脓胸和脓气胸

脓胸指胸膜急性感染并胸膜腔内有脓液积聚。若同时有气体进入脓腔则形成脓气胸。脓胸多继发于肺部感染、邻近器官感染和败血症,少数为原发性。多见于 2 岁以下的小儿,年长儿也较常见。最常见的病原是葡萄球菌和大肠埃希菌,其他如肺炎球菌、链球菌也可引起;厌氧菌也为重要致病菌;偶可见结核菌、阿米巴及真菌感染。

一、临床表现

(一)病史采集要点

1.起病情况

多数患者急性起病,持续高热不退。因肺炎引起的表现为肺炎。持久不愈,体温持续不退或下降后复升,年长儿常诉胸痛。慢性脓胸者起病可较缓。

2.主要临床表现

除发热及胸痛表现外,大部分患儿呈轻度呼吸困难,少数患儿呼吸困难明显,可有发绀、鼻翼翕动甚至端坐呼吸。晚期则见苍白、出汗、消瘦、无力等慢性消耗病容。发生张力性气胸时,可突然出现呼吸急促、鼻翼翕动,发绀、烦躁、持续性咳嗽甚至休克。

3.既往病史

引起脓胸或脓气胸的疾病大致可分为两类:一类为胸膜腔周围的组织和器官炎症蔓延引起;另一类为血源性感染引起。因此要仔细询问患者有无这方面的病史。

(1)肺部感染病:如细菌性肺炎、肺脓肿、支气管扩张继发感染等。

(2)纵隔感染:如纵隔炎、食管炎、淋巴结破溃。

(3)膈下感染:如膈下脓肿、肝脓肿、腹膜炎等。

(4)胸壁的感染及创伤。

(二)体格检查

1.一般情况

急性起病者呈急性病容,面色灰白、精神萎靡,可见呼吸困难,发绀。晚期多见贫血、消瘦。病程长者可有营养不良及生长发育迟缓。

2.肺部体征

肺部体征与积液多少有关。大量胸腔积液时患侧胸廓饱满,肋间隙增宽,呼吸运动减弱,气管和心脏向健侧移位,纵隔向健侧和心尖冲动移位。叩诊浊音或实音,语颤减低,呼吸音减低或完全消失。少量胸腔积液时仅叩诊浊音、呼吸音减低或无明显体征。继发于肺炎者可闻及干、湿啰音。伴脓气胸时,胸上部叩诊为鼓音。脓胸病程超过2周以上可出现胸廓塌陷,肋间隙变窄,胸段脊柱凸向对侧或侧弯,这些畸形在感染完全控制后可逐渐恢复。

3.其他

可见杵状指(趾)。

(三)辅助检查

1.血常规

白细胞总数及中性粒细胞增多,可有核左移,严重者可见中毒颗粒。

2.血白细胞碱性磷酸酶和血清C反应蛋白

可升高。

3.X线检查

积液少者肋膈角消失或膈肌运动受限。有时胸腔下部积液处可见弧形阴影;积液较多则患侧呈一片致密阴影,肋间隙增宽,严重者可见纵隔和心脏移位。有脓气胸时可见液平面。包裹性脓胸可见较固定的圆形或卵圆形密度均匀阴影,不随体位移动。不同体位摄片或透视有助于判断胸膜积液量的多少、积液位置、有无包裹等。

(四)进一步检查项目

(1)胸腔穿刺:若抽出脓液为诊断重要依据。脓液性状与病原菌有关。金黄色葡萄球菌引起者,常为黄绿色或黄褐色黏稠脓液;肺炎双球菌、链球菌引起者脓液稀薄呈淡黄色;大肠埃希菌引起者,脓液为黄绿色,有腐败臭味;厌氧菌引起者,脓液有恶臭。胸腔积液比重常高于1.018,蛋白质高于3.0 g,Rivalta试验阳性。

(2)脓液培养和直接涂片:有助于病原学诊断。

(3)超声波检查:可确定胸腔积液的有无、部位及多少、胸膜的厚度及有无气体存在。在超声引导下进行诊断性和治疗性穿刺可提高准确性。

(4)必要时也可做CT协助诊断。

二、诊断与鉴别诊断

(一)诊断

临床上出现高热、胸痛、咳嗽、呼吸困难表现,体检胸廓饱满、肋间隙增宽,叩诊浊音或实音,X线、B超有胸腔积液等表现,结合诊断性穿刺结果可确诊。

(二)鉴别诊断

常需与以下疾病鉴别。

1.大范围肺萎缩

脓胸肋间隙扩张,气管向对侧偏移;而肺萎缩肋间隙缩窄,气管向患侧偏,穿刺无脓液。

2.巨大肺大泡及肺脓肿

较难与本病鉴别。可根据穿刺减压后,肺组织复张分布情况进行鉴别。脓胸肺组织集中压缩在肺门,而肺大泡则外围有肺组织张开,并出现呼吸音。

3.膈疝

小肠疝入胸腔时胸片见多发气液影、胃疝入时见大液面易误为脓气胸,胸腔穿刺若为混浊或黏液、粪汁可资鉴别。

4.巨大膈下脓肿

胸腔可产生反应性积液,但肺组织无病变。穿刺放脓后无负压,或负压进气后X线拍片显示脓肿在膈下,B超检查可进一步鉴别。

5.结缔组织病并发胸膜炎

胸腔积液外观似渗出液或稀薄脓液,白细胞主要为多形核中性粒细胞。肾上腺皮质激素治疗后很快吸收有助于鉴别。

(三)临床类型

(1)根据起病急缓可分为急性或慢性脓胸。急性脓胸一般起病急骤,病程不超过3个月。急性脓胸经过4~6周治疗后脓腔未见消失,脓液稠厚并有大量沉积物,提示脓胸已进入慢性期。

(2)按病变累积的范围可分为全脓胸或局限性脓胸:全脓胸是指脓液占据整个胸膜腔,局限性脓胸是指脓液积存于肺与胸壁或横膈或纵隔之间,或肺叶与肺叶之间,也称包裹性脓胸。

(3)根据感染的病原体分为化脓菌、结核菌、真菌及阿米巴脓胸。①化脓菌引起的脓胸一般起病急,中毒症状明显,脓液培养可明确致病菌,一般以葡萄球菌多见。②结核性脓胸:由结核菌从原发复合征的淋巴结经淋巴管到达胸膜,或胸膜下的结核病灶蔓延至胸膜所致,常有胸痛、气急及结核中毒症状。真菌性脓胸:多由放线菌、白色念珠菌累及胸膜所致。③阿米巴脓胸:多由于阿米巴肝脓肿破入胸腔所致。脓肿破入胸腔时可发生剧烈胸痛和呼吸困难,甚至发生胸膜休克。

三、治疗

(一)治疗原则

包括:①尽可能在短时间内有效控制原发感染,迅速排出胸腔积脓、消除脓腔,促使肺复张,以减少并发症和后遗症。②应加强支持疗法,改善全身状况。

(二)治疗方法

1.一般治疗

脓胸时蛋白渗出量大,且感染本身对机体损害较大,患儿可很快出现营养不良,抵抗力低下及贫血,故应注意休息,加强营养,如给高蛋白高热量饮食,补充多种维生素,必要时配合静脉高营养及肠道营养,需要时可输血、血浆、多种氨基酸或静脉用丙种球蛋白等。咳嗽剧烈者给予镇咳剂。呼吸困难者氧气吸入。

2.抗感染治疗

根据脓液细菌培养及药物敏感试验,适当选用两种有效的抗生素联合应用。细菌培养结果未知之前,可选用广谱抗生素。一般抗生素治疗应持续3~4周,体温正常后应再给药2~3周。疑有厌氧菌感染者可用甲硝唑治疗,疗程4~6周。待体温、白细胞正常,脓液吸收后再渐停药。结核菌感染者应抗结核治疗,真菌感染者抗真菌治疗。

3.胸腔抽液

应及早反复进行,可每天或隔天一次。每次尽量将脓液抽尽,穿刺排脓后的次日,应行胸部透视,脓液增长较快的应每天一次将脓抽尽,否则可隔天一次,直到脓液消失为止。脓液黏稠可注入生理盐水冲洗,每次穿刺冲洗后可适当注入少量抗生素,一般常用青霉素20万单位或庆大霉素1万~2万单位,加生理盐水10~20 mL稀释后注入。

4.胸膜腔闭式引流

(1)适应证:①患儿年龄小,中毒症状重;②脓液黏稠,反复穿刺排脓不畅或包裹性不易穿刺引流;③张力性脓气胸;④有支气管胸膜瘘或内科治疗1个月,临床症状未见好转或胸壁已并发较严重感染者。

(2)方法:①发生张力性气胸时,引流部位一般在锁骨中线外2~3肋间。在局麻下切开皮肤1 cm,用套管针将引流管送入胸腔内2~3 cm,套管针或导管外端连接水封瓶,导管在水中深度2 cm,使胸内气体只能单方向引流出体外。直至引流管不再排气,胸腔内积液很少,肺大部分复张膨起时可将引流管夹住,再观察1~2天无其他变化时即可拔管。②引流是为了排脓,则引流部位应选择胸腔的偏下后方。患儿半仰卧位,患儿手术一侧的手臂上举,取腋中线右侧第6肋间,左侧第7~8肋间做引流,在局麻下切开皮层1~2 cm,用止血钳穿通肌层放引流管入胸腔,引流管远端接水封瓶。直到脓液残留很少量或无时可于引流后3~7天拔管,拔管前可试夹管观察一天,若体温正常,症状无加重即可拔管。拔管后应立即封闭切口,以免气体进入胸腔,引流期宜每天或隔天用生理盐水冲洗脓腔并注入适当抗生素。

5.电视辅助胸腔镜(VATS)

可分离包裹性脓胸使脓胸引流完全;也可清除肺表面的纤维素,直视下准确地放置引流管,达到促使肺复张和消灭脓腔的目的。

(三)治疗方案的选择

(1)急性脓胸应尽早选择敏感抗生素,积极排除脓液,渗出期内用大号针头胸穿抽脓或胸腔闭式引流治疗,脓胸进入到纤维脓性期,适合于胸腔镜处理。同时应加强支持疗法。

(2)慢性脓胸应改进原有脓腔的引流,根据情况选择开胸纤维板剥脱术,胸膜肺切除或胸廓成形术等。

(葛和春)

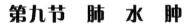

第九节 肺 水 肿

肺水肿是一种肺血管外液体增多的病理状态,浆液从肺循环中漏出或渗出,当超过淋巴引流时,多余的液体即进入肺间质或肺泡腔内,形成肺水肿。

一、临床表现

起病或急或缓。胸部不适,或有局部痛感。呼吸困难和咳嗽为主要症状。常见苍白、青紫及惶恐神情,咳嗽时往往吐出泡沫性痰液,并可见少量血液。初起时,胸部物理征主要见于后下胸,如轻度浊音及多数粗大水泡音,逐渐发展到全肺。心音一般微弱,脉搏速而微弱,当病变进展可出现倒气样呼吸,呼吸暂停,周围血管收缩,心搏过缓。

二、病理生理

基本原因是肺毛细血管及间质的静水压力差(跨壁压力差)和胶体渗透压差间的平衡遭到破坏所致。肺水肿常见病因如下。

(1)肺毛细血管静水压升高:即血液动力性肺水肿。①血容量过多。②左室功能不全、排血不足,致左房舒张压增高。③肺毛细管跨壁压力梯度增加。

(2)血浆蛋白渗透压降低。

(3)肺毛细血管通透性增加,亦称中毒性肺水肿或非心源性肺水肿。

(4)淋巴管阻塞,淋巴回流障碍也是肺水肿的原因之一。

(5)肺泡毛细血管膜气液界面表面张力增高。

(6)其他原因形成肺水肿:①神经源性肺水肿。②高原性肺水肿。③革兰阴性菌败血症。④呼吸道梗阻,如毛细支气管炎和哮喘。

间质性肺水肿及肺泡角新月状积液时,多不影响气体交换,但可能引起轻度肺顺应性下降。肺泡大量积液时可出现下列变化:①肺容量包括肺总量、肺活量及残气量减少。②肺顺应性下降,气道阻力及呼吸功能增加。③弥散功能障碍。④气体交换障碍导致动静脉分流,结果动脉血氧分压减低。气道出现泡沫状液体时,上述通气障碍及换气障碍更进一步加重,大量肺内分流出现,低氧血症加剧。当通气严重不足时,动脉血二氧化碳分压升高,血液氢离子浓度增加,出现呼吸性酸中毒。若缺氧严重,心排血量减低,组织血灌注不足,无氧代谢造成乳酸蓄积,可并发代谢性酸中毒。

三、诊断

间质肺水肿多无临床症状及体征。肺泡水肿时,肺顺应性减低,首先出现症状为呼吸增快,动脉血氧降低,$PaCO_2$ 由于通气过度可下降,表现为呼吸性碱中毒。肺泡水肿极期时,上述症状及体征进展,缺氧加重,如抢救不及时可因呼吸循环衰竭而死亡。

X线检查间质肺水肿可见索条阴影;淋巴管扩张和小叶间隔积液各表现为肺门区斜直线条和肺底水平条状的 Kerley A 和 B 线影。肺泡水肿则可见小斑片状阴影。随病程进展,阴影多融

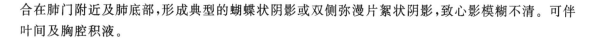

合在肺门附近及肺底部,形成典型的蝴蝶状阴影或双侧弥漫片絮状阴影,致心影模糊不清。可伴叶间及胸腔积液。

四、鉴别诊断

肺水肿需与急性肺炎、肺不张及成人呼吸窘迫综合征等相鉴别。

五、治疗

治疗的目的是改善气体交换,迅速减少液体蓄积和去除病因。

(一)改善肺脏通气及换气功能、缓解缺氧

首先抽吸痰液保持气道通畅,对轻度肺水肿缺氧不严重者可给鼻导管低流量氧。如肺水肿严重,缺氧显著,可相应提高吸氧浓度,甚至开始时用100%氧吸入。在下列情况用机械通气治疗:①有大量泡沫痰、呼吸窘迫。②动静脉分流增多时,当吸氧浓度虽增至50%～60%而动脉血氧分压仍低于8.0 kPa(60 mmHg)时,表示肺内动静脉分流量超过30%。③动脉血二氧化碳分压升高。应用人工通气前,应尽量将泡沫吸干净。如间歇正压通气用50%氧吸入而动脉氧分压仍低8.0 kPa(60 mmHg)时,则应用呼气末正压呼吸。

(二)采取措施,将水肿液驱回血循环

(1)快速作用的利尿剂如呋塞米(速尿)对肺水肿有良效,在利尿前症状即可有好转,这是由于肾外效应,血重新分布,血从肺循环到体循环去。注射呋塞米(速尿)5～15分钟后,肺毛细血管压可降低,然后较慢出现肾效应:利尿及排出钠、钾,大量利尿后,肺血量减少。

(2)终末正压通气,提高了平均肺泡压,使肺毛细血管跨壁压力差减少,使水肿液回流入毛细血管。

(3)肢体缚止血带及头高位以减少静脉回心血量,可将增多的肺血量重新分布到周身。

(4)吗啡引起周围血管扩张,减少静脉回心血量,降低前负荷。又可减少焦虑,降低基础代谢。

(三)针对病因治疗

如针对高血容量采取脱水疗法;针对左心衰竭应用强心剂,用 α 受体阻滞剂如酚妥拉明5 mg静脉注射,使血管扩张,减少周围循环阻力及肺血容量,效果很好。近年来有用静脉滴注硝普钠以减轻心脏前后负荷,加强心肌收缩能力,降低高血压。

(四)降低肺毛细血管通透性

激素对毛细血管通透性增加所致的非心源性肺水肿,如吸入化学气体、呼吸窘迫综合征及感染性休克的肺水肿有良效。可用氢化可的松 5～10 mg/(kg·d)静脉点滴。病情好转后及早停用。使用抗生素对因感染中毒引起的肺毛细血管通透性增高所致肺水肿有效。

(五)其他治疗

严重酸中毒若适当给予碳酸氢钠或三羟甲基氨基甲烷(THAM)等碱性药物,酸中毒纠正后收缩的肺血管可舒张,肺毛细血管静水压降低,肺水肿减轻。

当肺损伤可能因有毒性的氧自由基引起时可用抗氧化剂治疗,以清除氧自由基,减轻肺水肿。

(韩炳鑫)

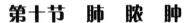

第十节　肺　脓　肿

肺脓肿是肺实质由于炎性病变坏死,液化形成脓肿之谓。可见于任何年龄。

一、临床表现

起病多隐匿,发热无定型,有持续或弛张型高热,可伴寒战。咳嗽可为阵发性。有时出现呼吸增快或喘憋,胸痛或腹痛,常见盗汗、乏力、体重下降,婴幼儿多伴呕吐与腹泻。如脓肿与呼吸道相通,咳出臭味脓痰,则与厌氧菌感染有关,可咯血痰,甚至大咯血。如脓肿破溃,与胸腔相通,则成脓胸及支气管胸膜瘘。痰量多时,收集起来静置后可分3层:上层为黏液或泡沫,中层为浆液,下层为脓块或坏死组织。个别可伴有血痰或咯血。婴儿不会吐痰,常导致呕吐、腹泻,症状可随大量脓痰排出而减轻。肺部体征因病变部位、范围和周围炎症程度而异,一般局部叩诊浊音,呼吸音减低。如脓腔较大,并与支气管相通,咳出较多痰液后,局部叩诊可呈空瓮音,并可闻管状呼吸音或干湿啰音,语音传导增强。严重者可有呼吸困难及发绀,数周后有的还可出现杵状指(趾)。

二、分型

临床上常分为吸入性肺脓肿、血原性肺脓肿与继发性肺脓肿3类。

三、病理生理

主要继发于肺炎,其次并发脓毒血症或败血症引起的血源性肺脓肿。偶自邻近组织化脓病灶,如肝脓肿、膈下脓肿或脓胸蔓延到肺部。此外,异物吸入(包括神志不清时吸入上呼吸道分泌物或呕吐物)、肿瘤或异物压迫可使支气管阻塞而继发化脓性感染,肺吸虫、蛔虫及阿米巴原虫等也可引起肺脓肿。病原菌以金黄色葡萄球菌、厌氧菌为多见,其次为肺炎链球菌、各型链球菌、流感嗜血杆菌及大肠埃希菌、克雷伯杆菌和绿脓杆菌等。原发性或继发性免疫功能低下和免疫抑制剂应用均可促其发生。

早期肺组织炎症和细支气管阻塞,继之有血管栓塞、肺组织坏死和液化形成脓腔,最后可破溃到支气管内,致脓痰和坏死组织排出,脓腔消失后病灶愈合。如脓肿靠近胸膜,可发生局限性纤维素性胸膜炎。周围健全的肺组织显示代偿性膨胀。若治疗不充分或支气管引流不畅,坏死组织留在脓腔内,炎症持续存在则转为慢性,脓腔周围肉芽组织和纤维组织增生,腔壁变厚,引流支气管上皮向内增生,覆盖于脓腔壁上,周围的细支气管受累变形或发生程度不等的扩张。少数患者脓毒栓子可经体循环或椎前静脉丛逆行至脑,引起脑脓肿。

四、诊断

(1)有原发病病史。

(2)发病急剧,寒战、高热、胸痛、咳嗽,伴全身乏力、食欲减退,1~2周后当脓肿破溃与支气管相通后痰量突然增多,为脓痰或脓血痰。若为厌氧菌感染,则痰有恶臭味。

(3)如病变范围小且位于肺的深处,离胸部表面较远,体检时可无异常体征。如病变范围较大且距胸部表面较近,相应局部叩诊浊音,语颤增强,呼吸音减低,或可闻及湿啰音。

(4)血白细胞计数增多,中性粒细胞增高。病程较长可出现贫血,脓痰可多至数百毫升。镜检时见弹力纤维,证明肺组织有破坏,脓痰或气管吸取分泌物培养可得病原菌。

(5)胸部 X 线检查:早期可见大片浓密模糊的炎性浸润阴影,脓腔形成后出现圆形透亮区,内有液平面,其周围有浓密的炎性浸润阴影,脓肿可单发或多发。病变好发于上叶后段,下叶背段及后基底段,右肺多于左肺。异物吸入引起者,以两肺下叶多见。金黄色葡萄球菌败血症引起者,常见两肺多发性小脓肿及泡性肺气肿。治疗后可残留少许纤维索条阴影。慢性肺脓肿腔壁增厚,周围有纤维组织增生,可伴支气管扩张、胸膜增厚。

(6)痰涂片或痰培养可检出致病菌。

(7)纤维支气管镜检查:对病因诊断不能肯定的肺脓肿,纤维支气管镜检查是鉴别单纯肺脓肿和肺结核的重要方法。可获取与病因诊断有关的细菌学和细胞学证据,又可对吸出痰液,帮助引流起一定的治疗作用。

五、鉴别诊断

(一)肺大泡
在胸部 X 线片上肺大泡壁薄,形成迅速,并可在短时间内自然消失。

(二)支气管扩张继发感染
根据既往严重肺炎或结核病等病史,典型的清晨起床后大量咳痰,以及胸部 X 线片、CT 检查及支气管造影所见,可以鉴别。

(三)肺结核
肺脓肿可与结核瘤、空洞型肺结核和干酪性肺炎相混。应做结核菌素试验、痰液涂片或培养寻找结核菌。在胸部 X 线片上,肺结核空洞周围有浸润影,一般无液平面,常有同侧或对侧结核播散病灶。

(四)先天性肺囊肿
其周围肺组织无浸润,液性囊肿呈界限清晰的圆形或椭圆形阴影。

(五)肺隔离症
叶内型与支气管相通的囊肿型肺隔离症继发感染时,胸部 X 线片上可显示带有液平面的类似肺脓肿征象。病灶常位于左下叶后段,胸部 CT、纤维支气管镜检查、主动脉造影可证实。

(六)肺包虫囊肿
肺包虫病多见于牧区,患者常有犬、牛、羊密切接触史,临床症状较轻。胸部 X 线片上可见单个或多个圆形囊肿,边缘清楚、密度均匀,多位于肺下部,典型者可呈现双弓征、半月征、水上浮莲征等。

(七)肺吸虫病
肺吸虫病是以肺部病变为主要改变的全身性疾病,早期表现为低热、乏力、盗汗、消瘦。肺型患者咳黏稠腥臭痰,反复咯血,伴胸痛或沉重感。胸部 X 线片开始表现为边缘模糊的云雾状浸润影,内部密度不均,形成脓肿时呈圆形、椭圆形阴影,密度较高,多位于中下肺野。囊肿成熟期表现为大小不等的片状、结节状阴影,边缘清楚,内部有多发性蜂窝状透光区,痰中可查到虫卵。此外,还可进行皮肤试验和补体结合试验。

(八)阿米巴肺脓肿

可有肠道、肝脏阿米巴病病史。本病主要表现为发热、乏力、盗汗、食欲缺乏、胸痛,咳少量黏液痰或脓性痰、血痰、脓血痰。肝原性阿米巴肺脓肿患者典型痰为巧克力样脓痰。胸部 X 线片上显示右肺中、下野中心区密度浓厚,而周围呈云雾状浸润阴影。如与支气管相通,内容物被排出则会出现液平面。

六、治疗

(一)抗生素治疗

在一般抗细菌感染经验用药基础上,根据痰液细菌培养及敏感试验选用抗生素。对革兰阳性菌选用半合成青霉素、一代或二代头孢素类、大环内酯类及万古霉素等;对阴性杆菌则选用氨基糖苷类及广谱青霉素、第二代或第三代头孢素。甲硝唑(灭滴灵)对各种专性厌氧菌有强大的杀菌作用,但对需氧菌、兼性厌氧菌及微量需氧菌无作用。甲硝唑常用剂量为 20~50 mg(kg・d),分 3~4 次口服。对重症或不能口服者,应静脉滴注,10~15 mg(kg・d),分 2 次静脉滴注。一般疗程较长,4~6 周。停药要根据临床症状、体温、胸部 X 线检查,待脓腔关闭、周围炎症吸收好转,应逐渐减药至停药。

(二)痰液引流

保证引流通畅,是治疗成败的关键。①体位引流:根据脓肿部位和支气管位置采用不同体位,每次20分钟,每天 2~3 次。引流前可先作雾化吸入,再协助拍背,使痰液易于排出。但对脓痰量极多,而体格衰弱的患儿宜慎重,以免大量脓痰涌出,窒息气道。②抗生素治疗:效果不佳或引流不畅者,可进行支气管镜检查,吸出痰液和腔内注入药物。③脓腔较大,与胸腔壁有粘连,亦可经胸壁穿刺排脓。④通过支气管肺泡灌洗法排脓,术前充分给氧。可在内镜下将吸引管插入支气管镜,直达需灌洗的支气管或脓腔。也可直接将吸引管经气管插管插入,将吸引管前端缓缓推进到目的支气管。⑤鼓励咳嗽和加用祛痰剂。

(三)镇静剂和镇咳剂

原则上不使用镇静剂和镇咳剂,以免妨碍痰液的排出。对咯血者应酌情给予镇静剂,如苯巴比妥或水合氯醛等,并给予止血药物。此外,给予支气管扩张剂、气道湿化、肺部理疗等均有利于痰液排出。

(四)支持疗法

注意高蛋白、高维生素饮食,少量多次输血及氨基酸或脂肪乳等。

(五)外科手术治疗

在经内科治疗 2 个月以上无效者,可考虑外科手术治疗。但术前后仍需用抗生素治疗。

(六)局部治疗

对急性肺脓肿,采用气管穿刺或留置肺导管滴入抗生素进行局部治疗,可望脓腔愈合而避免手术治疗。一般采用环甲膜穿刺法,穿刺部位在环状软骨与甲状软骨之间,常规消毒及局麻后,用 7 号血浆抽取针以垂直方向刺入气管,先滴入 4% 普鲁卡因 1~2 mL 麻醉气管黏膜,在 X 线透视下将聚乙烯塑料导管经针孔插至病变部位,其外端口部用消毒纱布包好,胶布固定,滴药前先取适当体位排出脓液,然后缓慢滴入药液,再静卧 1~2 小时。通过留置导管,每天可注药 3~4 次。除婴儿外,2 岁以上小儿均可作为治疗对象。

七、预后

一般预后良好。吸入异物所致者,在取出异物后迅速痊愈。有时脓肿经支气管排脓,偶可自愈。并发支气管扩张症、迁徙性脓肿或脓胸时预后较差。

八、临床护理及预防

对急性肺炎和败血症应及时彻底治疗。有呼吸道异物吸入时,需迅速取出异物。在扁桃体切除及其他口腔手术过程中,应避免组织吸入肺部。病菌有葡萄球菌、链球菌、肺炎双球菌等。病菌可由呼吸道侵入,也可由血行播散,偶由邻近组织化脓后向肺组织浸润所致。病变与支气管沟通或损伤毛细血管,则引起咳脓痰、咯血。

患儿最好住单间病室,室内要空气新鲜、舒适、安静。定期消毒病室。急性期卧床休息,恢复期可以适当活动。给高蛋白、高热量、高维生素半流食或软饭,鼓励患儿多进食,以补充疾病的消耗。记出入量,必要时按医嘱由静脉输液补充入量。痰液排出不畅,可作体位引流,每天 1～2 次,每次 15～20 分钟,饭前、睡前进行。根据病变部位选择引流的体位。口腔护理:早晚刷牙漱口,饭前、饭后漱口。高热患儿按高热护理常规进行护理,汗多者用温水擦浴,更换内衣。指导家长为患儿安排好锻炼、休息和治疗。定期返院复查。

(韩炳鑫)

第十一节 肺 不 张

一侧一叶或一段肺内气体减少和体积缩小,称肺不张。肺不张不是一个独立疾病,而是一种病理表现。

一、临床表现

临床症状取决于病因或肺不张的程度。轻者可无自觉症状或咳嗽经久不愈。急性大叶性肺不张或一侧肺不张,可出现呼吸困难、发绀等严重气体交换障碍。

二、病理生理

气道阻塞是肺不张最常见原因。小儿由于支气管柔软,呼吸道感染机会多,淋巴系统反应明显,故胸腔内淋巴结容易肿大。这些原因可使支气管受到管内阻塞或管外压迫,其结果是气体不能通过,其远端肺泡内气体被吸收,使肺的体积缩小引起肺不张。此外,如大量胸腔积液、气胸或胸腔内肿物的压迫,均可产生压迫性肺不张。由肺部纤维化所致局限性或普遍性肺组织体积缩小,亦可由于表面活性物质缺乏而致弥漫性点状肺不张。

三、诊断

诊断根据临床表现。实验室检查无特异,如由于细菌感染,可有白细胞及中性粒细胞增加。有肺不张的年长儿,可做肺功能测定,可表现为肺容量降低。大部分有明显肺不张患者,特别有气道高反应性疾病如哮喘，有 MEFR 下降和 PW 下降。

X线检查：胸部 X 线片是诊断肺不张唯一可靠的方法。其表现有不张肺叶容积缩小，密度增加，与不张相邻的叶间胸膜向不张肺叶移位，在不张肺叶内肺纹理和支气管呈聚拢现象。上叶肺不张常有气管向患侧移位，下叶肺不张常伴有同侧横膈升高。其他肺叶则可出现代偿性过度膨胀，另外大叶或一侧全肺不张还可见到肋间隙变窄。

（一）一侧肺不张

常见于一侧主支气管阻塞或由于大量气胸或胸腔积液引起。在儿科引起支气管阻塞而致一侧肺不张主要为异物及结核，后者由于结节型肿大淋巴结或支气管内膜结核所致。胸腔内特别是纵隔占位性病变，可压迫左右主支气管而引起。

（二）上叶肺不张

多见于感染，如有慢性迁延性肺不张，应考虑结核或肿物。

（三）右中叶肺不张

正位胸片显示右侧肺门下部和心缘旁有一片密度增高的三角形阴影，又称右肺中叶综合征。由于右肺中叶支气管较短，管径较小，且与上右主支气管成锐角关系，加之其周围有一组引流上叶、下叶的淋巴结，因此很容易引起管腔阻塞而致肺不张。小儿多因结核性或非特异性淋巴结炎引起，有时还可反复继发肺部感染。

（四）下叶肺不张

多见于感染。特别要注意左下叶肺不张可完全隐蔽在心影之后，很容易漏诊，应注意是否有肺门下移、心影移位、横裂下移或消失、横膈抬高和膈影模糊等 X 线征象。

四、治疗

（一）去除病因

根据发病原因选用敏感抗生素或抗结核治疗。怀疑有异物或分泌物黏稠堵塞或肺不张部位长期不能复张，应作纤维支气管镜检查，取出异物或吸出分泌物，或取分泌物培养和做活体组织检查。

（二）分泌物引流

在肺部感染或哮喘持续状态而致黏液栓塞时，可口服祛痰剂，使痰液稀释，利于排出。要鼓励咳嗽，经常变换或采用体位引流，有的患者还可定期拍背吸痰促使痰液排出，使肺迅速复张。

（三）外科治疗

如内科积极治疗，包括支气管镜检查，而肺不张仍持续 12～18 个月，应进一步做支气管碘油造影明确诊断。如有局部支气管扩张，应考虑肺叶切除；如肿瘤引起肺不张，应尽早手术切除。

（韩炳鑫）

第十二节　特发性肺含铁血黄素沉着症

特发性肺含铁血黄素沉着症（idiopathic pulmonary hemosiderosis，IPH）是一组肺泡毛细血管出血性疾病，常反复发作，并以大量含铁血黄素积累于肺内为特征。多见于儿童。病因未完全明了。

弥漫性肺泡出血的特征为咯血、呼吸困难、胸片肺部渗出和程度不同的贫血。肺出血后使肺泡巨噬细胞在肺出血的 36～72 小时内把血红蛋白的铁转换为含铁血黄素。因此,命名为含铁血黄素沉着症。含铁血黄素细胞在肺内存在持续 4～8 周。弥漫性肺泡出血包括很广,而特发性肺含铁血黄素沉着症是指无特殊原因的弥漫性肺出血。1864 年,Virchow 首先描述了本病,描述为"褐色硬化肺"。更深入的 IPH 特征的确立是在 1931 年,Ceelen 通过 2 例儿童病例的尸检发现,肺组织有大量的肺含铁血黄素细胞。

广义地说,肺含铁血黄素沉着可分原发性和继发性两大组,其分类可归纳如下。

原发性可分为 4 个亚型:特发性肺含铁血黄素沉着症、与牛奶过敏共同发病、与心肌炎或胰腺炎共同发病、与出血性肾小球肾炎共同发病。

继发性多继发于下述病理情况:①各种原因所致左心房高压的后果;②肺血管炎和结缔组织疾病;③化学药物过敏(如含磷的杀虫剂);④食物过敏,如麦胶蛋白。

一、流行病学

1984 年瑞士的一项研究统计,不包括伴肾症状的患儿,每年每百万儿童中 IPH 的新发病率是 0.24。在日本,每年每百万儿童中有 1.23 个患儿被诊断为 IPH。本病在西方国家少见,但在一些地区曾有过小的流行。例如,在希腊及美国俄亥俄州的克利夫兰和马萨诸塞州的波士顿曾报道有局部地区的流行。北京儿童医院 1960－1997 年共收治 IPH 患儿 280 例,年龄 4 个月到 13 岁,5 岁以前发病者占半数以上,性别无差异,以暴发起病者多见。北京儿童医院 2001－2011 年 10 年间有登记的儿童间质性肺疾病 349 例中,IPH 占 113 例(32.3%),为常见的间质性肺疾病之一。

二、病因及发病机制

IPH 的病因目前仍然不明。存在多种假说,遗产学、自身免疫方面、环境方面、过敏机制等,但是没有一种假说被证实。

(一)环境因素

环境因素可能参与 IPH 的发病。Etzel 等提出某些真菌可能在婴幼儿的发病过程中起着重要的作用。在美国的克利夫兰曾有一组集中发病的 10 例 IPH 患儿报道,这些患儿家中葡萄状穗霉菌的浓度与对照人群相比显著增高。同时,大部分患儿在搬至新居后,疾病得到缓解,从而进一步证明在 IPH 的发病中葡萄状穗霉菌至少起着部分作用。这些霉菌可以产生某种毒素,主要是单端孢霉烯毒素。它们是一种强烈的蛋白质合成抑制物,在上皮细胞基底膜快速形成的过程中,这些毒素可能使毛细血管变得脆弱。因此,这些患儿面临着应力出血的风险。Vesper 等也证实了黑色葡萄状穗霉菌产生的溶血素对特发性肺含铁血黄素沉着症的发病也起着一定的作用。早先还发现,IPH 的发生与暴露的杀虫剂有关。

(二)遗传因素

文献曾报道有两对同胞患儿,且其中一对的祖母有咯血及缺铁性贫血史。希腊曾报道 26 例患儿,其中 13 例家族住在有近亲通婚习俗的地区,这些表明,本病发病有遗传因素存在。

(三)免疫机制

多数学者认为,该病的发病机制与免疫有关。抗原-抗体复合物介导的肺泡自身免疫性损伤,致肺泡毛细血管通透性增加,导致肺小血管出血,可能是最为重要的发病机制。对激素及免疫抑制剂的良好反应也表明了免疫机制参与了其发病。目前,肺组织的免疫组化并不支持 IPH 免疫学上的发病机制,但有趣的是该病的一部分患者最终竟发展成了某些形式的自身免疫疾病。

Tedeschi 等学者通过对血清中组胺释放活性的检测,从而进一步证实了免疫系统在该病的发病过程中被激发,且为肺泡毛细血管损害导致肺泡出血提供了免疫学基础。他们发现,IPH 患者急性期血清可以使正常人血液中嗜碱性粒细胞的组胺释放活性增加,而接受治疗后处于缓解期的血清却无此现象,且发现血清中分子量<100 kDa 的物质可以使嗜碱性粒细胞的组胺释放活性增加,>100 kDa 的物质无此功能。由此,Tedeschi 等提出,IPH 患者免疫系统的激活造成肺泡损伤可能是细胞因子的作用,而不是免疫球蛋白的作用,但具体为何种细胞因子,尚不清楚。

(四)过敏机制

牛奶过敏引起的肺泡出血(Heiner 综合征)患者血清中,可检测到抗牛乳的自身抗体。1962 年,Heiner 第一次报道了,在一些肺出血婴幼儿血浆中发现抗牛乳蛋白的抗体,且这些患儿在给予了免牛乳蛋白的饮食后症状得到了显著改善,其机制可能为牛奶过敏,也可能为免疫复合物沉淀所致。近年发现,IPH 患者通常会伴发肠道免疫疾病,且免麸质饮食对其发病的控制可能有一定益处。但共同的发病机制不能确定。

(五)其他

也有文献报道,该病与感染机制之间可能存在一种联系。部分文献报道,病毒引发的上呼吸道感染可激发肺泡急性出血。也有学者认为,肺泡反复出血可能是由于肺泡上皮细胞发育和功能异常,破坏了肺泡毛细血管的稳定所造成。

三、病理

可分 3 期,其过程和临床及放射线所见亦往往一致。

(一)急性期

急性期肺组织呈棕黄色实变,肺泡上皮细胞增生,肺泡腔内有不同程度的出血,是由于肺泡小毛细血管出血所致,很少来自较大血管;肺泡有水肿、甚至透明膜形成。急性出血后 48 小时开始见不同程度含铁血黄素在巨噬细胞内;肺门淋巴结出血、肿大及滤泡增生。

(二)慢性期

慢性期病变主要是肺泡间质大量含铁血黄素沉着,肺泡间质纤维组织增生。也可有小叶间隔及肺泡壁增厚,病变多为双侧性,但分布可不平均,亦可不对称。反复发作的后期,部分肺泡壁断裂,弹力纤维包裹含铁血黄素,由于巨噬细胞的吞噬作用形成异物肉芽肿。在存有大量含铁血黄素的巨噬细胞中亦可本身坏死,溢出含铁物质,破坏基膜组织,进一步引起肺泡内出血,这可以解释为什么有些病例症状很顽固,且病变持续进行较久。小血管内皮细胞肿胀、增生。肺内纤维化可形成肺内高压而继发左心或右心肥大,甚至有肺源性心脏病。

(三)后遗症期

后遗症期肺内形成广泛的间质纤维化。电镜显示肺泡毛细血管基膜失去正常结构,呈灶性破裂,并有胶原纤维沉积。

四、临床表现

主要在小儿时期发病,大多是幼儿。北京儿童医院 1960-1993 年(33 年)共收治 245 例,

5 岁以前发病者占 66.5%,学龄期以上占 33.5%,最小者年龄 4 个月,最大 13 岁。男女性别大致相仿。发病以春季最多。

临床常以反复肺出血和贫血同时存在为特点。可以急性起病,突然出现咳嗽、气促,伴咯血或呕血;也可以反复贫血伴嗜睡、衰弱,咯血并不明显或偶有痰中带血。来自北京儿童医院的 56 例 IPH 总结,入院时的症状有面色苍白(95.2%)、乏力(79.5%)、咳喘(66.7%)、咯血或呕血(42.9%)、低热(33.5%)、腹痛(12.7%)、鼻出血(6.4%)。而体征方面则有肝脾大(39.7%),心率增快(27%),肺部啰音(25.4%),黄疸(4.8%),杵状指(1.6%)和关节肿大(1.6%)。

(一)急性出血期

发病突然,常见发作面色苍白伴乏力和体重下降。咳嗽、低热,咳嗽时痰中带血丝或暗红色小血块。亦可见呼吸急促、发绀、心悸及脉搏加速。肺部体征不尽相同,可无阳性体征,亦可闻及呼吸音减弱或呈支气管呼吸音,少数可闻及干、湿啰音或喘鸣音;严重病例可出现呼吸困难、血红蛋白急剧下降。急性起病的 X 线肺片可见肺野中有边缘不清、密度浓淡不一的云絮状阴影,见图 3-2A。病灶可自米粒大小至小片融合,多涉及双侧,一般右侧较多;亦可呈透光度一致性减低的磨玻璃样改变,肺尖多不受累。在追踪观察中可见片絮状阴影,于 2～4 天内即可消散,但亦可在短期重现。约半数病例可见肺门增大,2/3 病例由于淋巴回流受阻可见右侧叶间膜增厚。胸片中还可见 2/3 病例有心脏扩大。肺 CT 可见磨玻璃影或实变影,见图 3-2B、图 3-3A。CT 较胸片能更好地显示肺泡出血征象。

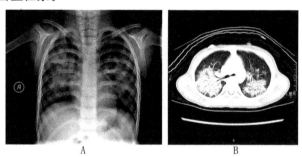

图 3-2 特发性肺含铁血黄素沉着症急性期影像学表现
A.胸片可见弥漫性实变影;B.肺 CT 可见实变影

(二)慢性反复发作期

急性期过后大部分患儿可能进入此期。症状为反复发作,常有肺内异物刺激所致的慢性咳嗽、胸痛、低热、哮喘等;咯出物有少量较新鲜的血丝或陈旧小血块。X 线肺片呈现两侧肺纹理粗重,纹理可见境界不清的细网状、网粒状或粟粒状阴影,多为双侧,较多见于两肺中野内带,肺尖及肋膈角区很少受累,亦可同时并存新鲜出血灶。肺 CT 在此期可见小结节影(图 3-3B),磨玻璃影。此种典型 X 线所见多显示其病程已久,一般在 6～12 个月,此期病程甚至可达 10 年以上。

(三)静止期或后遗症期

静止期指肺内出血已停止,无明显临床症状。后遗症期指由于反复出血已形成较广泛的肺间质纤维化。临床表现为有多年发作的病史及不同程度的肺功能不全,小支气管出现不同程度的狭窄、扭曲,反复发作多年的儿童还有通气功能障碍;可见肝脾大,杵状指(趾)及心电图异常变化。胸部 X 线片显示纹理增多而粗糙,可有小囊样透亮区或纤维化,并可有肺不张、肺气肿、支气管扩张或肺源性心脏病等,肺 CT 可见弥漫小结节影、小叶间隔增厚(图 3-3C),甚至蜂窝肺。

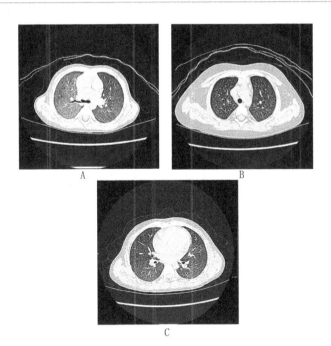

图 3-3 特发性肺含铁血黄素沉着症 CT 表现

A.急性出血期,肺内可见弥漫性的磨玻璃影和实变影;B.1 年半后反复发作期肺 CT,可见结节影和小叶间隔增厚;C.5 年后出血静止后 3 年肺 CT,可见小叶间隔增厚

五、辅助检查

(一)含铁血黄素巨噬细胞检查

痰内或幼儿胃液内及支气管肺泡灌洗液内找到有含铁血黄素巨噬细胞。巨噬细胞转变为含铁血黄素细胞需要 2～3 天,含铁血黄素细胞在第 14 天时达峰值,2～4 周后下降至正常水平。

(二)血常规检查

急性期显示不同程度的小细胞低色素性贫血。北京儿童医院患儿入院时有重度贫血(血红蛋白 30～60 g/L)约占 1/3,中度(血红蛋白 60～90 g/L)占 45%。末梢血片中网织红细胞增加,最高可达 23%,超过 3% 的占 70%。嗜酸性粒细胞在部分病例中可增加,超过 3% 者约占 1/3。血小板正常。

(三)肺功能检查

本病严重时最大通气量及时间肺活量减低。肺纤维化者可有弥散功能损害及低氧血症。年龄较大的儿童,可能出现限制性通气障碍。对慢性反复发作的患儿应定期做肺功能测定,结合肺部 X 线平片结果随诊病程的进展。

(四)心电图及超声心动图检查

超声心动图可用于协助诊断二尖瓣狭窄、左心房高压、肺循环淤血所致的继发性肺含铁血黄素沉着症。如果心电图或超声心动图提示肺动脉高压,则一定要做肺静脉闭塞综合征、血管瘤及左心衰竭等疾病的相关检查,以便对原发病做进一步诊断。

(五)纤维支气管镜检查

支气管镜不仅可用于寻找其他引起肺出血的原因,如黏膜炎症出血、血管网异常,且支气管镜肺泡灌洗液的普鲁士蓝染色找到大量肺含铁血黄素细胞为确诊肺泡出血的依据。特发性肺含铁血黄素沉着症的急性出血期支气管镜肺泡灌洗液可为血性或洗肉水样的外观,病史较长,气道黏膜色黄。

六、诊断

IPH 的诊断为排除性的。首先要确立弥漫性肺泡出血的存在。需具有典型的临床症状,可见 3 个特点:①咯血、呕血或幼儿胃液中有陈旧性出血;②低色素小细胞性贫血;③胸片或 CT 呈现肺出血样改变,即双肺弥漫性片絮样或磨玻璃样阴影。这 3 个特点可先后出现,其严重程度可不成比例,部分病例严重可出现呼吸急促或呼吸困难,并无咯血的症状,有些幼儿仅以贫血来就诊。

临床如遇以下情况要想到本病:①患儿有反复性缺铁性贫血伴呼吸道症状,如咳嗽、少量咯血;原因不明的幼儿吐血或反复贫血均须拍胸部 X 线片与本病鉴别。由于婴幼儿可将肺部出血吞入胃内,然后吐出,甚至不吐出,亦无咳嗽、咯血的表现。②如肺片显示云絮状影或弥散性点状影,以肺炎不能解释时,亦应高度怀疑本病。

临床常依据痰液、胃液或支气管灌洗液病理检查中找到较多含铁血黄素细胞,既可做出肺出血的诊断。胃液、痰液中肺含铁血黄素细胞的阳性率远较支气管肺泡灌洗液低。研究显示,胃液找肺含铁血黄素细胞的敏感性为 30%,支气管肺泡灌洗液的敏感性为 92%。因此,现在多采用支气管肺泡灌洗液中找到大量的肺含铁血黄素细胞来确诊肺泡出血。北京儿童医院 2001—2011 年诊断的 113 例 IPH 均为支气管肺泡灌洗液找到了大量的肺含铁血黄素细胞。

确诊肺泡出血后,还需要排除其他弥漫性肺泡出血的疾病,如自身免疫性疾病、血管炎。可采用血清学检查,如抗核抗体,抗双链的 DNA 及抗中性粒细胞胞浆抗体、抗基底膜抗体,部分病例需要做肺活检,IPH 的肺组织无肉芽肿、血管炎/毛细血管炎,也无其他器质性肺疾病。除了 HE 染色,还需要做免疫荧光或免疫组化来排除免疫蛋白和/或免疫复合物的沉着。国内很少肺活检。

本病的诊断中,还应注意排除出血性体质、血液病、异物、肺结核、反复支气管肺炎、支气管扩张、血管畸形等引起咯血的疾病。采用肺部增强 CT 血管重建可发现肺静脉缺如。血管造影可发现一些血管畸形如支气管动脉肺动脉瘘,同时可进行栓塞治疗。

七、治疗

仔细寻找可能致病的原因或诱因,如对牛奶过敏、对食物或化学物质过敏、合并心肌炎和肾炎等仍属首要。症状治疗大致有以下几方面。

(一)急性发作期治疗

由于大量肺出血,患儿出现呼吸困难及血红蛋白急剧下降时应卧床休息,间歇正压供氧。严重贫血者可少量多次输新鲜血。肾上腺皮质激素在急性期控制症状的疗效已较肯定,为目前最常用的疗法,可用甲泼尼龙 2 mg/(kg·d)或氢化可的松 5~10 mg/(kg·d)静脉点滴治疗,出血控制后,可口服泼尼松 2 mg/(kg·d),症状完全缓解(2~3 周)后上述剂量渐减,至最低维持量,以能控制症状为标准,维持时间一般为 3~6 个月,也有小剂量激素长期维持,取得了不错的疗效。症状较重、X 线病变未静止及减药过程中有反复的患儿,疗程应延长至 1 年,甚或 2 年。停药过早易出现复发。但长期用药亦非良策,故停药应缓慢而慎重,并继续严密观察。

急性肺泡大出血时,大剂量激素如甲泼尼龙 10～30 mg/(kg·d)冲击治疗可起到控制病情、挽救生命的作用。

对发病年龄较小的婴儿及并发变态反应性疾病如湿疹、喘息性支气管炎的患儿,应考虑并有牛奶或其他食物过敏的可能,最好停用牛奶及其制品 2～3 个月,以豆浆等代乳品,有时可获良好效果。

临床实践过去曾采用置换血浆疗法、脾切除术,目前已基本不用。北京儿童医院经长期观察结果也不支持脾切除术,曾见术后数月内又出现急性发作者,脾切除术还可导致进一步出血倾向及免疫能低下,以致死于肺出血或合并感染。输血和铁剂虽能改善贫血,但由于可能增加肺内铁沉积,应慎用。

(二)慢性反复发作期治疗

长期的糖皮质激素治疗在儿童和青少年因不良反应及激素减量/中断时的高复发率不推荐使用。吸入激素也应用于临床,但疗效尚不能确定。免疫抑制剂包括硫唑嘌呤、羟氯喹、环磷酰胺、甲氨蝶呤的治疗得到了不同效果。常用的为硫唑嘌呤,从 1～2 mg/(kg·d)增加到 3～5 mg/(kg·d),一般维持约 1 年。硫唑嘌呤和糖皮质激素联用在预防 IPH 急性加重取得一定的疗效。

国内也试用中药(活血化瘀及促进免疫功能的方剂)及去铁药物,可用去铁胺(又称去铁敏),每天 1.6 g,分 3 次肌内注射,24 小时尿铁排出量显著增加,缺铁性贫血也有改善的可能。铁络合剂毒性作用明显,故国内外文献对此类药物评价不一。目前已很少应用。

(三)静止期治疗

病变静止时或症状大部分消失后应重视日常肺功能锻炼,并注意生活护理。

(葛和春)

第十三节 呼 吸 衰 竭

由于直接或间接原因导致的呼吸功能异常,使肺脏不能满足机体代谢的气体交换需要,造成动脉血氧下降和/或二氧化碳潴留称为呼吸衰竭。呼吸衰竭有着明确的病理生理含义,单靠临床难以确诊,要根据血气分析做诊断。正常人动脉氧分压(PaO_2)为 11.3～14.0 kPa(85～105 mmHg),二氧化碳分压($PaCO_2$)为 4.7～6.0 kPa(35～45 mmHg),pH 为 7.35～7.45。若 PaO_2<10.6 kPa(80 mmHg),$PaCO_2$>6.0 kPa(45 mmHg),可认为呼吸功能不全。如 PaO_2 低于 8.0 kPa(60 mmHg),$PaCO_2$ 高于 6.7 kPa(50 mmHg),即可诊断呼吸衰竭。应指出这是成人和儿童的标准,婴幼儿 PaO_2 及 $PaCO_2$ 均较年长儿低,诊断标准也应有所不同。在婴幼儿大致可以 PaO_2<6.7 kPa(50 mmHg),$PaCO_2$>6.0 kPa(45 mmHg)作为诊断呼吸衰竭的标准。在不同类型呼吸衰竭和不同具体情况也不能一概套用上述标准。如低氧血症型呼吸衰竭 $PaCO_2$ 可不增高,呼吸衰竭患儿吸氧后 PaO_2 可不减低。

小儿呼吸衰竭主要发生在婴幼儿,尤其是新生儿时期。它是新生儿和婴幼儿第一位死亡原因。由于对小儿呼吸生理的深入了解和医疗技术的进步,小儿呼吸衰竭的治疗效果已较过去明显提高,本节重点介绍新生儿和婴幼儿呼吸衰竭有关问题。

一、病因

呼吸衰竭的病因可分三大类,即呼吸道梗阻、肺实质性病变和呼吸泵异常。

(一)呼吸道梗阻

上呼吸道梗阻在婴幼儿多见。喉是上呼吸道的狭部,是发生梗阻的主要部位,可因感染、神经体液因素(喉痉挛)、异物、先天因素(喉软骨软化)引起。下呼吸道梗阻包括哮喘、毛细支气管炎等引起的梗阻。重症肺部感染时的分泌物、病毒性肺炎的坏死物,均可阻塞细支气管,造成下呼吸道梗阻。

(二)肺实质疾病

1.一般肺实质疾病

一般肺实质疾病包括各种肺部感染如肺炎、毛细支气管炎、间质性肺疾病、肺水肿等。

2.新生儿呼吸窘迫综合征(RDS)

RDS 主要由于早产儿肺发育不成熟,肺表面活性物质缺乏引起广泛肺不张所致。

3.急性呼吸窘迫综合征(ARDS)

ARDS 常在严重感染、外伤、大手术或其他严重疾病时出现,以严重肺损伤为特征。两肺间质和肺泡弥散的浸润和水肿为其病理特点。

(三)呼吸泵异常

呼吸泵异常包括从呼吸中枢、脊髓到呼吸肌和胸廓各部位的病变。共同特点是引起通气不足。各种原因引起的脑水肿和颅内高压均可影响呼吸中枢。神经系统的病变可以是软性麻痹,如急性感染性多发性神经根炎,也可以是强直性痉挛,如破伤风。呼吸泵异常还可导致排痰无力,造成呼吸道梗阻、肺不张和感染,使原有的呼吸衰竭加重。胸部手术后引起的呼吸衰竭也常属此类。

二、类型

(一)低氧血症型呼吸衰竭

低氧血症型呼吸衰竭又称Ⅰ型呼吸衰竭或换气障碍型呼吸衰竭,主要因肺实质病变引起。血气主要改变是动脉氧分压下降,这类患儿在疾病早期常伴有过度通气,故动脉 $PaCO_2$ 常降低或正常。若合并呼吸道梗阻因素或疾病后期,$PaCO_2$ 也可增高。由于肺部病变,肺顺应性都下降,换气功能障碍是主要的病理生理改变,通气/血流比例失调是引起血氧下降的主要原因,也大多有不同程度的肺内分流增加。

(二)通气功能衰竭

通气功能衰竭又称Ⅱ型呼吸衰竭。动脉血气改变特点是 $PaCO_2$ 增高,同时 PaO_2 下降,可由肺内原因(呼吸道梗阻,生理无效腔增大)或肺外原因(呼吸中枢、呼吸肌或胸廓异常)引起。基本病理生理改变是肺泡通气量不足。这类病儿若无肺内病变,则主要问题是 CO_2 潴留及呼吸性酸中毒。单纯通气不足所致的低氧血症不会很重,而且治疗较易。因通气不足致动脉氧分压低到危险程度以前,$PaCO_2$ 的增高已足以致命。

三、临床表现

(一)呼吸的表现

因肺部疾病所致呼吸衰竭,常有不同程度呼吸困难、三凹征、鼻煽等。呼吸次数多增快,到晚期可减慢。中枢性呼吸衰竭主要为呼吸节律的改变,严重者可有呼吸暂停。应特别指出,呼吸衰竭患儿呼吸方面表现可不明显,而类似呼吸困难的表现也可由非呼吸方面的原因引起,如严重代谢性酸中毒。单从临床表现难以对呼吸衰竭做出准确诊断。

(二)缺氧与二氧化碳潴留的影响

早期缺氧的重要表现是心率增快,缺氧开始时血压可升高,继则下降。此外,尚可有面色发青或苍白。急性严重缺氧开始时烦躁不安,进一步发展可出现神志不清、惊厥。当 $PaCO_2$ 在 5.3 kPa(40 mmHg)以下时,脑、心、肾等重要器官供氧不足,严重威胁生命。

二氧化碳潴留的常见症状有出汗、烦躁不安、意识障碍等。由于体表毛细血管扩张,可有皮肤潮红、嘴唇暗红、眼结膜充血。早期或轻症心率快,血压升高,严重时血压下降,年长儿可伴有肌肉震颤等,但小婴儿并不多见。二氧化碳潴留的确切诊断要靠血液气体检查。以上临床表现仅供参考,并不经常可见。一般认为 $PaCO_2$ 升高到 10.6 kPa(80 mmHg)左右,临床可有嗜睡或谵妄,重者出现昏迷,其影响意识的程度与 $PaCO_2$ 升高的速度有关。若 $PaCO_2$ 在数天内逐渐增加,则机体有一定的代偿和适应,血 pH 可只稍低或在正常范围,对病儿影响较小。若通气量锐减,$PaCO_2$ 突然增高,则血 pH 可明显下降,当降至 7.20 以下时,严重影响循环功能及细胞代谢,危险性极大。二氧化碳潴留的严重后果与动脉 pH 的下降有重要关系。缺氧和二氧化碳潴留往往同时存在,临床所见常是二者综合的影响。

(三)呼吸衰竭时其他系统的变化

1.神经系统

烦躁不安是缺氧的早期表现,年长儿可有头痛。动脉 pH 下降,CO_2 潴留和低氧血症严重者均可影响意识,甚至昏迷、抽搐,症状轻重与呼吸衰竭发生速度有关。因肺部疾病引起的呼吸衰竭可导致脑水肿,发生中枢性呼吸衰竭。

2.循环系统

早期缺氧心率加快,血压也可升高,严重者血压下降,也可有心律不齐。北医大报告婴幼儿肺炎极期肺动脉压增高,可能与缺氧所致血浆内皮素增加有关。唇和甲床明显发绀是低氧血症的体征,但贫血时可不明显。

3.消化系统

严重呼吸衰竭可出现肠麻痹,个别病例可有消化道溃疡、出血,甚至因肝功能受损,谷丙转氨酶增高。

4.水和电解质平衡

呼吸衰竭时血钾多偏高,血钠改变不大,部分病例可有低钠血症。呼吸衰竭时有些病例有水潴留倾向,有时发生水肿,呼吸衰竭持续数天者,为代偿呼吸性酸中毒,血浆氯多降低。长时间重度缺氧可影响肾功能,严重者少尿或无尿,甚至造成急性肾衰竭。

四、诊断

虽然血气分析是诊断呼吸衰竭的主要手段,但对患儿病情的全面诊断和评价,不能只靠血气,还要根据病史、临床表现和其他检查手段做出全面的诊断分析。

(一)病史

在有众多仪器检查手段的当前,仍应详细了解病史,对呼吸衰竭诊断的重要性在于它仍是其他诊断手段所不能代替的,不但有助于我们了解病情发生的基础,还便于有针对性地治疗。以下是需要注意询问了解的内容。

(1)目前患何种疾病,有无感染或大手术,这都是容易发生 ARDS 的高危因素;有无肺、心、神经系统疾病,这些疾病有可能导致呼吸衰竭;有无代谢疾病,尿毒症或糖尿病酸中毒的呼吸表现可酷似呼吸衰竭,要注意鉴别。

(2)有无突然导致呼吸困难的意外情况,如呕吐误吸或异物吸入,这在婴幼儿尤易发生,是否误服了可抑制呼吸的药物。

(3)有无外伤史,颅脑外伤、胸部外伤均可影响呼吸,有无溺水或呼吸道烧伤。

(4)患儿曾接受何种治疗处理,是否用过抑制呼吸的药物,是否进行了气管插管或气管切开,有无因此导致气胸。

(5)有无发生呼吸困难的既往史,有无哮喘或呼吸道过敏史。

(6)新生儿要注意围产期病史,如母亲用药情况,分娩是否顺利,有无早产,是否有宫内窒息,是否引起呼吸窘迫的先天畸形(如横膈疝、食管闭锁)。

(二)可疑呼吸衰竭的临床表现

呼吸困难和气短的感觉、鼻煽,呼吸费力和吸气时胸骨上、下与肋间凹陷都反映呼吸阻力增大,患儿在竭力维持通气量,但并不都表明已发生呼吸衰竭,而呼吸衰竭患儿也不一定都有上述表现。呼吸衰竭时呼吸频率改变不一,严重者减慢,但在肺炎和 ARDS 早期,可以呼吸增快。胸部起伏情况对判断通气量有参考价值,呼吸衰竭时呼吸多较浅,呼吸音减弱,有经验者从呼吸音大致能粗略估计进气量的多少。

(三)血气分析

婴幼儿时期 PaO_2、$PaCO_2$ 和剩余碱(BE)的数值均较儿童低,不同年龄患儿呼吸衰竭的诊断应根据该年龄组血气正常值判断;忽略婴幼儿与儿童的不同,应用同一标准诊断呼吸衰竭是不妥当的。

通常 $PaCO_2$ 反映通气功能,PaO_2 反映换气功能,若 PaO_2 下降而 $PaCO_2$ 不增高表示为单纯换气障碍;$PaCO_2$ 增高表示通气不足,同时可伴有一定程度 PaO_2 下降,但是否合并有换气障碍,应计算肺泡动脉氧分压差。比较简便的方法是计算 PaO_2 与 $PaCO_2$ 之和,此值小于 14.6 kPa(110 mmHg)(包括吸氧患儿),提示换气功能障碍。

对于通气不足引起的呼吸衰竭,要根据病史和临床区别为中枢性还是外周性。中枢性通气不足常表现为呼吸节律改变或呼吸减弱;外周通气不足,常有呼吸道阻塞,气体分布不均匀或呼吸幅度受限制等因素,大多有呼吸困难。对于换气障碍引起的呼吸衰竭,可根据吸入不同浓度氧后血氧分压的改变,判断换气障碍的性质和程度。吸入低浓度(30%)氧时,因弥散功能障碍引起的 PaO_2 下降可明显改善;因通气/血流比例失调引起者可有一定程度改善;因病理的肺内分流增加引起者,吸氧后 PaO_2 升高不明显。根据吸入高浓度(60%以上)氧后动脉 PaO_2 的改变,可从有关的图中查知肺内分流量的大小。

(四)对呼吸衰竭患儿病情的全面评价

除肺功能外,要结合循环情况和血红蛋白数值对氧运输做出评价。患儿是否缺氧,不能只看 PaO_2,而要看组织氧供应能否满足代谢需要。组织缺氧时乳酸堆积。根据北京儿童医院对肺炎患儿乳酸测定结果,Ⅱ型呼吸衰竭乳酸增高者在婴幼儿占 54.2%,新生儿占 64.2%。临床诊断可参考剩余碱(BE)的改变判断有无组织缺氧。

要在病情演变过程中根据动态观察做出诊断。对呼吸性酸中毒患儿要注意代偿情况,未代偿者血液 pH 下降,对患儿影响大。代偿能力受肾功能、循环情况和液体平衡各方面影响。急性呼吸衰竭的代偿需 5~7 天。因此,若患儿发病已数天,要注意患儿既往呼吸和血气改变,才能对目前病情做出准确判断。如发病 2 天未代偿的急性呼吸衰竭与发病 8 天已代偿的呼吸衰竭合并代谢性酸中毒可有同样的血气改变($PaCO_2$ 增高,BE 正常)。

五、呼吸衰竭病程及预后

急性呼吸衰竭的病程视原发病而定,严重者可于数小时内导致死亡,亦可持续数天到数周,演变成慢性呼吸衰竭。原发病能治愈或自行恢复,现代呼吸衰竭抢救技术能使大多数患儿获救,关键在于防止抢救过程中的一系列并发症和医源性损伤,尤其是呼吸道感染。患儿年龄可影响病程,婴儿呼吸衰竭常在短时间内即可恢复或导致死亡,年长儿通常不致发展到呼吸衰竭地步,一旦发生,则治疗较难,且所需时间常比婴儿长。开始抢救的时间对病程长短也有重要影响,并直接影响预后。错过时机的过晚抢救,会造成被动局面,大大延长治疗时间,甚至造成脑、肾、心等重要生命器官的不可逆损害。

呼吸衰竭的预后与血气和酸碱平衡的改变有密切关系。有研究曾对 28 例血氧分压 <4.7 kPa(36 mmHg)和 202 例 pH<7.2 的危重患儿进行分析。结果表明:危重低氧血症多见于新生儿(52.6%)和婴儿(44.9%),1 岁以上小儿仅占 2.5%。危重低氧血症的病死率高达 41%,危重低氧血症发生后 24 小时内死亡的病例占死亡总人数的 53%,可见其严重威胁患儿生命。

危重酸中毒的总病死率为 51%,其中单纯呼吸性酸中毒为 32%,危重呼吸衰竭患儿常有混合性酸中毒,其病死率高达 84%,危重酸中毒的严重性还表现在从发病到死亡的时间上,血液 pH 越低,病死率越高,存活时间也越短。如以死亡患儿测定 pH 后平均存活时间计,pH 7.100~7.199 患儿平均为 31.7 小时,pH 7.000~7.099 者 21.4 小时,pH 6.900~6.999 者 18.5 小时,pH 在 6.900 以下仅 11.2 小时。虽然危重酸中毒有很高的病死率,但 pH 在 7.1 以下的 71 例患儿中仍有 21 例存活,其关键在于能否得到及时合理治疗。

六、治疗

呼吸衰竭治疗的目的在于改善呼吸功能,维持血液气体正常或近于正常,争取时间渡过危机,更好地对原发病进行治疗。近代呼吸衰竭的治疗是建立在对病理生理规律深刻了解的基础上,并利用一系列精密的监测和治疗器械,需要的专业知识涉及呼吸生理、麻醉科、耳鼻喉科、胸内科各方面,其发展日趋专业化,治疗效果也较过去有明显提高。处理急性呼吸衰竭,首先要对病情做出准确判断,根据原发病的病史及体检分析引起呼吸衰竭的原因及程度,对病情做出初步估计,看其主要是通气还是换气障碍(二者处理原则不同),然后决定治疗步骤和方法。要对早期呼吸衰竭进行积极处理,这样常可预防发生严重呼衰,减少并发症。严重濒危者则需进行紧急抢救,不要因等待检查结果而耽误时间。呼吸衰竭的治疗只是原发病综合治疗中的一部分,因此要强调同时进行针对原发病的治疗,有时原发病虽无特效疗法,但可自行恢复,则呼吸衰竭的治疗对患儿预后起决定性作用。

改善血气的对症治疗有重要作用,呼吸功能障碍不同,侧重点亦不同。呼吸道梗阻患者重点在改善通气,帮助 CO_2 排出;ARDS 患者重点在换气功能,须提高血氧水平;而对肺炎患儿则要兼顾两方面,根据不同病例特点区别对待。本节重点讨论呼吸衰竭的一般内科治疗,呼吸急救技术和呼吸衰竭治疗的新方法。

要重视一般内科治疗,包括呼吸管理,应用得当,可使多数早期呼吸功能不全患儿,不致发展到呼吸衰竭。一旦发生呼吸衰竭,须应用呼吸急救技术时,要尽量从各方面减少对患儿的损伤,尽可能选用无创方法,充分发挥患儿自身恢复的能力。通过气管插管应用呼吸机是现代呼吸急救的重要手段,但可带来一系列不良影响。应用呼吸机时为减少肺损伤,近年特别强调"肺保护通气",值得重视。不同病情患儿,选用不同治疗呼吸衰竭的新方法,可解决一些过去不能解决的问题,减少或避免对患儿应用损伤更大的治疗,但临床上多数严重呼吸衰竭患儿,还是主要靠常规呼吸机治疗。

七、一般内科治疗

(一)呼吸管理

1.保持呼吸道通畅

呼吸道通畅对改善通气功能有重要作用。由积痰引起的呼吸道梗阻常是造成或加重呼吸衰竭的重要原因,因此在采用其他治疗方法前首先要清除呼吸道分泌物及其他可能引起呼吸道梗阻的因素,以保持呼吸道通畅。口、鼻、咽部的黏痰可用吸痰管吸出,气管深部黏痰常需配合湿化吸入,翻身拍背,甚至气管插管吸痰。昏迷患儿头部应尽量后仰,以免舌根后倒,阻碍呼吸。容易呕吐的患儿应侧卧,以免发生误吸和窒息。昏迷患儿为使舌根向前,唇齿张开,可用口咽通气道保持呼吸道通畅。要选择合适大小的通气道,以防管道太长堵塞会厌部,还要防止因管道刺激引起呕吐误吸。

2.给氧

(1)给氧对新生儿的作用:给氧可提高动脉氧分压,减少缺氧对机体的不良影响。此外,给氧对新生儿尚有下列作用:①吸入高浓度氧可使动脉导管关闭。②低氧血症时肺血管收缩导致肺动脉高压,给氧后肺动脉压下降,可减轻右心负担。③早产儿周期性呼吸和呼吸暂停可因给氧而减少或消失。④有利于肺表面活性物质的合成。⑤防止核黄疸。⑥防止体温不升。新生儿在32～34 ℃环境下氧消耗量最小,低于此温度,为了维持体温,氧消耗量增加,若同时氧供应不足,则氧消耗量难以增加,不能产生足够热量维持体温,因而体温下降,给氧后可避免发生此种改变。

(2)给氧的指征与方法:严重呼吸窘迫患儿决定给氧多无困难,中等严重程度患儿是否需要给氧最好进行血氧分压测定。发绀和呼吸困难都是给氧的临床指征。心率快和烦躁不安是早期缺氧的重要表现,在排除缺氧以外的其他原因后,可作为给氧的指征。由于医用氧含水分很少,不论任何方法给氧,都需对吸入氧进行充分湿化。常用给氧方法:①鼻导管给氧。氧流量儿童1～2 L/min,婴幼儿0.5～1.0 L/min,新生儿0.3～0.5 L/min,吸入氧浓度30%～40%。②开式口罩给氧。氧流量在儿童3.5 L/min,婴幼儿2～4 L/min,新生儿1～2 L/min,氧浓度45%～60%。③氧气头罩。氧浓度可根据需要调节,通常3～6 L/min,氧浓度40%～50%。

(3)持续气道正压给氧:经鼻持续气道正压(CPAP)是20世纪70年代初开始用于新生儿的一种给氧方法,其特点是设备简单,操作容易,通常对患儿无损伤,效果明显优于普通给氧方法。最初CPAP通过气管插管进行,由于新生儿安静时用鼻呼吸,这是在新生儿可用经鼻CPAP的基础。经验表明,婴幼儿用经鼻CPAP也可取得良好效果。近十年来国外在CPAP仪器的改进和临床应用方面都有不少新进展。国内许多单位正规应用CPAP都取得满意效果,但还不够普遍,远未发挥CPAP应有的作用。①基本原理和作用。CAPA的主要作用:当肺实变、肺不张、肺泡内液体聚集时,肺泡不能进行气体交换,形成肺内分流。进行CPAP时,由于持续气流产生的气道正压,可使病变肺泡保持开放,使减少的功能残气增加,其增加量可达正常值的1/3～2/3,并减少肺泡内液体渗出,从而使肺内分流得到改善,血氧上升。CPAP对血气的影响。CPAP的作用与单纯提高吸入氧浓度的普通给氧方法有本质的不同,它是通过改善换气功能而提高血氧的,而不必使用过高的吸入氧浓度。CPAP时PaO_2的增高与CPAP的压力值并非直线关系,而是与肺泡开放压有关,当CPAP压力增加到一定程度,大量肺泡开放时,PaO_2可有明显升高。应用CPAP对$PaCO_2$影响与肺部病变性质和压力大小有关,有些气道梗阻患儿由于应用CPAP后气道扩张,$PaCO_2$可下降;若气道梗阻严重或CPAP压力过高,可影响呼气,使$PaCO_2$增高。CPAP对肺功能影响。应用CPAP时由于肺泡扩张,可使肺顺应性增加,呼吸省力,减少呼吸功,由于鼻塞增加气道阻力,也可使呼吸功增加。在正常新生儿$0.1～0.5$ kPa($1～5$ cmH$_2$O)的CPAP可使声门上吸气和呼气阻力均减低,这是CPAP用于治疗上呼吸道梗阻所致呼吸暂停的基础。近年研究还表明,CPAP有稳定胸壁活动、减少早产儿常见的胸腹呼吸活动不协调的作用,这有利于小婴儿呼吸衰竭的恢复。早期应用CPAP的作用:CPAP早期应用,可及时稳定病情,避免气管插管带来不良影响,还可减少高浓度氧吸入的肺损伤,并减少呼吸机的应用,使感染、气胸等并发症减少。CPAP还可作为撤离呼吸机时向自主呼吸过度的手段,使患儿较早脱离呼吸机。②应用CPAP的适应证。新生儿及婴幼儿肺部疾病、肺炎、肺不张、胎粪吸入综合征、肺水肿等所致低氧血症用普通给氧效果不好者,是应用CPAP最主要的适应证。新生儿呼吸窘迫综合征(RDS)是应用CPAP最合适的适应证。在20世纪70年代,由于CPAP的应用,使RDS病死率有较明显下降,但在危重RDS患儿,效果仍不理想,而需应用呼吸机。20世纪80年代后期以来肺表面活性物质气管内滴入是治疗RDS的一大进步,肺表面活性物质与经鼻CPAP联合早期应用,为在基层医院治疗中等病情的RDS提供了有效的新疗法。③仪器装置和用法。用简单的自制装置进行CPAP氧疗,虽然也可起一定作用,但效果较差。为取得良好效果,要应用专业的CPAP装置。CPAP氧疗器包括适用于新生儿到儿童的不同型号鼻塞、呼气阀、连接管道、水柱压差计、加温湿化器和支架等部分,应用时需要电源和瓶装氧气,该装置的主要不足是目前缺乏氧浓度控制。鼻塞由硅胶制成,外形乳头样,应用时选择适合鼻孔大小鼻塞,保证鼻孔密封不漏气。加温湿化器可向患儿提供温暖潮湿的吸入气,水柱压差计有利于监测气道压力,同时在压力过高时使气体逸出,起到安全阀作用。应用方法:CPAP的应用方法简易,但要在理解基本原理和仪器性能基础上再应用,以免发生误差。应用前将管道连接妥当,清除患儿鼻孔分泌物,开启氧气$3～4$ L/min,将鼻塞置于鼻孔内。开始时压力可保持在$0.3～0.4$ kPa($3～4$ cmH$_2$O),最大可达0.8 kPa(8 cmH$_2$O)。原则上用能保持血氧分压至8.0 kPa(60 mmHg)以上的最低压力。压力大小由氧流量(最大可达$8～10$ L/min)和呼气阀开口控制,也与患儿口腔和鼻塞密闭程度有关。④不良影响与并发症。正确应用CPAP对患儿大都没有不良影响,发生不良影响主要与持续气道正压有关,压力过大可导致气压伤、气胸,但在经鼻CPAP时,由于口腔经常开放,压力不至过高,故很少造成气压伤。由于大量气体进入胃内,在胃肠动力功能不良的小婴儿,易有腹胀(可通过胃管排气),在先天性胃壁肌层不全患儿,曾有胃穿孔的个例报告。由于长期应用鼻塞,可造成鼻前庭溃疡。国外报告在病情危重的早产儿可损伤鼻翼和鼻小柱,严重者坏死,形成狭窄,日后需整形手术。鼻损伤发生率不高,其发生与鼻塞应用时间长短和护理有密切关系。CPAP可增加气道阻力,从而增加呼吸功,使患儿呼吸费力,可成为导致治疗失败的原因。

（4）氧中毒：长期应用氧气治疗，要注意氧中毒。新生儿尤其是早产儿对高浓度氧特别敏感，吸入氧浓度大于 60%，超过 24 小时肺内即有渗出、充血、水肿等改变，更长时间吸入高浓度氧，用呼吸机进行正压呼吸的患儿，肺部含气量逐渐减少，可出现增生性改变，严重者表现为广泛的间质性纤维化和肺组织破坏，即所谓"支气管肺结构不良"，肺氧中毒直接受吸入氧浓度影响，而与动脉氧分压无直接关系。新生儿，特别是早产儿长时间吸入高浓度氧，导致高于正常的动脉氧分压，主要影响视网膜血管，开始为血管收缩，继则血管内皮损害，引起堵塞，日后发生增生性变化，血管进入玻璃体，引起出血、纤维化，即晶体后纤维增生症，约 30% 可致盲。早产儿视网膜病与用氧时间长短和出生体重密切相关，吸入氧浓度也是一个重要因素。在小婴儿应用 CPAP 时氧浓度不应超过 60%，过高的吸入氧浓度不宜超过 24 小时。

3.雾化与湿化吸入

呼吸道干燥时，气管黏膜纤毛清除功能减弱。通过向呼吸道输送适当水分，保持呼吸道正常生理功能，已成为呼吸衰竭综合治疗中必不可少的内容。湿化的方式有加温和雾化两种。加温湿化是利用电热棒将水加热到 60 ℃左右，使吸入气接近体温并含有将近饱和水蒸气的温热、潮湿气体。此法比较适合于生理要求，对患儿不良反应少。应用时要注意水温不可过高，以防呼吸道烧伤。雾化的方法是将水变为直径 $1\sim10\ \mu m$ 大小的雾粒，以利进入呼吸道深部。通常应用的是以高压气体为动力的喷射式雾化器，可在给氧同时应用。雾化器内还可加入药物，最常用的是支气管扩张剂，进行呼吸道局部治疗。但同时可能增加将感染带入呼吸道深部的机会，故必须注意雾化液的无菌和雾化器的消毒。对呼吸道局部进行以药物治疗为目的的雾化吸入只需短时间间断应用，以湿化呼吸道为目的时持续应用加湿器较好。超声波雾化器雾量大，有较好的促进排痰作用，由于治疗时水雾的刺激，发生咳喘机会较多，不宜长时间应用，每次应用 0.5 小时，每天数次即可。为了有效地引流黏痰，湿化吸入必须与翻身、拍背、鼓励咳嗽或吸痰密切配合，才能充分发挥作用。

胸部物理治疗包括体位引流、勤翻身、拍击胸背、吸痰等内容。翻身、拍背对防止肺不张，促进肺循环，改善肺功能有重要作用，方法简单而有效，但常被忽视。重症患儿活动少，尤应注意进行，通常 3~4 小时即应进行一次。湿化呼吸道只有与胸部物理治疗密切配合，才能确实起到保证呼吸道通畅的作用。

（二）控制感染

呼吸道感染常是引起呼吸衰竭的原发病或诱因，也是呼吸衰竭治疗过程中的重要并发症，其治疗成败是决定患儿预后的重要因素。应用呼吸机的患儿，呼吸道感染的病原以革兰阴性杆菌多见。抗生素治疗目前仍是控制呼吸道感染的主要手段。除抗生素治疗外，要采用各种方法增加机体免疫力。近年静脉输注丙种球蛋白取得较好效果。营养支持对机体战胜感染和组织修复都有极重要的作用。此外，还要尽量减少患儿重复受感染的机会，吸痰时工作人员的无菌操作和呼吸机管道的消毒（最好每天进行）必须认真做好，并在条件许可时尽早拔除气管插管。

（三）营养支持

营养支持对呼吸衰竭患儿的预后起重要作用。合理的营养支持有利于肺组织的修复，可增强机体免疫能力，减少呼吸肌疲劳。合理的营养成分还可减少排出 CO_2 的呼吸负担。首先要争取经口进食保证充足的营养，这对保持消化道正常功能有重要作用。呼吸衰竭患儿可因呼吸困难、腹胀、呕吐、消化功能减弱等原因，减少或不能经口进食，对此需通过静脉补充部分或全部营养。可通过外周静脉输入，必要时可经锁骨下静脉向中央静脉输入。

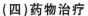

(四)药物治疗

1.呼吸兴奋剂

呼吸兴奋剂的主要作用是兴奋呼吸中枢,增加通气量,对呼吸中枢抑制引起的呼吸衰竭有一定效果,对呼吸道阻塞,肺实质病变或神经、肌肉病变引起的呼吸衰竭效果不大。在重症或晚期呼吸衰竭,呼吸兴奋剂是在没有进行机械呼吸条件时起辅助作用,因其疗效不确实,在急性呼吸衰竭的现代治疗中已不占重要地位。常用的呼吸兴奋剂有尼可刹米(可拉明)和山梗菜碱(洛贝林),二甲弗林也有较好兴奋呼吸中枢的效果,可以皮下、肌肉或静脉注射,应用时若无效则应停止,不可无限制地加大剂量。多沙普仑为较新的呼吸兴奋剂,大剂量时直接兴奋延髓呼吸中枢与血管运动中枢,安全范围宽,不良反应少,可取代尼可刹米。用于镇静、催眠药中毒,0.5～1.5 mg/kg,静脉滴注,不宜用于新生儿。

2.纠正酸中毒药物的应用

呼吸性酸中毒的纠正,主要应从改善通气功能入手,但当合并代谢性酸中毒,血液 pH 低于7.20 时,应适当应用碱性液纠正酸中毒,常用 5%碳酸氢钠溶液,用量为每次 2～5 mL/kg,必要时可重复 1 次,通常稀释为 1.4%等渗溶液静脉滴注,只在少数情况下才直接应用。需注意碳酸氢钠只在有相当的通气功能时才能发挥其纠正酸中毒的作用,否则输入碳酸氢钠将使 $PaCO_2$ 更高。使用碱性液纠正代谢性酸中毒时计算药物剂量的公式如下:

$$所需碱性液(mmol)=0.3×BE(mmol)×体重(kg)$$

5%碳酸氢钠溶液 1.68 mL＝1 mmol,要密切结合临床病情掌握用量,而不能完全照公式计算。最好在开始只用计划总量的 1/2 左右,在治疗过程中再根据血液酸碱平衡检查结果随时调整,以免治疗过度。

(五)呼吸肌疲劳的防治

目前儿科临床确诊呼吸肌疲劳还不易做到,难以进行针对性的特异治疗,但要在呼吸衰竭治疗的全程中把减少呼吸肌疲劳的发生和增强呼吸肌的能力作为一项重要工作,为此需注意以下几点。

(1)补充足够营养,以利呼吸肌组织的恢复和能源供应。

(2)注意呼吸肌的休息,也要适当锻炼。应用呼吸机也要尽可能发挥自主呼吸的作用。

(3)改善肺的力学特性(减少气道阻力,增加肺顺应性),减少呼吸功,减轻呼吸肌的负担。

(4)改善循环,让呼吸肌能有充足血液供应能源和养料。

(5)增加呼吸肌收缩能力,目前尚无理想药物能有效治疗呼吸肌疲劳,现有药物效果都不确切。氨茶碱和咖啡因类药物作用于骨骼肌细胞,抑制磷酸二酯酶,从而改变 cAMP 代谢,可使膈肌收缩力加强,预防和治疗膈肌疲劳。

八、建立人工呼吸道

当呼吸衰竭时,若一般内科处理难以维持呼吸道通畅时,就要建立人工呼吸道,这是保证正常气体交换的基本措施。根据病情和需要时间的长短,可有不同选择。共同的适应证:①解除上呼吸道梗阻;②引流下呼吸道分泌物;③咽麻痹或深昏迷时防止误吸;④应用呼吸机。常用的人工呼吸道是气管插管或气管切开;应用人工呼吸道时气管直接与外界交通,对患儿不良影响包括吸入气失去上呼吸道的生理保护作用,易于造成下呼吸道感染,不能有效咳嗽,不能讲话。

(一)气管插管

气管插管操作简单,便于急救时应用,对患儿创伤较气管切开小。但因对咽喉刺激强,清醒患儿不易接受,且吸痰和管理不如气管切开方便。插管后要尽量避免触碰导管,减少对咽喉的刺激。导管管腔易被分泌物堵塞,须注意定时吸痰,保护管腔和呼吸道的通畅。要将气管插管和牙垫固定好,保持插管的正确位置,防止其滑入一侧总支气管(插管常滑入右侧总支气管,使左侧呼吸音减弱或消失)或自气管脱出。气管插管可经口或经鼻进行。经口插管操作较简单,但插管较易活动,进食不便。经鼻插管容易固定,脱管机会少,便于口腔护理,但是插管操作和吸痰不如经口插管方便,插管可压迫鼻腔造成损伤,并将鼻部感染带入下呼吸道。决定插管留置时间主要应考虑的是喉损伤,影响因素包括患者一般状况,插管操作是否轻柔,插管的活动及插管质量。应用刺激性小的聚氯乙烯插管可留置 1 周左右或更长时间。婴儿喉部软骨细胞成分多而间质少,较柔软,而年长儿则纤维性间质多,喉软骨较硬,故婴儿耐受气管插管时间较长。近年我们对新生儿和婴幼儿呼吸衰竭抢救都是进行气管插管,不做气管切开。年长儿呼吸衰竭的抢救,也可用气管插管代替气管切开,但长时间插管发生永久性喉损伤的严重性不容忽视。对于插管时间,由于病情不同,以及呼吸管理技术水平的差异,很难做出统一的、可允许的插管时限,在年长儿以不超过 1~2 周为宜。

凡呼吸衰竭病情危重、内科保守治疗无效需进行呼吸机治疗者,气管插管是建立人工呼吸道的首选方法。气管插管材料常用聚氯乙烯(一次性制品),硅橡胶管则可重复应用,过去的橡胶制品因刺激性大已不再用。各年龄选用气管插管大小见表 3-2。实际上每个患儿用的号码可略有差别,总的原则是不要管径过大,以免压迫声门,但又不要太细,以防漏气太多。带气囊的气管插管多用于成人,小儿很少应用。经鼻气管插管比经口者略长,其长度大致可按耳屏到鼻孔的 2 倍计算。为保证气管插管发挥作用和治疗成功,根据多年经验,必须认真、细致地做好日常护理工作,包括呼吸道湿化,吸痰操作轻柔,注意无菌,防止脱管、堵管、插管滑入右侧和喉损伤。

表 3-2　不同年龄患儿气管插管的内径及长度

年龄	气管插管内经(mm)	最短长度(mm)
新生儿	3.0	110
6 月	3.5	120
1 岁半	4.0	130
3 岁	4.5	140
5 岁	5.0	150
6 岁	5.5	160
8 岁	6.0	180
12 岁	6.5	200
16 岁	7.0	210

注:法制号＝3.14(Ⅱ)×气管内径。

(二)气管切开

由于成功应用气管插管,气管切开在呼吸急救中的应用较过去减少。与气管插管比较,切开可减少呼吸道解剖无效腔,便于吸痰,可长时间应用,不妨碍经口进食,但是手术创伤较大,肺部感染和气管损伤等并发症机会增多,更不能多次使用。气管切开适应证随年龄和病种不同而异。

小婴儿气管切开并发症较多,且易使病程拖延,目前已很少应用。在儿童可望1～2周内病情有明显好转者,也大多用气管插管。若病情虽有好转,仍需继续用呼吸机治疗时,则应考虑气管切开。病情难以在短时间恢复的神经肌肉系统疾病病儿由于气管切开对保持呼吸道通畅和患儿安全有重要作用,切开不宜过迟,以免贻误治疗时机。严重呼吸衰竭患儿最好在气管插管和加压给氧下进行手术,气管切开后即应用呼吸机辅助呼吸,以确保安全。

目前国内大医院较多应用塑料气管切开套管,进口的塑料套管与套囊合而为一,没有内管,质地较柔软,对患儿较舒适,但要防止痰痂堵管。婴儿应用也有不带套囊的塑料套管,包括内、外管的银制套管已很少用。在年长儿机械通气应用时要外加套囊充气,以防漏气。气管切开的并发症较气管插管明显为多,包括感染、出血、气胸等,气管黏膜可因套管长期压迫而水肿、缺血、坏死。

九、呼吸衰竭治疗新进展

(一)肺表面活性物质(PS)治疗

1.成分、作用、制剂

PS是一个极为复杂的系统,它是肺脏本身维持其正常功能而产生的代谢产物,主要成分是饱和卵磷脂,还有少量蛋白,其主要作用是降低肺泡气液界面表面张力,但其作用远不止于此,其他方面的作用还包括防止肺水肿、保持气道通畅和防御感染等。

PS的应用可以从力学结构改善肺功能,使因PS缺乏而萎陷的肺容易扩张,这比现有的方法用呼吸机使肺在正压下吹张,更接近生理要求,从而减少或缩短呼吸机应用时间及并发症。肺表面活性物质治疗还可阻断因其缺乏引起的恶性循环,提供体内合成的原料,为PS缺乏引起的呼吸衰竭提供了全新的治疗途径。

2.临床应用

RDS早期气管内滴入已成为西方先进国家治疗常规,它能改善氧合,缩短应用呼吸机时间,减少并发症,降低病死率。注入的PS能被肺组织吸收再利用,通常只需给药1～2次,最多3次。给药后由于肺泡扩张,换气功能改善,血氧分压迅速升高,肺的静态顺应性也有所改善,$PaCO_2$下降,胸片肺充气改善是普遍现象;应用呼吸机所需通气压力和吸入氧浓度也因肺部情况好转而下降,使肺损伤机会减少。

由于气道持续正压(CPAP)对RDS肯定的治疗作用,且所需设备简单,已有多篇报告肯定了PS和CPAP联合应用的治疗效果,它可成为减少或不用呼吸机治疗RDS的新方法,这对体重较大,中等病情早期患儿更适用。有对照的研究表明,PS+CPAP与PS+IMV的治疗方法比较,气胸和颅内出血在前者均较少,需治疗时间也较短。

PS在其他疾病所致呼吸衰竭患儿的应用效果不如RDS。肺表面活性物质减少在ARDS或其他肺损伤时的改变是继发的,肺Ⅱ型细胞受损害影响PS的合成与分泌,肺内渗出成分(血浆蛋白、纤维蛋白原等)和炎性产物对PS的抑制也是一个重要原因。

(二)吸入NO

1.临床应用

通常与呼吸机联合应用,目前的趋势是应用偏低的浓度,为10～20 ppm,甚至1～5 ppm也有效。治疗反应与吸入浓度是否平行,文献报告结果不一,重要的是根据具体患者的反应调整浓度。

在呼吸衰竭患儿吸入 NO 改善氧合的效果与患儿肺部情况和呼吸机的应用方法有关。通常在早期应用或致病因素较单一者中,效果较好。ARDS 致病因素复杂,低氧血症不是影响预后的唯一因素,其应用效果较差。但吸入 NO 是否有良好反应可作为判断患儿预后的参考指标。肺的通气情况影响治疗效果。在有病变的肺,用高频通气或肺表面活性剂使肺泡扩张,有利于 NO 的进入,能达到较好治疗效果。在有肺病变时,吸入 NO 可有改善通气作用。因 NO 使肺血管扩张,可改善有通气、无血流肺泡的呼吸功能,使无效腔减少。

2.吸入 NO 的不良影响

吸入 NO 的浓度必须严格控制,因为浓度过高会对患儿造成危害。

(1)高铁血红蛋白增加:NO 吸入后,进入体循环与血红蛋白结合而失活,不再有扩张血管作用,同时形成没有携氧能力的高铁血红蛋白。因此,在 NO 吸入时要注意监测高铁血红蛋白的变化。临床应用的 NO 浓度 20～40 ppm 或更低,高铁血红蛋白的生成通常不会超过 1%～2%。

(2)对肺的毒性:NO 与 O_2 结合生成 NO_2 红色气体,对肺有明显刺激,可产生肺水肿。NO_2 生成速度与吸入 NO 浓度、氧浓度及氧与 NO 接触时间有关,也受呼吸机类型的影响。根据美国职业安全和卫生管理局规定,工作环境中 NO 的安全浓度应小于 6 ppm。

(3)其他毒副作用:进入体循环的 NO 与血红蛋白结合产生高铁血红蛋白,或 NO 与氧结合产生 NO_2,对肺有损伤作用,由于应用技术的改进,目前已大都不成问题,但吸入 NO 可延长出血时间。新生儿肺动脉高压(PPHN)吸入 40 ppm,NO15 分钟,出血时间延长 1 倍(血小板计数与血小板聚集正常),停用 NO 后可于短时间内恢复。长时间吸入 NO 产生脂类过氧化反应及 NO 浓度过高对肺表面活性物质失活的影响值得重视。

十、并发症及其防治

呼吸衰竭的并发症包括呼吸衰竭时对机体各系统正常功能的影响及各种治疗措施(主要是呼吸机治疗)带来的危害,以下列举常见并发症。

(1)呼吸道感染。

(2)肺不张。

(3)呼吸肌与肺损伤。

(4)气管插管及气管切开的并发症。

(5)肺水肿与水潴留。

(6)循环系统并发症。

(7)肾脏和酸碱平衡。

十一、婴幼儿呼吸衰竭

本部分介绍发病最多,有代表性的是重症婴幼儿肺炎呼吸衰竭。肺炎是婴幼儿时期重要的常见病,也是住院患儿最重要的死因;主要死于感染不能控制而导致的呼吸衰竭及其并发症。对婴幼儿肺炎呼吸衰竭病理生理的深入认识和以此为基础的合理治疗,是儿科日常急救中的一项重要工作。

(一)通气功能障碍

肺炎患儿呼吸改变的特点首先是潮气量小,呼吸增快、表浅(与肺顺应性下降有关)。病情发展较重时,潮气量进一步减小。因用力加快呼吸,每分通气量虽高于正常,由于生理无效腔增大,实际肺泡通气量却无增加,仅保持在正常水平或略低;动脉血氧饱和度下降,二氧化碳分压稍有增高。病情危重时,患儿极度衰竭,无力呼吸,呼吸次数反减少,潮气量尚不及正常的 1/2,生理无效腔更加增大,通气效果更加低下,结果肺泡通气量大幅度下降(仅为正常的 1/4),以致严重缺氧,二氧化碳的排出也严重受阻,动脉血二氧化碳分压明显增高,呈非代偿性呼吸性酸中毒,pH 降到危及生命的水平,平均在 7.20 以下。缺氧与呼吸性酸中毒是重症肺炎的主要死因。在危重肺炎的抢救中,关键是改善通气功能,纠正缺氧和呼吸性酸中毒。

(二)动脉血气检查

婴幼儿肺炎急性期动脉血氧下降程度依肺炎种类而不同,以毛细支气管炎最轻,有广泛实变的肺炎最重,4 个月以下小婴儿肺炎由于代偿能力弱、气道狭窄等因素,PaO_2 下降较明显。换气功能障碍是引起 PaO_2 下降最重要的原因,肺内分流引起的缺氧最严重,合并先天性心脏病则 PaO_2 下降更低。肺炎患儿动脉 $PaCO_2$ 改变与 PaO_2 并不都一致,$PaCO_2$ 增加可有肺和中枢两方面原因。

(三)顺应性与肺表面活性物质

肺炎时肺顺应性大多有不同程度下降,病情越重,下降越明显,其原因是多方面的,炎症渗出、水肿、组织破坏均可使弹性阻力增加。另外,炎症破坏肺Ⅱ型细胞,使肺表面活性物质减少和其功能在炎性渗出物中的失活,均可使肺泡气液界面的表面张力增加,降低肺顺应性。我们观察到肺病变的轻重与顺应性及气管吸出物磷脂的改变是一致的,肺病变越重,饱和卵磷脂(肺表面活性物质主要成分)越低,顺应性也越差。顺应性下降是产生肺不张,引起换气障碍和血氧下降,以及肺扩张困难,通气量不足的一个基本原因。肺顺应性明显下降的肺炎患儿提示肺病变严重预后不良。上述改变为这类患儿用肺表面活性物质治疗提供了依据。

(四)两种不同类型的呼吸衰竭

1.呼吸道梗阻为主

这类患儿肺部病变并不一定严重,由于分泌物堵塞和炎症水肿造成细支气管广泛阻塞,呼吸费力导致呼吸肌疲劳,通气量不能满足机体需要。缺氧的同时都合并有较重的呼吸性酸中毒,引起脑水肿,较早就出现中枢性呼吸衰竭,主要表现为呼吸节律的改变或暂停,这种类型多见于小婴儿。

2.肺部广泛病变为主

此类患儿虽然也可能合并严重的呼吸道梗阻,但缺氧比二氧化碳潴留更为突出。因这类病儿肺内病变广泛、严重,一旦应用呼吸机,常需要较长时间维持。

以上是较典型的情况,临床常见的是混合型,难以确切区分,但不论何种类型,若得不到及时治疗,不能维持足够通气量将是最终导致死亡的共同原因。

(五)几个有关治疗的问题

1.针对病情特点的治疗原则

近年来重症肺炎患儿的呼吸衰竭,因广泛严重病变引起者已较少见,而主要是呼吸道梗阻、呼吸肌疲劳引起的通气功能障碍,如果及时恰当处理,大多能经一般内科保守治疗解决,少数需做气管插管进行机械呼吸。对后者应掌握"早插快拔"的原则,即气管插管时机的选择不要过于保守(要根据临床全面情况综合判断,而不能只靠血气分析),这样可及时纠正呼吸功能障碍,保存患儿体力,避免严重病情对患儿的进一步危害。由于通气和氧合有了保证,病情会很快好转,而病情改善后又要尽早拔管,这样可最大限度地减少并发症。

2.应用呼吸机特点

由于重症肺炎患儿肺顺应性差,气道阻力大,应用呼吸机的通气压力偏高,通常在 2.0～2.5 kPa(20～25 cmH$_2$O),不宜超过 3.0 kPa(30 cmH$_2$O)。为避免肺损伤,潮气量不应过大,为避免气体分布不均匀,机械呼吸频率不宜太快,一般在 25～30 次/分。为发挥自主呼吸能力,开始即可应用间歇强制通气(IMV 或 SIMV),并加用适当的 PEEP,吸入氧的浓度要根据血氧分压调节,宜在 30％～60％。由于呼吸机的应用保证了必要的通气量,不需再用呼吸兴奋剂,如患儿烦躁,自主呼吸与机械呼吸不协调,可适当应用镇静剂(安定、水合氯醛),很少需用肌肉松弛剂。

3.肺水肿

肺炎患儿多数有肺水肿,轻者仅见于间质,难以临床诊断,重者液体渗出至肺泡。肺水肿与炎症和缺氧引起的肺毛细血管渗透性改变有关。肺水肿还可发生于输液过多、气胸复张后或支气管梗阻解除后;胸腔积液短时间大量引流也可发生严重肺水肿。应用快速利尿剂(呋塞米 1 mg/kg,肌内注射或静脉注射),可明显减轻症状。严重肺水肿应及时应用呼吸机进行间歇正压呼吸,并加用 PEEP,以利肺泡内水分回吸收。为防止肺水肿,液体摄入量应偏少,尤其静脉入量不宜多,婴幼儿通常以每天总入量在 60～80 mL/kg为宜。

4.难治的肺炎

目前难治的肺炎主要是那些有严重并发症的肺炎,其治疗重点应针对病情有所不同。合并先天性心脏病的患儿由于肺血多,伴肺动脉高压,心功能差,感染反复不愈,应积极改善心功能,对肺动脉高压可应用酚妥拉明,必要时试用吸入一氧化氮,其根本问题的解决在于手术矫正畸形。合并营养不良的患儿,由于呼吸肌力弱,呼吸肌疲劳更易发生,同时免疫能力低下,影响机体战胜感染,应特别注意营养支持和增强免疫力。严重感染合并脓气胸者在成功的胸腔引流情况下,必要时仍可应用呼吸机,但压力宜偏低或应用高频通气,以利气胸愈合。强有力的抗生素和一般支持疗法必不可少。病变广泛严重,低氧血症难以纠正的可试用肺表面活性物质,也可试用吸入 NO,但这方面尚缺乏足够经验。

(韩炳鑫)

第十四节　胸 壁 畸 形

胸壁畸形的范围如同各种骨骼疾病一样广泛,临床常见的主要有两大类,即:漏斗胸和鸡胸,另外比较少见的还有 Poland 综合征、胸骨缺损等。漏斗胸比鸡胸更常见,两者发病率为 5∶1。这两种疾病都是男孩比女孩发病率高(4∶1)。然而,两者不同的是,漏斗胸常常(90％以上病例)在出生后 1 年内引起注意,而鸡胸往往在 10 岁后才被关注。这两种畸形常都在青春期前期或青春期时产生严重损害,导致多数儿童在青少年时期才寻求治疗。儿童胸廓畸形一般难以自行修复,而且随年龄增加胸壁畸形产生的心理问题常常比生理问题大得多。

一、漏斗胸的手术治疗进展

(一)发病机制及临床表现

漏斗胸是最常见的胸壁畸形,发病率一般为 1‰～4‰,也有高达 8‰ 的报道,占所有胸壁畸形的 90％以上。漏斗胸是一种先天性畸形,有 10％～20％的患儿有明确家族史,男性较女性多发,约为 4:1。漏斗胸的具体病因一直不完全清楚,有人认为是肋骨生长不协调,过长的肋骨挤压使胸骨向后凹陷所致,也有人认为系附着于胸骨下端的膈肌中心腱过短,使胸骨和剑突受到向后的牵拉而凹陷所致,甚至还有人认为是呼吸道狭窄等原因,各种学说均缺乏合理解释全部体征及病理改变的依据,尚待更多的研究来确证。但漏斗胸的发病与"缺钙"无关却被认可,因 90％的患者于出生后半年内被发现畸形的存在,而且无论患儿怎样积极地进行"补钙"治疗,畸形仍不能得到有效改善,反而随着患者的生长发育越来越严重。另也有少数在胸部手术(如先天性心脏病的手术)后继发漏斗胸者。

漏斗胸主要特点是前胸壁的凹陷畸形(漏斗状),常是第 4～8 肋软骨从肋-软骨连接的内侧或外侧向脊柱方向凹陷而构成漏斗的两侧壁,下陷的胸骨构成漏斗的最低点。漏斗胸的临床表现随畸形的程度而有所不同,程度较轻者多无心肺功能损害而无症状,但随着畸形程度的加重,呈现两肩前倾、后背弓状、前胸下陷和腹部膨隆,低位肋骨边缘的突起和呼吸动力学的异常,深吸气时胸骨反常凹陷的典型漏斗胸体征。大多数胸廓畸形的患儿养成一种特殊的胸廓姿势,主要特征是斜耸的肩和过度弯曲的脊柱,好像患儿有驼背(脊柱后突)一样,上述问题常可在手术矫正缺陷后得到解决。有的患者可以发生二尖瓣脱垂,心前区可听到功能性心脏杂音。漏斗胸畸形可以是对称的,也可以是非对称的,年龄小的漏斗胸患儿畸形常呈对称性,而随着年龄的增长可表现出非对称性并伴有胸骨的旋转,部分出现脊柱侧弯及其他继发畸形,因此大龄患儿或成年人患者的不对称性较小龄患儿多,脊柱侧弯的比例也增加,这似乎提供了发病机制上"肋骨生长不协调"理论的部分证据。随着畸形程度的加重,患儿心肺受到凹陷胸壁的压迫,可出现呼吸循环系统的症状,表现为活动后心悸、气喘、心前区疼痛、肺活量减少、残气量增多、反复发生呼吸系统感染。患儿常喜静而不好动,运动耐受量降低,尤其是大龄患者由于胸廓畸形而不愿参加体育活动,性格内向甚至精神抑郁而出现心理障碍,如情绪波动、抑郁、过度害羞、缺乏自信、感情不稳定,甚至自杀倾向等,这被认为可能是对患者更严重的影响,而且常是大龄患儿就诊的首要原因。胸廓畸形的患者可合并其他肌肉骨骼的异常(高达 20％),例如脊柱侧弯(约 10％)、脊柱后突、肌病、Marfan 综合征、Poland 综合征、Pierre-Robin 综合征、Prune-bely 综合征、神经纤维瘤病、结节状硬化症、先天性膈疝、脊柱骺软骨发育不全和 Ehlers-Danlos 综合征等,而且约 2％的患者同时患有先天性心脏病。

胸壁畸形主要需做影像学检查,漏斗胸应常规摄 X 线胸片(正侧位)及胸部 CT 扫描,以帮助判断畸形程度及有无合并畸形,漏斗胸的胸部 CT 及 X 线片上一般可见前胸壁凹陷而不对称,心影向左侧胸腔移位。另外胸部 X 线后前位和侧位片可以计算胸廓指数(Haler index),用胸部 CT 片测量则更为准确,即于胸骨下陷最低点平面测量胸廓内侧最大横径和胸骨后缘与相应椎体前缘的最短距离的比值,该值大于 3.2 即为中重度以上,需要手术治疗。

重度漏斗胸患者心脏超声波检查可以显示心肌与前胸壁的接触面积增大,或发现合并的心脏畸形,心电图检查可以出现心律不齐或右束支传导阻滞。肺功能检查可以记录到漏斗胸患儿有不同程度的小气道通气受损和通气储备功能的降低。

(二)治疗原则及方法

最初对漏斗胸的治疗仅是为了改善畸形胸廓的外观,后来认识到手术除了矫正凹陷的外观,还可防止心肺功能损害。应予强调的是,漏斗胸病因与钙磷代谢障碍无关,不能通过补钙来进行治疗和改善,但目前很多家长和一些非专科医务人员尚未能正确认识,仍错误地希望通过补钙、

101

服鱼肝油、注射维生素 D 等来进行治疗，却于事无补。手术是治疗漏斗胸唯一有效的方法，过去认为手术矫正的最适宜年龄一般为 3～6 岁，对严重患儿的手术年龄可提前，现开展的 Nuss 微创漏斗胸矫治手术的年龄一般仍在 3 岁以上。当然，大龄患儿及成人患者也可手术治疗。过去的主要手术类型有胸骨翻转术、胸骨上举术（Ravitch 术）及其改良术式等，但由于近年来流行的微创漏斗胸矫正术（Nuss 手术）创伤小，前胸壁无瘢痕，矫正效果美观，更受患者和医师的欢迎，使用日益普遍，呈取代过去手术之势。

（三）手术治疗进展

漏斗胸的手术治疗始于 Meyer（1911）和 Sauerbruch（1920）等的报道，随后 Wada 等设计了一种翻转胸骨及其相应肋骨治疗漏斗胸的术式（胸骨翻转术），较多应用于临床。1949 年 Ravitch 手术（即胸骨上举术）问世后，经实践中不断改良和完善，使漏斗胸的治疗取得了很大进展，关于漏斗胸的明确诊断标准和特殊的手术治疗步骤才有了细节性描述。Ravitch 手术是一种直到不久前还在较广泛使用的矫正胸廓畸形的手术方式：肋软骨膜下切除肋软骨，通过截骨术松解游离胸骨，保证胸骨位于前位（常需要放置一根支撑钢棒）。如果使用内固定棒，需将其缝合固定在肋骨膜的末端以防其移动，内固定棒最早可在术后 6 个月以后取出。那些与漏斗胸同时存在的畸形如先天性心脏病和脊柱侧弯也能一期矫形完成。Rav-itch 手术一时成为治疗漏斗胸应用最广泛的术式，而胸骨翻转术的应用逐渐减少，对那些较轻的漏斗胸畸形，有人采用皮下间隙填充硅胶来矫形，但这对增加胸腔容积没有作用，未能得到广泛应用。国内外许多学者曾用不同的改良术式降低 Ravitch 手术对漏斗胸患者的创伤和并发症，取得了一定效果，但对合并扁平胸等情况，疗效依旧有限。

改良 Ravitch 手术的一个最易想到的并发症是获得性 Jeune 综合征，在年幼患儿中更常见，又称胸壁受限症（由 Haler 及其助手在 1996 年报道）。这些患者有严重的呼吸受限症状，主要是因为胸壁不能生长导致了限制性肺部疾病。有这种并发症的患者大多数都在手术中切除了 5 对以上的肋软骨，且所有人都是在 5 岁前做的手术。随着年龄增长，这些患者呼吸困难的症状逐渐加重，难以忍受。部分患者反复出现严重的肺炎，这些患者都有一个小的、坚硬、无弹性的前胸壁，躯干瘦长，腹式呼吸，膈肌几乎不能向下移动。有趣的是，胸廓畸形却不再复发。患者的表现类似于先天性的畸形，如窒息性胸部软骨发育障碍或 Jeune 综合征。这些患者部分可通过手术进行治疗，在做肋骨松解性离断并切除畸形的肋软骨后，用 Rehbein 金属板将胸骨支持抬高到一个较高的位置。

漂浮胸骨是指胸骨与胸壁的骨性连接只通过胸骨柄处连接。胸骨不连接的主要表现形式是纤维连接和瘢痕组织。目前的假说认为其发病机制是过度切除肋软骨及肋软骨膜后新的肋软骨缺乏再生及与胸骨的连接能力。这种病态表现可在最初的胸部修复术后存在多年。它会导致明显的胸痛、胸壁不稳定及呼吸功能紊乱，这些也是需要矫治的指征。手术修复内容包括移动胸骨侧前缘，去除纤维化的肋软骨膜，行胸骨前面的截骨术和用 Adkins 棒在胸骨后支撑胸骨。

1997 年，Nuss 首次报道了一种微创漏斗胸矫正术（minimaly invasive technique for repair of PE，MIRPE），其从胸骨后置入一弧形钢板将下陷的前胸壁顶起，不需广泛游离胸大肌瓣、不切除肋软骨和不做胸骨截骨即可矫治漏斗胸，从而实现了漏斗胸的微创矫形手术。由于该手术不需前胸壁切口，不做任何截骨，具有操作简单、微创、手术时间短、出血少、恢复快、矫形效果好、早期恢复体能（胸壁稳定和胸廓张力与弹性正常）、前胸壁无瘢痕等优点，并且完全改变了传统漏斗胸手术治疗的理念，使得对漏斗胸的认识和手术治疗原理发生了重大变化，随后其开始在欧美等国家逐步推广、应用,由于日益广泛的普及开展,现在 Nuss 手术已成为比微创漏斗胸矫正术(minimaly invasive technique for repair of PE,MIRPE)更有名的手术。我国于 21 世纪初开始采用 Nuss 手术治疗漏斗胸患者,也逐渐推广并取得了较好的早中期效果,很快被外科医师及患者家属认可,受到小儿外科界的欢迎。

(四)微创手术矫正漏斗胸的发展、演变及手术指征

自从 1997 年美国 Nuss 等介绍了其微创治疗漏斗胸手术方法以来,有关漏斗胸的治疗发生了根本的改变,微创成为外科矫治漏斗胸的趋势。大量的临床观察为利用微创手术(Nuss 手术)矫治漏斗胸畸形提供了理论基础,其理由是第一,儿童有一个软而有延展性的胸廓;第二,患有肺气肿的成年患者会形成桶状胸说明了胸廓能够再塑形。如果年龄大的人的胸廓都能再塑形的话,那么只要给儿童或青少年的前胸壁一定逐渐增加的延展力,那么他们的胸廓也能再次成形;第三,利用一定的支撑或内固定装置,矫形外科医师和矫形口腔科医师能够矫正骨骼畸形,如脊柱侧弯、畸形足、上下颌不正等。因为前胸壁有良好的弹性和延展性,因此也很适合这种矫形。上述观察导致了以下观点的形成:即通过一侧胸部的小的切口将一根弯曲凸起的金属棒放置到胸骨下,就能矫正漏斗胸矫形。Donald Nuss 医师根据此原理而设计了著名的 Nuss 手术——微创漏斗胸修复术(MIRPE)。早期 Nuss 手术为胸膜腔内手术,在应用穿通器时,盲目性大,术中易发生气胸、误伤,有时甚至误伤纵隔内脏器,常需胸腔引流,术后疼痛时间长,患者术后出现钢板移位、翻转等并发症多也较为常见。近年来,有许多关于 Nuss 手术改良方法的报道,主要是针对器械和固定方法的改良,包括:固定翼的应用、专用器械的出现(如:导引器、翻转器等)、"3点法"固定、用不锈钢丝将钢板与肋骨直接绑定等,这些都大大降低了术中、术后并发症的出现,并使得手术对病变胸廓的损伤和重建后胸廓的生长发育的影响减小。经过对早期 Nuss 术式的不断改良,其安全性和并发症均较前有了明显改进,微创是目前手术矫治漏斗胸的发展趋势。

1.Nuss 手术指征的选择

目前对漏斗胸患儿行 Nuss 手术的理想年龄仍旧存在争议,文献中报道施行 Nuss 手术的最小年龄为 1 岁,最大年龄为 46 岁,有学者提出手术年龄应在 2~5 岁,部分学者认为手术的最佳年龄为 6~12 岁,而在临床实际工作中一般掌握的手术年龄为 3 岁以上。但年龄并非绝对因素,如有漏斗胸造成的心肺功能障碍或症状、畸形进行性加重,可考虑提前手术,对大龄儿童及成年患者,只要有手术指征和要求,也应予以治疗,而不受年龄限制,同时手术的目的不是单纯减轻和消除漏斗胸对心肺功能的影响、改善外观,纠正心理损害也是重要的手术指征。

一般认为漏斗胸患者行 Nuss 手术的指征包括:①CT 检查 Haler 指数>3.2;②呼吸道症状,如肺不张、易患上呼吸道感染、肺功能检查提示限制性通气障碍、肺活量降低;③心电图、超声心动图检查发现不完全右束支传导阻滞、心脏瓣膜脱垂等异常;④畸形程度进展且症状加重;⑤行各种术式复发或失败的 PE 患者;⑥已造成极大心理影响,因而强烈要求矫正外观的患儿及其家属或大年龄及成年患者。如果有两个或两个以上的表现,就有足够的手术理由。

2.手术步骤及方法

术前准备除一般常规外,CT 检查是必要的,它可较好地对漏斗胸进行估计,尤其是可以了解胸骨后纵隔前间隙的情况,以便于术中操作,减少损伤。另外还需在平卧安静状态下,用软金属条模拟患儿最凹陷处肋间前胸壁轮廓形状,以此为模板将特制的肋骨矫形钢板塑形,钢板长度以接近而不超过两侧腋中线为益。

Nuss手术的具体步骤、程序如下:手术均采用气管插管静脉复合麻醉,患者呈仰卧位,脱去上衣,双臂上抬近肩,背部垫高,完全暴露胸前壁;用标记笔在胸壁凹陷最深部位以下进行标记,保证它是胸骨的最低点。选特制的合适长度的不锈钢板(Nuss钢板)按预想胸廓外观(可以用模板实际测量患者胸廓后,再将选定的相应尺寸的Nuss钢板根据模板形状先加工)进行预塑形后消毒。再分别于左右腋中线与平凹陷最深点平面的皮肤标记线相交处向外侧做一长约2 cm的水平皮肤切口,如用胸腔镜辅助手术,切开皮肤后,分离肌层至肋间隙,切口前方至最高点做长为2~3 cm肌层下隧道,经右侧切口肋间穿刺置入5 mm的套管针,CO_2人工气胸压力0.7~0.8 kPa(5~6 mmHg),置入胸腔镜,胸腔镜直视监测下用特制导引器从右侧切口经肌层下隧道肋骨最高点入胸,沿胸骨后穿过纵隔至对侧胸腔从左侧对应点出胸,在导引器头端用系带拴住已塑形好的特制肋骨矫形板(Nuss钢板)凸面朝后拖过胸骨后方,至左侧导引器入口处出胸腔,调整好钢板位置,用翻转器将钢板翻转180°后,确定其匹配程度,太紧可导致无法安置固定翼,或术后影响患儿胸壁生长发育,太松术后出现钢板移位或翻转可能性增大,必要时需用钳式折弯器再次塑形钢板。在钢板一端或两端安置固定片(一般年幼患儿仅需一端,对年长患儿及胸廓较宽患儿可取双侧固定片固定,以增强稳定性),必要时可用丝线或钢丝经固定片侧孔将其缝合于对应的肋骨上,以增强稳定性,用硅胶管抽尽胸腔内气体后关闭胸腔,或留置一引流管接闭式或负压引流瓶,将肌层及筋膜缝合并包埋固定片与钢板,缝合或生物胶粘合皮肤。

如在非胸腔镜辅助下进行手术,前面步骤基本一致,不同处是从左侧切口将导引器穿过胸壁(而用胸腔镜辅助手术者一般是经右侧进入),使其弧形尖端朝上紧贴胸骨后穿过纵隔前间隙(在胸膜外进行),以避免与心脏或心包密切接触,然后从对侧肋间穿出,同样将导引器头端用系带拴住已塑形好的特制肋骨矫形板(Nuss钢板)凸面朝后导入隧道拖出胸腔,其余步骤也与用胸腔镜者基本相同,但不需最后胸腔引流或排气的过程,并且在非胸腔镜辅助下进行手术,整个手术操作在胸膜外进行,创伤更小,当然也要求术者要有丰富经验。术前一定要做CT扫描了解胸骨后间隙及解剖关系,在穿过导引器的时候可以尽量避免意外损伤。术后使用镇痛镇静剂,留院观察5~6天左右,术后4~12周可逐渐恢复全面活动,通常情况下于术后2~4年取出钢板。提倡患者术后在健身专家指导下锻炼胸大肌、三角肌、腹直肌和背阔肌。这样可以促进胸部的正常塑形及发展健康的肌肉组织。健身早期,患者可能会担心钢板的位置。一般来说这个问题在手术2~3个月后即不用担心。有的患者在Nuss手术后1年内长成了不同形状的鸡胸,这可能是因为钢板对漏斗胸矫枉过正的原因,必要时可调整钢板形状。

大部分患儿都可以采用上述手术方式,对于年长患儿或成年人凹陷呈非对称性或者局部凹陷严重(伴胸骨的旋转),合并扁平胸者,可用2根以上肋骨矫形板,以增强支撑力;对于占漏斗胸手术病例1/3~1/2的非对称性漏斗胸,可采用斜行放置钢板和/或不规则Nuss钢板支撑板方法予以矫正,具体方法是:对单纯肋软骨长度不一者,采用传统Nuss术式;肋骨和肋软骨不对称畸形较重,但无胸骨旋转者,为使术后胸廓尽量对称,可斜位放置肋骨矫形板,同时调整矫形板在胸壁的进出点;对于胸廓严重不对称、胸骨旋转者,手术中除调整矫形板胸壁进出点,尚可用不规则(个性化)矫形板技术来改进效果。

3.Nuss手术的注意事项、手术效果及并发症

(1)注意事项:Nuss手术创伤小、手术时间短、术中术后无须输血,但在置入矫形器后患儿胸壁、肋骨及胸骨形状位置改变,早期疼痛较明显,可予以静脉止痛泵间断给药。对以胸腔镜引导下的Nuss手术,拔除引流后可进行深呼吸训练,年幼儿可鼓励吹气球;一般手术后1周内不弯

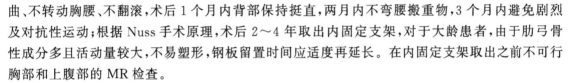

曲、不转动胸腰、不翻滚,术后1个月内背部保持挺直,两月内不弯腰搬重物,3个月内避免剧烈及对抗性运动;根据Nuss手术原理,术后2～4年取出内固定支架,对于大龄患者,由于肋弓骨性成分多且活动量较大,不易塑形,钢板留置时间应适度再延长。在内固定支架取出之前不可行胸部和上腹部的MR检查。

(2)手术效果:对漏斗胸矫正的疗效评价尚无统一标准,Croitoru将疗效分为4级:术前的症状消失及胸廓外观正常为优,术前的症状消失及胸廓外观改善为良,术前的症状改善而胸廓变化不明显为一般,术前已有的症状加重及外观无改善或凹陷复发为失败。Nuss手术较Ravitch手术时间短、术中出血少、术后住院周期短、术后胸廓饱满度、患者及家属满意程度较高。Nuss手术对患者心肺功能的影响还存在争议,资料显示Nuss手术矫正可较好地改善漏斗胸患儿的左心功能,患儿的肺功能也有改善,大龄儿童比年幼患儿改善更为明显,其对生理和心理转归均有积极影响。但也有报道患儿术后早期的肺功能有所下降,尽管在之后有改善,但仍未达到同体重儿的正常水平,还有认为术后肺功能存在降低的趋势。

(3)并发症:与Ravitch术相同,早期Nuss手术后可发生气胸、内固定支架移位、出血、变态反应、胸腔积液、术后感染等。Nuss手术后变态反应在欧美患儿相对常见,国内罕见报道,镍过敏被认为是主要原因,为典型的迟发性Ⅳ型变态反应,淋巴细胞是患者反应的关键。术后发生切口感染不多,术后肺炎、非细菌性心包炎少见,罕见的并发症包括心脏穿通伤、胸廓内动脉损伤、切口大出血、术后内固定支架移位导致的大出血等。其中术后早期因钢板并发症而再手术者可达9%,这种移位可能是90°或180°旋转,或是位置移动。过早剧烈运动可导致内固定松动,12岁以上的青少年发生率较高,可能是因为更大更硬的胸廓对钢板产生了更多的压力,严重的支架移位即意味手术失败。但随着技术改进、改良,如两侧胸壁钢板辅助固定器和第三点固定法的应用,将支架缝合于肋骨或使用2根以上肋骨矫形板等措施可减少内固定移位的发生率。并发症一般大多发生于开展手术的早期,随着手术医师熟练程度的提高,以及各种手术技术的改良,固定方法的改进,并发症已逐渐减少。

4.Nuss手术需要思考的问题

尽管有上述明显的优点,但目前MIRPE手术(Nuss手术)的开展中还是存在一些有争议的问题,主要有以下几个。

(1)手术的合适年龄:即最佳手术年龄是什么时候,3～6岁,6～12岁,或是更大年龄?目前均无一致意见。小年龄时期手术,塑形可能更容易,但2～3年后取出钢板,到了学龄期或青春期后,儿童生长发育加快,是否容易复发?年龄大一点手术,则对心肺压迫影响更大,术后是否还能完全恢复?另外术后疼痛时间更长,不对称型增多,胸骨旋转加重,塑形难度增加,常需放2只钢板,维持时间也延长,这样是否比小年龄时做更有利?

(2)个性化钢板:对不对称型尤其胸骨旋转较重的患者,不少学者提出根据不同患者设计不同的个性化钢板塑型来矫正,但个性化塑型的不对称钢板一般在术后短期确实对外观改善更好,但较长时间保留钢板后,是否会因钢板的不对称使重塑的胸廓又形成偏向另一侧的不对称呢?其对肋骨、胸骨塑型的长期作用效果还有待观察。

(3)钢板的远期影响:粗大的Nuss钢板较长时间安放于胸壁,可导致肋骨、肋软骨生物力学的改变,其对胸壁发育的远期影响尚不清楚。

(4)胸腔镜的使用:手术中是否必须使用胸腔镜,使用胸腔镜后是否可以减少损伤等并发症?因为大多数报道的并发症均是在术中使用胸腔镜情况下发生的。目前国内报道的Nuss手术多为胸腔镜辅助下手术,而国内外对在胸腔镜辅助下行 Nuss 手术是否能较非胸腔镜辅助下减少手术并发症,目前尚无定论。部分学者认为使用胸腔镜技术可获得良好的视野,认为漏斗胸凹陷时心脏纵隔移向左侧,术中胸腔镜监视时宜从右侧入路,从而增强手术的安全可靠性。对一些合并特殊疾病的漏斗胸,如合并膈疝、纵隔内肿瘤等,可用胸腔镜辅助同时予以治疗。对于非胸腔镜辅助下的 Nuss 手术,文献报道发生气胸的比例远较胸腔镜辅助下为少,还有人认为非胸腔镜辅助下的 Nuss 手术可减少手术时间和失血量,而且一旦发现钢板位置不合适,需更换肋间隙时非常方便,并不增加额外的胸膜腔损伤。

(5)术后钢板安放时间:安放时间长一点有利于防止复发,但太长可能影响胸廓发育,而时间太短却又可能增加复发概率,钢板安放多长时间最适当?加用螺钉及钢丝固定有利于钢板的稳定,但同时又可能加重对患儿肋骨生长发育的影响,是否采用目前均还存在争议。

(6)手术对患儿心肺功能的实际影响:目前比较一致地认为手术可以改善心功能状况,但对肺功能的影响仍无定论,有的检测认为术后肺功能得到了不同程度的改善,但很多报告却发现术后肺功能的改善有限,甚至不但没有改善,反而比术前更差,其结果和原因均存争议,术前畸形的严重程度、检测的方法、肺功能检测受主观因素影响较大或是手术打击对与呼吸有关的肌肉造成不同程度损伤、胸廓的改变并没有使其容积增加等原因均被提到,但尚无法确定,有待今后证实。

上述诸多问题均有待较长期的观察和进一步的研究才可能得出结论。

5.小结和展望

Nuss 手术是漏斗胸矫治历史上的革命性创新,因为它有微创、美观等特点,而且有良好的近、中期效果,所以很快得以推崇。对畸形程度不严重、对称性病变特别是扁平胸患儿治疗效果满意,根据不对称患者的畸形表现,采取个性化的内固定钢板给部分患者带来较好的近期矫形效果。Nuss 手术简单易行、对患者创伤小和矫形效果良好,各种改进的微创 Nuss 式也有较多报道,这些都有利于降低内固定支架移位及重要脏器穿通伤的发生率。

Nuss 手术后的短期满意率高于传统的开放性手术,但对大峡谷型漏斗胸(grand canyon PE),漏斗胸合并鸡胸、严重脊柱侧弯等的效果依旧有限,对合并严重肋缘外翻的改善也较差,因此对上述类型患者施行 Nuss 手术的经验尚需继续总结和改进。随着一些改良术式的运用,Nuss 治疗指征也不断扩大,力求创伤更小、手术时间更短、出血少、治疗年龄范围更宽、美容效果更好,将是其长期发展的趋势。同时,有待对漏斗胸患者行 Nuss 手术治疗的适应证、心肺功能变化及中长期疗效等做进一步的临床评价及研究。

二、其他先天性胸壁畸形

其他几种先天性胸壁畸形比较少见,例如,Poland 综合征(Poland's syndrome)是一组包含了胸壁、脊柱及上肢的先天性骨骼肌肉系统的畸形,其发病率为 1/100 000～1/7 000,虽然少数有家族史,但多数为散发,男女之比约为 3:1。Poland 综合征的病变多数发生在右侧,也有双侧发病的。其胸部表现主要有:胸大肌、胸小肌缺失;第 2～4 肋软骨和前方肋骨畸形;背阔肌、三角肌及棘上肌、棘下肌不同程度的发育不良。畸形还包括乳房发育不良或未发育。在男性患者中还可见到皮下脂肪组织发育不良,但女性患者的皮下组织发育不良不易发现。常见的上肢畸形有并指、短指。多数患者有肢体的发育不全,但程度有异,有的是一根手指指骨发育不全,有的是全手手指缺如,甚至整个上肢发育不全。其他合并畸形有脊柱侧弯、高肩胛、右位心、漏斗胸、肾发育不全、脚发育不全,甚至遗传性球形红细胞增多症、白血病、神经母细胞瘤、肾母细胞瘤等。

一般认为胚胎第 6 周时锁骨下动脉血供中断是形成该畸形的原因,称之为"锁骨下动脉血供中断序列征"。胸廓内动脉起始处近端的锁骨下动脉血供中断但椎动脉起始处远端的锁骨下动脉血流正常可导致锁骨下区域的发育不良,进而形成 Poland 综合征。造成血流中断的原因可能是内部机械因素和外部压迫(水肿、出血、颈肋、迷走肌肉、宫内压力以及肿瘤等)共同作用的结果。

Poland 综合征常需外科手术移植肋软骨或肌肉进行矫正。Hester 和 Bostwick 等最先报告用背阔肌转移治疗男性 Poland 综合征的胸部畸形,Haler 等则采用自身肋软骨移植、背阔肌转移术来治疗胸部畸形。无肋骨缺失的轻度畸形可考虑用背阔肌转移来进行治疗,但需注意背阔肌转移术后的近期疗效虽可能较好,一旦发生肌肉萎缩,远期的外形矫正就不令人满意了,而且因提供移植部位的肌肉组织部分被分离移植至别处,提供移植的原部位也有一定萎缩缺损,外观也受影响,造成同侧的胸、背部外观均受累,需要慎重考虑。另外在做背阔肌转移术时,要注意对填入处的妥善处理及重建腋皱襞,否则此处会太过丰满而使前胸壁的下陷显得更为突出。如果患者同时还有其他肌肉发育不良和胸大肌胸骨头未发育(Poland 综合征中较为常见),背阔肌转移就不足以成形胸壁了,有时背阔肌本身就有发育不良,更无法实施背阔肌转移术。如有上述情况,则可选用腹直肌转移或人工硅胶植入来成形胸廓。但对严重的畸形,尤其是有明显肋骨缺损者,其胸腔缺乏骨性胸廓的保护,随呼吸可见局部凹陷或膨起(肺的扩张),容易受伤,而左侧病变者,心脏搏动常清晰可见,此时单纯肌肉转移不能解决问题,需较早行胸骨和肋软骨成形术以保护胸腔内脏,自身肋软骨移植或加人工材料可以修补加强胸壁薄弱处,为内脏提供保护。对皮下组织少这一难题,有人联合硅胶植入和背阔肌转移来弥补单一手术的不足,取得了一定的效果。此种手术的术后早期其病变侧胸壁常有前凸,但肌肉萎缩以后胸壁的外形可逐渐改观。对乳房及乳晕发育不良,甚至未发育的女性患者,需在青春期重建其乳房。此外,用显微外科的方法行游离肌皮瓣移植来重建乳房也已获成功。

由于 Poland 综合征是一组涉及多部位的先天性畸形,而且同一部位的病变程度相差甚大,实际临床工作中,应根据病变的程度和范围制定具体的治疗方案,才可能取得较满意的治疗效果。Vacanti JP 等曾试用组织工程肋软骨治疗 Poland 综合征,其既可修复缺损,又可避免在治疗中造成新的损伤。如能解决体外软骨扩增的速度和量以及传代培养后的反分化问题,这将为治疗 Poland 综合征提供一个比较理想的方法。

其他如胸骨缺损就更为少见,占所有胸壁畸形患者的0.15%,需手术修补缺损的胸骨以保护心脏等胸内器官,以防损伤。

(杨加磊)

第四章 循环系统疾病

第一节 高 血 压

小儿血压超过该年龄组平均血压的 2 个标准差以上,即在安静情况下,若动脉血压高于以下限值并确定无人为因素所致,应视为高血压(表 4-1)。

表 4-1 各年龄组血压正常值

年龄组	正常值(kPa)	限值(kPa)
新生儿	10.7/6.7(80/50 mmHg)	13.4/8(100/60 mmHg)
婴儿	12.1/8(90/60 mmHg)	14.7/9.4(110/70 mmHg)
≤8 岁	(12.1～13.4)/(8～9.4)[(90～100)/(60～70)mmHg]	16.1/10.2(120/70 mmHg)
>8 岁	(13.4～14.7)/(9.4～10.2)[(100～110)/(70～80)mmHg]	17.4/12.1(130/90 mmHg)

小儿高血压主要为继发性,肾脏实质病变最常见。其中尤以各种类型的急慢性肾小球肾炎多见,其次为慢性肾盂肾炎、肾脏血管疾病。此外,皮质醇增多症、嗜铬细胞瘤、神经母细胞瘤及肾动脉狭窄等亦是小儿高血压常见的病因。高血压急症指血压(特别是舒张压)急速升高引起的心、脑、肾等器官严重功能障碍甚至衰竭,又称高血压危象。高血压危象发生的决定因素与血压增高的程度、血压上升的速度及是否存在并发症有关,而与高血压的病因无关。危象多发生于急进性高血压和血压控制不好的慢性高血压患儿。如既往血压正常者出现高血压危象往往提示有急性肾小球肾炎,而且血压无须上升太高水平即可发生。如高血压合并急性左心衰竭,颅内出血时即使血压只有中度升高,也会严重威胁患儿生命。

一、病因

根据高血压的病因,分为原发性高血压和继发性高血压。小儿高血压80％以上为继发性高血压。

(一)继发性高血压

小儿高血压继发于其他病因者为继发性高血压。继发性高血压中80％可能与肾脏疾病有关,如急性和慢性肾功能不全、肾小球肾炎、肾病综合征、肾盂肾炎。其他涉及心血管疾病,如主动脉缩窄、大动脉炎；内分泌疾病，如原发性醛固酮增多症、库欣综合征、嗜铬细胞瘤、神经母细胞瘤等；中枢神经系统疾病及铅、汞中毒等。

(二)原发性高血压

病因不明者为原发性高血压，与下列因素有关。

1.遗传

根据国内外有关资料统计，高血压的遗传度在 60%～80%，随着年龄增长，遗传效果更明显。检测双亲均患原发性高血压的正常血压子女的去甲肾上腺素、多巴胺浓度明显高于无高血压家族史的相应对照组，表明原发性高血压可能存在有遗传性交感功能亢进。

2.性格

具有 A 型性格(A 型性格行为的主要表现是具有极端竞争性、时间紧迫性、易被激怒或易对他人怀有进攻倾向)行为类型的青少年心血管系统疾病的发生率高于其他类型者。

3.饮食

钠离子具有一定的升压作用，而食鱼多者较少患高血压病。因此，对高危人群应限制高钠盐饮食，鼓励多食鱼。

4.肥胖

肥胖者由于脂肪组织的堆积，使毛细血管床增加，引起循环血量和心排血量增加，心脏负担加重，日久易引起高血压和心脏肥大。另外高血压的肥胖儿童，通过减少体重可使血压下降，亦证明肥胖对血压升高有明显影响。

5.运动

对少儿运动员的研究表明，体育锻炼使心排血量增加、心率减慢、消耗多余的热量，从而有效地控制肥胖、高血脂、心血管适应能力低下等与心脑血管疾病有关的危险因素的形成与发展，为成人期心脑血管疾病的早期预防提供良好的基础。

二、临床表现

轻度高血压患儿常无明显症状，仅于体格检查时发现。血压明显增高时可有头晕、头痛、恶心、呕吐等，随着病情发展可出现脑、心脏、肾脏、眼底血管改变的症状。脑部表现以头痛、头晕常见，血压急剧升高常发生脑血管痉挛而导致脑缺血，出现头痛、失语、肢体瘫痪；严重时引起脑水肿、颅内压增高，此时头痛剧烈，并有呕吐、抽搐或昏迷，这种情况称为高血压脑病。心脏表现有左心室增大，心尖部可闻及收缩期杂音，出现心力衰竭时可听到舒张期奔马律。肾脏表现有夜尿增多、蛋白尿、管型尿，晚期可出现氮质血症及尿毒症。眼底变化，早期见视网膜动脉痉挛、变细，以后发展为狭窄，甚至眼底出血和视盘水肿。某些疾病有特殊症状：主动脉缩窄，发病较早，婴儿期即可出现充血性心力衰竭，股动脉搏动明显减弱或消失，下肢血压低于上肢血压；大动脉炎多见于年长儿，有发热、乏力、消瘦等全身表现，体检时腹部可闻及血管性杂音；嗜铬细胞瘤有多汗、心悸、血糖升高、体重减轻、发作性严重高血压等症状。

三、实验室检查

(1)尿常规、尿培养、尿儿茶酚胺定性。

(2)血常规和心电图、胸部正侧位照片。

(3)血清电解质测定，特别是钾、钠、钙、磷。

(4)血脂测定。总胆固醇、甘油三酯、高密度脂蛋白胆固醇、低密度脂蛋白胆固醇、载脂蛋白A、载脂蛋白B。

(5)血浆肌酐、尿素氮、尿酸、空腹血糖测定。

(6)肾脏超声波检查。如血压治疗未能控制,或有继发性高血压的相应特殊症状、体征,经综合分析,可选择性进行下列特殊检查。

(一)静脉肾盂造影

快速序列法,可见一侧肾排泄造影剂迟于对侧,肾轮廓不规则或显著小于对侧(直径相差1.5 cm以上),造影剂密度大于对侧,或输尿管上段和肾盂有压迹(扩张的输尿管动脉压迫所致)。由于仅能半定量估测肾脏大小和位置,且有假阳性和假阴性,目前已多不用。

(二)放射性核素肾图

^{131}I-Hippuran(^{131}I-马尿酸钠)肾图,测^{131}I-Hippuran从尿中排泄率,反映有效肾血流量。^{99m}Tc-DTPA(^{99m}锝-二乙烯三胺戊乙酸)肾扫描,反映肾小球滤过率。肾动脉狭窄时双肾血流量不对称,一侧大于对侧40%~60%;一侧同位素延迟出现;双肾同位素浓度一致,排泄一致。

(三)卡托普利-放射性核素肾图

卡托普利为血管紧张素转换酶(ACEI)抑制剂,由于阻止血管紧张素Ⅱ介导的肾小球后出小动脉的收缩,因此服用卡托普利后行放射性核素肾图检查,可发现患侧肾小球滤过率急剧降低,而血浆流量无明显改变。

(四)肾动脉造影

可明确狭窄是双侧或单侧,狭窄部位在肾动脉或分支,并可同时行球囊扩张肾动脉成形术。如患儿肌酐超过119 mmol/L,则造影剂总量应限制,并予适当水化和扩充容量。

(五)肾静脉血浆肾素活性比测定

手术前准备:口服呋塞米,成人每次40 mg,1天,2次,小儿每次1 mg/kg,1天,2次,共1~2天,并给予低钠饮食,停用β受体阻滞剂,30分钟前给予单剂卡托普利,口服。结果患侧肾静脉肾素活性大于对侧1.5倍以上。

(六)血浆肾素活性测定

口服单剂卡托普利60分钟后测定血浆肾素活性,如果在12 mg/(mL·h)以上,可诊断肾血管性高血压,注意不能服用利尿剂等降压药物。

(七)内分泌检查

血浆去甲肾上腺素、肾上腺素和甲状腺功能测定。

四、诊断

目前我国小儿血压尚缺乏统一的标准,判断儿童高血压的标准常有3种。

(1)国内沿用的标准:学龄前期高于14.6/9.3 kPa(110/70 mmHg),学龄期高于16.0/10.7 kPa(120/80 mmHg),13岁及以上则18.7/12.0 kPa(140/90 mmHg)。

(2)WHO标准:13岁以下者为高于18.7/12.0 kPa(140/90 mmHg),13岁及以上者为18.7/12.0 kPa(140/90 mmHg)。

(3)按Londe建议,收缩压和舒张压超过各年龄性别组的第95百分位数。目前倾向于应用百分位数。百分位是1996年美国小儿血压监控工作组推荐的,根据平均身高、年龄、性别组的标准,凡超过第95百分位为高血压。具体标准见表4-2。

表 4-2　小儿高血压的诊断标准 kPa(mmHg)

年龄(岁)	男	女
3	14.5/8.7(109/65)	14.2/9.1(107/68)
5	14.9/9.5(112/71)	14.7/9.5(110/71)
7	15.3/10.1(115/76)	15.1/9.9(113/74)
9	15.3/10.5(115/79)	15.6/10.3(117/77)
11	16.1/10.7(121/80)	16.2/10.5(121/79)
15	17.4/11.1(131/83)	17.1/11.1(128/83)
17	18.1/11.6(136/87)	17.2/11.2(129/84)

　　诊断高血压后进一步寻找病因,小儿高血压多数为继发性。通过详细询问病史,仔细体格检查,结合常规检查和特殊检查,常能做出明确诊断。经过各种检查均正常,找不出原因者可诊断为原发性高血压。

五、高血压急症处理原则

　　(1)处理高血压急症时,治疗措施应该先于复杂的诊断检查。

　　(2)对高血压脑病、高血压合并急性左心衰竭等高血压危象应快速降压,旨在立即解除过高血压对靶器官的进行性损害。恶性高血压等长期严重高血压者需比正常略高的血压方可保证靶器官最低限度的血流灌注,过快过度地降低血压可导致心、脑、肾及视网膜的血流急剧减少而发生失明、昏迷、抽搐、心绞痛或肾小管坏死等严重持久的并发症。故对这类疾病患儿降压幅度及速度均应适度。

　　(3)高血压危象系因全身细小动脉发生暂时性强烈痉挛引起的血压急骤升高所致。因此,血管扩张剂如钙通道阻滞剂、血管紧张素转换酶抑制剂及 α 受体阻滞剂、β 受体阻滞剂的临床应用,是治疗的重点。这些药物不仅给药方便(含化或口服),起效迅速,而且在降压同时,还可改善心、肾的血流灌注。尤其是降压作用的强度随血压下降而减弱,无过度降低血压之虑。

　　(4)高血压危象常用药物及高血压危象药物的选择参考,见表 4-3 和表 4-4。

表 4-3　高血压危象常用药物

药物	剂量及用法	起效时间	持续时间	不良反应	相对禁忌
硝苯地平	0.3～0.5 mg/kg	含化 5 分钟;口服 30 分钟	6～8 小时	心动过速,颜面潮红	
卡托普利	1～2 mg/(kg·d)	口服 30 分钟	4～6 小时	皮疹、高钾血症,发热	肾动脉狭窄
柳胺苄心定	20～80 mg 加入葡萄糖注射液中,2 mg/min 静脉滴注(成人剂量)	5～10 分钟		充血性心力衰竭、哮喘心动过速、AVB 二度以上	
硝普钠	1 μg/(kg·min)开始静脉滴注,无效可渐增至 8 μg/(kg·min)	即时	停后 2 分钟	恶心,精神症状,肌肉痉挛	高血压、脑病
氯苯甲噻二臻	每次 5 mg/kg 静脉注射,无效 30 分钟可重复	1～2 分钟	4～24 小时	高血糖呕吐	

药物	剂量及用法	起效时间	持续时间	不良反应	相对禁忌
肼屈嗪(HD)	每次 0.1～0.2 mg/kg 静脉注射或肌内注射	10 分钟	2～6 小时	心动过速,恶心呕吐	充血性心力衰竭,夹层主动脉瘤

表 4-4　高血压急症药物选择

高血压危象	药物选择	高血压危象	药物选择
高血压脑病	NF、CP、LB、diazoxide、NP	急性左心衰竭	NP、CP、NF
脑出血	LB、CP、NF	急进性高血压	CP、NF、HD
蛛网膜下腔出血	NF、LB、CP、diazoxide	嗜铬细胞瘤	PM(酚妥拉明)、LB

六、高血压急症的表现

在儿童期高血压急症的主要表现:①高血压脑病;②急性左心衰竭;③颅内出血;④嗜铬细胞瘤危象等。现分析如下。

(一)高血压脑病

高血压脑病为一种综合征,其特征为血压突然升高伴有急性神经系统症状。虽任何原因引起的高血压均发生本病,但最常见为急性肾炎。

1.临床表现

头痛并伴有恶心、呕吐,出现精神错乱,定向障碍、谵妄、痴呆;亦可出现烦躁不安,肌肉阵挛性颤动,反复惊厥甚而呈癫痫持续状态。也可发生一过性偏瘫,意识障碍如嗜睡、昏迷;严重者可因颅内压明显增高发生脑疝。眼底检查可见视网膜动脉痉挛或视网膜出血。脑脊液压力可正常亦可增高,蛋白含量增加。

本症应与蛛网膜下腔出血、脑肿瘤、癫痫大发作等疾病鉴别。蛛网膜下腔出血常有脑膜刺激症状,脑脊液为血性而无严重高血压。脑肿瘤、癫痫大发作亦无显著的血压升高及眼底出血。临床确诊高血压脑病最简捷的办法是给予降压药治疗后病情迅速好转。

2.急症处理

一旦确诊高血压脑病,应迅速将血压降至安全范围之内为宜 [17.3/12.1 kPa (130/91 mmHg)左右],降压治疗应在严密的观察下进行。

(1)降压治疗。①常用的静脉注射药物为柳胺苄心定,是目前唯一能同时阻滞 α、β 受体的药物,不影响心排血量和脑血流量。因此,即使合并心脑肾严重病变亦可取得满意疗效。本品因独具 α 和 β 受体阻滞作用,故可有效地治疗中毒性甲亢和嗜铬细胞瘤所致的高血压危象。二氮嗪:因该药物可引起水钠潴留,可与呋塞米并用增强降压作用。又因本品溶液呈碱性,注射时勿溢到血管外。硝普钠:也颇为有效,但对高血压脑病不做首选。该药降压作用迅速,维持时间短,应根据血压水平调节滴注速度。使用时应避光并新鲜配制,溶解后使用时间不宜超过 6 小时,连续使用不要超过 3 天,当心硫氰酸盐中毒。②常用口服或含化药物为硝苯地平。通过阻塞细胞膜钙离子通道,减少钙内流,从而松弛血管平滑肌使血压下降。神志清醒,合作患儿可舌下含服,意识障碍或不合作者可将药片碾碎加水 0.5～1 mL 制成混悬剂抽入注射器中缓慢注入舌下。硫甲

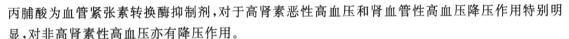

丙脯酸为血管紧张素转换酶抑制剂,对于高肾素恶性高血压和肾血管性高血压降压作用特别明显,对非高肾素性高血压亦有降压作用。

(2)保持呼吸道通畅,镇静,制止抽搐。可用苯巴比妥钠(8~10 mg/kg,肌内注射,必要时6小时后可重复)、地西泮(0.3~0.5 mg/kg 肌肉或静脉缓注,注射速度在3 mg/min以下,必要时30分钟后可重复)等止惊药物,但须注意呼吸。

(3)降低颅内压:可选用 20%甘露醇(每次 1 g/kg,每 4 小时或 6 小时,1 次)、呋塞米(每次1 mg/kg)以及 25%血清蛋白(20 mL,每天 1~2 次)等,减轻脑水肿。

(二)颅内出血(蛛网膜下腔出血或脑实质出血)

1.临床表现及诊断

蛛网膜下腔出血起病突然,伴有严重头疼、恶心呕吐及不同程度意识障碍。若出血量不大,意识可在几分钟到几小时内恢复,但最后仍可逐渐昏睡或谵妄。若出血严重,可以很快出现颅内压增高的表现,有时可出现全身抽搐,颈项强直是很常见的体征,甚至是唯一的体征,伴有脑膜刺激征。眼底检查可发现新鲜出血灶。腰椎穿刺脑脊液呈均匀的血性,但发病后立即腰椎穿刺不会发现红细胞,要等数小时以后红细胞才到达腰部的蛛网膜下腔。1~3 天后可由于无菌性脑膜炎而发热,白细胞增高似与蛛网膜下腔出血的严重程度呈平行关系,因此,不要将诊断引向感染性疾病。CT 脑扫描检查无改变。

脑实质出血起病时常伴头痛呕吐,昏迷较为常见,腰椎穿刺脑脊液压力增高,血性者占80%以上。除此而外,可因出血部位不同伴有如下不同的神经系统症状。

(1)壳核-内囊出血:典型者出现"三偏征",出血对侧肢体瘫痪和中枢性面瘫;出血对侧偏身感觉障碍;出血对侧的偏盲。

(2)脑桥出血:初期表现为交叉性瘫痪,即出血侧面瘫和对侧上、下肢瘫痪,头眼转向出血侧。后迅速波及两侧,出现双侧面瘫痪和四肢瘫痪,头眼位置恢复正中,双侧瞳孔呈针尖大小,双侧锥体束征。早期出现呼吸困难且不规则,常迅速进入深昏迷,多于 24~48 小时死亡。

(3)脑室出血:表现为剧烈头痛呕吐,迅速进入深昏迷,瞳孔缩小,体温升高,可呈去大脑强直,双侧锥体束征。四肢软瘫,腱反射常引不出。

(4)小脑出血:临床变化多样,但是走路不稳是常见的症状。常出现眼震颤和肢体共济失调症状。

颅内出血可因颅内压增高发生心动过缓,呼吸不规则,严重者可发生脑疝。多数颅内出血的患儿心电图可出现巨大倒置 T 波,QT 期间延长。血常规可见白细胞升高,尿常规可见蛋白、红细胞和管型,血中尿素氮亦可见升高。在诊断中尚需注意,颅内出血本身可引起急性高血压,即使患儿以前并无高血压史。此外,尚需与癫痫发作、高血压脑病以及代谢障碍所致昏迷相区别。

2.急症处理

(1)一般治疗:绝对卧床,头部降温,保持气道通畅,必要时做气管内插管。

(2)控制高血压:对于高血压性颅内出血的患儿,应及时控制高血压。但由于颅内出血常伴颅内压增高,因此,投予降压药物应避免短时间内血压下降速度过快和幅度过大,否则脑灌注压将受到明显影响。一般低压不宜低于出血前水平。舒张压较低,脉压过大者不宜用降压药物。降压药物的选择以硝苯地平、卡托普利和柳胺苄心定较为合适。

(3)减轻脑水肿:脑出血后多伴脑水肿并逐渐加重,严重者可引起脑疝。故降低颅内压,控制脑水肿是颅内出血急性期处理的重要环节。疑有继续出血者可先采用人工控制性过度通气、静

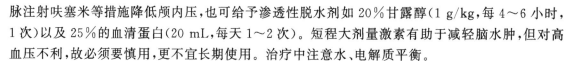

脉注射呋塞米等措施降低颅内压,也可给予渗透性脱水剂如 20％甘露醇(1 g/kg,每 4～6 小时,1 次)以及 25％的血清蛋白(20 mL,每天 1～2 次)。短程大剂量激素有助于减轻脑水肿,但对高血压不利,故必须要慎用,更不宜长期使用。治疗中注意水、电解质平衡。

(4)止血药和凝血药:止血药对脑出血治疗尚有争议,但对蛛网膜下腔出血,对羧基苄胺及6-氨基己酸能控制纤维蛋白原的形成,有一定疗效,在急性期可短时间使用。

(5)其他:经检查颅内有占位性病灶者,条件允许时可手术清除血肿,尤其对小脑出血、大脑半球出血疗效较好。

(三)高血压合并急性左心衰竭

1.临床表现及诊断

儿童期血压急剧升高时,造成心脏后负荷急剧升高。当血压升高到超过左心房所能代偿的限度时就出现左心衰竭及急性水肿。急性左心衰竭时,动脉血压,尤其是舒张压显著升高,左室舒张末期压力、肺静脉压力、肺毛细血管压和肺小动脉楔压均升高,并与肺淤血的严重程度呈正相关。当肺小动脉楔压超过4.0 kPa(30 mmHg)时,血浆自肺毛细血管大量渗入肺泡,引起急性肺水肿。急性肺水肿是左心衰竭最重要的表现形式。患儿往往面色苍白、口唇青紫、皮肤湿冷多汗、烦躁、极度呼吸困难,咯大量白色或粉红色泡沫痰,大多被迫采取前倾坐位,双肺听诊可闻大量水泡音或哮鸣音,心尖区特别在左侧卧位和心率较快时常可闻及心室舒张期奔马律等。在诊断中应注意的是,即使无高血压危象的患儿,急性肺水肿本身可伴有收缩压及舒张压升高,但升高幅度不会太大,且肺水肿一旦控制,血压则自行下降。而急性左心衰竭肺水肿患儿眼底检查如有出血或渗出时,考虑合并高血压危象。

2.急症处理

(1)体位:患儿取前倾坐位,双腿下垂(休克时除外),四肢结扎止血带。止血带压力以低于动脉压又能阻碍静脉回流为度,相当于收缩压及舒张压之间,每 15 分钟轮流将一肢体的止血带放松。该体位亦可使痰较易咳出。

(2)吗啡:吗啡可减轻左心衰竭时交感系统兴奋引起的小静脉和小动脉收缩,降低前、后负荷。对烦躁不安、高度气急的急性肺水肿患儿,吗啡是首选药物,可皮下注射盐酸吗啡 0.1～0.2 mg/kg,但休克、昏迷及呼吸衰竭者忌用。

(3)给氧:单纯缺氧而无二氧化碳潴留时,应给予较高浓度氧气吸入,活瓣型面罩的供氧效果比鼻导管法好,提供的 FiO_2 可达 0.3～0.6。肺水肿时肺部空气与水分混合,形成泡沫,妨碍换气。可使氧通过含有乙醇的雾化器,口罩给氧者乙醇浓度为 30％～40％,鼻导管给氧者乙醇浓度为 70％,1 次不宜超过20 分钟。但乙醇的去泡沫作用较弱且有刺激性。近年有报道用二甲硅油消泡气雾剂治疗,效果良好。应用时将瓶倒转,在距离患儿口腔 8～10 cm 处,于吸气时对准咽喉或鼻孔喷雾20～40 次。一般 5 分钟内生效,最大作用在15～30 分钟。必要时可重复使用。如低氧血症明显,又伴有二氧化碳潴留,应使用间歇正压呼吸配合氧疗。间歇正压呼吸改善急性肺水肿的原理,可能由于它增加肺泡压与肺组织间隙压,降低右心房充盈压与胸腔内血容量;增加肺泡通气量,有利于清除支气管分泌物,减轻呼吸肌工作,减少组织氧耗量。

(4)利尿剂:宜选用速效强效利尿剂,可静脉注射呋塞米(每次 1～2 mg/kg)或依他尼酸钠(1 mg/kg,20 mL液体稀释后静脉注射),必要时 2 小时后重复。对肺水肿的治疗首先由于呋塞米等药物有直接扩张静脉作用,增加静脉容量,使静脉血自肺部向周围分布,从而降低肺静脉压力,这一重要特点在给药 5 分钟内即出现,其后才发挥利尿作用,减少静脉容量,缓解肺淤血。

（5）洋地黄及其他正性肌力药物：对急性左心衰竭患儿几乎都有指征应用洋地黄。应采用作用迅速的强心剂（如毛花苷 C）静脉注射，1 次注入洋地黄化量的 1/2，余 1/2 分为 2 次，每隔 4～6 小时，1 次。如需维持疗效，可于 24 小时后口服地高辛维持量。如仍需继续静脉给药，每 6 小时注射 1 次 1/4 洋地黄化量。毒毛花苷 K，1 次静脉注射 0.007～0.010 mg/kg，如需静脉维持给药，可 8～12 小时重复 1 次。使用中注意监护，以防洋地黄中毒。

多巴酚丁胺为较新、作用较强、不良反应较小的正性肌力药物。用法：静脉滴注 5～10 mg/(kg·min)。

（6）降压治疗：应采用快速降压药物使血压速降至正常水平以减轻左心室负荷。硝普钠为一种强力短效血管扩张剂，直接使动脉和静脉平滑肌松弛，降低周围血管阻力和静脉贮血。因此，硝普钠不仅降压迅速，还能减低左心室前、后负荷，改善心脏功能，为高血压危象并急性左心衰竭较理想的首选药物。一般从 1 μg/(kg·min) 开始静脉滴注，在监测血压的条件下，无效时每 3～5 分钟调整速度渐增至 8 μg/(kg·min)。此外，也可选用硝苯地平或卡托普利，但忌用柳胺苄心定和肼屈嗪，因柳胺苄心定对心肌有负性肌力作用，而后者可反射性增快心率和心排血量，加重心肌损害。

（郝凤秀）

第二节 原发性心肌病

原发性心肌病分为扩张（充血）型心肌病、肥厚型心肌病和限制型心肌病。扩张型以心肌细胞肥大、纤维化为主，心脏和心腔扩大，心肌收缩无力。肥厚型以心肌肥厚为主，心室腔变小，舒张期容量减少。若以心室壁肥厚为主，为非梗阻性肥厚型心肌病；以室间隔肥厚为主，左心室流出道梗阻，为梗阻性肥厚型心肌病。限制型以心内膜及心内膜下心肌增厚、纤维化，心室以舒张障碍为主，此型小儿少见。

一、诊断要点

（一）扩张（充血）型心肌病

1.临床表现

多见于学龄前及学龄儿童，部分病例可能是病毒性心肌炎发展而来。缓慢起病，早期活动时感乏力，头晕，进而出现呼吸困难、咳嗽、心慌、胸闷、水肿、肝大等心力衰竭症状。心动过速，心律失常，心尖部第一心音减弱，有奔马律，脉压低。易出现脑、肺及肾栓塞。

2.X 线

心影增大如球形，心搏减弱，肺淤血。

3.心电图

左心室肥大最多，ST 段、T 波改变，可有室性期前收缩、房室传导阻滞等。

4.超声心动图

心腔普遍扩大，左心室为著。左心室壁运动幅度减低。

(二)肥厚型心肌病

1.临床表现

可有家族史,缓慢起病,非梗阻型症状较少,以活动后气喘为主。梗阻型则有气促、乏力、头晕、心绞痛或昏厥,可致猝死。心脏向左扩大,胸骨左缘 2～4 肋间有收缩期杂音。

2.X 线

心影稍大,以左心室增大为主。

3.心电图

左心室肥厚及 ST 段、T 波改变,Ⅰ、aVL 及 V_5、V_6 导联可出现 Q 波(室间隔肥厚所致),室性期前收缩等心律失常。

4.超声心动图

心肌非对称性肥厚,向心腔突出;室间隔厚度与左心室后壁厚度的比值大于 1.3∶1;左心室流出道狭窄,左心室内径变小;收缩期二尖瓣前叶贴近增厚的室间隔。

(三)限制型心肌病

1.临床表现

缓慢起病,活动后气促。以右心室病变为主者,出现类似缩窄性心包炎表现,如肝大、腹水、颈静脉怒张及水肿;以左心室病变为主者,有咳嗽、咳血、端坐呼吸等。

2.X 线

心影扩大,肺淤血。

3.心电图

P 波高尖,心房肥大,房性期前收缩,心房颤动,ST-T 改变,PR 间期延长及低电压。

4.超声心动图

示左、右心房扩大;心室腔正常或略变小;室间隔与左心室后壁有向心性增厚;心内膜回声增粗;左心室舒张功能异常。

二、鉴别诊断

(1)扩张(充血)型心肌病应与风湿性心脏病、先天性心脏病、心包积液相鉴别。风心病有风湿热及瓣膜性杂音;先心病常较早出现症状,心脏杂音大多较响;心包积液在超声心动图检查时可见积液。

(2)肥厚型心肌病应与主动脉瓣狭窄相鉴别。主动脉瓣狭窄有主动脉瓣区收缩期喷射性杂音,第二心音减弱,X 线升主动脉可见主动脉瓣狭窄后扩张,超声心动图检查示主动脉瓣开口小。

(3)限制型心肌病应与缩窄性心包炎相鉴别。缩窄性心包炎有急性心包炎病史,X 线心包膜钙化,超声心动图示心包膜增厚。

三、治疗

(1)有感染时应积极控制感染。

(2)有心律失常时,治疗心律失常。

(3)促进心肌能量代谢药,如三磷酸腺苷、辅酶 A、细胞色素 C、辅酶 Q_{10}、维生素 C、极化液(10%葡萄糖注射液 250 mL、胰岛素 6 U、10%氯化钾 5 mL),有辅助治疗作用。

(4)心力衰竭时按心力衰竭处理,但洋地黄类药剂量宜偏小(用一般量的 1/2～2/3),并宜长期服用维持量。

（5）对发病时间较短的早期患儿，或并发心源性休克、严重心律失常或严重心力衰竭者，可用泼尼松开始量 2 mg/(kg·d)，分 3 次口服，维持 1～2 周逐渐减量，至 8 周左右减量至 0.3 mg/(kg·d)，并维持此量至 16～20 周，然后逐渐减量至停药，疗程半年以上。

（6）梗阻性肥厚型心肌病，可用 β-受体阻滞药降低心肌收缩力，以减轻流出道梗阻，并有抗心律失常作用，可选用普萘洛尔 3～4 mg/(kg·d)，分 3 次口服，根据症状及心律调节剂量，可增加到每天 120 mg，分 3 次服。一旦确诊，调节适当剂量后，应长期服用。因洋地黄类药及异丙肾上腺素等可加重流出道梗阻，应避免使用，利尿药和血管扩张药物均不宜用。流出道梗阻严重的可行手术治疗或心脏移植。

（郝凤秀）

第三节　病毒性心肌炎

病毒性心肌炎是病毒侵犯心脏所致的以心肌炎性病变为主要表现的疾病，可伴有心包或心内膜炎症改变。近年来国内发病有增多趋势，是小儿常见的心脏疾病。本病临床表现轻重不一，预后大多良好，少数可发生心力衰竭、心源性休克，甚至猝死。

一、病因

近年来动物试验及临床观察表明，可引起心肌炎的病毒有 20 余种，其中以柯萨奇 B 组病毒（1～6 型）最常见。另外，柯萨奇 A 组病毒、埃可病毒、脊髓灰质炎病毒、腺病毒、传染性肝炎病毒、流感和副流感病毒、麻疹病毒、单纯疱疹病毒及流行性腮腺炎病毒等也可引起本病。

二、发病机制

本病的发病机制尚不完全清楚。一般认为与病毒直接侵犯心脏和免疫反应有关：①疾病早期，病毒及其毒素可经血液循环直接侵犯心肌细胞，产生变性、坏死。临床上可从心肌炎患者的鼻咽分泌物或粪便中分离出病毒，并在恢复期血清中检出相应的病毒中和抗体有 4 倍以上升高；从心肌炎死亡病例的心肌组织中可直接分离出病毒，用荧光抗体染色技术可在心肌组织中找到特异性病毒抗原，电镜检查可发现心肌细胞有病毒颗粒。这些均强有力地支持病毒直接侵犯心脏的学说。②病毒感染后可通过免疫反应造成心肌损伤。临床观察，往往在病毒感染后经过一定潜伏期才出现心脏受累征象，符合变态反应规律；患者血清中可测到抗心肌抗体增加；部分患者表现为慢性心肌炎，部分可转成扩张性心肌病，符合自身免疫反应；尸体解剖病例免疫荧光检查在心肌组织中有免疫球蛋白（IgG）及补体沉积。以上现象说明本病的发病机制中还有变态反应或自身免疫参与。

三、临床表现

发病前 1～3 周常有呼吸道或消化道病毒感染史，患者多有轻重不等的前驱症状，如发热、咽痛、肌痛等。

临床表现轻重不一,轻型患儿一般无明显自觉症状,仅表现心电图异常,可见期前收缩或ST-T改变。心肌受累明显时,可有心前区不适、胸闷、气短、心悸、头晕及乏力等症状,心脏有轻度扩大,伴心动过速、心音低钝或奔马律,心电图可出现频发期前收缩、阵发性心动过速或二度以上房室传导阻滞,可导致心力衰竭及昏厥等。反复心力衰竭者,心脏明显扩大,可并发严重心律失常。重症患儿可突然发生心源性休克,表现为烦躁不安、面色苍白、皮肤发花、四肢湿冷、末梢发绀、脉搏细弱、血压下降、闻及奔马律等,可在数小时或数天内死亡。

体征主要为心尖区第一音低钝,心动过速,部分有奔马律,一般无明显器质性杂音,伴心包炎者可听到心包摩擦音,心界扩大。危重病例可有脉搏微弱、血压下降、两肺出现啰音及肝脏肿大,提示循环衰竭。

四、辅助检查

(一)心电图检查

常有以下几种改变:①ST段偏移,T波低平、双向或倒置。②QRS低电压。③房室传导阻滞或窦房传导阻滞、束支传导阻滞。④各种期前收缩,以室性期前收缩最常见,也可见阵发性心动过速、房性扑动等。

(二)X线检查

轻者心脏大小正常,重者心脏向两侧扩大,以左侧为主,搏动减弱,可有肺淤血或肺水肿。

(三)心肌酶测定

血清肌酸磷酸激酶(CK)早期多有增高,其中以来自心肌的同工酶(CK-MB)特异性强,且较敏感。血清谷草转氨酶(AST)、d-羟丁酸脱氢酶(d-HBDH)、乳酸脱氢酶(LDH)在急性期也可升高,但恢复较快,其中乳酸脱氢酶特异性较差。

(四)病原学诊断

疾病早期可从咽拭子、咽冲洗液、粪便、血液、心包液中分离出病毒,但需结合血清抗体测定才有意义。恢复期血清抗体滴度比急性期增高4倍以上或病程早期血中特异性IgM抗体滴度在1:128以上均有诊断意义。应用聚合酶链反应(PCR)或病毒核酸探针原位杂交法自血液中查到病毒核酸可作为某一型病毒存在的依据。

五、诊断

全国小儿心肌炎心肌病学术会议对病毒性心肌炎诊断标准进行了重新修订。

(一)临床诊断依据

(1)心功能不全、心源性休克或心脑综合征。

(2)心脏扩大(X线、超声心动图检查具有表现之一)。

(3)心电图改变:以R波为主的2个或2个以上主要导联(Ⅰ、Ⅱ、aVF,V$_5$)ST-T改变持续4周以上伴动态变化,出现窦房、房室传导阻滞,完全性右束支或左束支传导阻滞,成联律、多形、多源、成对或并行期前收缩,非房室结及房室折返引起的异位心动过速,低电压(新生儿除外)及异常Q波。

(4)血清CK-MB升高或心肌肌钙蛋白(cTnI或cTnT)阳性。

(二)病原学诊断依据

1.确诊指标

自患儿心内膜、心肌、心包(活检、病理)或心包穿刺液中发现以下之一者可确诊为病毒性心肌炎：①分离到病毒。②用病毒核酸探针查到病毒核酸。③特异性病毒抗体阳性。

2.参考指标

有以下之一者结合临床可考虑心肌炎系病毒引起：①自患儿粪便、咽拭子或血液中分离到病毒，且恢复期血清同型抗体滴度较第 1 份血清升高或降低 4 倍以上。②病程早期患儿血清型特异性 IgM 抗体阳性。③用病毒核酸探针自患儿血中查到病毒核酸。

如具备临床诊断依据 2 项,可临床诊断。发病同时或发病前 2～3 周有病毒感染的证据支持诊断：①同时具备病原学确诊依据之一者,可确诊为病毒性心肌炎。②具备病原学参考依据之一者,可临床诊断为病毒性心肌炎。③凡不具备确诊依据,应给予必要的治疗或随诊,根据病情变化,确诊或除外心肌炎；④应除外风湿性心肌炎、中毒性心肌炎、先天性心脏病、结缔组织病,以及代谢性疾病的心肌损害、甲状腺功能亢进症、原发性心肌病、原发性心内膜弹力纤维增生症、先天性房室传导阻滞、心脏自主神经功能异常、β 受体功能亢进及药物引起的心电图改变。

六、治疗

本病目前尚无特效疗法,可结合病情选择下列处理措施。

(一)休息

急性期至少应休息到热退后 3～4 周,有心功能不全及心脏扩大者应绝对卧床休息,以减轻心脏负担。

(二)营养心肌及改善心肌代谢药物

1.大剂量维生素 C 和能量合剂

维生素 C 能清除氧自由基,增加冠状动脉血流量,增加心肌对葡萄糖的利用及糖原合成,改善心肌代谢,有利于心肌炎恢复,一般每次 100～150 mg/kg 加入 10% 葡萄糖液静脉滴注,1 次/天,连用 15 天。能量合剂有加强心肌营养、改善心肌功能的作用,常用三磷酸腺苷(ATP)、辅酶 A、维生素 B_6 与维生素 C 加入 10% 葡萄糖液中一同静脉滴注。因 ATP 能抑制窦房结的自律性,抑制房室传导,故心动过缓、房室传导阻滞时禁用。

2.泛癸利酮(辅酶 Q_{10})

有保护心肌作用,每次 10 mg,3 岁以下 1 次/天,3 岁以上 2 次/天,肥胖年长儿 3 次/天,疗程 3 个月。部分患者长期服用可致皮疹,停药后可消失。

3.1,6-二磷酸果糖(FDP)

FDP 是一种有效的心肌代谢酶活性剂,有明显保护心肌代谢作用。150～250 mg/(kg·d)静脉滴注,1 次/天,10～15 天为 1 个疗程。

(三)维生素 E

维生素 E 为抗氧化剂,小剂量短疗程应用,每次 5 mg,3 岁以下 1 次/天,3 岁以上 2 次/天,疗程1 个月。

(四)抗生素

急性期应用青霉素清除体内潜在细菌感染病灶,20×10^4 U/(kg·d)静脉滴注,疗程7～10 天。

(五)肾上腺皮质激素

在病程早期(2周内),一般病例及轻型病例不主张应用,因其可抑制体内干扰素的合成,促进病毒增殖及病变加剧。对合并心源性休克、心功能不全、心脏明显扩大、严重心律失常(高度房室传导阻滞、室性心动过速)等重症病例仍需应用,有抗炎、抗休克作用,可用地塞米松0.2~1.0 mg/kg或氢化可的松15~20 mg/kg静脉滴注,症状减轻后改用泼尼松口服,1.0~1.5 mg/(kg·d),逐渐减量停药,疗程3~4周。对常规治疗后心肌酶持续不降的病例可试用小剂量泼尼松治疗,0.5~1.0 mg/(kg·d),每2周减量1次,共6周。

(六)积极控制心力衰竭

由于心肌炎患者对洋地黄制剂极为敏感,易出现中毒现象,故多选用快速或中速制剂,如毛花苷C或地高辛等,剂量应偏小,饱和量一般用常规量的1/2~2/3,洋地黄化量时间不能短于24小时,并需注意补充氯化钾,因低钾时易发生洋地黄中毒和心律失常。

(七)抢救心源性休克

静脉推注大剂量地塞米松0.5~1.0 mg/kg或大剂量维生素C 200~300 mg/kg常可获得较好效果。及时应用血管活性药物,如多巴胺[(1 mg/kg加入葡萄糖液中用微泵3~4小时输完,相当于5~8 μg/(kg·min)]、间羟胺等可加强心肌收缩力、维持血压及改善微循环。持续氧气吸入,烦躁者给予苯巴比妥、地西泮或水合氯醛等镇静剂。适当输液,维持血液循环。

(八)纠正心律失常

对严重心律失常除上述治疗外,应针对不同情况及时处理。①房性或室性期前收缩:可口服普罗帕酮每次5~7 mg/kg,每隔6~8小时服用1次,足量用2~4周。无效者可选用胺碘酮,5~10 mg/(kg·d),分3次口服。②室上性心动过速:普罗帕酮每次1.0~1.5 mg/kg加入葡萄糖液中缓慢静脉推注,无效者10~15分钟后可重复应用,总量不超过5 mg/kg。③室性心动过速:多采用利多卡因静脉滴注或推注,每次0.5~1.0 mg/kg,10~30分钟后可重复使用,总量不超过5 mg/kg。对病情危重,药物治疗无效者,可采用同步直流电击复律。④房室传导阻滞:可应用肾上腺皮质激素消除局部水肿,改善传导功能,地塞米松0.2~0.5 mg/kg,静脉注射或静脉滴注。心率慢者口服山莨菪碱(654-2)、阿托品或静脉注射异丙肾上腺素。

(郝凤秀)

第四节　感染性心内膜炎

一、病因及发病机制

(一)病因

1.心脏的原发病变

感染性心内膜炎患儿中绝大多数均有原发性心脏病,其中以先天性心脏病最为多见。室间隔缺损最易罹患心内膜炎,其他依次为法洛四联症、主动脉瓣狭窄、主动脉瓣二叶畸形,动脉导管未闭、肺动脉瓣狭窄等。后天性心脏病中,风湿性瓣膜病占14%,通常为主动脉瓣及二尖瓣关闭不全。二尖瓣脱垂综合征也可并发感染性心内膜炎。发生心内膜炎的心脏病变常因心室或血管内有较大的压力阶差,产生高速的血液激流,而经常冲击心膜面使之遭受损伤所致。心内膜下胶原组织暴露,血小板及纤维蛋白在此凝聚、沉积,形成无菌性赘生物。当菌血症时,细菌在上述部位黏附、定居并繁殖,形成有菌赘物,受累部位多在压力低的一侧,如室间隔缺损感染性赘生物在缺损的右缘,三尖瓣的隔叶与肺动脉瓣、动脉导管未闭在肺动脉侧,主动脉关闭不全在左心室等。约 8% 的患儿无原发性心脏病变,通常由于毒力较强的细菌或真菌感染引起,如金黄色葡萄状球菌、念珠菌等,见于 2 岁以下婴儿及长期应用免疫抑制剂者。

2.病原体

过去以草绿色(即溶血性)链球菌最多见,占半数以上。近年来,葡萄球菌有增多趋势;其次为肠球菌、肺炎双球菌、β溶血性链球菌,还有大肠埃希菌、绿脓杆菌及嗜血杆菌。真菌性心内膜炎的病原体以念珠菌属、曲霉菌属及组织胞浆菌属较多见。人工瓣膜及静脉注射麻醉剂的药瘾者,以金黄色葡萄球菌、绿脓杆菌及念珠菌属感染多见。

3.致病因素

在约 1/3 的患儿的病史中可追查到致病因素,主要为纠治牙病及扁桃体摘除术。口腔及上呼吸道手术后发生的心内膜炎多为草绿色链球菌感染;脓皮病、甲沟炎、导管检查及心脏手术之后的心内膜炎,常为金黄色或白色葡萄球菌感染;而肠道手术后的心内膜炎,则多为肠球菌或大肠埃希菌感染。

(二)发病机制

1.喷射和文丘里效应

机械和流体力学原理在发病机制中似乎很重要。试验证明,将细菌气溶胶通地文丘里管喷至气流中,可见高压源将感染性液体推向低压槽中,形成具有特征性的菌落分布。在喷出高压源小孔后的低压槽中总是出现最大的沉淀环。这一模型有助于解释发生在不同心瓣膜和室间隔病损分布,亦可解释二尖瓣关闭不全发生感染性心内膜炎时瓣膜心房面邻近部位的特征性改变。当血流从左心室通过关闭不全的二尖瓣膜时,可发生文丘里效应,即血流通过狭窄的瓣膜孔后,压强降低,射流两侧产生涡流,悬浮物沉积两侧,使心房壁受到损害。主动脉瓣关闭不全时赘生物易发生在主动脉小叶心室面或腱索处。小型室内隔缺损,损害常发生右室面缺损处周围或与缺损相对的心室壁,后者为高速血流喷射冲击引起的损伤。其他如三尖瓣关闭不全、动静脉瘘、动脉导管未闭亦可根据文丘里效应预测其心内膜受损的部位。心脏先天性缺损血液分流量小或充血性心力衰竭时,因缺损两侧压力阶差不大,故不易发生心内膜炎,这可能就是为什么单纯性房间隔缺损罕见心内膜炎,而小型室间隔缺损较易发生的原因。

2.血小板-纤维素栓

喷射文丘里效应损伤心脏心内膜面。在此基础上发生血小板-纤维素栓,而形成无菌性赘生物。

3.菌血症和凝集抗体

正常人可发生一过性菌血症,多无临床意义。但当侵入细菌的侵袭力强,如有循环抗体凝集素可有大量细菌黏附于已有的血小板-纤维素血栓上定居、繁殖,即可发病。

4.免疫学因素

感染性心内膜炎的发病与免疫学因素有关。许多感染性心内膜患者血液中 IgG、IgM、巨球蛋白、冷球蛋白升高,类风湿因子阳性。肾脏损害,动脉内膜炎均支持免疫发病机制。有人对该症的淤血、条纹状出血、皮下小结作镜检,发现血管用围有细胞浸润及其他血管炎的表现,认为可能为过敏性血管炎。

二、临床表现及辅助检查

(一)临床表现

1.病史

大多数患者有器质性心脏病,部分患者发病前有龋齿、扁桃体炎、静脉插管或心内手术史。

2.临床症状

可归纳为三方面:①全身感染症状;②心脏症状;③栓塞及血管症状。

(1)一般起病缓慢,开始时仅有不规则发热,患者逐渐感觉疲乏、食欲减退,体重减轻,关节痛及肤色苍白。病情进展较慢,数天或数周后出现栓塞征象,淤点见于皮肤与黏膜,指甲下偶尔见线状出血,或偶尔在指、趾的腹面皮下组织发生小动脉血栓,可摸到隆起的紫红色小结节,略有触痛,称欧氏小结。病程较长者则见杆状指、趾,故非青紫型先天性心脏病患儿出现杵状指、趾时,应考虑本病。

(2)心脏方面若原有杂音的,其性质可因心瓣膜的赘生物而有所改变,变为较响较粗;原无杂音者此时可出现杂音,杂音特征为乐音性且易多变。约一半患者由于心瓣膜病变、中毒性心肌炎、心肌脓肿等而导致充血性心力衰竭。

(3)其他症状:视栓塞累及的器官而异,一般为脾脏增大、腹痛、便血、血尿等,脾增大有时很显著,但肝的增大则不明显。并发于先天性心脏病时,容易发生肺栓塞,则有胸部剧痛、频咳与咯血,叩诊有实音或浊音,听诊时呼吸音减弱,须与肺炎鉴别。往往出现胸腔积液,可呈血色,并在短期内屡次发作上述肺部症状,约30%的患者发生脑动脉栓塞,出现头痛、呕吐,甚至偏瘫、失语、抽搐及昏迷等。由脑栓塞引起的脑膜炎,脑脊液细曲培养往往阴性,糖及氯化物也可正常,与结核性或病毒性脑膜炎要仔细鉴别。神经症状的出现一般表示患者垂危。

(4)毒力较强的病原体如金黄色葡萄球菌感染,起病多急骤,有寒战、高热、盗汗及虚弱等全身症状,以脓毒败血症为主:肝、肾、脾、脑及深部组织可发生脓疡,或并发肺炎、心包炎、脑膜炎、腹膜炎及骨髓炎等,累及心瓣膜时可出现新杂音、心脏扩大及充血性心力衰竭,栓塞现象较多见。病情进展急剧时,可在数天或数周危及生命。如早期抢救,可在数周内恢复健康。心瓣膜损伤严重者,恢复后可遗留慢性心脏瓣膜病。

(二)辅助检查

1.一般血液检查

常见的血常规结果为进行性贫血与白细胞增多,中性粒细胞升高。血沉增快,C反应蛋白阳性。血清球蛋白常常增多,甚至清蛋白、球蛋白比例倒置,免疫球蛋白升高,循环免疫复合物及类风湿因子阳性。

2.血培养

血液培养是确诊的关键,对疑诊者不应急于用药,宜于早期重复地做血培养,并保留标本至2周之久,从而提高培养的阳性率,并做药敏试验。有人认为,在体温上升前1～2小时,10～15分钟采血1次,连续6次,2天内多次血培养的阳性率较分散于数天做血培养为高。血培养阳性率可达90%,如已用抗生素治疗,宜停用抗生素3天后采取血标本做培养。

3.超声心动图

能检出赘生物的额外回波,大于2 mm的赘生物可被检出。应用M型超声心动图仪或心脏

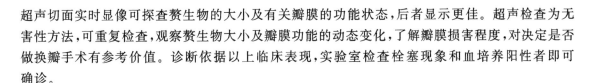

超声切面实时显像可探查赘生物的大小及有关瓣膜的功能状态,后者显示更佳。超声检查为无害性方法,可重复检查,观察赘生物大小及瓣膜功能的动态变化,了解瓣膜损害程度,对决定是否做换瓣手术有参考价值。诊断依据以上临床表现,实验室检查栓塞现象和血培养阳性者即可确诊。

三、治疗

(一)抗生素

应争取及早应用大剂量抗生素治疗,不可因等待血培养结果而延期治疗,但在治疗之前必先做几次血培养,因培养出的病原菌及其药物敏感试验的结果,对选用抗生素及剂量有指导意义;抗生素选用杀菌力强,应两种抗生素联合使用,一般疗程为 4~6 周。对不同的病原菌感染应选用不同的抗生素,参考如下。

1.草绿色链球菌

首选青霉素 G$(20\sim30)\times10^4$ U/(kg·d),最大量 20×10^6 U/d,分 4 次静脉滴注,6 小时 1 次,疗程 4~6 周。并加用庆大霉素 4~6 mg/(kg·d),静脉滴注,8 小时 1 次,疗程 2 周。疗效不佳,可于 5 天后加大青霉素用量。对青霉素过敏者,可换用头孢菌素类或万古霉素。

2.金黄色葡萄球菌

对青霉素敏感者选用青霉素 20×10^6 U/d,加庆大霉素,用法同草绿色链球菌治疗,青霉素疗程 6~8 周。耐药者用新青霉素 B 或新青霉素Ⅲ$200\sim300$ mg/(kg·d),分 4 次静脉滴注,6 小时 1 次,疗程 6~8 周,加用庆大霉素静脉滴注 2 周。或再加利福平口服 15~30 mg/(kg·d),分 2 次,疗程 6 周。治疗不满意或对青霉素过敏者可用头孢菌素类,选用头孢菌素Ⅰ(头孢噻吩)、头孢菌素Ⅴ(头孢唑啉)或头孢菌素Ⅳ(头孢雷定)200 mg/(kg·d),分 4 次,每6 小时静脉滴注,疗程 6~9 周,或用万古霉素 40~60 mg/(kg·d),每天总量不超过 2 g,1 次/(8~12 小时),分 2~3 次静脉滴注,疗程 6~8 周。表皮葡萄球菌感染治疗同金黄色葡萄球菌。

3.革兰阴性杆菌或大肠埃希菌

用氨苄西林 300 mg/(kg·d)。分 4 次静脉滴注,6 小时 1 次,疗程 4~6 周;或用第 3 代头孢菌素类,选用头孢哌酮或头孢曲松 200 mg/(kg·d),分 4 次静脉滴注,6 小时 1 次;头孢曲松可分 2 次注射,疗程 4~6 周;并加用庆大霉素 2 周,绿脓杆菌感染也可加用羟苄西林200~400 mg/(kg·d),分 4 次静脉滴注。

4.肠球菌

用青霉素 20×10^6U/d,或氨苄西林 300 mg/(kg·d),分 4 次,6 小时 1 次静脉滴注,疗程6~8 周,并加用庆大霉素。对青霉素过敏者,可换用万古霉素或头孢菌素类。

5.真菌

用两性霉素 B,开始用量 0.1~0.25 mg/(kg·d),以后每天逐渐增加 1 mg/(kg·d),静脉滴注 1 次。可合用 5-氟胞嘧啶 50~150 mg/(kg·d),分 3~4 次服用。

6.病菌不明或术后者

用新青霉素Ⅲ加氨苄西林及庆大霉素;或头孢菌素类头孢曲松或头孢哌酮;或用万古霉素。

(二)其他治疗

其他治疗包括休息、营养丰富的饮食、铁剂等,必要时可输血。并发心力衰竭时,应用洋地黄、利尿剂等。并发于动脉导管未闭的感染性动脉内膜炎病例,经抗生素治疗仍难以控制者,手术矫正畸形后,继续抗生素治疗常可迅速控制并发动脉内膜炎。

在治疗过程中,发热先退,自觉症状好转,瘀斑消退,尿中红细胞消失较慢,约需 1 个月或更久;白细胞恢复也较慢,血沉恢复需 1.5 个月左右,终止治疗的依据:体温、脉搏正常,自觉情况良好,体重增加,栓塞现象消失,血常规及血沉恢复正常等,如血培养屡得阴性,则更可靠。停止治疗后,应随访 2 年。以便对复发者及时治疗。

(郝凤秀)

第五节　心　律　失　常

一、窦性心动过速

(一)临床要点

窦性心动过速指窦房结发出激动的频率超过正常心率范围的上限。其原因有生理性,如哭闹、运动、情绪紧张等;病理性主要有发热、贫血、甲状腺功能亢进症、心肌炎、风湿热、心力衰竭等。一般无临床症状,年长儿有时可诉心悸。

(二)心电图特征

窦性心律,心率超过该年龄正常心率范围。婴儿心率每分钟大于 140 次,1～6 岁心率每分钟大于120 次,6 岁以上心率每分钟大于 100 次。

(三)治疗

心律失常主要针对病因。有症状者可用 β 受体阻滞剂或镇静剂。

二、窦性心动过缓

(一)临床要点

窦性心动过缓指窦房结发出激动的频率低于正常心率。多由于迷走神经张力过高、颅内压增高、甲状腺功能减退、β 受体阻滞剂作用所致,少数为窦房结本身的病变。一般无症状,心率显著缓慢时可有头晕、胸闷,甚至晕厥。

(二)心电图特征

窦性心律,心率低于该年龄正常心率范围;1 岁以内(婴儿)心率每分钟小于 100 次,1～4 岁每分钟＜80 次,3～8 岁每分钟＜70 次,8 岁以上每分钟＜60 次。

(三)治疗

主要针对病因。心率明显缓慢或有症状者,可口服阿托品,剂量每次 0.01～0.02 mg/kg,每天3～4 次。

三、期前收缩

按其搏动起源部位的不同分为房性、房室交界区性及室性期前收缩。期前收缩既可见于明确病因,如各种感染、器质性心脏病、缺氧、药物作用及自主神经功能不稳定等,也可见于健康小儿。

(一)临床特点

多数小儿无症状,少数有心悸、胸闷、心前区不适。心脏听诊可听到心跳提早搏动之后有较长的间歇,脉搏短绌。期前收缩于运动后增多,提示同时有器质性心脏病。

(二)心电图特征

1.房性期前收缩

(1)提前出现的房性 P 波(P′波),P′波形态与窦性 P 波略有不同。P′R>0.10 秒。

(2)P′波后有 QRS 波,一般形态正常,P′引起 QRS 波有时增宽变形,似右束支传导阻滞图形称房性期前收缩伴室内差异性传导。

(3)P′波后无 QRS 波时称房性期前收缩未下传,P′波可出现在前一个窦性 T 波中,T 波形态轻度异常。

(4)期前收缩后代偿间歇多为不完全性。

2.房室交界区性期前收缩

(1)提前出现的 QRS 波,形态正常。

(2)在 QRS 波之前、中或后有逆行 P′波,但 P′R<0.10 秒,QRS 波之后则 RP′<0.20 秒。

(3)代偿间期往往为不完全性。

3.室性期前收缩

(1)提前出现的宽大畸形 QRS-T 波群,期前收缩前无 P′波;T 波与 QRS 主波方向相反。

(2)代偿间歇常为完全性。

(3)同一导联出现两种或两种以上形态的期前收缩,而配对间期固定者称多形性期前收缩。

(4)若同一导联出现两种或两种以上形态的期前收缩,且配对间期也不相等者称多源性期前收缩。

室性期前收缩有以下情况应视为器质性期前收缩:①先天性或后天性心脏病基础上出现期前收缩或心功能不全出现期前收缩。②室性期前收缩、房性期前收缩或房室交界性期前收缩同时存在。③心电图同时有 QT 间期延长或 RONT 现象(提前的 QRS 波落在 T 波上)。④有症状的多源、频发前收缩,特别是心肌炎、心肌病等患者。对判断器质性室性期前收缩有困难时,应进行 24 小时动态心电图检测。

(三)治疗

包括病因治疗和应用抗心律失常药。

1.房性期前收缩

大多数偶发、无症状者属良性,不需药物治疗。如频发者可给予普罗帕酮或 β 受体阻滞剂。1 岁以内的婴儿频发房性期前收缩,易发生心房扑动和室上性心动过速,可用地高辛,无效时可加用普萘洛尔。

2.房室交界区性期前收缩

不需特殊治疗。

3.室性期前收缩

未发现器质性心脏病又无症状者不需用抗心律失常药。有器质性期前收缩应予治疗。可选用美西律口服,每天 2～5 mg/kg,每 8 小时一次。普罗帕酮每次 5～7 mg/kg,每 6～8 小时一次口服。胺碘酮每天 5～10 mg/kg,分 3 次,口服 1～2 周后逐渐减量至原来的 1/3,每天 1 次,服 5 天,停 2 天。普萘洛尔每天 1～3 mg/kg,分 3 次。洋地黄中毒和心脏手术后发生的室性期前收缩,选用苯妥英钠每次2～4 mg/kg,缓慢静脉注射,可于 15～20 分钟后重复一次,总量为 15 mg/kg。肥厚性心肌病的室性期前收缩,用钙通道阻滞剂维拉帕米,每天1～3 mg/kg,分 3 次口服。

四、阵发性室上性心动过速

阵发性室上性心动过速,其发生机制多数为折返激动,其次为心房或房室结自律性增高。室上性心动过速多见于无器质性心脏病者,可因呼吸道感染、疲劳、情绪激动等诱发。室上性心动过速也可发生于某些器质性心脏病、心肌炎、洋地黄中毒、电解质紊乱、心导管检查及心脏手术后。预激综合征的患儿50%～90%可发生阵发性室上性心动过速。

(一)临床要点

1.症状

阵发性室上性心动过速突然发生突然停止,婴儿常烦躁不安、拒食、呕吐、面色灰白、呼吸急速,肺部有啰音,心率每分钟 200～300 次,一次发作数秒钟或数小时,如发作时间长达 24 小时以上可导致心力衰竭或休克,易误诊为重症肺炎。儿童常诉心悸、头晕、疲乏、烦躁,伴有恶心、呕吐、腹痛,少数可有短暂昏厥,但较少发生心力衰竭和休克。

2.心电图特征

(1)心室率快而匀齐,婴儿常为每分钟 230～300 次,儿童常为每分钟 160～200 次,R-R 间期绝对匀齐。

(2)P'波可与 QRS 波重叠,若见到 P'波形态异常,为逆行 P'波。

(3)QRS 波群绝大多数形态正常,少数合并室内差异传导或逆向型房室折返心动过速时 QRS 波增宽。

(4)可有继发 ST-T 改变。

(二)治疗

包括终止发作和预防复发。

1.终止发作

(1)用兴奋迷走神经的方法:小婴儿用冰水毛巾敷面部,每次 10～15 秒。儿童可深吸气屏住呼吸;刺激咽后壁,使作呕;或压迫一侧颈动脉窦。

(2)抗心律失常药:①普罗帕酮。对折返性心动过速和自律性增高均有效,剂量为 1～2 mg/kg加入 10%葡萄糖溶液 10 mL 中缓慢静脉注射。首剂未转复者,隔 10 分钟可重复,不可超过 3 次。有心力衰竭或传导阻滞者忌用。②维拉帕米。为钙通道阻滞剂,通过延长房室结不应期而阻断折返。若年龄>1 岁,未并发心力衰竭者可选用。剂量为 0.1～0.2 mg/kg,一次量不超过 5 mg,加入葡萄糖溶液中缓慢静脉注射。未转复者隔15～20 分钟可重复一次,有心力衰竭、低血压、房室传导阻滞者忌用。③三磷酸腺苷(ATP)。婴儿每次 3～5 mg,儿童每次 7～15 mg,加入 10%葡萄糖 1～5 mL 中于 2 秒内快速静脉推注。有时此药伴严重不良反应,如心脏停搏。④地高辛。有心力衰竭者宜选用,用量与治疗急性心力衰竭相同。⑤普萘洛尔。剂量为 0.1 mg/kg 加 10%葡萄糖溶液稀释,缓慢静脉注射。

(3)同步直流电击复律。

(4)射频消融术:对上述药物治疗难奏效或频繁复发者可用射频消融术治疗。

2.预防复发

在终止发作后继续口服药物,常用药物有地高辛、普萘洛尔、普罗帕酮、胺碘酮等,口服维持量6～12个月。

五、阵发性室性心动过速

阵发性室性心动过速(ventricular tachycardia,VT)是一种严重的快速心律失常,可导致血流动力学障碍。根据波形特征,分单形和多形性室性心动过速。每次发作时间30秒内自行终止为非持续性室性心动过速;大于30秒或患者发生晕厥者为持续性室性心动过速。

(一)临床意义

室性心动过速急性多见于缺氧、酸中毒、感染、药物、高(低)血钾,慢性多见于有器质性心脏病者,如心肌炎、心肌病、二尖瓣脱垂、原发心脏肿瘤、Q-T间期延长、心导管检查及心脏手术后、冠状动脉起源异常、右心室发育不全。少数小儿原因不明。特发性室性心动过速无器质性心脏病的临床证据,用射频消融治疗有效。

(二)诊断

1.临床表现

临床表现有突发、突止的特点,症状常有发作性头晕、心悸、疲乏、心前区疼痛,严重者可晕厥、抽搐或猝死。婴儿易出现心力衰竭或休克。

2.心电图特征

(1)连续3次或3次以上的期前QRS波群,时限增宽,形态畸形,心室率每分钟150～250次,R-R间期可略有不齐。

(2)房室分离,可见窦性P'波与QRS波各自独立,无固定时间关系,呈干扰性房室脱节,心室率快于心房率。

(3)常出现心室夺获及室性融合波。

3.治疗

包括终止室性心动过速发作,预防室性心动过速复发。

(1)消除病因:如药物不良反应、电解质紊乱等。

(2)危重患儿首选同步直流电击复律,用量为2～5 ws/kg,婴儿每次<50 ws,儿童每次<100 ws,无效者隔20～30分钟重复一次。洋地黄中毒者忌电击治疗。

(3)抗心律失常药物。①利多卡因:首选,剂量1 mg/kg,稀释后缓慢静脉注射。无效者隔5～10分钟可重复一次,总量3～5 mg/kg。室性心动过速纠正后每分钟20～30 μg/kg静脉滴注维持。②普罗帕酮:1～2 mg/kg,稀释后缓慢静脉注射。无效可重复1～3次。③苯妥英钠:2～4 mg/kg加生理盐水稀释后缓慢静脉注射,无效可重复1～3次,总量为15 mg/kg。其对洋地黄中毒及心脏手术者效果较好。④胺碘酮:对上述药物无效的顽固性室性心动过速可采用胺碘酮,每次1 mg/kg,静脉注射10分钟,无效隔5～10分钟重复同样剂量,总量24小时<10 mg/kg。或用负荷量2.5～5 mg/kg,静脉注射30～60分钟,可重复1次,总量24小时≤10 mg/kg。

(4)射频消融术:对顽固病例并被证实为折返激动所致,尤其是特发性室性心动过速可用射频消融治疗。

(5)预防复发:对有复发倾向者可口服普罗帕酮、普萘洛尔、胺碘酮等有效药物。

六、房室传导阻滞

房室传导阻滞(atrial-ventricular block，AVB)是小儿较常见的缓慢性心律失常，按房室传导阻滞的程度可分为一、二、三度房室传导阻滞。病因有急性感染、心肌炎、心肌病、电解质紊乱、洋地黄或其他药物中毒及心脏手术等。少数为先天性房室结发育畸形或胎儿期房室结病变所致，称先天性完全性房室传导阻滞。一度和二度Ⅰ型可为迷走神经张力增高所致。

(一)一度房室传导阻滞

1.临床要点

一度房室传导阻滞临床一般无症状，听诊第一心音低钝。有时健康小儿亦可出现一度房室传导阻滞。

2.心电图特征

PR间期超过正常最高值，即1岁内PR＞0.14秒，学龄前PR＞0.16秒，学龄期PR＞0.18秒，青春期PR＞0.20秒。其正常值与心率有关。

3.治疗

针对病因治疗，不需用抗心律失常药。随着病因的消除，一度房室传导阻滞可消失。

(二)二度房室传导阻滞

1.临床要点

二度房室传导阻滞的临床症状视传导阻滞的严重程度及心室率的快慢而定，可无症状或有心悸、头晕等。

2.心电图特征

二度房室传导阻滞分为Ⅰ型(莫氏Ⅰ型)和Ⅱ型(莫氏Ⅱ型)。

(1)二度Ⅰ型：①PR间期随每次心搏逐次延长，直至P′波后脱落一个QRS波群(心室漏搏)。周而复始，呈规律性改变。②PR间期逐次延长的同时，R-R间期逐次缩短，继以一个较长的R-R间期。③伴有心室漏搏的长R-R间期小于任何2个R-R间期之和。

(2)二度Ⅱ型：①PR间期正常或稍延长，但固定不变。②P′波按规律出现，QRS波呈周期性脱落，伴有心室漏搏的长R-R为短R-R间隔的倍数。③房室间传导比例多为2：1或3：1下传。

3.治疗

主要针对病因治疗，二度Ⅰ型是暂时的，多可恢复，而二度Ⅱ型可逐渐演变为三度房室传导阻滞。

(三)三度(完全性)房室传导阻滞

1.临床特征

三度(完全性)房室传导阻滞除有原发病、病毒性心肌炎、先天性心脏病等的表现外，婴儿心率每分钟＜80次，儿童每分钟＜60次。当心室率每分钟＜40次时有疲乏、无力、眩晕，严重者可发生阿-斯综合征或心力衰竭。

2.心电图特征

(1)P波与QRS波无固定关系，心室率慢于心房率。

(2)QRS波群形态与阻滞部位有关。若起搏点在房室束分支以上，QRS波群不宽。若起搏点在希氏束以下，QRS波群增宽。

3.治疗

(1)无症状先天性者不需治疗。

(2)病因治疗:如心肌炎或手术暂时损伤者,用肾上腺皮质激素治疗。

(3)提高心率:阿托品每次 0.01～0.03 mg/kg,每天 3～4 次,口服或皮下注射。异丙基肾上腺素加入 5％葡萄糖溶液按每分钟 0.1～0.25 μg/kg,静脉滴注,或用 5～10 mg 舌下含服。

(4)放置人工起搏器的适应证:①阿-斯综合征或伴心力衰竭。②心室率持续显著缓慢,新生儿每分钟＜55 次,婴儿每分钟＜50 次,儿童每分钟＜45 次。③室性心动过速心律失常,阻滞部位在希氏束以下。④对运动耐受量低的患儿。

(郝凤秀)

第六节 心肌梗死

小儿心肌梗死(myocardial infarction,MI)由 Stryker 于 1946 年首先描述。近年来,小儿 MI 实际发病率及检出率均较前显著增加,已成为小儿猝死的重要病种之一。从出生后第一天至青少年期,健康儿或有基础疾病者,均可发生 MI。有资料表明,未经手术的先天性心脏病患儿尸解证实近 75％有 MI 的证据,无先天性心脏病小儿尸解发现冠状动脉病变为主要死因者占总数的 2％以上。

一、病因

病因与年龄相关。

(一)新生儿期

先天性心脏病,特别是冠状动脉起源异常是此期致 MI 最重要的因素。冠状动脉起源异常发生率 1％～2％,多数患儿无临床表现。有学者分析 7 857 例重要冠状动脉异常(ACAS)死亡小儿后指出,最常见的 ACAS 为冠状动脉异位起源于主动脉(43％)与冠状动脉左前降支发自肺主动脉(ALCAPA,Bland-White-Garland 综合征)(40％),ALCAPA 小儿常在出生后第 1 年内发生充血性心力衰竭,多于出生后 14 年内死亡。ACAS 死亡病例中 45％为猝死,部分存活至青少年期者遗留陈旧性 MI,全部病例均有前外侧壁近端的 ^{201}铊(^{201}Tl)灌注异常。右冠状动脉异常以先天性瘘管多见。

次常见原因有肺动脉闭锁而室间隔完整者、永存动脉干、大动脉转位及修复后等;少见原因如心内膜弹力纤维增生症、冠状动脉中层钙质沉着。日本 1970－1995 年全国 105 755 例川崎病患儿中 1％～2％猝死,猝死主要原因为 MI,尸检证明为冠状动脉血栓性脉管炎和动脉瘤破裂,年龄≤30 天龄者 6 例,最小发病日龄为 20 天。

(二)一岁至青春期前

川崎病很可能是此期 MI 的最重要病因,亚裔小儿更易罹患。发病的第 7 天起即可检出冠状动脉异常扩张,其中的 15％～25％的患儿发展为冠状动脉瘤,近 70％小儿的动脉瘤在 1～2 年消退。MI 发生率为 1.9％,通常发生于患病后第一年(72.8％),其中 39.5％发生在患病后 3 个月内。63％于休息或睡眠时发病,14％于玩耍、活动、走路时发病。22％的患者在第一次 MI 期间死亡。发病10天内大剂量免疫球蛋白联合阿司匹林治疗较单用阿司匹林使冠状动脉病变发生率由20%降至4%,10%的个体对该方案无效应。日本全国范围的调查发现,本病复发率约3%,12.2%的复发者伴心脏并发症,以男性、首次发病有心脏并发症者为主,但复发者无一例为MI。

其他非外科病因常见有心肌病、心肌炎(含风湿性心肌炎)、胶原血管性疾病(特别是系统性红斑狼疮、高安病、结节性动脉炎);次常见者包括肾病综合征、隐伏的恶性肿瘤(尤其是淋巴瘤纵隔放疗后)、败血症、William综合征(主动脉瓣上狭窄)、感染性心内膜炎、同型半胱氨酸血症,以及甲型血友病以凝血酶原复合物浓缩剂或Ⅷ因子抑制物旁路活性(FEIBA)治疗者、特发性心内膜下MI。某些非常罕见的病因有遗传性疾病如早老症、弹性纤维假黄瘤、黏多糖病、Fabry病、尿黑尿酸症、Hurler综合征、糖原累积病Ⅱ型及冠状动脉肌纤维发育不良、主动脉瓣乳头肌弹性纤维瘤继发MI、衣原体肺炎、幽门螺杆菌感染,有报道一名11岁西班牙裔男童因痉挛性喉炎(croup)吸入消旋肾上腺素后20分钟发生MI。

部分手术或创伤后导致MI的原因包括在体外循环时冠状动脉灌注不良、心脏移植并发症如排异、钝性胸部创伤。曾报告一接受骨髓移植的7岁小儿发生曲菌性全心炎,其冠状动脉见曲菌栓塞而继发急性大面积MI。

(三)青少年

MI的病因除下列三点外与儿童类似:①川崎病在该年龄组发病较少;②应考虑有无吸食可卡因或嗅吸胶水的可能;③冠状动脉粥样硬化是否致小儿MI仍有争议,但已知纯合子型家族性高胆固醇血症(发病率为1/100万)、家族性混合性高脂血症、低仅脂蛋白血症、高载脂B脂蛋白血症者,其冠状动脉病变早发,并在20岁前即可发生MI。对青少年(平均16岁)杂合子型高胆固醇血症(发病率1/500)患者以TL-201扫描提示22%的病例伴MI。某些烟雾病患儿也可发生MI。

二、临床表现

常见症状:哭闹、难以哺喂、呼吸困难、呕吐、绞痛、易激惹、休克等。4岁以下患儿17%、而4岁以上83%主诉有胸痛、胸部压榨感。研究发现小儿胸痛部位及放射较疼痛性质对心绞痛诊断有帮助,因为小儿往往将疼痛描述为锐痛,且对此复述时有出入。疼痛放射至左肩者则更可能是心源性。摩擦音、颈静脉扩张被认为是有高度特异性的体征,而发绀、大汗、灌注不良、心动过速、啰音、焦虑等提示MI的敏感程度尚难确定。MI小儿常伴发心律失常,可有上腹痛、腹部压痛、晕厥及易疲劳等不同的表现形式。由于移植后的心脏已失去神经支配,故缺血不表现为胸痛,而是咳嗽、充血性心力衰竭、心律失常或猝死。

三、辅助检查

(一)心电图(ECG)检查

小儿MI的ECG表现与成人并无大异,但正常变异时的T波改变、先天性心脏病者的ECG可类似于MI。小儿MI的ECG诊断指标:①除aVR外任一导联,尤其是Ⅰ、aVL、V_5、V_6导联,ST段改变>2 mV,ST在任一导联抬高,其对应导联ST段压低;②异常Q波;③异常T波倒置;④室性心律失常,特别是室性心动过速;⑤QTc>0.48秒;⑥心肌肥厚可能提示先天性心脏病,且是MI的一个危险因子。

川崎病小儿 MI 的 Q 波振幅和持续时间(≥0.04 秒)对诊断特异性为 97%～100%，Q 波振幅单项指标有 86% 的特异性，Q 波间期因 MI 发生部位不同其灵敏度及特异性有差异，如下壁者较低，前壁则可高达 88%。但要与非缺血的病理状态时的 Q 波改变相鉴别，如"容量负荷过重"所致左心室肥厚者的 V_5～V_6 导联、所致右心室肥厚者的 V_1～V_2 导联均可有宽大 Q 波。婴幼儿 I、aVL 或 V_5～V_7 任一导联出现宽大 Q 波均提示左冠状动脉的起源异常，其他 Q 波 >0.12 秒者尚须考虑心肌炎、心肌纤维化、肥厚型心肌病、Duchenne 肌营养不良性心肌病、心内膜弹力纤维增生症，尤其是特发性主动脉下闭锁等。

ST 段除 avR 导联抬高>2 mV 应考虑急性 MI，小儿急性 MI，ST 段与 T 波前肢形成弓背向上抬高 ST 段压低通常特异性较低，但出现与对应导联呈近乎 180°相反方向"镜像"关系时对确定梗死部位有重要意义，强烈提示 MI。后壁心梗可无 ST 段抬高，而仅有 V_{4R}～V_2 导联的 ST 段压低。

II、III、aVF 倒置对下壁心梗诊断有很高的特异性和敏感性，如在同时见深的 Q 波，伴或不伴 T 波倒置，亦能提示 MI。

小儿 MI 室性心律失常较之成人并发症的发生更为常见，以室性心动过速、心室颤动为主，死亡率为 80%。

应用信号平均心电图后电位技术评价小儿心肌缺血及 MI，应用 VCM-3000 系统，用一频带为 40～300 Hz 的滤波器，将 200 次电位叠加、平均与记录，检查经 TI-201 心脏扫描证实的有无心肌缺血及 MI 的滤波后 QRS 间期(f-QRSd,ms)、滤波后均方根电压(RMS,μV)和 QRS 终末 40 μV 以下低振幅的间期(LAS,ms)，按体表面积(BSA,m^2)分成 4 组。发现当 BSA<0.3 m^2 时如 f-QRSd>95 毫秒，RMS<30 μV，LAS>25 毫秒；当 BSA0.3～0.5 m^2 时 f-QRSd>110 毫秒，RMS<251 μV，LAS>30 毫秒；当 BSA0.5～1.2 m^2 时 f-QRSd>115 毫秒，RMS<20 μV，LAS>30 毫秒；当 BSA≥1.2 m^2 时 f-QRSd>125 毫秒，RMS<20 μV，LAs>30 毫秒时，均可认为是阳性后电位。其阳性率在无冠脉损害组为 0，缺血组为 56.3%，陈旧性 MI 组为 69.2%，特异性及灵敏度远高于以成人标准用于小儿者，且重复性为 100%。对难以行心血管造影检查的婴幼儿患者不失为替代方法之一。

(二)实验室检查

1.心肌酶谱(CK-MB、SGOT、LDH)

CK-MB 在评估 MI 有一定参考价值。有报道 CK-MM3/MM1 异构体在 MI 胸痛发作时即升高，2～6 小时达峰值，且易于检测。

2.心肌肌钙蛋白 I 及肌钙蛋白 T

均有显著升高，尤以前者更特异、更灵敏(两者均近乎 100%)、窗口期更长。

(三)器械检查

(1)TL-201 闪烁照相或 TL-201 单光子发射体层成像(SPECT)即使在小婴儿亦能提示心脏某部位的灌注或摄取缺欠、心肌坏死，且可鉴别充血性心肌病的病因。若由 AL-CAPA 所致者，则有灌注异常；若为其他因素所致，则灌注正常或造影剂不规则广泛分布。宫川等提出双嘧达莫-TI-201SPECT 对川崎病心脏并发症(含 MI)的诊断与长期随访安全、有效。

(2)电影磁共振(cinenm)通过快速连续放映，可了解心脏及瓣膜的活动情况。MRI 亦可做出 MI 诊断。

(3)二维/三维心脏超声：借以了解心室壁的运动情况及是否存在室壁瘤、二尖瓣反流。仔细观察也可发现冠状动脉的异常和乳头肌梗死。

（4）心血管造影能提示冠状动脉有无栓塞、闭锁、扩张及冠状动脉瘤和心脏的情况，儿科尤其是婴幼儿应用有一定局限性。

四、诊断与鉴别诊断

目前尚无小儿 MI 统一的诊断标准，根据文献，宜从以下诸方面考虑本病的诊断。①病史：有无提示 MI 的基础疾病，如既往有心力衰竭样表现，既往如有胸部创伤及创伤后 ECG 表现，免疫紊乱及是否服用肾上腺皮质激素或免疫抑制剂，是否接受过雄激素治疗，有无相关手术史（如房室分流术后引流管闭塞致颅内压增高），有无毒蜘蛛（如黑寡妇蜘蛛或棕色寡妇蜘蛛）叮咬史；②家族史：有无心血管病危险因素（脂蛋白异常、高血压、肥胖、Ⅰ级亲属心绞痛、MI 病史等）；③症状、体征；④相关检查：ECG、心肌酶谱、心肌钙蛋白、心脏超声、TL-201 及心血管造影。

符合 1～3 者可拟诊，结合 4 中至少 2 项以上阳性可确诊，注意排除假性 MI。

屡有报告病毒性心肌炎临床、ECG、甚至 TL-201 结果与 MI 近似而误诊为 MI。但前者胸痛较轻，心血管造影无异常。其他假性 MI 有肥厚性心肌病、Duchenne 型肌营养不良等。

五、治疗

对小儿治疗的研究不多，故治疗多模仿成人，包括静脉补液及多巴酚丁胺、保证心排血量、给氧、纠正电解质紊乱、缓解疼痛、溶栓（华法林、链激酶）。及时处理呼吸衰竭、心律失常、心源性休克、充血性心力衰竭等并发症。有人对 15 例川崎病并发巨大冠状动脉血管瘤患儿，以尿激酶 8 000～10 000 U/kg 行冠脉内插管溶栓治疗，10 分钟给药完毕，结果 3 例完全、5 例部分溶栓，最快者给药完毕即部分溶栓。15 例中 4 例再栓，随访 2～8 年（平均 3.3 年）无一例再发 MI 及死亡。禁食以保护缺血肠管。治疗中，尚应探寻小儿的病因以便针对性治疗。

六、预后

小儿 MI 后康复的概率大于成人，预后与心肌损伤及治疗措施、治疗效果有关。小儿 MI 尚难确定与基础心脏疾病类型的关系。Johnsrude 对 96 例心脏病伴发 MI 的存活者，平均随访 4.9 年，无一例表现严重的复发性室性心律失常及猝死。

再梗死的死亡率很高，加藤对 152 例 MI 存活者观察，24 例再发 MI，再发死亡 15 例（死亡率 62.5%），再发后存活的 9 例中又有 6 例第三次发 MI，仅 1 例幸存（死亡率 83.3%）。提示预防再梗死是 MI 后长期存活的关键。治疗与小儿 MI 相关的基础疾病可能更有效地预防 MI。

（袁本泉）

第七节　心力衰竭

心力衰竭是由于多种病因所致的综合征。正常心脏不断收缩和舒张以维持血液循环的动态平衡，由于某些因素破坏了这种平衡，同时心脏负荷过重，超越了心脏代偿功能时，出现体循环、肺循环淤血，心排血量降低，则产生一系列临床症状和体征，称之为心力衰竭。是儿科的急症之

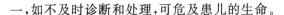

一,如不及时诊断和处理,可危及患儿的生命。

一、病因

引起心力衰竭的原因很多,分类如下。

(一)心源性

各种先天性心脏病及后天的风湿性心脏病、心肌炎、心肌病、心包炎及各种心律失常等。

(二)肺源性

重症肺炎、毛细支气管炎、喘息性支气管炎、哮喘、支气管扩张等。

(三)肾源性

急性肾炎、慢性肾炎与肾血管畸形等所致的高血压。

(四)其他

大量输血、输液、电解质紊乱、维生素 B_1 缺乏症、严重贫血、甲状腺功能亢进症、缺氧等皆可引起心力衰竭。

二、病理生理

(一)心肌收缩力减低

在心肌有病变、缺血、肥厚、炎症等时,使心肌收缩力减低,则心室排血量减少。

(二)心前负荷过重

心前负荷过重又称容量负荷,是指心肌收缩前所承受的负荷,与心室开始收缩前的血容量有关。如房间隔缺损、动脉导管未闭等。

(三)心后负荷过重

心后负荷过重亦称压力负荷或阻力负荷,是指心室收缩时所遇到的阻力。如肺动脉瓣狭窄、主动脉缩窄、梗阻型心肌病、高血压、肺动脉高压等。

(四)心律失常

心率加快(如甲状腺功能亢进症);过慢、节律不齐等。

三、临床表现

由于发生心力衰竭的部位不同,临床表现亦有差别,为便于叙述,常分为左心衰竭、右心衰竭。临床上婴幼儿全心衰竭多见,年长儿可左心、右心单独发生,但左心衰竭终将导致右心衰竭。

(一)左心衰竭

以肺循环淤血为主而产生肺水肿。

1.咳嗽

先干咳后有泡沫样痰,年长儿可有血痰。

2.呼吸困难

表现为呼吸急促、短而快,每分钟可达 60 次以上,平卧时加重,直抱或俯肩上则好转。年长儿可有端坐呼吸及心源性喘息。

3.发绀

发绀为肺水肿、氧交换量降低所致,有些先天性心脏病为右向左分流,属于中心性发绀。

4.体征

有哮鸣音,晚期可有各种湿啰音,以肺底明显。

5.其他

面色苍白、四肢发凉、血压下降等。

(二)右心衰竭

以体循环淤血为主的表现。

1.肝大

短期内较前增大 1.5 cm 以上,边缘钝,常有触痛。

2.颈静脉怒张

婴幼儿颈短,皮下脂肪丰满,多不易见到,年长儿较易发现。

3.水肿

婴幼儿血管床容量大而分布均匀,皮下脂肪丰满,皮肤弹性好,常不易见到指凹性水肿。有时可见到面部、手背、足背部水肿。婴幼儿以体重迅速增加、尿量减少作为水肿的指标。年长儿可有下肢及骶尾部水肿,重症可有胸腔积液、腹水及心包积液。

4.发绀

因血流淤滞于末梢,组织摄氧量增加,还原血红蛋白增加所致,属周围性发绀。唇、指、趾、鼻尖等处明显。

(三)心脏体征

心界大、心率快、有奔马律、心音低钝及其他原发病的相应杂音或脉搏细弱、血压下降等。

(四)新生儿及小婴儿心力衰竭特点

起病急、病情重、进展快,左、右心同时衰竭。有烦躁不安、面色苍白、面色发灰或发绀、呻吟、拒乳、多汗、呼吸急促、喘息、心率快、奔马律及肝大等。

四、辅助检查

(一)胸部 X 线

心影扩大,搏动弱,肺纹理增多及肺淤血。

(二)心电图

可提示心房、心室有肥大劳损、心律的变化及洋地黄作用等。

(三)超声心动图

可见心室及心房的扩大,心室收缩时间延长,射血分数降低,另外对心力衰竭的病因也有帮助。

五、诊断标准

(一)具备以下 4 项可考虑心力衰竭

(1)呼吸急促:婴儿>60 次/分,幼儿>50 次/分,儿童>40 次/分。

(2)心动过速:婴儿>180 次/分,幼儿>160 次/分,儿童>120 次/分。

(3)心扩大(体检,X 线或超声心动图)。

(4)烦躁、喂哺困难、体重增加、尿少、水肿、发绀、呛咳、阵发性呼吸困难(2 项以上)。

（二）确诊心力衰竭

具备以上 4 项加以下 1 项或具备以上 2 项加以下 2 项，即可确诊心力衰竭。

(1)肝大：婴幼儿肋下≥3 cm，儿童>1 cm；进行性肝大或伴有触痛者更有意义。

(2)肺水肿。

(3)奔马律。

六、治疗

（一）一般治疗

1.休息

卧床休息可减轻心脏负担和减少心肌耗氧量，年长儿可取半卧位，小婴儿可抱起，使下肢下垂，减少静脉回流。

2.镇静

对烦躁和哭闹的患儿，可适当应用巴比妥类、氯丙嗪、地西泮等镇静剂。

3.吸氧

有气急和青紫者应给予吸氧，采用 40%～50%氧气湿化后经鼻导管或面罩吸入。

4.饮食

应限制盐量，一般每天饮食中的钠量应减至 0.5～1.0 g。给予容易消化及富于营养的食物，宜少量多餐。

5.限制液体入量

每天总液量不应超过 60 mL/kg，以 10%葡萄糖溶液为主，电解质入量应根据生理需要及血液电解质浓度而定。有酸中毒者，碱性药一般用常规计算量的一半。

（二）洋地黄类药物

洋地黄通过抑制心力衰竭心肌细胞膜 Na^+-K^+-ATP 酶的活性，使心肌细胞内钠水平增高，促进Na^+/Ca^{2+}交换，使细胞内 Ca^{2+} 水平增高，发挥正性肌力作用。使心排血量增加，心室舒张末期压力下降，尿量增加，从而改善心排血量不足和静脉瘀血，同时副交感传入神经、Na^+-K^+-ATP 酶受抑制，使中枢神经下达的兴奋性减弱，使心率减慢。

1.剂型选择及用法

小儿时期以急性心力衰竭常见，应选用快速洋地黄制剂，使迅速洋地黄化。首选地高辛，急救用毛花苷 C 静脉注射，但毒毛花苷 K 更方便，适用于基层，用法简单，一次静脉注射即可达全效量。小儿常用剂量及用法(表 4-5)。

表 4-5 洋地黄药物的临床应用

洋地黄类制剂	给药方法	洋地黄化总量(mg/kg)	每天维持剂量	显效时间(分)	效力最大时间	中毒作用消失时间	药力完全消失时间
地高辛	口服	<2 岁 0.05～0.06；>2 岁 0.03～0.05（总量不超过 1.5 mg）	1/5 化量	120	4～8 小时	1～2 天	4～7 天
	静脉	口服量 1/2～2/3		10	1～2 小时		
毛花苷 C	静脉	<2 岁 0.03～0.04；>2 岁 0.02～0.03	1/4 化量	10～30	1～2 小时	1 天	2～4 天
毒毛花苷 K	静脉	0.007～0.01					

用药的基本原则是首先达到洋地黄化量,然后根据病情需要继续用维持量。小儿心力衰竭大多急而重,故一般采用快速饱和量法,即首次给洋地黄化量的 1/2,余量分成两次,每隔 4～6 小时一次,多数患儿可于 8～12 小时达到洋地黄化。通常从首次给药 24 小时后(或洋地黄化后 12 小时)给维持量,维持量为饱和量的 1/4～1/5。对轻度或慢性心力衰竭患儿,也可开始就采用地高辛每天维持量法,经 5～7 天以后缓慢洋地黄化。

2.心力衰竭获得基本控制的临床表现

(1)心率、呼吸减慢。

(2)肝脏缩小,边缘变锐。

(3)尿量增加,水肿消退或体重减轻。

(4)食欲、精神好转。

3.使用洋地黄的注意事项

(1)了解患儿在 2～3 周内洋地黄使用情况,所有剂型、用量及用法等,以防药物过量中毒。

(2)各种病因引起的心肌炎患儿对洋地黄耐受性差,一般按常规剂量减去 1/3,且饱和时间不宜过快。

(3)未成熟儿及<2 周的新生儿,因肝、肾功能发育尚未完全,洋地黄剂量应减小,可按婴儿量的 1/3～1/2 计算。

(4)钙对洋地黄有协同作用,故在用药过程中不应与钙剂同时应用。

(5)低血钾可促使洋地黄中毒,应予注意。

4.洋地黄的毒性反应如下

(1)心律失常:心率过缓、节律不齐、传导阻滞、二联律等。

(2)胃肠道反应:恶心、呕吐及腹泻。

(3)神经系统症状:嗜睡、头晕、色视等。发现洋地黄中毒时应立即停用洋地黄及利尿剂,同时补充钾盐,小剂量的钾盐能控制洋地黄引起的多种快速型心律失常。但肾功能不全及传导阻滞禁用静脉补钾。

(三)利尿剂

水钠潴留为心力衰竭的一个重要病理生理改变,故合理应用利尿剂为治疗心力衰竭的一项重要措施。在应用一般治疗及洋地黄类药后心力衰竭仍未控制时,或对严重水肿、急性肺水肿的病例,应在使用洋地黄类药物的同时兼用快速利尿剂如呋塞米或依他尼酸,其作用快而强,可排除较多的 Na^+,而 K^+ 的损失相对较少。

(四)血管扩张剂

其机制是扩张小动脉,使外周阻力下降,以减轻心脏后负荷,增加心排血量;同时扩张小静脉使回心血量减少,以减轻心脏的前负荷,从而达到改善心功能,治疗心力衰竭的目的。目前较常用的有酚妥拉明、哌唑嗪、硝普钠、卡托普利等,均有一定疗效。与正性心肌收缩力作用药物配伍如多巴胺、间羟胺等能提高疗效。目前认为血管扩张药物无正性心肌收缩力作用,所以以单用血管扩张药物不能代替洋地黄类药物对心力衰竭的治疗。

(五)β受体激动剂

此类药物通过作用于β交感神经受体而产生强烈正性肌力作用,使心肌收缩力加强,心排血量增加。多用于紧急情况,尤其是心力衰竭伴有低血压时。常用药物有多巴胺,每分钟

$5 \sim 10\ \mu g/kg$。必要时剂量可适量增加,一般不超过每分钟 $30\ \mu g/kg$。

(六)其他

能量合剂及极化液、激素、大剂量维生素 C 等,可改善心肌代谢,可作为辅助治疗。近年应用辅酶 Q_{10} 治疗充血性心力衰竭有一定效果。

(七)病因治疗

心力衰竭为急症,首先是治疗,同时要查出心力衰竭的原因和诱因,如治疗肺炎、风湿热、心肌炎等。有些先天性心脏病心力衰竭好转后应做外科手术解除病因,否则难以避免心力衰竭再发。

（袁本泉）

第五章 消化系统疾病

第一节 口　　炎

口炎是指口腔黏膜的炎症,如病变仅限于舌、齿龈或口角亦可称为舌炎、齿龈炎或口角炎。本病在小儿时期较多见,尤其是婴幼儿,可单独发生,亦可继发于全身性疾病,如急性感染、腹泻和营养不良。多由病毒、细菌、真菌或螺旋体等引起。

一、鹅口疮

鹅口疮又名雪口疮,为白色念珠菌引起的慢性炎症,多见于新生儿、营养不良、腹泻、长期使用广谱抗生素或激素的患儿,使用污染的喂乳器具以及新生儿在出生时经产道亦可污染。

(一)临床表现

本病特征是在口腔黏膜上出现白色或灰白色乳凝块样物,此物略高于黏膜表面,粗糙无光,最常见于颊黏膜,亦可蔓延至口腔其他部位。干燥、不红、不流涎是本病不同于其他口炎的特点,有时灰白色物融合成片,很像乳块。若有怀疑,可用棉签蘸水轻轻拭揩,鹅口疮不易揩去。本病一般无全身症状,若累及食管、肠道、气管、肺等,出现呕吐、吞咽困难、声音嘶哑或呼吸困难。

(二)治疗

局部涂 1% 龙胆紫溶液,每天 1～2 次。病变广泛者,可用制霉菌素每次 100 000 U 加水 1～2 mL 涂患处,每天 3～4 次,或口服制霉菌素 50 000～100 000 U,每天 3 次。

(三)预防

预防以口腔卫生为主,注意乳瓶、乳头、玩具等的清洁消毒。不要经常为小儿揩洗口腔,因为易揩伤口腔黏膜,并将致病菌带入。

二、疱疹性口炎

疱疹性口炎为单纯疱疹病毒所致,多见于 1～3 岁小儿,全年均可发生,无季节性,传染性较强,在集体托幼机构可引起小流行。

(一)临床表现

有低热或高热达 40 ℃,齿龈红肿,舌、腭、等处散布黄白色小溃疡,周围黏膜充血。口唇可红肿裂开,近唇黏膜的皮肤可有疱疹,颈淋巴结肿大。病程较长,发热常在 3 天以上,可持续 5～7 天;溃疡需 10～14 天才完全愈合,淋巴结经 2～3 周才消肿。本病须和疱疹性咽峡炎鉴别,后者由柯萨奇病毒引起,多发生于夏秋季,疱疹主要是在咽部和软腭,有时见于舌,但不累及齿龈和颊黏膜,颌下淋巴结不肿大,病程较短。

(二)治疗

保持口腔清洁,勤喂水,局部可撒冰硼散或锡类散等中药,为预防感染可涂 2.5%～5% 金霉素甘油。疼痛重者,在食前用 2% 利多卡因涂局部,食物以微温或凉的流质为宜。对发热者可给退热剂,对体弱者需补充营养和复合维生素 B 及维生素 C,后期疑有继发细菌感染者,选用抗菌药物。

三、溃疡性口炎

溃疡性口炎主要致病菌有链球菌、金黄色葡萄球菌、肺炎双球菌、绿脓杆菌、大肠埃希菌等,多见于婴幼儿,常发生于急性感染,长期腹泻等机体抵抗力降低时,口腔不洁更利于细菌繁殖而致病。

(一)临床表现

口腔各部位均可发生,常见于舌、唇内侧及颊黏膜等处,可蔓延到咽喉部。开始时口腔黏膜充血水肿,随后发生大小不等的糜烂或溃疡,可融合成片,表面有较厚的纤维素性炎症渗出物形成的假膜,呈灰白色,边界清楚,易拭去,涂片染色可见大量细菌。局部疼痛、流涎、拒食、烦躁,常有发热,高达 39～40 ℃,局部淋巴结肿大,白细胞增高,饮食少者可出现失水和酸中毒。

(二)治疗

及时控制感染,加强口腔护理。用 3% 过氧化氢清洗溃疡面后涂 1% 龙胆紫或 2.5%～5% 金霉素甘油,局部止痛用 2% 利多卡因涂抹。较大儿童可用含漱剂如 0.1% 雷凡奴尔溶液。一般需用抗菌药物。高热者给药物或物理降温,注意热量和液体的补充;宜用微温或凉的流质饮食,出现失水和酸中毒者应及时纠正。

(林　隆)

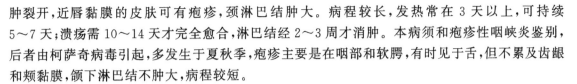

第二节　胃食管反流

胃食管反流(GER)是指胃内容物反流入食管,分生理性和病理性两种。生理情况下,由于小婴儿食管下端括约肌(LES)发育不成熟或神经肌肉协调功能差,可出现反流,往往出现于日间餐时或餐后,又称"溢乳"。病理性反流是由于 LES 的功能障碍和/或与其功能有关的组织结构异常,以致 LES 压力低下而出现的反流,常常发生于睡眠、仰卧及空腹时,引起一系列临床症状和并发症,即胃食管反流病(GERD)。

一、病因和发病机制

(一)食管下端括约肌(LES)

(1)LES 压力降低是引起 GER 的主要原因。LES 是食管下端平滑肌形成的功能高压区,是最主要的抗反流屏障。正常吞咽时 LES 反射性松弛,静息状态保持一定的压力使食管下端关闭,如因某种因素使上述正常功能发生紊乱时,LES 短暂性松弛即可导致胃内容物反流入食管。

(2)LES 周围组织作用减弱。例如,缺少腹腔段食管,致使腹内压增高时不能将其传导至 LES 使之收缩达到抗反流的作用;小婴儿食管角(由食管和胃贲门形成的夹角,即 His 角)较大(正常为 30°~50°);膈肌食管裂孔钳夹作用减弱;膈食管韧带和食管下端黏膜瓣解剖结构存在器质性或功能性病变时以及胃内压、腹内压增高等,均可破坏正常的抗反流功能。

(二)食管与胃的夹角(His 角)

由胃肌层悬带形成,正常是锐角,胃底扩张时悬带紧张使角度变锐起瓣膜作用,可防止反流。新生儿 His 角较钝,易反流。

(三)食管廓清能力降低

正常情况下,食管廓清能力是依靠食管的推动性蠕动、唾液的冲洗、对酸的中和作用、食丸的重力和食管黏膜细胞分泌的碳酸氢盐等多种因素发挥作用。当食管蠕动减弱、消失或出现病理性蠕动时,食管清除反流物的能力下降,这样就延长了有害的反流物质在食管内停留时间,增加了对黏膜的损伤。

(四)食管黏膜的屏障功能破坏

屏障作用是由黏液层、细胞内的缓冲液、细胞代谢及血液供应共同构成的。反流物中的某些物质,如胃酸、胃蛋白酶以及十二指肠反流入胃的胆盐和胰酶使食管黏膜的屏障功能受损,引起食管黏膜炎症(图 5-1)。

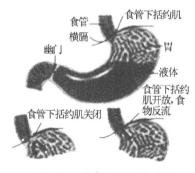

图 5-1　胃食管反流模式图

(五)胃、十二指肠功能失常

胃排空能力低下,使胃内容物及其压力增加,当胃内压增高超过 LES 压力时可使 LES 开放。胃容量增加又导致胃扩张,致使贲门食管段缩短,使其抗反流屏障功能降低。十二指肠病变时,幽门括约肌关闭不全则导致十二指肠胃反流。

二、临床表现

(一)呕吐

新生儿和婴幼儿以呕吐为主要表现。多数发生在进食后,呕吐物为胃内容物,有时含少量胆汁,也有表现为漾奶、反刍或吐泡沫。年长儿以反胃、反酸、嗳气等症状多见。

(二)反流性食管炎常见症状

1.胃灼热

胃灼热见于有表达能力的年长儿,位于胸骨下端,饮用酸性饮料可使症状加重,服用抗酸剂

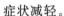

症状减轻。

2.咽下疼痛

婴幼儿表现为喂奶困难、烦躁、拒食,年长儿诉咽下疼痛,如并发食管狭窄则出现严重呕吐和持续性咽下困难。

3.呕血和便血

食管炎严重者可发生糜烂或溃疡,出现呕血或黑便症状。严重的反流性食管炎可发生缺铁性贫血。

(三)Barrett 食管

由于慢性 GER,食管下端的鳞状上皮被增生的柱状上皮所替代,抗酸能力增强,但更易发生食管溃疡、狭窄和腺癌。症状为咽下困难、胸痛、营养不良和贫血。

(四)其他全身症状

1.呼吸系统疾病

流物直接或间接可引发反复呼吸道感染、吸入性肺炎,难治性哮喘,早产儿窒息或呼吸暂停及婴儿猝死综合征等。

2.营养不良

主要表现为体重不增和生长发育迟缓、贫血。

3.其他

如声音嘶哑、中耳炎、鼻窦炎、反复口腔溃疡、龋齿等。部分患儿可出现精神神经症状。①Sandifer 综合征:是指病理性 GER 患儿呈现类似斜颈样的一种特殊"公鸡头样"的姿势。此为一种保护性机制,以期保持气道通畅或减轻酸反流所致的疼痛,同时伴有杵状指、蛋白丢失性肠病及贫血。②婴儿哭吵综合征:表现为易激惹、夜惊、进食时哭闹等。

三、诊断

GER 临床表现复杂且缺乏特异性,单一检查方法都有局限性,故诊断需采用综合技术。凡临床发现不明原因反复呕吐、咽下困难、反复发作的慢性呼吸道感染、难治性哮喘、生长发育迟缓、营养不良、贫血、反复出现窒息、呼吸暂停等症状时都应考虑到 GER 的可能以及严重病例的食管黏膜炎症改变。

四、辅助检查

(一)食管钡餐造影

适用于任何年龄,但对胃滞留的早产儿应慎重。可对食管的形态、运动状况、钡剂的反流和食管与胃连接部的组织结构做出判断,并能观察到食管裂孔疝等先天性疾病,检查前禁食 3～4 小时,分次给予相当于正常摄食量的钡剂(表 5-1)。

表 5-1 GER X 射线分级

分级	表现
0 级	无胃内容物反流入食管下端
1 级	少量胃内容物反流入食管下端
2 级	反流至食管,相当于主动脉弓部位

续表

分级	表现
3级	反流至咽部
4级	频繁反流至咽部,且伴有食管运动障碍
5级	反流至咽部,且有钡剂吸入

(二)食管 pH 动态监测

将微电极放置在食管括约肌的上方,24 小时连续监测食管下端 pH,如有酸性 ER 发生则 pH 下降。通过计算机分析可反映 GER 的发生频率、时间,反流物在食管内停留的状况以及反流与起居活动、临床症状之间的关系,借助一些评分标准,可区分生理性和病理性反流,是目前最可靠的诊断方法。

(三)食管动力功能检查

应用低顺应性灌注导管系统和腔内微型传感器导管系统等测压设备,了解食管运动情况及 LES 功能。对于 LES 压力正常患儿应连续测压,动态观察食管运动功能。

(四)食管内镜检查及黏膜活检

可确定是否存在食管炎病变及 Barrett 食管。内镜下食管炎可分为 3 度:Ⅰ度为充血;Ⅱ度为糜烂和/或浅溃疡;Ⅲ度为溃疡和域狭窄。

(五)胃-食管同位素闪烁扫描

口服或胃管内注入含有 ^{99m}Tc 标记的液体,应用 R 照相机测定食管反流量,可了解食管运动功能,明确呼吸道症状与 GER 的关系。

(六)超声学检查

B 型超声可检测食管腹段的长度、黏膜纹理状况、食管黏膜的抗反流作用,同时可探查有无食管裂孔疝。

五、鉴别诊断

(1)以呕吐为主要表现的新生儿、小婴儿应排除消化道器质性病变,如肠旋转不良、肠梗阻、先天性幽门肥厚性狭窄、胃扭转等。

(2)对反流性食管炎伴并发症的患儿,必须排除由于物理性、化学性、生物性等致病因素引起组织损伤而出现的类似症状。

六、治疗

治疗的目的是缓解症状,改善生活质量,防治并发症。

(一)一般治疗

1.体位治疗

将床头抬高 15°~30°,婴儿采用仰卧位,年长儿左侧卧位。

2.饮食治疗

适当增加饮食的稠厚度,少量多餐,睡前避免进食。低脂、低糖饮食,避免过饱。肥胖患儿应控制体重。避免食用辛辣食品、巧克力、酸性饮料、高脂饮食。

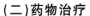

(二)药物治疗

包括三类,即促胃肠动力药、抑酸药、黏膜保护剂。

1.促胃肠动力药

能提高 LES 张力,增加食管和胃蠕动,促进胃排空,从而减少反流。①多巴胺受体阻滞剂:多潘立酮(吗丁啉)为选择性、周围性多巴胺受体阻滞剂,促进胃排空,但对食管动力改善不明显。常用剂量为每次 0.2～0.3 mg/kg,每天 3 次,饭前半小时及睡前口服。②通过乙酰胆碱起作用的药物:西沙必利(普瑞博思),为新型全胃肠动力剂,是一种非胆碱能非多巴胺拮抗剂。主要作用于消化道壁肌间神经丛运动神经元的 5-羟色胺受体,增加乙酰胆碱释放,从而诱导和加强胃肠道生理运动。常用剂量为每次 0.1～0.2 mg/kg,3 次/天口服。

2.抗酸和抑酸药

主要作用为抑制酸分泌以减少反流物对食管黏膜的损伤,提高 LES 张力。①抑酸药:H_2 受体阻滞剂,常用西咪替丁、雷尼替丁;质子泵抑制剂,奥美拉唑(洛赛克)。②中和胃酸药:如氢氧化铝凝胶,多用于年长儿。

3.黏膜保护剂

如硫酸铝、硅酸铝盐、磷酸铝等。

4.外科治疗

采用上述治疗后,大多数患儿症状能明显改善和痊愈。具有下列指征可考虑外科手术:①内科治疗6～8周无效,有严重并发症(消化道出血、营养不良、生长发育迟缓)。②严重食管炎伴溃疡、狭窄或发现有食管裂孔疝者。③有严重的呼吸道并发症,如呼吸道梗阻、反复发作吸入性肺炎或窒息、伴支气管肺发育不良者。④合并严重神经系统疾病。

(葛和春)

第三节 胃 炎

胃炎是指由各种物理性、化学性或生物性有害因子引起的胃黏膜或胃壁炎症性改变的一种疾病。在我国小儿人群中胃炎的确切患病率不清。根据病程分为急性和慢性两种,后者发病率高。

一、诊断依据

(一)病史

1.发病诱因

对于急性胃炎应首先了解患儿近期有无急性严重感染、中毒、创伤及精神过度紧张等,有无误服强酸、强碱及其他腐蚀剂或毒性物质等。对于慢性胃炎而言不良的饮食习惯是主要原因,应了解患儿饮食有无规律、有无偏食、挑食;了解患儿有无过冷、过热饮食,有无食用辣椒、咖啡、浓茶等刺激性调味品,有无食用粗糙的难以消化的食物;了解患儿有无服用非甾体抗炎药或肾上腺皮质激素类药物等;还要了解患儿有无对牛奶或其他奶制品过敏等。

2.既往史

有无慢性疾病史,如慢性肾炎、尿毒症、重症糖尿病、肝胆系统疾病、儿童结缔组织疾病等;有无家族性消化系统疾病史;有无十二指肠-胃反流病史等。

(二)临床表现

1.急性胃炎

多急性起病,表现为上腹饱胀、疼痛、嗳气、恶心及呕吐,呕吐物可带血呈咖啡色,也可发生较多出血,表现为呕血及黑便。呕吐严重者可引起脱水、电解质及酸碱平衡紊乱。失血量多者可出现休克表现。有细菌感染者常伴有发热等全身中毒症状。

2.慢性胃炎

常见症状有腹痛、腹胀、呃逆、反酸、恶心、呕吐、食欲缺乏、腹泻、无力、消瘦等。反复腹痛是小儿就诊的常见原因,年长儿多可指出上腹痛,幼儿及学龄前儿童多指脐周不适。

(三)体格检查

1.急性胃炎

可表现为上腹部或脐周压痛。呕吐严重者可出现脱水、酸中毒体征,如呼吸深快、口渴、口唇黏膜干燥且呈樱红色、皮肤弹性差、尿少等。并发较大量消化道出血时可有贫血或休克表现。

2.慢性胃炎

一般无明显特殊体征,部分患儿可表现为消瘦、面色苍黄、舌苔厚腻、腹胀、上腹部或脐周轻度压痛等。

(四)并发症

长期慢性呕吐、食欲缺乏可引起消瘦或营养不良,严重呕吐可引起脱水、酸中毒和电解质紊乱,长期慢性小量失血可引起贫血,大量失血可引起休克。

(五)辅助检查

1.胃镜检查

可见黏膜广泛充血、水肿、糜烂、出血,有时可见黏膜表面的黏液斑或反流的胆汁。幽门螺杆菌(Hp)感染性胃炎时,可见到胃黏膜微小结节形成(又称胃窦小结节或淋巴细胞样小结节增生)。同时可取病变部位组织进行 Hp 或病理学检查。

2.X 线上消化道钡餐造影

胃窦部有浅表炎症者有时可呈胃窦部激惹征,黏膜纹理增粗、迂曲、锯齿状,幽门前区呈半收缩状态,可见不规则痉挛收缩。气、钡双重造影效果较好。

3.实验室检查

(1)幽门螺杆菌检测方法有胃黏膜组织切片染色与培养、尿素酶试验、血清学检测、核素标记尿素呼吸试验。

(2)胃酸测定:多数浅表性胃炎患儿胃酸水平与胃黏膜正常小儿相近,少数慢性浅表性胃炎患儿胃酸降低。

(3)胃蛋白酶原测定:一般萎缩性胃炎中影响其分泌的程度不如盐酸明显。

(4)内因子测定:检测内因子水平有助于萎缩性胃炎和恶性贫血的诊断。

二、诊断中的临床思维

典型的胃炎根据病史、临床表现、体检、X 线钡餐造影、纤维胃镜及病理学检查基本可确诊。

但由于引起小儿腹痛的病因很多,急性发作的腹痛必须与外科急腹症、肝、胆、胰、肠等腹内脏器的器质性疾病以及腹型过敏性紫癜等鉴别。慢性反复发作的腹痛应与肠道寄生虫、肠痉挛等鉴别。

(一)急性阑尾炎

该病疼痛开始可在上腹部,常伴有发热,部分患儿呕吐,典型疼痛部位以右下腹为主,呈持续性,有固定压痛点、反跳痛及腹肌紧张、腰大肌试验阳性等体征,白细胞总数及中性粒细胞增高。

(二)过敏性紫癜

腹型过敏性紫癜由于肠壁水肿、出血、坏死等可引起阵发性剧烈腹痛,常位于脐周或下腹部,可伴有呕吐或吐咖啡色物,部分患儿可有黑便或血便。但该病患儿可出现典型的皮肤紫癜、关节肿痛、血尿及蛋白尿等。

(三)肠蛔虫症

常有不固定腹痛、偏食、异食癖、恶心、呕吐等消化道功能紊乱症状,有时出现全身过敏症状。往往有吐、排虫史,粪便查找虫卵,驱虫治疗有效等可协助诊断。

(四)肠痉挛

婴儿多见,可出现反复发作的阵发性腹痛,腹部无特异性体征,排气、排便后可缓解。

(五)心理因素所致非特异性腹痛

心理因素所致非特异性腹痛是一种常见的儿童期身心疾病。病因不明,与情绪改变、生活事件、精神紧张、过度焦虑等有关。表现为弥漫性、发作性腹痛,持续数十分钟或数小时而自行缓解,可伴有恶心、呕吐等症状。临床及辅助检查往往无阳性发现。

三、治疗

(一)急性胃炎

1.一般治疗

患者应注意休息,进食清淡流质或半流质饮食,必要时停食1～2餐。药物所致急性胃炎首先停用相关药物,避免服用一切刺激性食物。及时纠正水、电解质紊乱。有上消化道出血者应卧床休息,保持安静,检测生命体征及呕吐与黑便情况。

2.药物治疗

分4类。

(1)H₂ 受体拮抗药:常用西咪替丁,每天 $10～15$ mg/kg,分 1～2 次静脉滴注或分 3～4 次每餐前或睡前口服;雷尼替丁,每天 $3～5$ mg/kg,分 2 次或睡前 1 次口服。

(2)质子泵抑制剂:常用奥美拉唑(洛赛克),每天 $0.6～0.8$ mg/kg,清晨顿服。

(3)胃黏膜保护药:可选用硫糖铝、十六角蒙脱石粉、麦滋林-S 颗粒剂等。

(4)抗生素:合并细菌感染者应用有效抗生素。

3.对症治疗

主要针对腹痛、呕吐和消化道出血的情况。

(1)腹痛:腹痛严重且除外外科急腹症者可酌情给予抗胆碱能药,如 10% 颠茄合剂、甘颠散、溴丙胺太林、山莨菪碱、阿托品等。

(2)呕吐:呕吐严重者可给予爱茂尔、甲氧氯普胺、多潘立酮等药物止吐。注意纠正脱水、酸中毒和电解质紊乱。

(3)消化道出血:可给予卡巴克洛或凝血酶等口服或灌胃局部止血,必要时内镜止血。注意补充血容量,纠正电解质紊乱等。有休克表现者,按失血性休克处理。

(二)慢性胃炎

1.一般治疗

慢性胃炎又称特发性胃炎,缺乏特殊治疗方法,以对症治疗为主。养成良好的饮食习惯及生活规律,少吃生冷及刺激性食物。停用能损伤胃黏膜的药物。

2.病因治疗

对感染性胃炎应使用敏感的抗生素。确诊为 Hp 感染者可给予阿莫西林、庆大霉素等口服治疗。

3.药物治疗

分 4 类。

(1)对症治疗:有餐后腹痛、腹胀、恶心、呕吐者,用胃肠动力药。如多潘立酮(吗丁啉),每次 0.1 mg/kg,每天 3～4 次,餐前 15～30 分钟服用。腹痛明显者给予抗胆碱能药,以缓解胃肠平滑肌痉挛。可用硫酸阿托品,每次 0.01 mg/kg,皮下注射。或溴丙胺太林,每次 0.5 mg/kg,口服。

(2)黏膜保护药:枸橼酸铋钾,6～8 mg/(kg·d),分 2 次服用。大剂量铋剂对肝、肾和中枢神经系统有损伤,故连续使用本剂一般限制在 4～6 周之内为妥。硫糖铝(胃溃宁),10～25 mg/(kg·d),分3次餐前2小时服用,疗程 4～8 周,肾功能不全者慎用。麦滋林-S,每次30～40 mg/kg,口服,每天 3 次,餐前服用。

(3)抗酸药:一般慢性胃炎伴有反酸者可给予中和胃酸药,如氢氧化铝凝胶、复方氢氧化铝片(胃舒平),于餐后 1 小时服用。

(4)抑酸药:仅用于慢性胃炎伴有溃疡病、严重反酸或出血时,疗程不超过 2 周。H_2 受体拮抗药,西咪替丁 10～15 mg/(kg·d),分 2 次口服,或睡前一次服用。雷尼替丁 4～6 mg/(kg·d),分2次服或睡前一次服用。质子泵抑制药,如奥美拉唑(洛赛克)0.6～0.8 mg/kg,清晨顿服。

四、治疗中的临床思维

(1)绝大多数急性胃炎患儿经治疗在 1 周左右症状消失。

(2)急性胃炎治愈后若不注意规律饮食和卫生习惯,或在服用能损伤胃黏膜的药物时仍可急性发作。在有严重感染等应急状态下更易复发,此时可短期给予 H_2 受体拮抗药预防应急性胃炎的发生。

(3)慢性胃炎患儿因缺乏特异性治疗,消化系统症状可反复出现,造成患儿贫血、消瘦、营养不良、免疫力低下等。可酌情给予免疫调节药治疗。

(4)小儿慢性胃炎胃酸分泌过多者不多见,因此要慎用抗酸药。主要选用饮食治疗。避免医源性因素,如频繁使用糖皮质激素或非甾体抗炎药等。

(葛和春)

第四节 上消化道出血

上消化道出血指屈氏韧带以上的消化道,包括食管、胃、十二指肠、上段空肠及肝、胆、胰腺等病变引起的出血,包括胃空肠吻合术后的空肠病变出血,排除口腔、鼻咽、喉部出血和咯血。上消化道出血是儿科临床常见的急症。其常见原因为消化性溃疡、急慢性胃炎、肝硬化合并食管或胃底静脉曲张破裂、胃痛、应激性溃疡等。消化道出血可发生在任何年龄。临床表现为呕血、便血,大量的消化道出血可导致急性贫血及出血性休克。

一、诊断步骤

(一)病史采集要点

上消化道出血可以是显性出血,也可以是隐性出血。其主要症状是呕血。呕血是指上消化道疾病(屈氏韧带以上的消化器官,包括食管、胃、十二指肠、肝、胆、胰疾病)或全身性疾病所致的急性上消化道出血,血液经口腔呕出。呕血或呕红色血液提示上消化道出血常为急性出血,通常来源于动脉血管或曲张静脉。呕咖啡样血是因出血缓慢或停止,红色的血红蛋白受胃酸作用变成褐色的正铁血红素所致。便血常提示下消化道出血,也可因活动性上消化道出血迅速经肠道排出所致。黑便通常提示上消化道出血,但小肠或右半结肠的出血也可有黑便。通常上消化道出血量达 100～200 mL 时才会出现黑便,在一次严重的出血后黑便可持续数天之久,不一定表示持续性出血。隐血试验阴性的黑色粪便可能因摄入铁剂、铋剂或各种食物所致,不应误认为出血所致的黑便。长期隐性出血可发生于消化道的任何部位。

小儿各年龄组消化道出血的常见病因有所不同。新生儿期出血多为出生时咽下母血或新生儿出血症、新生儿败血症、新生儿坏死性小肠结肠炎、新生儿血小板计数减少性紫癜、胃坏死出血以及严重的酸中毒等。1个月至2岁多为消化性溃疡、反流性食管炎等。2岁以上多为消化道溃疡、胆管出血。此外,还见于血小板计数减少性紫癜、过敏性紫癜、血友病以及白血病、胃肠道畸形等,可发生于任何年龄。

有进食或服用制酸剂可缓解的上腹部疼痛史的患者,提示消化性溃疡病。然而许多溃疡病出血的患者并无疼痛史。出血前有呕吐或干呕提示食管的 Mallory-Weiss 撕裂(胃贲门黏膜撕裂综合征),然而有 50% 的撕裂症患者并无这种病史。出血史(如紫癜、瘀斑、血尿)可能表明是一种出血素质(如血友病)。服药史可揭示曾使用过破坏胃屏障和损害胃黏膜的药物(如非甾体抗炎药),服用这些药物的数量和持续时间是重要的。

(二)体格检查

在对患者的生命体征作出评估后,体格检查应包括检查鼻咽部以排除来自鼻和咽部的出血。应寻找外伤的证据,特别是头、胸及腹部。蜘蛛痣、肝脾大和腹水是慢性肝病的表现。动静脉畸形尤其是胃肠黏膜的动静脉畸形可能与遗传性出血性毛细血管扩张症(Rendu-Osler-Weber 综合征)有关,其中消化道多发性血管瘤是反复发作性血管瘤的原因。皮肤指甲床和消化道的毛细血管扩张可能与硬皮病或混合性结缔组织病有关。

(三)门诊资料分析

急性消化道出血时,门诊化验应包括血常规、血型、出凝血时间、大便或呕吐物的隐血试验、肝功能及血肌酐、尿素氮等。

对疑有上消化道出血的患者应做鼻胃吸引和灌洗,血性鼻胃吸引物提示上消化道出血,但约10%的患者鼻胃吸引物阴性;咖啡样吸引物表明出血缓慢或停止;持续的鲜红色吸引物提示活动性大量出血。鼻胃吸引还有助于监测出血状况。

(四)进一步检查项目

1.内镜检查

在急性上消化道出血时,胃镜检查安全可靠,是当前首选的诊断方法,其诊断价值比 X 线钡剂检查为高,阳性率一般达90%以上。对一些 X 线钡剂检查不易发现的贲门黏膜撕裂症、糜烂性胃炎、浅溃疡,内镜可迅速做出诊断。X 线检查所发现的病灶(尤其存在两个病灶时),难以辨别该病灶是否为出血原因。而胃镜直接观察,即能确定,并可根据病灶情况作相应的止血治疗。

做纤维胃镜检查时应注意以下问题。

(1)胃镜检查的最好时机是在出血后 24～48 小时内进行。如若延误时间,一些浅表性黏膜损害部分或全部修复,从而使诊断的阳性率大大下降。

(2)处于失血性休克的患者,应首先补充血容量,待血压有所平稳后做胃镜较为安全。

(3)事先一般不必洗胃准备,但若出血过多,估计血块会影响观察时,可用冰水洗胃后进行检查。

2.X 线钡剂造影

尽管内镜检查的诊断价值比 X 线钡剂造影优越,但并不能取而代之。对已确定有上消化道出血而全视式内镜检查阴性或不明确的患者,也可考虑进行上消化道钡餐检查,因为一些肠道的解剖部位不能被一般的内镜窥见,而且由于某些内镜医师经验不足,有时会遗漏病变,这些都可通过 X 线钡剂检查得以补救。但在活动性出血后不宜过早进行钡剂造影,否则会引起再出血或加重出血。一般主张在出血停止、病情稳定 3 天后谨慎操作。注意残留钡剂可干扰选择性动脉造影及内镜的检查。

3.放射性核素扫描

经内镜及 X 线检查阴性的病例,可做放射性核素扫描。其方法是采用核素(如^{99m}Tc)标记患者的红细胞后,再从静脉注入患者体内。当有活动性出血,而出血速度能达到 0.1 mL/min,核素便可以显示出血部位。注射一次^{99m}Tc 标记的红细胞,可以监视患者消化道出血达 24 小时。经验证明,若该项检查阴性,则选择性动脉造影检查亦往往阴性。

4.选择性动脉造影

当消化道出血经内镜和 X 线检查未能发现病变时,应做选择性动脉造影。若造影剂外渗,能显示出血部位,则出血速度至少在 0.5～1.0 mL/min(750～1 500 mL/d)。故最适宜于活动性出血时做检查,阳性率可达 50%～77%。而且,尚可通过导管滴注血管收缩剂或注入人工栓子止血。禁忌证是碘过敏或肾衰竭等。

二、诊断对策

(一)诊断要点

1.首先鉴别是否消化道出血

临床上常须鉴别呕血与咯血(表 5-2)。

表 5-2　呕血与咯血的鉴别

鉴别要点	咯血	呕血
病因	TB、支扩、肺炎、肺脓肿、肺癌、心脏病	消化性溃疡、肝硬化、胃癌
出血前症状	喉部痒感、胸闷、咳嗽	上腹不适、恶心、呕吐等
颜色	鲜红	棕黑、暗红、有时鲜红
出血方式	咯出	呕出
血中混合物	痰,泡沫	食物残渣、胃液
反应	碱性	酸性
黑便	除非咽下,否则没有	有,可为柏油便、呕血停止后仍持续数天
出血后痰性状	常有血痰数天	无痰

2.失血量的估计

对进一步处理极为重要。一般每天出血量在 5 mL 以上,大便色不变,但隐血试验就可以为阳性,50～100 mL 以上出现黑便。以呕血、便血的数量作为估计失血量的资料,往往不太精确。因为呕血与便血常分别混有胃内容与粪便,另一方面部分血液尚贮留在胃肠道内,仍未排出体外。因此可以根据血容量减少导致周围循环的改变,做出判断。

(1)一般状况:失血量少,血容量轻度减少,可由组织液及脾贮血所补偿,循环血量在 1 小时内即得改善,故可无自觉症状。当出现头晕、心慌、冷汗、乏力、口干等症状时,表示急性失血量较大;如果有晕厥、四肢冰凉、尿少、烦躁不安时,表示出血量大,若出血仍然继续,除晕厥外,尚有气短、无尿。

(2)脉搏:脉搏的改变是失血程度的重要指标。急性消化道出血时血容量锐减、最初的机体代偿功能是心率加快。小血管反射性痉挛,使肝、脾、皮肤血窦内的储血进入循环,增加回心血量,调整体内有效循环量,以保证心、肾、脑等重要器官的供血。一旦由于失血量过大,机体代偿功能不足以维持有效血容量时,就可能进入休克状态。所以,当大量出血时,脉搏快而弱(或脉细弱),脉搏每分钟增至 120 次以上,再继续失血则脉搏细微,甚至扪不清。有些患者出血后,在平卧时脉搏、血压都可接近正常,但让患者坐或半卧位时,脉搏会马上增快,出现头晕、冷汗,表示失血量大。如果经改变体位无上述变化,测中心静脉压又正常,则可以排除有过大出血。

(3)血压:血压的变化同脉搏一样,是估计失血量的可靠指标。当急性失血占总血量的 20%以上时,收缩压可正常或稍升高,脉压缩小。尽管此时血压尚正常,但已进入休克早期,应密切观察血压的动态改变。急性失血占总血量的 20%～40%时,收缩压可降至 9.3～10.7 kPa(70～80 mmHg),脉压小。急性失血占总血量的 40%时,收缩压可降至 6.7～9.3 kPa(50～70 mmHg),更严重的出血,血压可降至零。

(4)血常规:血红蛋白测定、红细胞计数、血细胞压积可以帮助估计失血的程度。但在急性失血的初期,由于血浓缩及血液重新分布等代偿机制,上述数值可以暂时无变化。一般需组织液渗入血管内补充血容量,即3～4 小时后才会出现血红蛋白下降,平均在出血后 32 小时,血红蛋白可被稀释到最大限度。如果患者出血前无贫血,血红蛋白在短时间内下降至 7 g 以下,表示出血量大。大出血后 2～5 小时,白细胞计数可增高,但通常不超过 $15 \times 10^9/L$。然而在肝硬化、脾功能亢进时,白细胞计数可以不增加。

(5)尿素氮:上消化道大出血后数小时,血尿素氮增高,1～2 天达高峰,3～4 天内降至正常。

如再次出血,尿素氮可再次增高。尿素氮增高是由于大量血液进入小肠,含氮产物被吸收。而血容量减少导致肾血流量及肾小球滤过率下降,则不仅尿素氮增高,肌酐亦可同时增高。如果肌酐在 133 μmol/L(1.5 mg%)以下,而尿素氮>14.28 mmol/L(40 mg%),则提示上消化道出血量大。

3.失血恢复的评价

绝大多数消化道出血患者可自动停止(如约80%无门脉高压的上消化道出血患者可自行停止)。大量出血常表现为脉率>110 次/分,收缩压<13.3 kPa(100 mmHg),直立位血压下降≥2.1 kPa(16 mmHg),少尿、四肢湿冷和由于脑血流灌注减少所致的精神状态的改变(精神错乱、定向力障碍、嗜睡、意识丧失、昏迷)。白细胞比容是失血的有价值指标,但若出血在几小时前发生,则不一定准确,因为通过血液稀释完全恢复血容量需要数小时。若有进一步出血的危险、血管并发症、合并其他病态或严重疾病者,通常需要输血使白细胞比容维持在 30 左右。在血容量适量恢复后,还需严密观察继续出血的征象(如脉搏加快、血压下降、呕新鲜血液、再次出现稀便或柏油样便等)。

(二)临床类型

消化道出血病因大致可归纳为 4 类。

1.出血性疾病

新生儿自然出血、过敏性出血(特别是过敏性紫癜)、血友病、白血病等。

2.感染性疾病

新生儿败血症、出血性肠炎、肠伤寒出血、胆管感染出血等。

3.胃肠道局部病变出血

常见病因有食管静脉曲张(门静脉压增高症)、婴幼儿溃疡病出血、异位或迷生胰、胃肠道血管瘤等。

(三)鉴别诊断要点

1.有严重消化道出血的患者

胃肠道内的血液尚未排出体外,仅表现为休克,此时应注意排除心源性休克(急性心肌梗死)、感染性或过敏性休克,以及非消化道的内出血(宫外孕或主动脉瘤破裂)。若发现肠鸣音活跃,肛检有血便,则提示为消化道出血。

2.出血的病因诊断

对消化道大出血的患者,应首先治疗休克,然后努力查找出血的部位和病因,以决定进一步的治疗方针和判断预后。上消化道出血的原因很多,大多数是上消化道本身病变所致,少数是全身疾病的局部表现。常见的病因包括溃疡病、肝硬化所致的食管、胃底静脉曲张破裂和急性胃黏膜损害。其他少见的病因有食管裂孔疝、食管炎、贲门黏膜撕裂症、十二指肠球炎、胃平滑肌瘤、胃黏膜脱垂、胆管出血等。

(1)消化性溃疡病:出血是溃疡病的常见并发症。溃疡病出血约占上消化道出血病例的50%,其中尤以十二指肠球部溃疡居多。致命性出血多属十二指肠球部后壁或胃小弯穿透溃疡腐蚀黏膜下小动脉或静脉所致。部分病例可有典型的周期性、节律性上腹疼痛,出血前数天疼痛加剧,出血后疼痛减轻或缓解。这些症状,对溃疡病的诊断很有帮助。但有 30% 溃疡病合并出血的病例并无上述临床症状。溃疡病除上腹压痛外,无其他特异体征,尽管如此,该体征仍有助于鉴别诊断。

（2）食管、胃底静脉曲张破裂：绝大部分病例是由于肝硬化、门脉高压所致。临床上往往出血量大，呕出鲜血伴血块，病情凶险，病死率高。如若体检发现有黄疸、肝掌、蜘蛛痣、脾大、腹壁静脉怒张、腹水等体征，诊断肝硬化不难。但确定出血原因并非容易。一方面大出血后，原先肿大的脾脏可以缩小，甚至扪不到，造成诊断困难；另一方面肝硬化并发出血并不完全是由于食管、胃底静脉曲张破裂，有 1/3 病例合并溃疡病或糜烂性胃炎出血。肝硬化合并溃疡病的发生率颇高。肝硬化合并急性糜烂性胃炎，可能与慢性门静脉淤血造成缺氧有关。因此，当临床不能肯定出血病因时，应尽快做胃镜检查，以便及时做出判断。

（3）急性胃黏膜损害：急性胃黏膜损害包括急性应激性溃疡病和急性糜烂性胃炎两种疾病。而两者主要区别在于病理学，前者病变可穿透黏膜层，以致胃壁穿孔；后者病变表浅，不穿透黏膜肌层。以前的上消化道出血病例中，诊断急性胃黏膜损害仅有 5%。自从开展纤维胃镜检查，使急性胃黏膜损害的发现占上消化道出血病例的 15%～30%。①急性糜烂性胃炎：应激反应、酗酒或服用某些药物（如阿司匹林、吲哚美辛、利血平、肾上腺皮质激素等）可引起糜烂性胃炎。病灶表浅，呈多发点、片状糜烂和渗血。②急性应激性溃疡：这是指在应激状态下，胃和十二指肠以及偶尔在食管下端发生的急性溃疡。应激因素常见有烧伤、外伤或大手术、休克、败血症、中枢神经系统疾病以及心、肺、肝、肾衰竭等严重疾病。严重烧伤所致的应激性溃疡称柯林溃疡，颅脑外伤、脑肿瘤及颅内神经外科手术所引起的溃疡称库兴溃疡，应激性溃疡的发生机制是复杂的。严重而持久的应激会引起交感神经强烈兴奋，血中儿茶酚胺水平增高，导致胃、十二指肠黏膜缺血。在许多严重应激反应疾病中，尤其是中枢神经系统损伤时，可观察到胃酸和胃蛋白酶分泌增高（可能是通过丘脑下部-垂体-肾上腺皮质系统兴奋或因颅内压增高直接刺激迷走神经核所致）从而使胃黏膜自身消化。至于应激反应时出现的胃黏膜屏障受损和胃酸的 H^+ 回渗，亦在应激性溃疡的发病中起一定作用。归结起来是由于应激反应造成神经-内分泌失调，造成胃、十二指肠黏膜局部微循环障碍，胃酸、胃蛋白酶、黏液分泌紊乱，结果形成黏膜糜烂和溃疡。溃疡面常较浅，多发，边缘不规则，基底干净。临床主要表现是难以控制的出血，多数发生在疾病的第 2～15 天。因患者已有严重的原发疾病，故预后多不良。

（4）食管-贲门黏膜撕裂症：本症是引起上消化道出血的重要病因，约占 8%。有食管裂孔疝的患者更易并发本症。多数发生在剧烈干呕或呕吐后，造成贲门或食管下端黏膜下层的纵行性裂伤，有时可深达肌层。常为单发，亦可多发，裂伤长度一般 0.3～2.0 cm。出血量有时较大甚至发生休克。

（5）食管裂孔疝：多属食管裂孔滑动疝，食管胃连接处经横膈上的食管裂孔进入胸腔。由于食管下段、贲门部抗反流的保护机制丧失，易并发食管黏膜水肿、充血、糜烂甚至形成溃疡。食管炎以及疝囊的胃出现炎症可出血。以慢性渗血多见，有时大量出血。

（6）胆管出血：肝化脓性感染、肝外伤、胆管结石及出血性胆囊炎等可引起胆管出血。临床表现特点是出血前有右上腹绞痛，若同时出现发热、黄疸，则常可明确为胆管出血。出血后血凝块可阻塞胆管，使出血暂停。待胆汁自溶作用，逐渐增加胆管内压，遂把血凝块排出胆管，结果再度出血。因此，胆管出血有间歇发作倾向。此时有可能触及因积血而肿大的胆囊，积血排出后，疼痛缓解，肿大的胆囊包块亦随之消失。

三、治疗对策

（一）治疗原则

呕血、黑便或便血在被否定前应被视为急症。在进行诊断性检查之前或同时，应采用输血和其他治疗方法以稳定病情。所有患者需要有完整的病史和体格检查、血液学检查包括凝血功能检查(血小板计数、凝血酶原时间及部分凝血酶原时间),肝功能试验(胆红素、碱性磷酸酶、白蛋白、谷丙转氨酶、谷草转氨酶)以及血红蛋白和白细胞比容的反复监测。

1.一般治疗

加强护理,密切观察,安静休息,大出血者禁食。

2.补充有效循环血量

(1)补充晶体液及胶体液。

(2)中度以上出血,根据病情需要适量输血。

3.根据出血原因和性质选用止血药物

(1)炎症性疾病引起的出血:可用 H_2 受体阻滞剂,质子泵抑制剂。

(2)亦可用冰水加去甲肾上腺素洗胃。

(3)食管静脉曲张破裂出血:用三腔管压迫止血;同时以垂体后叶素静脉注射,再静脉滴注维持直至止血。

(4)凝血酶原时间延长者:可以静脉注射维生素 K_1,每天 1 次,连续使用 3～6 天;卡巴克洛,肌内注射或经胃管注入胃腔内,每 2～4 小时用 1 次。以适量的生理盐水溶解凝血酶,使成每毫升含50～500单位的溶液,口服或经胃镜局部喷洒,每 1～6 小时用 1 次。

4.内镜下止血

(1)食管静脉曲张硬化剂注射。

(2)喷洒止血剂。

(3)高频电凝止血。

(4)激光止血。

(5)微波组织凝固止血。

(6)热凝止血。

5.外科治疗

经保守治疗,活动性出血未能控制,宜及早考虑手术治疗。

(二)治疗计划

上消化道大出血的治疗原则是在积极抢救休克的同时进一步查明出血原因,随时按可能存在的病因做必要的检查和化验。一般是尽可能以非手术方法控制出血,纠正休克,争取条件确定病因诊断及出血部位,为必要的手术做好准备。在活动性消化道出血,特别是有咽反射功能不全和反应迟钝或意识丧失的患者中,由吸入血液所致的呼吸道并发症常可成为该病发病率和病死率的主要原因。为了防止意识改变患者的这种并发症,应考虑作气管内插管以保证呼吸道畅通。

1.镇静疗法

巴比妥类为最常用的镇静剂。吗啡类药物对出血效果较好,但须注意对小儿抑制呼吸中枢的危险性。应用冬眠合剂(降温或不降温方法),对严重出血患儿有保护性作用。但应特别注意对休克或休克前期患儿的特殊抑制作用,一般镇静剂均可使休克患儿中枢衰竭而致死亡,因此应先输液、输血、纠正血容量后,再给镇静剂。使用冬眠快速降温常可停止出血,延长生命,有利于抢救。

2.输液、输血疗法

等量快速输液、输血为抢救大出血的根本措施。一般靠估计失血量,以半小时内 30～50 mL/kg速度加压输入。输完第一步血后测量血压如不升,可再重复半量为第二步,以后可再重复半量(20～30 mL/kg),直至血压稳定为止。一般早期无休克之出血,可以输浓缩红细胞,有利于预防继续出血;晚期有休克时,应先输碱性等渗液及右旋糖酐-40后再输浓缩红细胞,以免增加血管内凝血的机会。血红蛋白低于60 g/L则需输浓缩红细胞。一般输血输液后即可纠正休克,稳定血压;如仍不能升压,则应考虑出血不止而进行必要的止血手术。大量出血有时较难衡量继续出血的速度、肠腔内存血情况及休克引起心脏变化等。血容量是否已恢复,是否仍需输血输液,可借助于中心静脉压的测定。静脉压低,就可大量快速加压输血(液)每次20～30 mL/kg,以后再测静脉压,如仍低则再输血或输液,直至动脉压上升,中心静脉压正常为止。如果动脉压上升而中心静脉压仍低,则需再输一份,以防血压再降,休克复发。如静脉压过高,则立刻停止静脉输血,此时如估计血容量仍未补足,动脉压不升,则应改行动脉输血或输液,一份血(液)量仍为20～30 mL/kg。同时根据周围循环情况使用多巴胺、654-2,山莨菪碱等血管舒张药,根据心脏功能迅速使用速效强心剂,如毛花苷C或毒毛花苷等,使心脏迅速洋地黄化。这样可以比较合理地控制输血量、心脏与动静脉活动情况。

3.止血药的应用

一般是从促进凝血方面用药。大出血,特别是曾使用大量羧甲淀粉或枸橼酸血者,同时给予6-氨基己酸为宜(小儿一次剂量为1～2 g,静脉滴注时浓度为6-氨基己酸2 g溶于50 mL葡萄糖或生理盐水中);也可用对羧基苄胺,其止血作用与前药相同,但作用较强,每次100 mg可与生理盐水或葡萄糖液混合滴入。新生儿出血宜使用维生素K_1肌内注射。出血患儿准备进行可能导致一些损伤的检查或手术以前,注射酚磺乙胺可减少出血。疑有其他凝血病或出血病者,按情况使用相应药物如凝血酶原。疑为门脉压高而出血者,可注射垂体后叶素,以葡萄糖水稀释滴入。疑为幽门溃疡出血者,可静脉注射阿托品0.05 mg/kg,或山莨菪碱等类似药物。局部用药如凝血酶及凝血质,中药云南白药等均可口服或随洗胃注入胃内;引起呕吐者,则应避免口服。

4.止血术

对有局限出血病灶者,首先考虑内镜检查同时止血,一般食管、胃、十二指肠及胆管出血均可鉴别,并能进行必要的处理。如无内镜条件,或患儿不能耐受内镜,最可靠的止血术是外科手术止血。但外科手术需要一定的条件,最起码的条件是出血部位的大致确定,从而决定手术途径及切口的选择。至少要区别食管出血或胃肠出血,以决定进行开胸或开腹探查。使用气囊导尿管或三腔气囊管,成人用管也可用于小儿,但需根据食管的长度,适当减短食管气囊上方的长度,以防压迫气管。在止血的同时还可对出血部位进行鉴别。经鼻(婴儿可经口)插入胃中,吹起气囊,拉紧后将管粘在鼻翼上或加牵引,使压住贲门,而把胃与食管分隔成两室。然后以另一鼻孔将另一导尿管插入食管,用盐水冲洗(注意小量冲洗,以免水呛入气管)。如果食管内无出血,则可很快洗清。如果冲洗时仍有不同程度的出血,则可判断为食管(静脉曲张)出血。查完食管后,还可再经过该管的胃管冲洗,如能很快冲洗成清水,则可说明胃内无出血。如始终有鲜血洗出,则不能排除胃、十二指肠段出血,则需开腹探查胃、十二指肠(切开探查)、胆管、胰腺。屈氏韧带下用肠钳闭合空肠后冲洗。如果洗胃证明出血不在胃、十二指肠,则可直接探查小肠。小肠出血一般透过肠壁可以看到,但大量出血时,常不易看出原出血灶,则需采取分段夹住肠管后穿刺冲洗肠腔的办法。

一般消化道大出血,绝大多数可经非手术治疗而止血,当呕血、便血停止,排出正常黄色大便,或留置胃管的吸出物已无血时,应立即检查大便及胃液有无潜血。出血停止后,一般情况恢复,条件许可时,应再做如下检查:①钡餐X线检查若怀疑为上消化道出血,如食管静脉曲张、胃及十二指肠溃疡,可行上消化道钡餐X线检查。②纤维内镜检查胃、十二指肠镜可诊断与治疗胃、十二指肠病变及逆行胆管造影诊断肝胆病变。不少大出血患儿一次出血后,查不出任何原因,并且也不再发生出血。即使有过一两次大出血发作,而无明确的局部出血灶病变者,均不宜采取手术探查。但宜努力检查,争取明确诊断。只有出血不止,威胁生命,或屡次出血,严重影响健康(贫血不能控制)时,才考虑诊断性探查手术。

(三)治疗方案的选择

1.迅速补充血容量

大出血后,患者血容量不足,可处于休克状态,此时应首先补充血容量。在着手准备输血时,立即静脉输液。强调不要一开始单独输血而不输液,因为患者急性失血后血液浓缩,血较黏稠,此时输血并不能更有效地改善微循环的缺血、缺氧状态。因此主张先输液,或者紧急时输液、输血同时进行。当收缩压在6.7 kPa(50 mmHg)以下时,输液、输血速度要适当加快,甚至需加压输血,以尽快把收缩压升高至10.7~12.0 kPa(80~90 mmHg)水平,血压能稳住则减慢输液速度。输入库存血较多时,每600 mL血应静脉补充葡萄糖酸钙10 mL。对肝硬化或急性胃黏膜损害的患者,尽可能采用新鲜血。对于有心、肺、肾疾病者,要防止因输液、输血量过多、过快引起的急性肺水肿。因此,必须密切观察患者的一般状况及生命体征变化,尤其要注意颈静脉的充盈情况,最好通过测定中心静脉压来监测输入量。血容量已补足的指征有下列几点:四肢末端由湿冷、青紫转为温暖、红润;脉搏由快、弱转为正常、有力;收缩压接近正常,脉压>4.0 kPa(30 mmHg);肛温与皮温差从>3 ℃转为<1 ℃;尿量>30 mL/h;中心静脉压恢复正常(5~13 cmH$_2$O)。

2.止血

应针对不同的病因,采取相应的止血措施。

(1)非食管静脉曲张出血的治疗:①组胺H$_2$受体阻滞剂和抗酸剂:胃酸在上消化道出血发病中起重要作用,因此抑制胃酸分泌及中和胃酸可达到止血的效果。消化性溃疡、急性胃黏膜损害、食管裂孔疝、食管炎等引起的出血,用该法止血效果较好。组胺H$_2$受体阻滞剂有西咪替丁及雷尼替丁等,已在临床广泛应用。西咪替丁口服后小肠吸收快,1~2小时血浓度达高峰,抑酸分泌6小时。一般用口服,禁食者用静脉制剂。雷尼替丁抑酸作用比西咪替丁强6倍。抑酸作用最强的药是质子泵阻滞剂奥美拉唑。②灌注去甲肾上腺素:去甲肾上腺素可以刺激α-肾上腺素能受体,使血管收缩而止血。胃出血时可用去甲肾上腺素8 mg,加入冷生理盐水100~200 mL,经胃管灌注或口服,每0.5~1小时灌注1次,必要时可重复3~4次。应激性溃疡或出血性胃炎避免使用。③内镜下止血法:内镜下直接对出血灶喷洒止血药物;高频电凝止血:电凝止血必须确定出血的血管方能进行,决不能盲目操作。因此,要求病灶周围干净。如若胃出血,电凝止血前先用冰水洗胃。对出血凶猛的食管静脉曲张出血,电凝并不适宜。操作方法是用凝固电流在出血灶周围电凝,使黏膜下层或肌层的血管凝缩,最后电凝出血血管。单极电凝比双极电凝效果好,首次止血率为88%,第二次应用止血率为94%。激光止血:近年可供做止血的激光有氩激光及石榴石激光(Nd:YAG)两种。止血原理是由于光凝作用,使照射局部组织蛋白质凝固,小血管内血栓形成。止血成功率在80%~90%,对治疗食管静脉曲张出血的疗效意见尚有争议。激光治疗出血的并发症不多,有报道个别发生穿孔、气腹以及照射后形成溃疡,导致迟发性大出血等。局部注射血管收缩药或硬化剂经内镜用稀浓度即1/10 000肾上腺素做出血灶周围黏膜下注射,使局部血管收缩,周围组织肿胀压迫血管,起暂时止血作用。继之局部注射硬化剂(如1%十四烃基硫酸钠)使血管闭塞。有学者用纯酒精做局部注射止血。该法可用于不能耐受手术的患者。放置缝合夹子内镜直视下放置缝合夹子,把出血的血管缝夹止血,伤口愈合后金属夹子会自行脱落,随粪便排出体外。该法安全、简便、有效,可用于消化性溃疡或应激性溃疡出血,特别对小动脉出血效果更满意。动脉内灌注血管收缩药或人工栓子经选择性血管造影导管,向动脉内灌注垂体加压素,0.1～0.2 U/min 连续 20 分钟,仍出血不止时,浓度加大至0.4 U/min。止血后8～24小时减量。注入人工栓子一般用吸收性明胶海绵,使出血的血管被堵塞而止血。

(2)食管静脉曲张出血的治疗:①气囊填塞,一般用三腔二囊管或四腔二囊管填塞胃底及食管中、下段止血。其中四腔二囊管专有一管腔用于吸取食管囊以上的分泌物,以减少吸入性肺炎的发生。食管囊和胃囊注气后的压力要求在 4.7～5.3 kPa(35～40 mmHg),使之足以克服门脉压。初压可维持12～24小时,以后每 4～6 小时放气一次,视出血活动程度,每次放气 5～30 分钟,然后再注气,以防止黏膜受压过久发生缺血性坏死。另外要注意每1～2 小时用水冲洗胃腔管,以免血凝块堵塞孔洞,影响胃腔管的使用。止血24小时后,放气观察1～2天才拔管。拔管前先喝些花生油,以便减少气囊与食管壁的摩擦。气囊填塞对中、小量食管静脉曲张出血效果较佳,对大出血可作为临时应急措施。止血有效率在 40％～90％不等。②垂体加压素,该药使内脏小血管收缩,从而降低门静脉压力以达到止血的目的。对中、小量出血有效,大出血时需配合气囊填塞。近年采用周围静脉持续性低流量滴注法,剂量 0.2～0.3 U/min,止血后减为0.1～0.2 U/min维持 8～12 小时后停药,当有腹痛出现时可减慢速度。③内镜硬化治疗,近年不少报道用硬化治疗食管静脉曲张出血,止血率在 86％～95％。有主张在急性出血时做,但多数意见主张先用其他止血措施,待止血12小时或1～5 天后进行。硬化剂有 1％十四烃基硫酸钠、5％鱼肝油酸钠及 5％油酸乙醇胺等多种。每周注射 1 次,4～6 周为 1 个疗程。并发症主要有食管穿孔、狭窄、出血、发热、胸骨后疼痛等。一般适于对手术不能耐受的患者。胃底静脉曲张出血治疗较难,有使用血管黏合剂止血成功。④抑制胃酸及其他止血药,虽然控制胃酸不能直接对食管静脉曲张出血起止血作用,但严重肝病时常合并应激性溃疡或糜烂性胃炎,故肝硬化发生上消化道出血时可给予控制胃酸的药物。雷尼替丁对肝功能无明显影响,较西咪替丁为好。

3.手术治疗

在消化道大出血时做急症手术往往并发症及病死率比择期手术高,所以尽可能先采取内科止血治疗。只有当内科止血治疗无效,而出血部位明确时,才考虑手术治疗止血。手术疗法在上消化道出血的治疗中仍占重要的地位,尤其是胃十二指肠溃疡引起的出血,如经上述非手术疗法不能控制止血,患者的病情稳定,手术治疗的效果是令人满意的。凡对出血部位及其病因已基本弄清的上消化道出血病例,经非手术治疗未能奏效者,可改用手术治疗。手术的目的是首先控制出血,然后根据病情许可对病变部位做彻底的手术治疗。如经各种检查仍未能明确诊断而出血仍不停止者,可考虑剖腹探查,找出病因,针对处理。

(葛和春)

第五节　消化性溃疡

消化性溃疡是指胃和十二指肠的慢性溃疡。各年龄均可发病,学龄儿童多见,婴幼儿多为继发性溃疡,胃溃疡和十二指肠溃疡发病率相近;年长儿多为原发性十二指肠溃疡,男孩多于女孩。

一、病因和发病机制

原发性消化性溃疡的病因复杂,与诸多因素有关,确切发病机制至今尚未完全阐明,目前认为溃疡的形成是由于对胃和十二指肠黏膜有损害作用的侵袭因子(酸、胃蛋白酶、胆盐、药物、微生物及其他有害物质)与黏膜自身的防御因素(黏膜屏障、黏液重碳酸盐屏障、黏膜血流量、细胞更新、前列腺素、表皮生长因子等)之间失去平衡的结果。

(一)胃酸和胃蛋白酶

胃酸和胃蛋白酶是胃液的主要成分,也是对胃和十二指肠黏膜有侵袭作用的主要因素。十二指肠溃疡患者基础胃酸、壁细胞数量及壁细胞对刺激物质的敏感性均高于正常人,且胃酸分泌的正常反馈抑制亦发生缺陷,故酸度增高是形成溃疡的重要原因。因胃酸分泌随年龄而增加,因此年长儿消化性溃疡发病率较婴幼儿为高。胃蛋白酶不仅能水解食物蛋白质的肽链,也能裂解胃液中的糖蛋白、脂蛋白及结缔组织、破坏黏膜屏障。消化性溃疡患者胃液中蛋白酶及血清胃蛋白酶原水平均高于正常人。

(二)胃和十二指肠黏膜屏障

胃和十二指肠黏膜在正常情况下,被其上皮所分泌的黏液覆盖,黏液与完整的上皮细胞膜及细胞间连接形成一道防线,称黏液-黏膜屏障,能防止食物的机械摩擦,阻抑和中和腔内 H^+ 反渗至黏膜,上皮细胞分泌黏液和 HCO_3^-,可中和弥散来的 H^+。在各种攻击因子的作用下,这一屏障功能受损,即可影响黏膜血循环及上皮细胞的更新,使黏膜缺血、坏死而形成溃疡。

(三)幽门螺杆菌(helicobacter pylori,Hp)感染

小儿十二指肠溃疡幽门螺杆菌检出率为 $52.6\%\sim62.9\%$,被根除后复发率即下降,说明幽门螺杆菌在溃疡病发病机制中起重要作用。

(四)遗传因素

消化性溃疡属常染色体显性遗传病,$20\%\sim60\%$ 的患儿有家族史,O 型血的人十二指肠溃疡或胃溃疡发病率较其他型的人高,2/3 的十二指肠溃疡患者家族血清胃蛋白酶原升高。

(五)其他

外伤、手术后、精神刺激或创伤;暴饮暴食,过冷、油炸食品;对胃黏膜有刺激性的药物如阿司匹林、非甾体抗炎药、肾上腺皮质激素等。继发性溃疡是由于全身疾病引起的胃、十二指肠黏膜局部损害,见于各种危重疾病所致的应激反应。

二、病理

新生儿和婴儿多为急性溃疡,溃疡为多发性,易穿孔,亦易愈合。年长儿多为慢性,单发。十二指肠溃疡好发于球部,胃溃疡多发生在胃窦、胃体交界的弯侧。溃疡大小不等,胃镜下观察呈圆形或不规则圆形,也有呈椭圆形或线形,底部有灰白苔,周围黏膜充血、水肿。球部因黏膜充血、水肿,或因多次复发后,纤维组织增生和收缩而导致球部变形,有时出现假憩室。胃和十二指肠同时有溃疡存在时称复合溃疡。

三、临床表现

年龄不同,临床表现多样,年龄越小,越不典型。

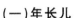

(一)年长儿

以原发性十二指肠溃疡多见,主要表现为反复发作脐周及上腹部胀痛、烧灼感,饥饿时或夜间多发;严重者可出现呕血、便血、贫血;部分病例可有穿孔,穿孔时疼痛剧烈并放射至背部。也有仅表现为贫血、粪便潜血试验阳性者。

(二)学龄前期

多数为十二指肠溃疡。上腹部疼痛不如年长儿典型,常为不典型的脐周围疼痛,多为间歇性。进食后疼痛加重,呕吐后减轻。消化道出血亦常见。

(三)婴幼儿期

十二指肠溃疡略多于胃溃疡。发病急,首发症状可为消化道出血或穿孔。主要表现为食欲差,进食后呕吐。腹痛较为明显,不很剧烈。多在夜间发作,吐后减轻,腹痛与进食关系不密切。可发生呕血、便血。

(四)新生儿期

应激性溃疡多见,常见原发病有:早产儿窒息缺氧、败血症、低血糖、呼吸窘迫综合征和中枢神经系统疾病等。多数为急性起病,呕血、黑便。生后24～48小时亦可发生原发性溃疡,突然出现消化道出血、穿孔或两者兼有。

四、并发症

主要为出血、穿孔和幽门梗阻。常可伴发缺铁性贫血。重症可出现失血性休克。如溃疡穿孔至腹腔或邻近器官,可出现腹膜炎、胰腺炎等。

五、实验室及辅助检查

(一)粪便隐血试验

素食3天后检查,阳性者提示溃疡有活动性。

(二)胃液分析

用五肽胃泌素法观察基础酸排量和酸的最大分泌量,十二指肠溃疡患儿明显增高。但有的胃溃疡患者胃酸正常或偏低。

(三)幽门螺杆菌检测方法

可通过胃黏膜组织切片染色与培养,尿素酶试验,核素标记尿素呼吸试验检测Hp。或通过血清学检测抗Hp的IgG～IgA抗体,PCR法检测Hp的DNA。

(四)胃肠X线钡餐造影

发现胃和十二指肠壁龛影可确诊;溃疡对侧切迹,十二指肠球部痉挛、畸形对本病有诊断参考价值。

(五)纤维胃镜检查

纤维胃镜检查是当前公认诊断溃疡病准确率最高的方法。内窥镜观察可估计溃疡灶大小、溃疡周围炎症的轻重、溃疡表面有无血管暴露和评估药物治疗的效果,同时又可采取黏膜活检做病理组织学和细菌学检查。

六、诊断和鉴别诊断

诊断主要依靠症状、体征、X线检查及纤维胃镜检查。由于小儿消化性溃疡的症状和体征不如成人典型,常易误诊和漏诊,对有临床症状的患儿应及时进行胃镜检查,尽早明确诊断。有腹痛者应与肠痉挛、蛔虫症、结石等鉴别;有呕血者在新生儿和小婴儿与新生儿出血症、食管裂孔疝、败血症鉴别;年长儿与食管静脉曲张破裂及全身出血性疾病鉴别。便血者与肠套叠、憩室、息肉、过敏性紫癜鉴别。

七、治疗

原则是消除症状,促进溃疡愈合,防止并发症的发生。

(一)一般治疗

饮食定时定量,避免过饥、过饱、过冷,避免过度疲劳及精神紧张。注意饮食,禁忌吃刺激性强的食物。

(二)药物治疗

1.抗酸和抑酸剂

目的是减低胃、十二指肠液的酸度,缓解疼痛,促进溃疡愈合。

(1)H_2受体阻滞剂:可直接抑制组织胺、阻滞乙酰胆碱和胃泌素分泌,达到抑酸和加速溃疡愈合的目的。常用西咪替丁,10～15 mg/(kg·d),分 4 次于饭前 10 分钟至 30 分钟口服;雷尼替丁,3～5 mg/(kg·d),每 12 小时一次,或每晚一次口服;或将上述剂量分 2～3 次,用 5%～10%葡萄糖液稀释后静脉滴注,肾功能不全者剂量减半。疗程均为 4～8 周。

(2)质子泵抑制剂:作用于胃黏膜壁细胞,降低壁细胞中的 H^+,K^+-ATP 酶活性,阻抑 H^+从细胞质内转移到胃腔而抑制胃酸分泌。常用奥美拉唑,剂量为 0.7 mg/(kg·d),清晨顿服,疗程2～4周。

2.胃黏膜保护剂

(1)硫糖铝:常用剂量为 10～25 mg/(kg·d),分 4 次口服,疗程 4～8 周。肾功能不全者禁用。

(2)枸橼酸铋钾:剂量6～8 mg/(kg·d),分 3 次口服,疗程 4～6 周。本药有导致神经系统不可逆损害和急性肾衰竭等不良反应,长期大剂量应用时应谨慎,最好有血铋监测。

(3)呋喃唑酮:剂量 5～10 mg/(kg·d),分 3 次口服,连用 2 周。

(4)蒙脱石粉:麦滋林-S 颗粒剂亦具有保护胃黏膜、促进溃疡愈合的作用。

3.抗幽门螺杆菌治疗

幽门螺杆菌与小儿消化性溃疡的发病密切相关,根除幽门螺杆菌可显著地降低消化性溃疡的复发率和并发症的发生率。临床上常用的药物有:枸橼酸铋钾 6～8 mg/(kg·d);阿莫西林 50 mg/(kg·d);克拉霉素 15～30 mg/(kg·d);甲硝唑 25～30 mg/(kg·d)。

由于幽门螺杆菌栖居部位环境的特殊性,不易被根除,目前多主张联合用药(二联或三联)。以铋剂为中心药物的治疗方案为:枸橼酸铋钾 6 周＋阿莫西林 4 周,或＋甲硝唑 2～4 周,或＋呋喃唑酮 2 周。亦有主张使用短程低剂量二联或三联疗法者,即奥美拉唑＋阿莫西林或克拉霉素 2 周,或奥美拉唑＋克拉霉素＋甲硝唑 2 周,根除率可达 95%以上。

(三)外科治疗

外科治疗的指征:①急性大出血。②急性穿孔。③器质性幽门梗阻。

(葛和春)

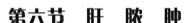

第六节 肝 脓 肿

肝脓肿是溶组织阿米巴原虫或细菌感染所引起的肝组织内单个或多发的化脓性病变。本病是一种继发性病变,由细菌感染者称为细菌性肝脓肿,常见病原菌为大肠埃希菌和葡萄球菌,链球菌和产酸杆菌等少见。多继发于胆管系统、门静脉系统、肝动脉、腹内邻近器官的感染以及肝外伤后继发感染;由阿米巴原虫引起者称为阿米巴肝脓肿,多继发于阿米巴肠病。

一、诊断

(一)阿米巴肝脓肿

1.病史

常伴有阿米巴痢疾或慢性腹泻史。

2.临床表现

不规则的长期发热,伴有恶寒、大汗、右上腹或右下胸疼痛,局部可有饱满及压痛,肝大而有压痛。

3.辅助检查

(1)实验室检查:白细胞数增加,嗜酸粒细胞增加较明显,粪便检查半数以上患儿可发现阿米巴滋养体或包裹。

(2)X线检查:病侧膈肌升高,运动度受限,膈肌局部隆起者尤具诊断意义。

(3)超声波检查:肝大,脓肿区出现液平段。

(4)肝脏放射性核素扫描:可见局限性放射性缺损或密度减低。

(5)肝脓肿穿刺液呈红棕色(有继发感染时脓液呈黄白色)。

(二)细菌性肝脓肿

1.病史

可曾有疖肿或外伤感染致菌血症或败血症,或胆系感染,急性阑尾炎、肠炎所致门脉系统感染,以及膈下脓肿等邻近器官炎症直接蔓延到肝脏。

2.临床表现

(1)寒战、高热,呈弛张热型,右上腹痛,伴食欲缺乏、乏力。

(2)肝大,有明显触痛、叩击痛,有时可见右下胸肋间隙水肿。

3.辅助检查

(1)白细胞总数及中性粒细胞计数均增多。

(2)超声波检查显肝内液平段。

(3)X线检查右叶脓肿可见右膈升高,活动度受限,肝影增大,有时伴有反应性胸腔积液,左叶脓肿则常有胃小弯受压征象。

(4)肝穿刺有脓液,多为黄灰色或黄色,有臭味,做细菌学检查可确定致病菌。

二、治疗

(一)一般治疗

卧床休息,加强营养,补充热量、蛋白质及维生素等,必要时可少量输血。

(二)病因治疗

1.抗生素治疗

对细菌性肝脓肿,选用敏感抗生素治疗,对病原未明者,可选用两种抗生素联合应用,再根据药敏结果进行调整。往往需要多种有效药物交替长时间使用,一般用到 8 周,或热退后 2～3 周。

2.抗阿米巴原虫治疗

阿米巴肝脓肿应使用抗阿米巴原虫药物,如甲硝唑,剂量 35～50 mg/(kg·d),分 3 次口服,10 天为1 个疗程。也可选用磷酸氯喹,剂量为 20 mg/(kg·d),分 2 次口服,连服 2 天,以后减为10 mg/(kg·d),1 次服,连服 2 周以上。在排脓之前也应全身应用抗阿米巴原虫药治疗。

(三)外科治疗

1.穿刺引流

脓肿较大者应穿刺引流,尤其适用于单个脓肿。穿刺点应选择肋间隙饱满、压痛最明显的部位,或根据超声波定位。如脓液黏稠,可注入生理盐水冲洗,以利排脓。如引流不畅或无效,可切开引流。

2.切开引流

对于巨大脓肿、反复积脓的脓肿、局部胀痛明显或全身中毒症状严重的脓肿,脓肿已破或有穿破可能者,应进行切开引流。

(葛和春)

第七节　功能性消化不良

功能性消化不良(functional dyspepsia,FD)是一组无器质性原因的慢性或间歇性消化道症候群,患病率高,易反复发作,严重影响患儿的生长发育和身心健康。临床症状主要有上腹痛、腹胀、早饱、嗳气、厌食、胃灼热、反酸、恶心和呕吐等。

一、病因和发病机制

小儿 FD 多发于学龄前及学龄儿童,其病因、发病机制、病理生理仍不清楚,可能与多种因素综合作用有关,如精神心理因素、胃肠运动障碍、内脏高敏感、胃酸分泌等原因相关。特别是胃排空延缓与停滞以及十二指肠反流有密切关系。动力学检查,50%～60% 的患者存在胃近端和远端收缩和舒张障碍。某些人口学特征,如家庭居住拥挤,居住条件恶劣,社会经济状况差或家庭内幽门螺杆菌(Hp)感染史,应考虑消化不良的症状可能与 Hp 感染有关。持续的消化不良症状可继发于病毒性感染或腹泻发作,即使原发病已经缓解后也可发生,对这些患者要怀疑病毒感染后的胃轻瘫。

二、临床表现

功能性消化不良患儿可有不同的临床症状,某些患儿主要表现为上腹部疼痛,另一部分患儿可以表现为上腹部不适,伴有恶心、早饱、腹胀或饱胀感为主。餐后饱胀是指正常餐量即出现饱胀感。早饱是指有饥饿感但进食后不久即有饱感,导致摄入食物明显减少。

三、诊断和鉴别诊断

必须包括以下所有条件。

(1)持续或反复发作的上腹部(脐上)疼痛或不适。

(2)排便后不能缓解,或症状发作与排便频率或粪便性状的改变无关(即除外肠易激综合征)。

(3)无炎症性、解剖学、代谢性或肿瘤性疾病的证据可以解释患儿的症状,诊断前至少两个月内,症状出现至少每周一次,符合上述标准。

对于主诉表达清楚的年长儿童(>4岁),可以参考罗马Ⅲ标准,并根据主要症状的不同将FD分为餐后不适综合征(表现为餐后饱胀或早饱)和上腹痛综合征(表现为上腹痛或烧灼感)两个亚型。(与成人相比,儿童功能性消化不良难以归入溃疡样或动力障碍样消化不良中的任何一型,因此在儿童功能性消化不良的诊断标准中摒弃了这种分型。同时摒弃了为了诊断功能性消化不良强制性进行胃镜检查这条标准。因儿童存在症状描述困难,定位体征不典型等因素为诊断增加了困难。对于消化不良患儿,需详细询问病史和全面体格检查。要了解症状的严重程度与出现频率,其与进餐、排便的关系,尤其注意有否消化不良的报警症状。对有报警症状者要及时行相关检查以排除器质性疾病。

四、实验室检查

应做血常规、肝功能、肾功能、血糖、甲状腺功能、粪隐血试验和胃食管24小时pH监测。其他辅助检查:应做上消化道内镜、肝胆胰超声、胸部X线检查。超声或放射性核素胃排空检查、胃肠道压力测定等多种胃肠道动力检查手段在FD的诊断与鉴别诊断上起到了十分重要的作用。

检查目的:内镜检查主要除外食管、胃十二指肠炎症、溃疡、糜烂、肿瘤等器质性病变。超声检查除外肝、胆、胰、肾等疾病。

五、治疗

罗马Ⅲ儿童标准认为,在儿童功能性消化不良的治疗方面,通常经验性治疗多针对主要症状:疼痛、恶心、腹胀、饱胀或早饱。对于临床表现各不相同的FD患儿,依据其可能存在的发病机制进行整体治疗,选择个体化方案,旨在迅速缓解症状,提高生活质量。

(一)一般治疗

帮助患儿的家长认识、理解病情,指导其改善患儿生活方式,调整饮食结构和习惯,去除与症状相关的可能发病因素,提高缓解症状的能力。应避免可加重症状的食物(如咖啡、辛辣以及油腻食物)和非甾体抗炎药。

(二)药物治疗

根据患儿的临床表现及其与进餐的关系,可选用促动力药、抗酸药和抑酸药,一般疗程2～

4周,治疗无效者可适当延长疗程,并可进一步检查,明确诊断后再进行治疗。新近一项 meta 分析,提示 Hp 根除治疗对 FD 患者症状的改善是有益的。所以有 Hp 感染者,需行 Hp 的根除治疗。

1.促动力药

目前小儿常用促进胃肠排空的药物主要有:①多巴胺受体阻滞剂,甲氧氯普胺,它具有较明显的中枢止吐作用,可增强胃肠动力。可因其有导致椎体外系反应的可能,因而限制了其在婴幼儿的使用及长期大剂量使用。多潘立酮是选择性外周多巴胺 D_2 受体阻滞剂,不能透过血-脑屏障,因而无椎体外系不良反应,主要作用是增加胃窦和十二指肠动力,促进胃肠排空,可明显改善 FD 患儿餐后腹胀、早饱等症状。但需要引起注意的是此类药的长期使用可导致血催乳素升高,个别患者可能出现乳房胀痛或泌乳现象。②5-羟色胺 4(5-HT_4)受体激动剂,如枸橼酸莫沙必利,可明显改善 FD 患者腹胀、早饱等症状。

2.抗酸及抑酸药

现在已广泛应用于功能性消化不良的治疗。目前在临床上常用的抗酸药有铝碳酸镁、复方氢氧化铝、碳酸钙口服混悬液等,在一定程度上可以缓解症状。常用的抑酸药有质子泵抑制剂(PPI),如:奥美拉唑;H_2 受体阻滞剂(H_2RA),如西咪替丁、雷尼替丁、法莫替丁等。这类药对于缓解腹痛、腹胀、反酸、嗳气、胃灼热等症状有较显著的作用。

3.根除 Hp 感染

新近一项 meta 分析,提示 Hp 根除治疗对 FD 患者症状的改善是有益的。因此,对于伴 Hp 感染的 FD 患儿建议进行根除 Hp 的治疗。同时有研究表明对于 Hp 阳性的 FD 患儿,使用奥美拉唑及抗生素根除 Hp 治疗后,部分患儿的症状可以得到长期改善,比单一使用奥美拉唑的患儿疗效显著。

(三)精神心理调整

心理因素在 FD 发病中已越来越受到重视。临床医师应该具备足够的同情心及耐心,给予患儿一定的行为治疗、认知疗法或心理干预,同时可以配合使用一些安慰剂,随着时间的推移大部分症状都会改善。对于促动力药和抑酸药治疗无效、且伴有明显精神心理障碍的患儿,可以在心理科医师协助诊治的情况下,适当给予抗焦虑、抗抑郁药,以此来改善症状。

六、预防

并非所有的功能性消化不良的病儿均需接受药物治疗,有些病儿根据医师诊断得知无病及检查结果亦属正常后,可通过改变生活方式与调整食物种类来预防。如:建立良好的生活习惯,避免心理紧张因素和刺激性食物,避免服用非甾体抗炎药,对于无法停药者应同时应用胃黏膜保护剂或 H_2 受体拮抗药。

(鲁彦凤)

第八节 急性胰腺炎

急性胰腺炎(acute pancreatitis,AP)是由于胰液消化酶在胰腺内被激活而引起胰腺自身消化,是一种以化学性炎症为主的疾病,在儿童时期较少见。临床表现为上腹部的剧痛、呕吐以及血清淀粉酶增高。

一、病因

小儿急性胰腺炎发病因素较多,与成人不同,成人最常见病因以胆道疾病(如胆结石、炎症所致梗阻、肿瘤等)以及饮食因素为主。

(一)感染

引起儿童胰腺炎最常见的原因为各种感染,往往继发于身体其他部位的细菌或病毒感染。如流行性腮腺炎病毒、风疹病毒、EB病毒、HIV病毒等病毒感染以及伤寒杆菌、大肠埃希菌及各种败血症均可能引起急性胰腺炎。在儿童,还需注意的是寄生虫感染如胆道蛔虫也可引起。

(二)先天发育畸形

上消化道疾病或胆胰交界部位畸形,胆汁反流入胰腺,引起胰腺炎。

(三)药物诱发

肾上腺皮质激素的大量应用,免疫抑制剂、吗啡以及在治疗急性淋巴细胞白血病时应用门冬酰胺酶均可引起急性胰腺炎。

(四)手术及外伤

腹部外伤是儿童胰腺炎的常见病因,儿童胃、胆道及脾相关手术术后亦有发生急性胰腺炎的可能。

(五)可并发于全身性系统性疾病

如系统性红斑狼疮、过敏性紫癜、甲状旁腺功能亢进、尿毒症、过度饥饿后重新进食均可导致胰腺炎的发生。

二、病理

急性胰腺炎按病理变化分为2型。

(一)水肿型胰腺炎

胰腺部分或全部充血水肿、体积增大,血液及尿中淀粉酶增高,临床以此型多见,占85%～95%。

(二)出血坏死性胰腺炎

胰腺出血坏死,大量胰液流到腹腔引起弥散性腹膜炎。作用于脂肪组织,造成广泛脂肪坏死,脂肪分解为甘油和脂肪酸。脂肪酸摄取血中钙质形成灰白色钙化灶,并导致血钙显著降低而出现手足抽搐。部分严重病例胰岛大量破坏,可影响糖代谢。

三、临床表现

(一)水肿型胰腺炎

主要症状为上腹部疼痛,多数患儿腹痛为首发症状,常突然起病,逐渐加重至持续性剧痛。多位于中上腹,性质为钝痛,钻痛或刀割样疼痛,可向腰背部放射。进食后腹痛加重,前倾坐位或屈膝侧卧位可部分减轻疼痛。多呈持续性,并常伴恶心、呕吐。呕吐物为食物与胃十二指肠分泌液。较重者伴有腹胀,上腹压痛为腹部唯一体征,部分患儿伴局部肌紧张。

(二)出血坏死型胰腺炎

全身症状危重,开始烦躁不安,继之低血压、休克、呼吸困难、少尿或无尿,自觉腹痛剧烈,与腹痛体征不一致,延续时间较长。如渗液流入腹腔,则出现急性腹膜炎体征,腹水往往呈血性或紫褐色,淀粉酶含量高。如透过腹膜后进入皮下组织,可分解皮下脂肪,引起毛细血管出血,使局部皮肤出现青紫块,在脐部表现为 Cullen 征,腰背部表现为 Grey-Turner 征。

(三)并发症

早期可并发水、电解质紊乱,低钙血症和手足抽搐期可并发胰腺脓肿,假性囊肿形成,亦可遗留慢性胰腺炎及糖尿病。

四、辅助检查

(一)血尿淀粉酶测定

急性胰腺炎时血清淀粉酶升高,早期达正常的 3~5 倍以上。血淀粉酶在发病后 2~6 小时开始升高,12~24 小时达高峰,轻型 24~72 小时可恢复正常,一般不超过 3~5 天。如持续增高超过 1 周,常提示存在胰管阻塞或胰腺假性囊肿形成。为区分唾液腺疾病所导致的淀粉酶增高,可检测同工酶,胰腺淀粉酶(P 型),唾液腺淀粉酶(S 型)。

尿淀粉酶升高较慢,一般于 12~24 小时开始升高,但可持续达 1~2 周。

需注意的是,肝胆疾病、肾脏疾病等均可使血淀粉酶轻度升高,尿淀粉酶则受肾功能和尿浓度影响,可测定尿淀粉酶/肌酐清除率比值=尿淀粉酶/血清淀粉酶×血肌酐/尿肌酐×100%,正常比值是 1%~4%,>6% 提示为急性胰腺炎。

(二)血清脂肪酶及电解质测定

血清脂肪酶在发病 24 小时后开始升高,持续时间较长,可作为晚期患儿的诊断方法。急性胰腺炎患儿常发生低血钙,如血钙<1.87 mmol/L 可致手足抽搐。

(三)超声影像学检查

水肿型急性胰腺炎时可见胰腺轻度弥漫增大,胰腺呈均匀低回声。出血坏死型可见胰腺重度肿大,边缘模糊不清,呈不规则回声和混合回声。假性囊肿时超声可见边界清楚的无回声区。

(四)CT 检查

对判断胰腺有否坏死及坏死的范围、大小具有诊断价值。水肿型胰腺炎时 CT 显示胰腺呈弥散性肿大。出血时局部呈高密度,坏死时可出现低密度区。

(五)磁共振胰胆管造影术 MRCP

MRCP 也可显示 CT 所提示的信息,其对原发或手术创伤等造成的胰胆管解剖异常及胰胆管梗阻等疾病的诊断价值与 ERCP 相似。如 MRCP 正常,可不必进行 ERCP 和胰胆管造影等有创检查。

五、诊断

急性胰腺炎诊断标准如下。

(1)急性腹痛发作伴有上腹部压痛或腹膜刺激征。

(2)血、尿或腹水中淀粉酶增高。

(3)影像学检查或病理见到胰腺炎症、坏死、出血改变。

(4)除外其他急腹症。

六、治疗

(一)内科治疗

主要目的在于减少胰液分泌、使胰腺休息。

1.一般治疗

胰腺炎患儿均应禁食、重症者需胃肠减压,以减少胰液分泌,并有助于减轻呕吐、腹胀等症状。

2.抑制胃酸分泌

应用西咪替丁、奥美拉唑等,减少胃酸分泌,从而减少促胰液素分泌,同时可防止应激性胃黏膜病变的发生。

3.生长抑素

主要有 8 肽的奥曲肽及 14 肽的生长抑素,其主要作用为抑制胰腺外分泌,阻止血小板活化因子引起的毛细血管渗漏以及保护胰腺细胞。其在儿童应用经验不多,0.1 mg 皮下注射,1/8 小时,疗程 5～6 天。急性水肿型胰腺炎一般无须给予生长抑素。

4.镇痛解痉

阿托品每次 0.01 mg/kg,最大不超过 0.4 mg,必要时可 4～6 小时重复 1 次。吗啡因可导致 Oddi 括约肌痉挛,为禁忌。

5.控制感染

急性胰腺炎由胆道疾病引起者或坏死胰腺组织有继发感染者,应给予广谱抗生素控制感染,并兼顾抗厌氧菌治疗。

6.连续性血液净化

出血坏死性胰腺炎早期行连续性血液净化可以非选择性清除多种促炎因子,可清除血浆中存在的可溶性炎症介质,并能迅速降低血胰酶水平,减轻胰液对组织器官的直接化学损伤,从而减少对组织器官的损害。

7.营养支持治疗

急性胰腺炎患儿的营养支持对疾病恢复尤为重要。既往认为给予全胃肠外营养(TNF),使肠道得到充分休息有利于疾病的恢复。但现有研究认为长期 TNF 易产生肠道细菌移位,增加胰腺感染概率,而合适的肠内营养(EN)能减少急性胰腺炎患儿肠源性感染和多器官功能障碍综合征的发生率。对于何时引入 EN 最合适、最有益于疾病恢复目前尚无定论,认为在早期腹痛、腹胀明显时应完全禁食,采用 TNF,待腹痛缓解、病情稳定后应尽早予 EN。急性胰腺炎患儿 EN 的途径包括有空肠置管、经胃造口或空肠造口置管以及手术空肠造口置管空肠喂养,其中鼻空肠置管为首选方法,可采用盲插、pH 监测、透视、内镜引导等方法插入,导管均放置 Treiz 韧带以下。手术空肠造口置管适应于需要手术治疗的急性胰腺炎患儿。

(二)手术治疗

急性胰腺炎大部分不需要手术治疗,急性重症胰腺炎伴有胰腺坏死、化脓者需手术,以引流清创为主。部分病例可采用 ERCP 手段治疗。

手术适应证如下。

(1)诊断为胰腺炎,经内科治疗,症状及体征进一步恶化,出现并发症者。

(2)胆源性急性胰腺炎处于急性状态,需外科手术解除梗阻。

（3）考虑为出血坏死性胰腺炎，病程呈进行性加重，短时间治疗无缓解。

（4）假性囊肿形成者待病情缓解后可行引流术。

（5）不能除外其他急腹症需探查者。

（鲁彦凤）

第九节　急性胆囊炎

儿童急性胆囊炎（acute cholecystitis，AC）是由于胆囊管阻塞和细菌侵袭而引起胆囊发生的急性化学性和/或细菌性炎症，好发年龄为 8～12 岁。可与胆石症合并存在。发病急骤，主要表现为右上腹剧痛或绞痛，常伴有呕吐、发热、寒战。

一、病因

急性胆囊炎的主要病因是胆汁滞留和细菌感染。急性胆囊炎的危险因素有蛔虫、肥胖、胆石症等。短期服用纤维素类、噻嗪类、第三代头孢菌素类、红霉素、氨苄西林等药物，长期应用奥曲肽、激素替代治疗均可能诱发急性胆囊炎。

（一）胆囊管梗阻

胆囊管常因结石、寄生虫、先天性狭窄、先天性胆总管畸形而形成梗阻。梗阻导致大量胆汁淤积于胆囊内，部分水分被囊壁吸收，胆汁浓缩，胆盐浓度增加，刺激胆囊黏膜，引起胆囊的化学性炎症；同时磷脂酶作用于胆汁内的卵磷脂，产生溶血卵磷脂，产生化学性炎症。急性胆囊炎有结石性和非结石性之分。儿童结石性胆囊炎少见，但有上升趋势。非结石性胆囊炎的病因尚不清楚，如胆囊管过长、扭曲，管腔被蛔虫、黏液、胆囊带蒂息肉等阻塞，或胆道系统功能失调，胆囊管痉挛或梗阻均可能导致胆囊炎。国内农村地区胆道蛔虫症及所致的胆道感染呈减少趋势。

（二）细菌感染

细菌感染是儿童急性胆囊炎的重要病因，致病菌多为肠源性细菌。革兰阴性细菌约占2/3，为大肠埃希菌、铜绿假单胞菌、肺炎克雷伯杆菌；其次为革兰阳性细菌，多为粪肠球菌、屎肠球菌、表皮葡萄球菌。部分患儿可合并厌氧菌感染的混合感染。胆汁淤积利于细菌繁殖。细菌侵入的主要途径：①由十二指肠经胆总管上行侵入，最常见的有蛔虫钻入胆管，携带细菌进入；②经门静脉血入肝和胆囊，见于危重症时肠道菌群移位；③经淋巴管入肝及胆囊；④经动脉血入胆囊动脉至胆囊，少见。

（三）其他

胰液反流、胆汁成分改变、胆囊供血不足、创伤、精神因素等均可影响胆囊功能。急性胆囊炎发病与胆汁淤滞密切相关。严重创伤、烧伤、长期静脉营养等易发生胆汁淤积诱发急性胆囊炎。免疫抑制的患儿可发生机会性微生物感染导致急性胆囊炎。

二、病理变化

初始胆囊黏膜充血、水肿，继而波及胆囊壁各层，囊壁增厚，纤维蛋白渗出。严重感染时，囊壁有化脓灶。胆囊管或胆总管口括约肌痉挛,胆囊或胆总管膨胀,可发生局限性缺血和坏疽而引起穿孔、胆汁性腹膜炎。

三、临床表现

急性胆囊炎起病多与饱食、吃油腻食物、劳累及精神因素等有关,常突然发病。

(1)腹痛:起病急,主要表现为上腹痛,初为阵发性疼痛,后呈持续性胀痛,右上腹明显;出现胆囊管梗阻,呈阵发性绞痛。大龄儿童可述疼痛向右肩背部放射。患儿呈急性病容,腹式呼吸减弱,右上腹明显压痛,Murphy征阳性,有时可触及肿大的胆囊伴有触痛。合并腹膜炎可出现右上腹腹肌紧张或全腹压痛和腹肌紧张。个别重症患儿以脓毒性休克为起病,治疗后出现腹胀、全腹压痛和肌紧张等腹膜炎体征。

(2)大多数病儿伴有恶心、呕吐。多因结石或蛔虫阻塞胆囊管或胆总管扩张所致。恶心呕吐严重者可引起水、电解质紊乱。

(3)常伴有高热、寒战。其程度与炎症严重程度有关。轻型病例常有畏寒和低热。重型病例则可有寒战和高热,体温可达 39 ℃以上,并可出现谵妄,甚至休克、昏迷。

(4)少数患儿出现黄疸,为炎症和水肿、膨胀的胆囊直接压迫胆管或并发胆管炎、胰腺炎所致。

四、检查

(一)血常规

显示白细胞总数和中性粒细胞计数增高,CRP 升高(≥30 mg/L)。应进行胆汁和血液培养。一般血清胆红素无明显变化,或轻度升高。肝酶轻度升高。可有血清淀粉酶轻微升高。

(二)影像学检查

B 超可见胆囊明显增大,胆囊壁水肿增厚呈"双边征",胆囊腔内有絮状物或胆泥样沉积,胆囊颈部结石嵌顿,胆囊周围积液,B 超检查的 Murphy 征阳性具有诊断意义。CT 显示胆囊周围液体聚集、胆囊增大、胆囊壁增厚。MRI 检查:胆囊增大、胆囊壁增厚、胆囊周围脂肪组织出现条索状高信号。放射性核素检查对诊断急性胆囊炎的敏感性为 100%,特异性为 95%,具有诊断价值,儿童应用较少。

五、诊断

一般根据上腹或右上腹疼痛及右上腹压痛的病史及体征,结合发热,CRP 升高,白细胞升高,以及影像学检查(超声、CT、MBI)发现胆囊增大,胆囊壁增厚,胆囊颈部结石嵌顿、胆囊周围积液等表现,即可诊断。

急性胆囊炎的严重程度不同,治疗方法和预后也不同。

急性胆囊炎的并发症主要有胆囊穿孔、胆汁性腹膜炎、胆囊周围脓肿、急性胰腺炎、胆囊十二指肠瘘或胆囊结肠瘘等。急性胆囊炎患儿一旦出现并发症,往往提示预后不佳。

鉴别诊断应与引起腹痛(特别是右上腹痛)的疾病进行鉴别,主要有急性胰腺炎、右下肺炎、急性膈胸膜炎、胸腹部带状疱疹早期、急性阑尾炎等。

六、治疗

(一)非手术治疗

主要措施有解痉、止痛、利胆、抗感染治疗和维持体液平衡。

急性胆囊炎抗菌药物治疗,轻度急性胆囊炎常为单一的肠道致病菌感染,应使用单一抗菌药物,首选第一代或二代头孢菌素;中重度急性胆囊炎可使用含 β-内酰胺酶抑制剂的复合制剂、第三代及四代头孢菌素。应根据药敏试验结果选择合适的抗菌药物进行目标治疗。

解痉止痛阿托品每次 0.01 mg/kg,最大不超过 0.4 mg。止痛治疗可适当使用非甾体抗炎药物,可逆转胆囊炎症和胆囊收缩功能的失调。

急性胆囊炎抗菌治疗 3~5 天后,如果急性感染症状、体征消失,体温和白细胞计数正常可以考虑停药。若出现体温持续不降、腹痛加重或患儿一般情况不改善或恶化,应立即手术治疗。

(二)手术治疗

1.适应证

化脓性坏疽性胆囊炎;单纯性胆囊炎经非手术治疗病情恶化者;有并发症出现;急性腹膜炎,高度怀疑胆囊病变,经非手术治疗无好转者。

2.手术方式

手术方式可根据患儿一般情况及局部情况决定。

(1)腹腔镜胆囊切除术:主要适应于合并有胆囊结石的单纯性胆囊炎或反复发作的非结石性单纯性胆囊炎。该方式患儿痛苦小,恢复快。

(2)B超引导下经皮穿刺胆囊置管引流术:主要适应于化脓性坏疽性胆囊炎、病变局限并且患儿一般情况较差时。引流通畅后,病情会很快得到改善。对婴幼儿,应在全身麻醉下进行。

(3)胆囊切除术:胆囊周围的水肿和粘连,手术中应仔细操作。当胆囊切除难以进行,应及时改行简单有效的胆囊造瘘术。胆囊穿孔合并有胆汁性腹膜炎者应行胆囊造瘘和腹腔引流术。伴有胆总管梗阻炎症或穿孔时则需行胆总管引流,同时行腹腔引流。

(鲁彦凤)

第十节 腹 泻 病

腹泻病是一组由多病原、多因素引起的以腹泻为主要临床表现的消化道疾病。近年来本病发病率及病死率已明显降低,但仍是婴幼儿的重要常见病和死亡病因。2 岁以下多见,半数为 1 岁以内。

一、病因

(一)易感因素

(1)婴幼儿期生长发育快,所需营养物质相对较多,胃肠道负担重,经常处于紧张的工作状态,易发生消化功能紊乱。

(2)消化系统发育不成熟,胃酸和消化酶分泌少,消化酶活性低,对食物质和量的变化耐受力

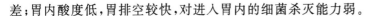

差;胃内酸度低,胃排空较快,对进入胃内的细菌杀灭能力弱。

(3)血清免疫球蛋白(尤以 IgM 和 IgA)和肠道分泌型 IgA 均较低。

(4)正常肠道菌群对入侵的病原体有拮抗作用,而新生儿正常肠道菌群尚未建立,或因使用抗生素等引起肠道菌群失调,易患肠道感染。

(5)人工喂养:母乳中含有大量体液因子(SIgA、乳铁蛋白)、巨噬细胞和粒细胞、溶菌酶、溶酶体,有很强的抗肠道感染作用。家畜乳中虽有某些上述成分,但在加热过程中被破坏,而且人工喂养的食物和食具极易受污染,故人工喂养儿肠道感染发生率明显高于母乳喂养儿。

(二)感染因素

1.肠道内感染

肠道内感染可由病毒、细菌、真菌、寄生虫引起,以前两者多见,尤其是病毒。

(1)病毒感染:人类轮状病毒是婴幼儿秋冬季腹泻的最常见的病原;诺沃克病毒多侵犯儿童及成人;其他如埃可病毒、柯萨奇病毒、腺病毒、冠状病毒等都可引起肠道内感染。

(2)细菌感染(不包括法定传染病)。

大肠埃希菌:①致病性大肠埃希菌:近年来由此菌引起的肠炎已较少见,但仍可在新生儿室流行。②产毒性大肠埃希菌:是较常见的引起肠炎的病原。③出血性大肠埃希菌:可产生与志贺菌相似的肠毒素而致病。④侵袭性大肠埃希菌:可侵入结肠黏膜引起细菌性痢疾样病变和临床症状。⑤黏附-集聚性大肠埃希菌:黏附于下段小肠和结肠黏膜而致病。

空肠弯曲菌:又名螺旋菌或螺杆菌,是肠炎的重要病原菌,可侵入空肠、回肠、结肠。有些菌株可产生肠毒素。

耶尔森菌:为引起肠炎较常见的致病菌。

其他细菌和真菌:鼠伤寒杆菌、变形杆菌、绿脓杆菌和克雷伯杆菌等有时可引起腹泻,在新生儿较易发病。长期应用广谱抗生素引起肠道菌群失调,可诱发白色念珠菌、金葡菌、难辨梭状芽孢杆菌、变形杆菌、绿脓杆菌等引起的肠炎。长期用肾上腺皮质激素使机体免疫功能下降,易发生白色念珠菌或其他条件致病菌肠炎。

(3)寄生虫感染:如梨形鞭毛虫、结肠小袋虫等。

2.肠道外感染

患中耳炎、上呼吸道感染、肺炎、肾盂肾炎、皮肤感染、急性传染病等可出现腹泻。肠道外感染的某些病原体(主要是病毒)也可同时感染肠道引起腹泻。

(三)非感染因素

1.饮食因素

(1)喂养不当可引起腹泻,多为人工喂养儿。

(2)过敏性腹泻,如对牛奶或大豆过敏而引起腹泻。

(3)原发性或继发性双糖酶(主要为乳糖酶)缺乏或活性降低,肠道对糖的消化吸收不良而引起腹泻。

2.气候因素

腹部受凉使肠蠕动增加,天气过热使消化液分泌减少,而由于口渴、吃奶过多,增加消化道负担而致腹泻。

3.精神因素

精神紧张致胃肠道功能紊乱,也可引起腹泻。

二、发病机制

(1)渗透性腹泻:因肠腔内存在大量不能吸收的具有渗透活性的物质而引起的腹泻。

(2)分泌性腹泻:肠腔内电解质分泌过多而引起的腹泻。

(3)渗出性腹泻:炎症所致的液体大量渗出而引起的腹泻。

(4)动力性腹泻:肠道运动功能异常而引起的腹泻。但临床上不少腹泻并非由某种单一机制引起,而是在多种机制共同作用下发生的。

(一)非感染性腹泻

由于饮食量和质不恰当,食物消化、吸收不良,积滞于小肠上部,致酸度减低,肠道下部细菌上窜并繁殖(即内源性感染),使消化功能更加紊乱。在肠内可产生小分子短链有机酸,使肠腔内渗透压增高,加之食物分解后腐败性毒性产物刺激肠道,使肠蠕动增加,而致腹泻。

(二)感染性腹泻

1.细菌肠毒素作用

有些肠道致病菌分泌肠毒素,细菌不侵入肠黏膜组织,仅接触肠道表面,一般不造成肠黏膜组织学损伤。肠毒素抑制小肠绒毛上皮细胞吸收 Na^+、Cl^- 及水,促进肠腺分泌 Cl^-,使肠液中 Na^+、Cl^-、水分增加,超过结肠的吸收限度而导致腹泻,排大量无脓血的水样便,并可导致脱水、电解质紊乱。

2.细菌侵袭肠黏膜作用

有些细菌可侵入肠黏膜组织,造成广泛的炎症反应,如充血、水肿、炎症细胞浸润、溃疡、渗出。大便初为水样,后以血便或黏冻状大便为主。大便常规检查与菌痢同。可有高热、腹痛、呕吐、里急后重等症状。

3.病毒性肠炎

轮状病毒颗粒侵入小肠绒毛的上皮细胞,小肠绒毛肿胀缩短、脱落,绒毛细胞毁坏后其修复功能不全,使水、电解质吸收减少,而导致腹泻。肠腔内的碳水化合物分解吸收障碍,又被肠道内细菌分解,产生有机酸,增加肠内渗透压,使水分进入肠腔而加重腹泻。轮状病毒感染仅有肠绒毛破坏,故粪便镜检阴性或仅有少量白细胞。

三、临床表现

(一)各类腹泻的临床表现

1.轻型腹泻

多为饮食因素或肠道外感染引起。每天大便多在 10 次以下,呈黄色或黄绿色,稀糊状或蛋花汤样,有酸臭味,可有少量黏液及未消化的奶瓣。大便镜检可见大量脂肪球。无中毒症状,精神尚好,无明显脱水、电解质紊乱。多在数天内痊愈。

2.重型腹泻

多由肠道内感染所致。有以下 3 组症状。

(1)严重的胃肠道症状:腹泻频繁,每天大便 10 次以上,多者可达数十次。大便水样或蛋花汤样,有黏液,量多,倾泻而出。粪便镜检有少量白细胞。伴有呕吐,甚至吐出咖啡渣样物。

(2)全身中毒症状:发热,食欲低下,烦躁不安,精神萎靡,嗜睡,甚至昏迷、惊厥。

(3)水、电解质、酸碱平衡紊乱症状。

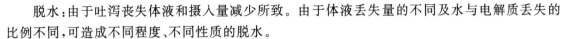

脱水：由于吐泻丧失体液和摄入量减少所致。由于体液丢失量的不同及水与电解质丢失的比例不同，可造成不同程度、不同性质的脱水。

代谢性酸中毒：重型腹泻都有代谢性酸中毒，脱水越重酸中毒也越重，原因：①腹泻时，大量碱性物质如 Na^+、K^+ 随大便丢失。②进食少和肠吸收不良，使脂肪分解增加，产生大量中间代谢产物——酮体。③失水时血液变稠，血流缓慢，组织缺氧引起乳酸堆积和肾血流量不足，排酸保碱功能低下。

低钾血症：胃肠道分泌液中含钾较多，呕吐和腹泻可致大量失钾；腹泻时进食少，钾的入量不足；肾脏保留钾的功能比保留钠差，在缺钾时，尿中仍有一定量的钾排出；由于以上原因，腹泻患儿都有不同程度的缺钾，尤其是久泻和营养不良者。但在脱水、酸中毒未纠正前，体内钾的总量虽然减少，而血钾多数正常。其主要原因：①血液浓缩。②酸中毒时钾从细胞内向细胞外转移。③尿少使钾排出量减少。随着脱水、酸中毒的纠正，血钾被稀释，输入的葡萄糖合成糖原使钾从细胞外向细胞内转移；同时由于利尿后钾排出增加，腹泻不止时从大便继续失钾，因此血钾继续降低。

低钙和低镁血症：进食少，吸收不良，由大便丢失钙、镁，使体内钙、镁减少，但一般为轻度缺乏。久泻或有活动性佝偻病者血钙低。但在脱水时，由于血液浓缩，体内钙总量虽低，而血钙浓度不低；酸中毒可使钙离子增加，故可不出现低钙症状。脱水和酸中毒被纠正后，血液稀释，离子钙减少，可出现手足搐搦和惊厥。极少数久泻和营养不良者，偶见低镁症状，故当输液后出现震颤、手足搐搦或惊厥，用钙治疗无效时，应想到可能有低镁血症。

3.迁延性和慢性腹泻

病程连续超过 2 周者称迁延性腹泻，超过 2 个月者称慢性腹泻。多与营养不良和急性期未彻底治疗有关，以人工喂养儿多见。凡迁延性腹泻，应注意检查大便中有无真菌孢子和菌丝及梨形鞭毛虫。应仔细查找引起病程迁延和转为慢性的原因。

（二）不同病因所致肠炎的临床特点

1.轮状病毒肠炎

轮状病毒肠炎又称秋季腹泻。多发生在秋冬季节。多见于 6 个月至 2 岁小儿，起病急，常伴发热和上呼吸道感染症状，多先有呕吐，每天大便 10 次以上甚至数十次，量多，水样或蛋花汤样，黄色或黄绿色，无腥臭味，常出现水及电解质紊乱。近年报道，轮状病毒感染亦可侵犯多个脏器，偶可产生神经系统症状，如惊厥等；50％左右的患儿血清心肌酶谱异常，提示心肌受累。本病为自限性疾病，病程多为 3～8 天。大便镜检偶见少量白细胞。血清抗体一般在感染后 3 周上升。

2.3 种类型大肠埃希菌肠炎

（1）致病性大肠埃希菌肠炎：以 5～8 月份多见。年龄多小于 1 岁，起病较缓，大便每天 5～10 次，黄绿色蛋花汤样，量中等，有霉臭味和较多黏液。镜检有少量白细胞。常有呕吐，多无发热和全身症状。重者可有脱水、酸中毒及电解质紊乱。病程 1～2 周。

（2）产毒性大肠埃希菌肠炎：起病较急。重者腹泻频繁，大便量多，呈蛋花汤样或水样，有黏液，镜检偶见白细胞。可发生脱水、电解质紊乱、酸中毒。也有轻症者。一般病程为 5～10 天。

（3）侵袭性大肠埃希菌肠炎：起病急，高热，腹泻频繁，大便黏冻状，含脓血。常有恶心、呕吐、腹痛，可伴里急后重。全身中毒症状严重，甚至休克。临床症状与大便常规化验不能与菌痢区别，需做大便细菌培养加以鉴别。

3.鼠伤寒沙门菌小肠结肠炎

鼠伤寒沙门菌小肠结肠炎是小儿沙门菌感染中最常见者。全年均有发生,以 6～9 月发病率最高。年龄多为 2 岁以下,小于 1 岁者占 1/3～1/2。很多家禽、家畜、鼠、鸟、冷血动物是自然宿主。蝇、蚤可带菌传播。经口感染。起病较急,主要症状为腹泻,有发热、厌食、呕吐、腹痛等。大便一般每天 6～10 次,重者每天可达 30 次以上。大便初为黄绿色稀水便或黏液便,病程迁延时呈深绿色黏液脓便或脓血便。大便镜检有多量白细胞及红细胞。轻症排出数次不成形大便后即痊愈。腹泻频繁者迅速出现严重中毒症状、明显脱水及酸中毒,甚至发生休克和 DIC。少数重者呈伤寒败血症症状,并出现化脓灶。一般病程为2～4周。

4.金黄色葡萄球菌肠炎

多因长期应用广谱抗生素引起肠道菌群失调,使耐药的金葡菌在肠道大量繁殖,侵袭肠壁而致病。腹泻为主要症状,轻症日泻数次,停药后即逐渐恢复。重症腹泻频繁,大便有腥臭味,水样,黄或暗绿似海水色,黏液较多,有假膜出现,少数有血便,伴有腹痛和中毒症状,如发热、恶心、呕吐、乏力、谵妄,甚至休克。大便镜检有大量脓细胞和成簇的革兰阳性球菌。大便培养有金葡菌生长,凝固酶阳性。

5.真菌性肠炎

多见于 2 岁以下,常为白色念珠菌所致。主要症状为腹泻,大便稀黄,有发酵气味,泡沫较多,含黏液,有时可见豆腐渣样细块(菌落),偶见血便。大便镜检可见真菌孢子和假菌丝,真菌培养阳性,常伴鹅口疮。

四、实验室检查

(一)轮状病毒检测

1.电镜检查

采集急性期(起病 3 天以内)粪便的滤液或离心上清液染色后电镜检查,可查见该病毒。

2.抗体检查

(1)补体结合反应:以轮状病毒阳性大便做抗原,做补体结合试验,阳性率较高。

(2)酶联免疫吸附试验(ELISA):能检出血清中 IgM 抗体。较补体结合法更敏感。

(二)细菌培养

可从粪便中培养出致病菌。

(三)真菌检测

(1)涂片检查:从大便中找真菌,发现念珠菌孢子及假菌丝则对诊断有帮助。

(2)可做培养和病理组织检查。

(3)免疫学检查。

五、诊断和鉴别诊断

根据发病季节、病史(包括喂养史和流行病学资料)、临床表现和大便性状可以作出临床诊断。必须判定有无脱水(程度和性质)、电解质紊乱和酸碱失衡。积极寻找病因。需要和以下疾病鉴别。

(一)生理性腹泻

多见于 6 个月以下婴儿,外观虚胖,常有湿疹。生后不久即腹泻,但除大便次数增多外,无其

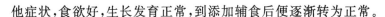

他症状,食欲好,生长发育正常,到添加辅食后便逐渐转为正常。

(二)细菌性痢疾

常有接触史,发热、腹痛、脓血便、里急后重等症状及大便培养可资鉴别。

(三)坏死性肠炎

中毒症状严重,腹痛、腹胀、频繁呕吐、高热。大便初为稀水黏液状或蛋花汤样,后为血便或"赤豆汤样"便,有腥臭味,隐血强阳性,重症常有休克。腹部 X 线检查有助于诊断。

六、治疗

治疗原则:调整饮食,预防和纠正脱水,合理用药,加强护理,防治并发症。

(一)饮食疗法

应强调继续饮食,满足生理需要。轻型腹泻停止喂不易消化的食物和脂肪类食物。吐泻严重者应暂时禁食,一般不禁水。禁食时间一般不超过 4~6 小时。母乳喂养者继续哺乳,暂停辅食。人工喂养者可先给米汤、稀释牛奶、脱脂奶等。

(二)护理

勤换尿布,冲洗臀部,预防上行性泌尿道感染和红臀。感染性腹泻注意消毒隔离。

(三)控制感染

病毒性肠炎不用抗生素,以饮食疗法和支持疗法为主。非侵袭性细菌所致急性肠炎除对新生儿、婴儿、衰弱儿和重症者使用抗生素外,一般也不用抗生素。侵袭性细菌所致肠炎一般需用抗生素治疗。

水样便腹泻患儿多为病毒及非侵袭性细菌所致,一般不用抗生素,应合理使用液体疗法,选用微生态制剂和黏膜保护剂。如伴有明显中毒症状不能用脱水解释者,尤其是对重症患儿、新生儿、小婴儿和衰弱患儿(免疫功能低下)应选用抗生素治疗。

黏液、脓血便患者多为侵袭性细菌感染,应根据临床特点,针对病原经验性选用抗菌药物,再根据大便细菌培养和药敏试验结果进行调整。针对大肠埃希菌、空肠弯曲菌、耶尔森菌、鼠伤寒沙门菌所致感染选用庆大霉素、卡那霉素、氨苄西林、红霉素、氯霉素、头孢霉素、诺氟沙星、环丙沙星、呋喃唑酮、复方新诺明等。均可有疗效,但有些药如诺氟沙星、环丙沙星等喹诺酮类抗生素小儿一般禁用,卡那霉素、庆大霉素等氨基糖苷类抗生素又可致使耳聋或肾损害,故 6 岁以下小儿禁用。金黄色葡萄球菌肠炎、假膜性肠炎、真菌性肠炎应立即停用原使用的抗生素,根据症状可选用万古霉素、新青霉素、利福平、甲硝唑或抗真菌药物治疗。

(四)液体疗法

1.口服补液

世界卫生组织推荐的口服补液盐(ORS)可用于腹泻时预防脱水以及纠正轻、中度患儿的脱水。新生儿和频繁呕吐、腹胀、休克、心功能及肾功能不全等患儿不宜口服补液。补液步骤除无扩容阶段外,与静脉补液基本相同。

(1)补充累积损失:轻度脱水约为 50 mL/kg,中度脱水为 80~100 mL/kg,在 8~12 小时内服完。

(2)维持补液阶段:脱水纠正后将 ORS 溶液加等量水稀释后使用。口服液量和速度根据大便量适当增减。

2.静脉补液

中度以上脱水或吐泻严重或腹胀者需静脉补液。

(1)第一天(24 小时)补液。

1)输液总量:包括补充累积损失量、继续损失量及生理需要量。按脱水程度定累积损失量,按腹泻轻重定继续损失量,将 3 项加在一起概括为以下总量,可适用于大多数病例,轻度脱水 90～120 mL/kg,中度脱水 120～150 mg/kg,重度脱水 150～180 mL/kg。

2)溶液种类:按脱水性质而定。补充累积损失量等渗性脱水用 1/2～2/3 张含钠液,低渗性脱水用 2/3 张含钠液,高渗性脱水用 1/3 张含钠液,补充继续损失量用 1/3～1/2 张含钠液,补充生理需要量用 1/5～1/4 张含钠液。根据临床表现判断脱水性质有困难时,可先按等渗性脱水处理。

3)补液步骤及速度:主要取决于脱水程度和继续损失的量及速度。

4)扩容阶段:重度脱水有明显周围循环障碍者首先用 2∶1 等张含钠液(2 份生理盐水＋1 份 1.4%NaHCO₃液)20 mg/kg(总量不超过 300 mL),于 30～60 分钟内静脉注射或快速点滴,以迅速增加血容量,改善循环功能和肾功能。

5)以补充累积损失量为主的阶段:在扩容后根据脱水性质选用不同溶液(扣除扩容液量)继续静脉补液。中度脱水无明显周围循环障碍者不需扩容,可直接从本阶段开始。本阶段(8～12 小时)滴速宜稍快,一般为每小时 8～10 mL/kg。

6)维持补液阶段:经上述治疗,脱水基本纠正后尚需补充继续损失量和生理需要量。输液速度稍放慢,将余量于 12～16 小时内滴完,一般约每小时 5 mL/kg。

7)各例病情不同,进水量不等,尤其是大便量难以准确估算,故需在补液过程中密切观察治疗后的反应,随时调整液体的成分、量和滴速。

8)纠正酸中毒:轻、中度酸中毒一般无须另行纠正,因在输入的溶液中已有一部分碱性液,而且经过输液后循环和肾功能改善,酸中毒随即纠正。对重度酸中毒可另加碳酸氢钠等碱性液进行纠正。

9)钾的补充:一般患儿按 3～4 mmol/(kg・d)[相当于氯化钾 200～300 mg/(kg・d)],缺钾症状明显者可增至 4～6 mmol/(kg・d)[相当于氯化钾 300～450 mg/(kg・d)]。必须在肾功能恢复较好(有尿)后开始补钾。含钾液体绝对不能静脉推注。若患儿已进食,食量达正常一半时,一般不会缺钾。

10)钙和镁的补充:一般患儿无须常规服用钙剂。对有营养不良或佝偻病者应早给钙。在输液过程中如出现抽搐,可给 10%葡萄糖酸钙 5～10 mL 静脉缓注,必要时重复使用。若抽搐患儿用钙剂无效,应考虑低血镁的可能,可测血清镁,用 25%硫酸镁每次 0.1 mL/kg,深部肌内注射,每 6 小时一次,每天 3～4 次,症状缓解后停用。

(2)第二天以后(24 小时后)的补液:经过 24 小时左右的补液后,脱水、酸中毒、电解质紊乱已基本纠正。以后的补液主要是补充生理需要量和继续损失量,防止发生新的累积损失,继续补钾,供给热量。一般生理需要量按 60～80 mL/(kg・d),用 1/5 张含钠液补充;继续损失量原则上丢多少补多少,如大便量一般,可在 30 mL/(kg・d)以下,用 1/3～1/2 张含钠液补充。生理需要量和继续损失量可加在一起于 12～24 小时内匀速静脉滴注。无呕吐者可改为口服补液。

(五)对症治疗

1.腹泻

对一般腹泻患儿不宜用止泻剂,应着重病因治疗和液体疗法。仅在经过治疗后一般状态好

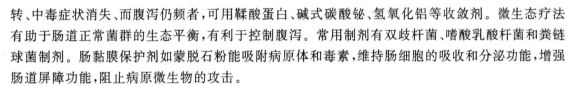

转、中毒症状消失、而腹泻仍频者,可用鞣酸蛋白、碱式碳酸铋、氢氧化铝等收敛剂。微生态疗法有助于肠道正常菌群的生态平衡,有利于控制腹泻。常用制剂有双歧杆菌、嗜酸乳酸杆菌和粪链球菌制剂。肠黏膜保护剂如蒙脱石粉能吸附病原体和毒素,维持肠细胞的吸收和分泌功能,增强肠道屏障功能,阻止病原微生物的攻击。

2.腹胀

腹胀多由肠道细菌分解糖产气而引起,可肌内注射新斯的明,肛管排气。晚期腹胀多因缺钾,宜及早补钾预防。若因中毒性肠麻痹所致腹胀除治疗原发病外可用酚妥拉明。

3.呕吐

呕吐多为酸中毒或全身中毒症状,随着病情好转可逐渐恢复。必要时可肌内注射氯丙嗪。

(六)迁延性和慢性腹泻的治疗

迁延性腹泻常伴有营养不良等症,应仔细寻找引起病程迁延的原因,针对病因治疗。

(1)对于肠道内细菌感染,应根据大便细菌培养和药敏试验选用抗生素,切忌滥用,以免引起肠道菌群失调。

(2)调整饮食不宜过快,母乳喂养儿暂停辅食,人工喂养儿可喂酸乳或脱脂乳,口服助消化剂如胃蛋白酶、胰酶等。应用微生态调节剂和肠黏膜保护剂。或辅以静脉营养,补充各种维生素。

(3)有双糖酶缺乏时,暂停乳类,改喂豆浆或发酵奶加葡萄糖。

(4)中医辨证论治,并可配合中药、推拿、捏脊、针灸等。

(鲁彦凤)

第六章 泌尿系统疾病

第一节 急性肾小球肾炎

急性肾小球肾炎(acute glomerulo nephritis,AGN)简称急性肾炎,是指一组病因不一,临床表现为急性起病,多有前期感染,以血尿为主,伴不同程度蛋白尿,可有水肿、高血压或肾功能不全等特点的肾小球疾病。可分为急性链球菌感染后肾小球肾炎(acute poststreptococcal glomerulonephritis,APSGN)和非链球菌感染后肾小球肾炎。本节急性肾炎主要是指 APSGN。

APSGN 可以散发或流行的形式出现,2005 年,发展中国家儿童 APSGN 年发病率为 2.43/10 万,发达国家为 0.6/10 万。本病多见于儿童和青少年,以 5～14 岁多见,小于 2 岁少见,男女之比为 2∶1。

一、病因

尽管本病有多种病因,但绝大多数的病例属急性链球菌感染后引起的免疫复合物性肾小球肾炎。溶血性链球菌感染后,肾炎的发病率一般低于 20%。急性咽炎感染后肾炎发生率为 10%～15%,脓皮病与猩红热后发生肾炎者占 1%～2%。

呼吸道及皮肤感染为主要前期感染。国内 105 所医院资料表明,各地区均以上呼吸道感染或扁桃体炎感染最常见,占 51%,脓皮病或皮肤感染次之,占 25.8%。

除乙型溶血性链球菌之外,其他细菌如绿色链球菌、肺炎双球菌、金黄色葡萄球菌、伤寒杆菌、流感杆菌等,病毒如柯萨基病毒 B_4 型、ECHO 病毒 9 型、麻疹病毒、腮腺炎病毒、乙型肝炎病毒、巨细胞病毒、EB 病毒、流感病毒等,还有疟原虫、肺炎支原体、白色念珠菌、丝虫、钩虫、血吸虫、弓形虫、梅毒螺旋体、钩端螺旋体等也可导致急性肾炎。

二、发病机制

目前,学者认为急性肾炎主要与可溶血性链球菌 A 组中的致肾炎菌株感染有关,是通过抗原抗体免疫复合物所引起的一种肾小球毛细血管炎症病变,包括循环免疫复合物和原位免疫复合物形成致病学说。此外,某些链球菌株可通过神经氨酸苷酶的作用或其产物如某些菌株产生的唾液酸酶,与机体的 IgG 结合,脱出免疫球蛋白上的涎酸,从而改变了 IgG 的化学组成或其免

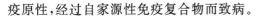

疫原性,经过自家源性免疫复合物而致病。

所有致肾炎菌株均有共同的致肾炎抗原性,过去认为菌体细胞壁上的 M 蛋白是引起肾炎的主要抗原。1976 年后相继提出由内链球菌素和肾炎菌株协同蛋白(nephritis strain associated protein,NSAP)引起。

另外在抗原抗体复合物导致组织损伤中,局部炎症介质也起了重要作用。补体具有白细胞趋化作用,通过使肥大细胞释放血管活性胺改变毛细血管通透性,还具有细胞毒直接作用。血管活性物质包括色胺、5-羟色胺、血管紧张素 Ⅱ 和多种花生四烯酸的前列腺素样代谢产物均可因其血管运动效应,在局部炎症中起重要作用。

三、病理

在疾病早期,肾脏病变典型,呈毛细血管内增生性肾小球肾炎改变。在疾病恢复期可见系膜增生性肾炎表现。

四、临床表现

急性肾炎临床表现轻重悬殊,轻者全无临床症状而检查时发现无症状镜下血尿,重者可呈急进性过程,短期内出现肾功能不全。

(一)前期感染

90％的病例有链球菌的前期感染,以呼吸道及皮肤感染为主。在前期感染后经 1～3 周无症状的间歇期而急性起病。咽炎引起者6～12 天,平均 10 天,多表现有发热、颈淋巴结大及咽部渗出。皮肤感染引起者 14～28 天,平均 20 天。

(二)典型表现

急性期常有全身不适、乏力、食欲缺乏、发热、头痛、头晕、咳嗽、气急、恶心、呕吐、腹痛及鼻出血等。约 70％的病例有水肿,一般仅累及眼睑及颜面部,严重的 2～3 天遍及全身,呈非凹陷性。50％～70％的患者有肉眼血尿,持续 1～2 周即转为镜下血尿。蛋白尿程度不等,约 20％的病例可达肾病水平蛋白尿。部分病例有血压增高。尿量减少,肉眼血尿严重者可伴有排尿困难。

(三)严重表现

少数患儿在疾病早期(指 2 周之内)可出现下列严重症状。

1.严重循环充血

常发生在起病后第一周内,由于水、钠潴留,血浆容量增加而出现循环充血。当肾炎患儿出现呼吸急促和肺部出现湿啰音时,应警惕循环充血的可能性,严重者可出现呼吸困难,端坐呼吸、颈静脉怒张、频咳、吐粉红色泡沫痰、两肺布满湿啰音、心脏扩大等症状,甚至出现奔马律、肝大而硬、水肿加剧。少数可突然发生,病情急剧恶化。

2.高血压脑病

由于脑血管痉挛,导致缺血、缺氧、血管渗透性增高而发生脑水肿。近年来也有人认为是脑血管扩张所致。常发生在疾病早期,血压突然上升之后,血压往往＞21.3/14.7 kPa(160/110 mmHg),年长儿会主诉剧烈头痛、呕吐、复视或一过性失明,严重者突然出现惊厥、昏迷。

3.急性肾功能不全

常发生于疾病初期,出现尿少、尿闭等症状,引起暂时性氮质血症、电解质紊乱和代谢性酸中毒,一般持续 3～5 天,不超过 10 天。

(四)非典型表现

1.无症状性急性肾炎

患儿仅有镜下血尿而无其他临床表现。

2.肾外症状性急性肾炎

有的患儿水肿、高血压明显,甚至有严重循环充血及高血压脑病,此时尿改变轻微或尿常规检查正常,但有链球菌前期感染和血 C_3 水平明显降低。

3.以肾病综合征表现的急性肾炎

少数患儿以急性肾炎起病,但水肿和蛋白尿突出,伴轻度高胆固醇血症和低白蛋白血症,临床表现似肾病综合征。

五、辅助检查

尿蛋白可在＋～＋＋＋之间,且与血尿的程度相平行,尿镜检除多少不等的红细胞外,可有透明、颗粒或红细胞管型,疾病早期可见较多的白细胞和上皮细胞,并非感染。血白细胞一般轻度升高或正常,血沉加快。咽炎的病例抗链球菌溶血素 O(ASO)往往增加,10～14 天开始升高,3～5 周达高峰,3～6 个月恢复正常。另外咽炎后 APSGN 者抗双磷酸吡啶核苷酸酶滴度升高。皮肤感染的患者 ASO 升高不明显,抗脱氧核糖核酸酶的阳性率高于 ASO,可达 92%。另外脱皮后 APSGN 者抗透明质酸酶滴度升高。80%～90% 的患者血清 C_3 下降,至第 8 周,94% 的病例血 C_3 已恢复正常。明显少尿时血尿素氮和肌酐可升高。肾小管功能正常。持续少尿无尿者,血肌酐升高,内生肌酐清除率降低,尿浓缩功能也受损。

肾穿刺活检指征:①需与急进性肾炎鉴别时;②临床、化验不典型者;③病情迁延者进行肾穿刺活检,以确定诊断。

六、诊断

临床上在前期感染后急性起病,尿检有红细胞、蛋白和管型,或有水肿、尿少、高血压者,均可诊断急性肾炎。

APSGN 诊断依据:①血尿伴(或不伴)蛋白尿伴(或不伴)管型尿;②水肿,一般先累及眼睑及颜面部,继而下行性累及躯干和双下肢,呈非凹陷性;③高血压;④血清 C_3 短暂性降低,到病程第 8 周 94% 的患者恢复正常;⑤3 个月内链球菌感染证据(感染部位细菌培养)或链球菌感染后的血清学证据;⑥临床考虑不典型的急性肾炎,或临床表现或检验不典型,或病情迁延者应考虑肾组织病理检查,典型病理表现为毛细血管内增生性肾小球肾炎。

APSGN 满足上文第①、④、⑤三条即可诊断,如伴有②、③、⑥的任一条或多条则诊断依据更加充分。

七、鉴别诊断

根据有 1～3 周的前驱感染史,且有血尿、蛋白尿、水肿、少尿、高血压等临床表现,ASO 效价增高,C_3 浓度降低,B 超双肾体积增大,可做出诊断。急性肾炎主要与下列疾病相鉴别。

(一)急进性肾小球肾炎

与急性肾小球肾炎起病过程相似,但多病情发展快,早期迅速出现少尿、无尿、进行性肾功能恶化、贫血等,血清 C_3 正常,血清抗基膜性肾小球肾炎抗体或抗中性粒细胞胞浆抗体阳性。肾脏体积正常或增大,肾活检证实肾小球有大量新月体形成,可明确诊断。按免疫病理学分类可分为3型。

(1)Ⅰ型为抗肾小球基膜抗体型,肾小球基膜可见 IgG 呈线状均匀沉积,新月体形成数量多,血清中可检测到抗基膜性肾小球肾炎抗体,预后很差。

(2)Ⅱ型为免疫复合物型,IgG 及 C_3 呈颗粒状沉积在肾小球基膜和系膜区,血清免疫复合物阳性,预后较Ⅰ型为好。

(3)Ⅲ型为血管炎型,血清抗中性粒细胞胞质抗体阳性,肾小球有局灶性节段性纤维素样坏死,是急进性肾小球肾炎中最多见的类型,预后较Ⅰ型为好。

治疗上主张积极行糖皮质激素和 CTX 冲击治疗,应用抗凝、抗血小板解聚药,有条件可行血浆置换疗法,应早期进行血液透析治疗,为免疫抑制剂的使用创造条件。

(二)慢性肾小球肾炎

发作时症状同本病,但有慢性肾炎史,诱发因素较多,如感染诱发者临床症状(多在1周内,缺乏间歇期)迅速出现,常有明显贫血、低蛋白血症、肾功能损害等,B 超检查有的显示双肾缩小,急性症状控制后,贫血仍存在,肾功能不能恢复正常,对鉴别有困难的除了肾穿刺进行病理分析之外,还可根据病程和症状、体征及化验结果的动态变化来加以判断。

(三)IgA 肾病

好发于青少年,男性多见。典型患者常在呼吸道、消化道或泌尿系统感染后 24～72 小时出现肉眼血尿,持续数小时至数天。肉眼血尿有反复发作的特点。还有一部分患者起病隐匿,主要表现为无症状镜下血尿,可伴或不伴有轻度蛋白尿。免疫病理学检查:肾小球系膜区或伴毛细血管壁以 IgA 为主的免疫球蛋白呈颗粒样或团块状沉积。临床表现多样化,治疗方案各不一样。

八、治疗

本病无特异治疗。

(一)休息

急性期需卧床 2～3 周,直到肉眼血尿消失,水肿减退,血压正常,即可下床做轻微活动。血沉正常可上学,但仅限于完成课堂学业。3 个月内应避免重体力活动。尿沉渣细胞绝对计数正常后方可恢复体力活动。

(二)饮食

对有水肿高血压者应限盐及水。食盐以 60 mg/(kg·d)为宜。水分一般以不显性失水加尿量计算。有氮质血症者应限蛋白,可给优质动物蛋白 0.5 g/(kg·d)。尿量增多、氮质血症消除后应尽早恢复蛋白质供应,以保证小儿生长发育的需要。

(三)抗感染治疗

有感染灶时应给予青霉素类或其他敏感抗生素治疗 10～14 天。经常反复发生的慢性感染灶如扁桃体炎、龋齿等应予以清除,但须在肾炎基本恢复后进行。本症不同于风湿热,不需要长期使用药物预防链球菌感染。

(四)对症治疗

1.利尿

经控制水盐入量仍水肿少尿者可用氢氯噻嗪 1～2 mg/(kg·d)分 2～3 次口服。尿量增多时可加用螺内酯 2 mg/(kg·d)口服。无效时需用呋塞米,注射剂量每次 1～2 mg/kg,每天 1～

2次,静脉注射剂量过大时可有一过性耳聋。

2.降压

凡经休息,控制水盐、利尿而血压仍高者均应给予降压药。可根据病情选择钙通道阻滞剂(硝苯地平)和血管紧张素转换酶抑制剂等。

3.激素治疗

APSGN 表现为肾病综合征或肾病水平的蛋白尿时,给予糖皮质激素治疗有效。

(五)严重循环充血治疗

(1)矫正水钠潴留,恢复正常血容量,可使用呋塞米注射。

(2)表现有肺水肿者除一般对症治疗外可加用硝普钠,5~20 mg 加入 5%葡萄糖液 100 mL 中,以 1 μg/(kg·min)速度静脉滴注,用药时严密监测血压,随时调节药液滴速,每分钟不宜超过8 μg/kg,以防发生低血压。滴注时针筒、输液管等须用黑纸覆盖,以免药物遇光分解。

(3)对难治病例可采用腹膜透析或血液滤过治疗。

(六)高血压脑病的治疗原则

高血压脑病的治疗原则为选用降压效力强而迅速的药物。

(1)首选硝普钠,通常用药后 1~5 分钟内可使血压明显下降,抽搐立即停止,并同时每次静脉推注呋塞米 2 mg/kg。

(2)有惊厥者应及时止痉。持续抽搐者首选地西泮,按每次0.3 mg/kg,总量不大于 10 mg,缓慢静脉注射。

九、预防

防治感染是预防急性肾炎的根本。减少呼吸道及皮肤感染,对急性扁桃体炎、猩红热及脓疱患儿应尽早地、彻底地用青霉素类或其他敏感抗生素治疗。另外,感染后 1~3 周内应随访尿常规,及时发现和治疗本病。

十、预后

急性肾炎急性期预后好。95%APSGN 病例能完全恢复,小于 5%的病例可有持续尿异常,死亡病例在 1%以下。目前主要死因是急性肾衰竭。远期预后小儿比成人好,一般认为80%~95%终将痊愈。转入慢性者多呈自身免疫反应参与的进行性肾损害。

影响预后的可能因素:①与病因有关的一般病毒所致者预后较好;②散发者较流行性者差;③成人比儿童差,老年人更差;④急性期伴有重度蛋白尿且持续时间久,肾功能受累者预后差;⑤组织形态学上呈系膜显著增生者,40%以上肾小球有新月体形成者,"驼峰"不典型(如过大或融合)者预后差。

(金 莎)

第二节 急进性肾小球肾炎

急进性肾小球肾炎(RPGN)简称急进性肾炎,是一个综合征,临床呈急性起病,以大量血尿和蛋白尿等肾炎综合征或肾病综合征为临床表现,病情迅速发展到少尿及肾衰竭,可在几个月内死亡。主要病理改变是以广泛的肾小球新月体形成为其特点。

急进性肾炎可见于多种疾病:①继发于全身性疾病,如系统性红斑狼疮、肺出血肾炎综合征、结节性多动脉炎、过敏性紫癜、溶血尿毒综合征等;②严重链球菌感染后肾炎或其他细菌感染所致者;③原发性急进性肾炎,只限于排除链球菌后肾炎及全身性疾病后才能诊断。发病机制尚不清楚,目前认为主要是免疫性损害和凝血障碍两方面引起,免疫损害是关键,凝血障碍是病变持续发展和肾功能进行性减退的重要原因。

一、临床表现及诊断

(一)临床表现
(1)本患儿科常见于较大儿童及青春期,年龄最小者5岁,男多于女。

(2)病前2~3周内可有疲乏、无力、发热、关节痛等症状。约一半患者有上呼吸道前驱感染。

(3)起病多与急性肾小球肾炎相似,一般多在起病后数天至2~3个月内发生进行性肾功能不全。

(4)全身水肿,可出现各种水、电解质紊乱。

(5)少数病例也可具有肾病综合征特征。

(二)实验室检查
(1)尿比重低且恒定,大量蛋白尿,血尿、管型尿。血尿持续是本病重要特点。血红蛋白和红细胞数呈进行性下降,血小板可减少。

(2)肾功能检查有尿素氮上升,肌酐清除率明显降低,血肌酐明显升高。

(3)部分患者约5%血抗基膜抗体可阳性。血清免疫复合物可阳性。补体 C_3 多正常,但由于链球菌感染所致者可有一过性补体降低。冷球蛋白可阳性。血纤维蛋白原增高,凝血时间延长,血纤维蛋白裂解产物(FDP)增高。并可出现低钠血症、高钾血症、高镁血症、低氯血症、低钙血症、高磷血症及代谢性酸中毒。血沉增快。

(4)约30%的患者抗中性粒细胞胞浆抗体(ANCA)阳性。

(5)除血纤维蛋白原增高外,尿FDP可持续阳性。

(三)诊断与鉴别诊断
目前较公认的急进性肾炎诊断标准:①发病3个月内肾功能急剧恶化;②少尿或无尿;③肾实质受累表现为大量蛋白尿和血尿;④既往无肾脏病史;⑤肾脏大小正常或轻度大;⑥病理改变为50%以上肾小球呈新月体病变。对诊断有困难者,应做肾活组织检查。

本病主要需与急性链球菌后肾炎及溶血尿毒综合征鉴别。

二、治疗

急进性肾炎治疗原则是保护残余肾功能,针对急性肾功能不全的病理生理改变及其并发症及时采取对症治疗的综合治疗。并根据急进性肾炎的发病的可能机制采取免疫抑制和抗凝治疗。

(一)肾上腺皮质激素冲击疗法
甲泼尼龙15~30 mg/kg,溶于5%葡萄糖溶液150~250 mL中,在1~2小时内静脉滴入,每天1次,连续3天为1个疗程。继以泼尼松2 mg/(kg·d),隔天顿服,减量同肾病综合征。

（二）抗凝疗法

1.肝素

1 mg/（kg·d），静脉点滴，具体剂量可根据凝血时间或部分凝血活酶时间加以调整，使凝血时间保持在正常值的2～3倍或介于20～30分钟之间，部分凝血活酶时间比正常对照组高1.5～3.0倍。疗程5～10天。如病情好转可改用口服华法林1～2 mg/d，持续6个月。肝素一般在无尿前应用效果较好。

2.双嘧达莫

5～10 mg/（kg·d），分3次饭后服，6个月为1个疗程。

（三）血浆置换疗法

可降低血浆中免疫活性物质，清除损害之递质，即抗原抗体复合物、抗肾抗体、补体、纤维蛋白原及其他凝血因子等，因此阻止和减少免疫反应，中断或减轻病理变化。

（四）透析疗法

本病临床突出症状为进行性肾衰竭，故主张早期进行透析治疗。一般可先做腹膜透析。不满意时可考虑做血透。

（五）四联疗法

采用泼尼松2 mg/（kg·d），环磷酰胺1.5～2.5 mg/（kg·d）或硫唑嘌呤2 mg/（kg·d），肝素或华法林及双嘧达莫等联合治疗可取得一定疗效。

（六）肾移植

肾移植须等待至血中抗肾抗体阴转后才能进行，否则效果不好。一般需经透析治疗维持半年后再行肾移植。

（金　莎）

第三节　慢性肾小球肾炎

慢性肾小球肾炎是指各种原发性或继发性肾炎病程超过1年，伴有不同程度的肾功能不全和/或持续性高血压、预后较差的肾小球肾炎。其病理类型复杂，常见有膜性增殖性肾炎、局灶节段性肾小球硬化、膜性肾病等。此病在儿科少见，为慢性肾功能不全最常见的原因。

一、临床表现

慢性肾小球肾炎起病缓慢，病情轻重不一，临床一般可分为普通型、肾病型、高血压型、急性发作型。

（一）共同表现

1.水肿

均有不同程度的水肿。轻者仅见于颜面部、眼睑及组织松弛部位，重者则全身普遍水肿。

2.高血压

部分患者有不同程度的高血压。血压升高为持续性或间歇性，以舒张压中度以上升高为特点。

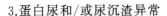

3.蛋白尿和/或尿沉渣异常

持续性中等量的蛋白尿和/或尿沉渣异常,尿量改变,夜尿增多,尿比重偏低或固定在1.010左右。

4.贫血

中-重度贫血,乏力,生长发育迟缓,易合并感染、低蛋白血症或心功能不全。

5.其他

不同程度的肾功能不全、电解质紊乱。

(二)分型

凡具备上述各临床表现均可诊断为慢性肾小球肾炎。

1.普通型

无突出特点者。

2.高血压型

高血压明显且持续升高者。

3.肾病型

突出具备肾病综合征特点者。

4.急性发作型

感染劳累后短期急性尿改变加重和急剧肾功能恶化,经过一段时期后,恢复至原来的状态者。

二、实验室检查

(一)尿常规

尿蛋白可从＋～＋＋＋＋,镜检有红细胞及各类管型,尿比重低且固定。

(二)血常规

呈正色素、正细胞性贫血。

(三)肾功能检查

肾小球滤过率下降,内生肌酐清除率、酚红排泄试验均降低;尿素氮及肌酐升高,尿浓缩功能减退。

(四)其他

部分患者尿FDP升高,血清补体下降,红细胞沉降率增快,肾病型可示低蛋白血症、高胆固醇血症。

三、诊断

肾小球肾炎病程超过1年,尿变化包括不同程度的蛋白尿、血尿和管型尿,伴有不同程度的肾功能不全和/或高血压者,临床诊断为慢性肾炎。尚需排除引起小儿慢性肾功能不全的其他疾病,如泌尿系统先天发育异常或畸形、慢性肾盂肾炎、溶血尿毒综合征、肾结核、遗传性肾病等。

四、治疗

目前尚无特异治疗,治疗原则为去除已知病因,预防诱发因素,对症治疗和中西医结合的综合治疗。有条件的最好根据肾组织病理检查结果制订其具体治疗方案。

(一)一般措施

加强护理,根据病情合理安排生活制度。

(二)调整饮食

适当限制蛋白的摄入,以减轻氮质血症。蛋白质以每天 1 g/kg 为宜,供给优质的动物蛋白如牛奶、鸡蛋、鸡、鱼等。根据水肿及高血压的程度,调整水和盐的摄入。

(三)防治感染

清除体内慢性病灶。

(四)慎重用药

必须严格掌握各种用药的剂量及间隔时间,勿用肾毒性药物。

(五)激素及免疫抑制剂

尚无肯定疗效。常规剂量的激素和免疫抑制剂治疗无效。但大剂量的激素可加重高血压和肾功能不全,应慎用。

有报道用:①甲泼尼龙冲击疗法。②长程大剂量泼尼松治疗,每天 1.5～2.0 mg/kg,每天晨服,持续5～23 个月以后减量至 0.4～1.0 mg/kg,隔天顿服,间断加用免疫抑制剂或双嘧达莫,抗凝治疗,经 3～9 年的长程持续治疗,使部分患儿症状减轻、病情进展缓慢,以延长生命。

(六)透析治疗

病情发展至尿毒症时,可以进行透析治疗,等待肾移植。

(金　莎)

第四节　肾病综合征

肾病综合征(nephrotic syndrome,NS)是一组由多种原因引起的肾小球基膜通透性增加,导致血浆内大量蛋白质从尿中丢失的临床综合征。临床有以下四大特点:①大量蛋白尿;②低白蛋白血症;③高脂血症;④明显水肿。以上第①、②两项为必备条件。

NS 在小儿肾脏疾病中发病率仅次于急性肾炎。NS 按病因可分为原发性、继发性和先天遗传性 3 种类型。

本节主要叙述原发性肾病综合征(primary nephritic syndrome,PNS)。PNS 约占小儿时期NS 总数的 90%,是儿童常见的肾小球疾病。国外报道儿童 NS 年发病率为(2～4)/10 万,患病率为 16/10 万,我国部分省、市医院住院患儿统计资料显示,PNS 占儿科住院泌尿系统疾病患儿的 21%～31%。男女比例约为 3.7∶1.0。发病年龄多为学龄前儿童,3～5 岁为发病高峰。

一、病因及发病机制

PNS 肾脏损害使肾小球通透性增加导致蛋白尿,而低蛋白血症、水肿和高胆固醇血症是继发的病理生理改变。PNS 的病因及发病机制目前尚不明确。但近年来的研究已证实下列事实。

(1)肾小球毛细血管壁结构或电化学的改变可导致蛋白尿。实验动物模型及人类肾病的研究看到微小病变时肾小球滤过膜多阴离子的丢失,致静电屏障破坏,使大量带阴电荷的中分子血浆清蛋白滤出,形成高选择性蛋白尿。分子滤过屏障的损伤,则尿中丢失大中分子量的多种蛋

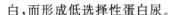

白,而形成低选择性蛋白尿。

（2）非微小病变型肾内常见免疫球蛋白和/或补体成分沉积,局部免疫病理过程可损伤滤过膜的正常屏障作用而发生蛋白尿。

（3）微小病变型肾小球未见以上沉积,其滤过膜静电屏障损伤原因可能与细胞免疫失调有关。肾病患者外周血淋巴细胞培养上清液经尾静脉注射可致小鼠发生大量蛋白尿和肾病综合征的病理改变,表明 T 细胞异常参与本病的发病。

二、病理

PNS 可见于各种病理类型。最主要的病理变化是微小病变型占大多数。少数为非微小病变型,包括系膜增生性肾小球肾炎、局灶性节段性肾小球硬化、膜增生性肾小球肾炎、膜性肾病等。

疾病发展过程中微小病变型可进展为系膜增生性肾小球肾炎和局灶性节段性肾小球硬化。

三、临床表现

水肿最常见,开始见于眼睑,以后逐渐遍及全身。未治疗或时间长的病例可有腹水或胸腔积液。一般起病隐匿,常无明显诱因。大约 30％有病毒感染或细菌感染发病史,上呼吸道感染也可导致微小病变型 NS 复发。70％肾病复发与病毒感染有关。尿量减少,颜色变深,无并发症的患者无肉眼血尿,而短暂的镜下血尿可见于大约 15％的患者。大多数血压正常,但轻度高血压也见于约 15％的患者,严重的高血压通常不支持微小病变型 NS 的诊断。由于血容量减少而出现短暂的肌酐清除率下降约占 30％,一般肾功能正常,急性肾衰竭少见。部分病例晚期可有肾小管功能障碍,出现低血磷性佝偻病、肾性糖尿、氨基酸尿和酸中毒等。

四、并发症

（一）感染

肾病患儿极易罹患各种感染。常见的感染有呼吸道、皮肤、泌尿道等处的感染和原发性腹膜炎等,其中尤以上呼吸道感染最多见,占 50％以上。呼吸道感染中病毒感染常见。结核杆菌感染亦应引起重视。另外肾病患儿的医院感染不容忽视,以呼吸道感染和泌尿系统感染最多见,致病菌以条件致病菌为主。

（二）电解质紊乱和低血容量

常见的电解质紊乱有低钠血症、低钾血症、低钙血症。患儿可因不恰当长期禁盐或长期食用不含钠的食盐代用品,过多使用利尿剂,以及感染、呕吐、腹泻等因素均可致低钠血症。在上述诱因下可出现厌食、乏力、懒言、嗜睡、血压下降甚至出现休克、抽搐等。另外由于低蛋白血症,血浆胶体渗透压下降、显著水肿而常有血容量不足,尤在各种诱因引起低钠血症时易出现低血容量性休克。

（三）血栓形成和栓塞

NS 高凝状态易致各种动、静脉血栓形成。①肾静脉血栓形成常见,表现为突发腰痛、出现血尿或血尿加重,少尿甚至发生肾衰竭。②下肢深静脉血栓形成,两侧肢体水肿程度差别固定,不随体位改变而变化。③皮肤血管血栓形成,表现为皮肤突发紫斑并迅速扩大。④阴囊水肿呈紫色。⑤顽固性腹水。⑥下肢动脉血栓形成,出现下肢疼痛伴足背动脉搏动消失等症状体征。

股动脉血栓形成是小儿 NS 并发的急症状态之一,如不及时溶栓治疗可导致肢端坏死而需截肢。⑦肺栓塞时可出现不明原因的咳嗽,咯血或呼吸困难而无明显肺部阳性体征,其半数可无临床症状。⑧脑栓塞时出现突发的偏瘫、面瘫、失语、或神志改变等神经系统症状在排除高血压脑病,颅内感染性疾病时要考虑颅内血管栓塞。血栓缓慢形成者其临床症状多不明显。

(四)急性肾衰竭

5%微小病变型肾病可并发急性肾衰竭。当 NS 临床上出现急性肾衰竭时,要考虑以下原因:①急性间质性肾炎,可由使用合成青霉素、呋塞米、非甾体抗炎药引起;②严重肾间质水肿或大量蛋白管型致肾内梗阻;③在原病理基础上并发大量新月体形成;④血容量减少致肾前性氮质血症或合并肾静脉血栓形成。

(五)肾小管功能障碍

NS 时除了原有肾小球的基础病可引起肾小管功能损害外,由于大量尿蛋白的重吸收,可导致肾小管,主要是近曲小管功能损害。临床上可见肾性糖尿或氨基酸尿,严重者可出现 Fanconi 综合征。

(六)生长延迟

肾病患儿的生长延迟多见于频繁复发和接受长期大剂量糖皮质激素治疗的病例。

五、辅助检查

(一)尿液分析

(1)尿常规检查尿蛋白定性多在+++以上,大约有 15%有短暂的镜下血尿,大多数可见到透明管型、颗粒管型和卵圆脂肪小体。

(2)尿蛋白定量:24 小时尿蛋白定量检查>50 mg/(kg·d)为肾病范围的蛋白尿。尿蛋白/尿肌酐,正常儿童上限为 0.2,肾病范围的蛋白尿>3.5。

(二)血清蛋白、胆固醇和肾功能测定

血清白蛋白浓度为 25 g/L(或更少)可诊断为 NS 的低白蛋白血症。由于肝脏合成增加,α_2、β 球蛋白浓度增高,IgG 减低,IgM、IgE 增加。胆固醇>5.7 mmol/L 和甘油三酯升高,LDL 和 VLDL 增高,HDL 多正常。BUN、Cr 可升高,晚期患儿可有肾小管功能损害。

(三)血清补体测定

微小病变型 NS 血清补体水平正常,降低可见于其他病理类型及继发性 NS,及部分脂肪代谢障碍的患者。

(四)感染依据的检查

对新诊断病例应进行血清学检查寻找链球菌感染的证据,及其他病原学的检查,如乙肝病毒感染等。

(五)系统性疾病的血清学检查

对新诊断的肾病患者需检测抗核抗体、抗-dsDNA 抗体、Smith 抗体等。对具有血尿、补体减少并有临床表现的患者尤其重要。

(六)高凝状态和血栓形成的检查

大多数原发性肾病患儿都存在不同程度的高凝状态,血小板增多,血小板聚集率增加,血浆纤维蛋白原增加,D-二聚体增加,尿纤维蛋白裂解产物增高。对疑及血栓形成者可行彩色多普勒 B 型超声检查以明确诊断,有条件者可行数字减影血管造影。

（七）经皮肾穿刺组织病理学检查

大多数儿童 NS 不需要进行诊断性肾活检。NS 肾活检指征：①对糖皮质激素治疗耐药、频繁复发者；②对临床或实验室证据支持肾炎性肾病，慢性肾小球肾炎者。

六、诊断与鉴别诊断

临床上根据血尿、高血压、氮质血症、低补体血症的有无将原发性肾病综合征分为单纯性和肾炎性。PNS 还需与继发于全身性疾病的肾病综合征鉴别。儿科临床上部分非典型的链球菌感染后肾炎、系统性红斑狼疮性肾炎、紫癜性肾炎、乙型肝炎病毒相关性肾炎及药源性肾炎等均可有 NS 样表现。临床上须排除继发性 NS 后方可诊断 PNS。

有条件的医疗单位应开展肾活体组织检查以确定病理诊断。

七、治疗

（一）一般治疗

1.休息

水肿显著或大量蛋白尿，或严重高血压者均需卧床休息。病情缓解后逐渐增加活动量。在校儿童肾病活动期应休学。

2.饮食

显著水肿和严重高血压时应短期限制水钠摄入，病情缓解后不必继续限盐。活动期病例供盐 1～2 g/d。蛋白质摄入 1.5～2.0 g/(kg·d)，以高生物价的动物蛋白（乳、鱼、蛋、禽、牛肉等）为宜。在应用激素过程中食欲增加者应控制食量，足量激素时每天应给予维生素 D 400 U 及钙 800～1 200 mg。

3.防治感染

及时控制感染：小儿原发性肾病综合征患儿在起病前常有上呼吸道感染史，比如感冒、扁桃体炎、急性咽炎等，如果不及时治疗，1～4 周易患肾病综合征，所以及时控制感染很重要。

4.利尿

对激素耐药或使用激素之前，水肿较重伴尿少者可配合使用利尿剂，但需密切观察出入水量、体重变化及电解质紊乱。

5.对家属的教育

应使父母及患儿很好地了解肾病的有关知识，并且应该教给用试纸检验尿蛋白的方法。

6.心理治疗

肾病患儿多具有内向、情绪不稳定性或神经质个性倾向，出现明显的焦急、抑郁、恐惧等心理障碍，应配合相应心理治疗。

（二）激素敏感型 NS 的治疗

根据中华医学会儿科学分会肾脏病学组制定的激素敏感、复发/依赖肾病综合征诊治循证指南（试行）。

1.初发 NS 的激素治疗分两个阶段

（1）**诱导缓解阶段**：足量泼尼松（或泼尼松龙）60 mg/(m²·d)或 2 mg/(kg·d)（按身高的标准体重计算），最大剂量 80 mg/d，先分次口服，尿蛋白转阴后改为每晨顿服，疗程 6 周。

（2）**巩固维持阶段**：隔天晨顿服 1.5 mg 或 40 mg/m²（最大剂量 60 mg/d），共 6 周，然后逐渐

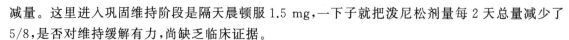

减量。这里进入巩固维持阶段是隔天晨顿服 1.5 mg,一下子就把泼尼松剂量每 2 天总量减少了 5/8,是否对维持缓解有力,尚缺乏临床证据。

2.激素治疗的不良反应

长期超生理剂量使用糖皮质激素可见以下不良反应。

(1)代谢紊乱,可出现明显库欣综合征貌、肌肉萎缩无力、伤口愈合不良、蛋白质营养不良、高血糖、尿糖、水钠潴留、高血压、尿中失钾、高尿钙、骨质疏松。

(2)消化性溃疡和精神欣快感、兴奋、失眠甚至呈精神病、癫痫发作等;还可发生白内障、无菌性股骨头坏死、高凝状态、生长停滞等。

(3)易发生感染或诱发结核灶的活动。

(4)急性肾上腺皮质功能不全,戒断综合征。

(三)非频复发 NS 的治疗

1.寻找诱因

积极寻找复发诱因,积极控制感染,少数患儿控制感染后可自发缓解。

2.激素治疗

(1)重新诱导缓解:足量泼尼松(或泼尼松龙)每天分次或晨顿服,直至尿蛋白连续转阴 3 天后改40 mg/m² 或 1.5 mg/(kg·d)隔天晨顿服 4 周,然后用 4 周以上的时间逐渐减量。

(2)在感染时增加激素维持量:患儿在巩固维持阶段患上呼吸道感染时改隔天口服激素治疗为同剂量每天口服,可降低复发率。

(四)FRNS/SDNS 的治疗

1.激素的使用

(1)拖尾疗法:同上诱导缓解后泼尼松每 4 周减量 0.25 mg/kg,给予能维持缓解的最小有效激素量(0.5～0.25 mg/kg),隔天口服,连用 9～18 个月。

(2)在感染时增加激素维持量:患儿在隔天口服泼尼松 0.5 mg/kg 时出现上呼吸道感染时改隔天口服激素治疗为同剂量每天口服,连用 7 天,可降低 2 年后的复发率。

(3)改善肾上腺皮质功能:因肾上腺皮质功能减退患儿复发率显著增高,对这部分患儿可用促肾上腺皮质激素静脉滴注来预防复发。对 SDNS 患儿可予 ACTH 0.4 U/(kg·d)(总量不超过25 U)静脉滴注 3～5 天,然后激素减量。每次激素减量均按上述处理,直至停激素。

(4)更换激素种类:对泼尼松疗效较差的病例,可换用其他糖皮质激素制剂。

2.免疫抑制剂治疗

(1)环磷酰胺剂量:2～3 mg/(kg·d)分次口服 8 周,或 8～12 mg/(kg·d)静脉冲击疗法,每 2 周连用 2 天,总剂量≤200 mg/kg,或每月 1 次静脉推注,每次 500 mg/m²,共 6 次。

不良反应有:白细胞减少,秃发,肝功能损害,出血性膀胱炎等,少数可发生肺纤维化。最令人瞩目的是其远期性腺损害。病情需要者可小剂量、短疗程,间断用药,避免青春期前和青春期用药。

(2)其他免疫抑制剂:可根据相关指南分别选用:环孢素 A、他克莫司、利妥昔布、长春新碱。

3.免疫调节剂

左旋咪唑:一般作为激素辅助治疗。剂量:2.5 mg/kg,隔天服用 12～24 个月。左旋咪唑在治疗期间和治疗后均可降低复发率,减少激素用量,在某些患儿可诱导长期缓解。

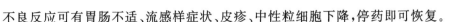

不良反应可有胃肠不适、流感样症状、皮疹、中性粒细胞下降,停药即可恢复。

(五)SRNS 的治疗

1.缺乏肾脏病理诊断的治疗

在缺乏肾脏病理检查的情况下,国内外学者将环磷酰胺作为 SRNS 的首选治疗药物。中华医学会儿科学分会肾脏病学组制定的激素耐药肾病综合征诊治循证指南推荐采用激素序贯疗法:泼尼松 2 mg/(kg·d)治疗 4 周后尿蛋白仍阳性时,可考虑以大剂量甲泼尼龙 15～30 mg/(kg·d),每天 1 次,连用 3 天为 1 个疗程,最大剂量不超过 1 g。冲击治疗 1 个疗程后如果尿蛋白转阴,泼尼松按激素敏感方案减量;如尿蛋白仍阳性者,应加用免疫抑制剂,同时隔天晨顿服泼尼松 2 mg/kg,随后每 2～4 周减 5～10 mg,随后以一较小剂量长期隔天顿服维持,少数可停用。

注意事项:建议甲泼尼龙治疗时进行心电监护。下列情况慎用甲泼尼龙治疗:①伴活动性感染;②高血压;③有胃肠道溃疡或活动性出血者;④原有心律失常者。

2.重视辅助治疗

ACEI 和/或 ARB 是重要的辅助治疗药物,不仅可以控制高血压,而且可以降低蛋白尿和维持肾功能;有高凝状态或静脉血栓形成的患者应尽早使用抗凝药物如普通肝素或低分子肝素;有高脂血症者重在调整饮食,10 岁以上儿童可考虑使用降脂药物如他汀类药物;有肾小管与间质病变的患儿可加用冬虫夏草制剂,其作用能改善肾功能,减轻毒性物质对肾脏的损害,同时可以降低血液中的胆固醇和甘油三酯,减轻动脉粥样硬化;伴有肾功能不全可应用大黄制剂。

(六)抗凝及纤溶药物疗法

由于肾病往往存在高凝状态和纤溶障碍,易并发血栓形成,需加用抗凝和溶栓治疗。

1.肝素

1 mg/(kg·d),加入 10% 葡萄糖液 50～100 mL 中静脉点滴,每天 1 次,2～4 周为 1 个疗程。亦可选用低分子肝素。病情好转后改口服抗凝药维持治疗。

2.尿激酶

有直接激活纤溶酶溶解血栓的作用。一般剂量 3 万～6 万 U/d,加入 10% 葡萄糖液 100～200 mL 中,静脉滴注,1～2 周为 1 个疗程。症状严重者可使用尿激酶冲击治疗。

3.口服抗凝药

双嘧达莫,5～10 mg/(kg·d),分 3 次饭后服,6 个月为 1 个疗程。

(七)血管紧张素转换酶抑制剂治疗

对改善肾小球局部血流动力学,减少尿蛋白,延缓肾小球硬化有良好作用。尤其适用于伴有高血压的 NS。常用制剂有卡托普利、依那普利、福辛普利等。

(八)中医药治疗

NS 属中医"水肿""阴水""虚劳"的范畴。可根据辨证施治原则立方治疗。

八、预后

肾病综合征的预后转归与其病理变化关系密切。微小病变型预后最好,灶性肾小球硬化和系膜毛细血管性肾小球肾炎预后最差。微小病变型 90%～95% 的患儿对首次应用糖皮质激素有效。其中 85% 可有复发,复发在第一年比以后更常见。如果一个小儿3～4 年还没有复发,其后有 95% 的机会不复发。微小病变型发展成尿毒症者极少,绝大多数死于感染或激素严重不良反应等。对于 SRNS 经久不愈者应尽可能检查有否相关基因突变,以避免长期无效的药物治疗。

(金 莎)

第五节 尿 路 感 染

尿路感染(urinary tract infection,UTI)是指病原体直接侵入尿路,在尿液中生长繁殖,并侵犯尿路黏膜或组织而引起损伤。按病原体侵袭的部位不同,一般将其分为肾盂肾炎、膀胱炎、尿道炎。肾盂肾炎又称上尿路感染,膀胱炎和尿道炎合称下尿路感染。由于小儿时期感染局限在尿路某一部位者较少,且临床上又难以准确定位,故常不加区别统称为 UTI。UTI 患者临床上可根据有无症状,分为症状性尿路感染和无症状性菌尿。尿路感染是小儿时期常见疾病之一,尿路感染是继慢性肾炎之后,引起儿童期慢性肾功能不全的主要原因之一。儿童期症状性尿路感染的年发病率男孩为 0.17%～0.38%,女孩为 0.31%～0.71%,发病年龄多在 2～5 岁;无症状性菌尿则多见于学龄期女童。据我国 1982 年全国105 家医院儿童住院患者调查显示,UTI 占泌尿系统疾病的 8.5%;1987 年全国 21 省市儿童尿过筛检查统计,UTI 占儿童泌尿系统疾病的 12.5%。无论在成人或儿童,女性 UTI 的发病率普遍高于男性,但在新生儿或婴幼儿早期,男性的发病率却高于女性。

无症状性菌尿也是儿童 UTI 的一个重要组成部分,它可见于所有年龄、性别的儿童中,甚至包括 3 个月以下的小婴儿,但以学龄女孩更常见。

一、病因

任何致病菌均可引起 UTI,但绝大多数为革兰阴性杆菌,如大肠埃希菌、副大肠埃希菌、变形杆菌、克雷伯杆菌、铜绿假单胞菌,少数为肠球菌和葡萄球菌。大肠埃希菌是 UTI 中最常见的致病菌,占60%～80%。初次患 UTI 的新生儿、所有年龄的女孩和 1 岁以下的男孩,主要的致病菌仍是大肠埃希菌,而在1 岁以上男孩主要致病菌多是变形杆菌。对于 10～16 岁的女孩,白色葡萄球菌亦常见;至于克雷伯杆菌和肠球菌,则多见于新生儿 UTI。

二、发病机制

细菌引起 UTI 的发病机制是错综复杂的,其发生是个体因素与细菌致病性相互作用的结果。

(一)感染途径

1.血源性感染

现已证实,经血源途径侵袭尿路的致病菌主要是金黄色葡萄球菌。

2.上行性感染

致病菌从尿道口上行并进入膀胱,引起膀胱炎,膀胱内的致病菌再经输尿管移行至肾脏,引起肾盂肾炎,这是 UTI 最主要的途径。引起上行性感染的致病菌主要是大肠埃希菌,其次是变形杆菌或其他肠杆菌。膀胱输尿管反流是细菌上行性感染的重要原因。

3.淋巴感染和直接蔓延

结肠内的细菌和盆腔感染可通过淋巴管感染肾脏,肾脏周围邻近器官和组织的感染也可直接蔓延。

(二)个体因素

(1)婴幼儿输尿管长而弯曲,管壁肌肉和弹力纤维发育不良,蠕动力差,容易扩张或受压及扭曲而导致梗阻,易发生尿流不畅或尿潴留而诱发感染。

(2)尿道菌种的改变及尿液性状的变化,为致病菌入侵和繁殖创造了条件。

(3)细菌在尿路上皮细胞黏附是其在泌尿道增殖引起 UTI 的先决条件。

(4)某些患儿分泌型 IgA 的产生缺陷,尿中的 sIgA 减低。

(5)先天性或获得性尿路畸形,增加尿路感染的危险性。

(6)新生儿和小婴儿易患尿路感染是因为其机体抗菌能力差。婴儿使用尿布,尿道口常受细菌污染,且局部防卫能力差,易致上行感染。

(7)糖尿病、高钙血症、高血压、慢性肾脏疾病、镰刀状贫血及长期使用糖皮质激素或免疫抑制剂的患儿,其 UTI 的发病率可增高。

(8)基因多态性:发生机制与 ACE 活性增高致使血管紧张素Ⅰ向Ⅱ转化增多有关。后者通过引发局部血管收缩、刺激 TGF-β 产生和胶原合成导致间质纤维化和肾小球硬化。

(9)细胞因子:急性肾盂肾炎患儿尿中 IL-1、IL-6 和 IL-8 增高,且 IL-6 水平与肾瘢痕的严重程度呈正相关。

(三)细菌毒力

除了以上个体因素所起的作用外,对没有泌尿系统结构异常的尿路感染儿童,感染细菌的毒力是决定其能否引起 UTI 的主要因素。

三、临床表现

(一)急性 UTI
随着患儿年龄组的不同存在着较大差异。

1.新生儿

新生儿临床症状极不典型,多以全身症状为主,如发热或体温不升、苍白、吃奶差、呕吐、腹泻、黄疸等较多见,部分患儿可有嗜睡、烦躁甚至惊厥等神经系统症状。新生儿 UTI 常伴有败血症,但尿路刺激症状多不明显,在 30% 的患儿血和尿培养出的致病菌一致。

2.婴幼儿

婴幼儿 UTI 的临床症状常不典型,常以发热最突出。此外,拒食、呕吐、腹泻等全身症状也较明显。有时也可出现黄疸和神经系统症状如精神萎靡、昏睡、激惹甚至惊厥。在 3 个月龄以上的儿童可出现尿频、排尿困难、血尿、脓血尿、尿液混浊等。细心观察可发现排尿时哭闹不安,尿布有臭味和顽固性尿布疹等。

3.年长儿

以发热、寒战、腹痛等全身症状突出,常伴有腰痛和肾区叩击痛,肋脊角压痛等。同时尿路刺激症状明显,患儿可出现尿频、尿急、尿痛、尿液浑浊,偶见肉眼血尿。

(二)慢性 UTI
慢性 UTI 是指病程迁延或反复发作持续一年以上者。常伴有贫血、消瘦、生长迟缓、高血压或肾功能不全。

(三)无症状性菌尿

在常规的尿过筛检查中,可以发现健康儿童存在着有意义的菌尿,但无任何尿路感染症状。这种现象可见于各年龄组,在儿童中以学龄女孩常见。无症状性菌尿患儿常同时伴有尿路畸形和既往症状尿路感染史。病原体多数是大肠埃希菌。

四、辅助检查

(一)尿常规检查及尿细胞计数

(1)尿常规检查:如清洁中段尿离心沉渣中白细胞>10/HPF,即可怀疑为尿路感染;血尿也很常见。肾盂肾炎患者有中等蛋白尿、白细胞管型尿及晨尿的比重和渗透压减低.

(2)1小时尿白细胞排泄率测定,白细胞计数>$30×10^4$/h为阳性,可怀疑尿路感染;白细胞计数<$20×10^4$/h为阴性,可排除尿路感染。

(二)尿培养细菌学检查尿细菌培养及菌落计数

细菌培养及菌落计数是诊断尿路感染的主要依据。通常认为中段尿培养菌落数≥10^5/mL可确诊。10^4~10^5/mL为可疑,<10^4/mL为污染。应结合患儿性别、有无症状、细菌种类及繁殖力综合分析评价临床意义。由于粪链球菌一个链含有32个细菌,一般认为菌落数在10^3~10^4/mL间即可诊断。通过耻骨上膀胱穿刺获取的尿培养,只要发现有细菌生长,即有诊断意义。至于伴有严重尿路刺激症状的女孩,如果尿中有较多白细胞,中段尿细菌定量培养≥10^2/mL,且致病菌为大肠埃希菌类或腐物寄生球菌等,也可诊断为UTI,临床高度怀疑UTI而尿普通细菌培养阴性的,应做L-型细菌和厌氧菌培养。

(三)尿液直接涂片法

油镜下找细菌,如每个视野都能找到一个细菌,表明尿内细菌数>10^5/mL。

(四)亚硝酸盐试纸条试验和尿白细胞酯酶检测

大肠埃希菌、副大肠埃希菌和克雷伯杆菌试纸条亚硝酸盐试验呈阳性,产气杆菌、变形杆菌、铜绿假单胞菌和葡萄球菌亚硝酸盐试验呈弱阳性,而粪链球菌、结核菌为阴性。

(五)影像学检查

目的在于:①检查泌尿系统有无先天性或获得性畸形;②了解以前由于漏诊或治疗不当所引起的慢性肾损害或瘢痕进展情况;③辅助上尿路感染的诊断。

常用的影像学检查有B型超声检查、静脉肾盂造影加断层摄片(检查肾瘢痕形成)、排泄性膀胱尿路造影、动态、静态肾核素造影、CT扫描等。

1.年龄<2岁的患儿

UTI伴有发热症状者,无论男孩或女孩,在行尿路B超检查后无论超声检查是否异常,均建议在感染控制后行MCU检查。家属对MCU有顾虑者,宜尽早行放射性核素肾扫描检查。

2.年龄>4岁的患儿

B超显像泌尿系统异常者需在感染控制后进行MCU检查。

3.年龄2~4岁的患儿

可根据病情而定。

五、诊断与鉴别诊断

UTI的诊断年长儿症状与成人相似,尿路刺激症状明显,常是就诊的主诉。如能结合实验室检查,可立即得以确诊。但对于婴幼儿、特别是新生儿,由于排尿刺激症状不明显或阙如,而常以全身表现较为突出,易致漏诊。故对病因不明的发热患儿都应反复做尿液检查,争取在用抗生素治疗之前进行尿培养,菌落计数和药敏试验;凡具有真性菌尿者,即清洁中段尿定量培养菌落数≥10^5/mL,或耻骨上膀胱穿刺尿定性培养有细菌生长,即可确立诊断。

完整的 UTI 的诊断除了评定泌尿系统被细菌感染外,还应包括以下内容:①本次感染系初染、复发或再感;②确定致病菌的类型并做药敏试验;③有无尿路畸形如膀胱输尿管反流、尿路梗阻等,如有膀胱输尿管反流,还要进一步了解"反流"的严重程度和有无肾脏瘢痕形成;④感染的定位诊断,即是上尿路感染还是下尿路感染。

UTI 需与肾小球肾炎、肾结核及急性尿道综合征鉴别。急性尿道综合征的临床表现为尿频、尿急、尿痛、排尿困难等尿路刺激症状,但清洁中段尿培养无细菌生长或为无意义性菌尿。

六、治疗

治疗目的是控制症状,根除病原体,去除诱发因素,预测和防止再发。

(一)一般处理

(1)急性期需卧床休息,鼓励患儿多饮水以增加尿量,女孩还应注意外阴部的清洁卫生。

(2)鼓励患儿进食,供给足够的热量、丰富的蛋白质和维生素,以增强机体的抵抗力。

(3)对症治疗,对高热、头痛、腰痛的患儿应给予解热镇痛剂缓解症状。对尿路刺激症状明显者,可用阿托品、山莨菪碱等抗胆碱药物治疗或口服碳酸氢钠碱化尿液,减轻尿路刺激症状。有便秘者改善便秘。

(二)抗菌药物治疗选用抗生素的原则

(1)感染部位:对肾盂肾炎应选择血浓度高的药物,对膀胱炎应选择尿浓度高的药物。

(2)感染途径:对上行性感染,首选磺胺类药物治疗。如发热等全身症状明显或属血源性感染,多选用青霉素类、氨基糖苷类或头孢菌素类单独或联合治疗。

(3)根据尿培养及药敏试验结果,同时结合临床疗效选用抗生素。

(4)药物在肾组织、尿液、血液中都应有较高的浓度。

(5)药物的抗菌能力强,抗菌谱广。

(6)对肾功能损害小的药物。

(三)治疗措施

1.上尿路感染/急性肾盂肾炎的治疗

(1)<3 个月婴儿:静脉敏感抗生素治疗 10～14 天。

(2)>3 个月:口服敏感抗生素 7～14 天(若没有药敏试验结果,推荐使用头孢菌素,氨苄西林/棒酸盐复合物);可先静脉治疗 2～4 天后改用口服抗生素治疗,总疗程 7～14 天。

(3)在抗生素治疗 48 小时后需评估治疗效果,包括临床症状、尿检指标等。若抗生素治疗48 小时后未能达到预期的治疗效果,需重新留取尿液进行尿培养细菌学检查。

2.下尿路感染/膀胱炎的治疗

(1)口服抗生素治疗 7～14 天(标准疗程)。

(2)口服抗生素 2～4 天(短疗程);短疗程(2～4 天)口服抗生素治疗和标准疗程(7～14 天)口服抗生素治疗相比,两组在临床症状持续时间、菌尿持续时间、UTI 复发、药物依从性和耐药发生率方面均无明显差别。

(3)在抗生素治疗 48 小时后也需评估治疗效果。

3.无症状菌尿的治疗

单纯无症状菌尿一般无须治疗。但若合并尿路梗阻、膀胱输尿管反流或其他尿路畸形存在，或既往感染使肾脏留有陈旧性瘢痕者，则应积极选用上述抗菌药物治疗。疗程 7～14 天，继之给予小剂量抗菌药物预防，直至尿路畸形被矫治为止。

4.复发性尿路感染的治疗

复发性 UTI 包括:①UTI 发作 2 次及以上且均为急性肾盂肾炎;②1 次急性肾盂肾炎且伴有 1 次及以上的下尿路感染;③3 次及以上的下尿路感染。

复发性 UTI 者在进行尿细菌培养后选用 2 种抗菌药物治疗，疗程 10～14 天为宜，然后需考虑使用预防性抗生素治疗以防复发。预防用药期间，选择敏感抗生素治疗剂量的 1/3 睡前顿服，首选呋喃妥因或磺胺甲基异噁唑。若小婴儿服用呋喃妥因出现消化道不良反应严重者，可选择阿莫西林-克拉维酸钾或头孢克洛类药物口服。如果患儿在接受预防性抗生素治疗期间出现了尿路感染，需换用其他抗生素而非增加原抗生素的剂量。

(四)积极矫治尿路畸形

小儿 UTI 约半数可伴有各种诱因，特别在慢性或反复复发的患者，多同时伴有尿路畸形。其中以膀胱输尿管反流最常见，其次是尿路梗阻和膀胱憩室。一经证实，应及时予以矫治。否则，UTI 难被控制。

(五)UTI 的局部治疗

常采用膀胱内药液灌注治疗，主要治疗顽固性慢性膀胱炎经全身给药治疗无效者。灌注药液可根据致病菌特性或药敏试验结果选择。

七、预后

急性 UTI 经合理抗菌治疗，多数于数天内症状消失、治愈，但有近 50% 患者可复发。复发病例多伴有尿路畸形，其中以膀胱输尿管反流最常见，而膀胱输尿管反流与肾瘢痕关系密切，肾瘢痕的形成是影响儿童 UTI 预后的最重要因素。由于肾瘢痕在学龄期儿童最易形成，10 岁后进展不明显。一旦肾瘢痕引起高血压，如不能被有效控制，最终发展至慢性肾衰竭。

八、预防

UTI 是可以预防的，可从以下几方面入手。

(1)注意个人卫生，勤洗外阴以防止细菌入侵。

(2)及时发现和处理男孩包茎、女孩处女膜伞、蛲虫感染等。

(3)及时矫治尿路畸形，防止尿路梗阻和肾瘢痕形成。

（金　莎）

第七章 神经系统疾病

第一节 先天性脑积水

先天性脑积水是儿科常见疾病,因脑脊液容量过多导致脑室扩大、皮层变薄,颅内压升高。其发病率为(0.9～1.8)/1 000,每年病死率约为1%。

一、CSF产生、吸收和循环

脑脊液的形成是一个能量依赖性的,而非颅内压力依赖性的过程,每天产生450～500 mL,或每分钟产生0.3～0.4 mL。50%到80%的脑脊液由侧脑室、三脑室和四脑室里的脉络丛产生,其余的20%到50%的脑脊液由脑室的室管膜和脑实质作为脑的代谢产物而产生。

与脑脊液的形成相反,脑脊液的吸收是非能量依赖性的过程,以大流量的方式进入位于蛛网膜下腔和硬膜内静脉窦之间的蛛网膜颗粒内。脑脊液的吸收依赖于从蛛网膜下腔通过蛛网膜颗粒到硬膜静脉窦之间的压力梯度。当颅内压力正常时[如小于7 cmH$_2$O或0.7 kPa(5 mmHg)],脑脊液以0.3 mL/min的速率产生,此时脑脊液还没有被吸收。颅内压增高,脑脊液吸收开始,其吸收率与颅内压成比例。此外,还有一些其他的可能存在的脑脊液吸收途径,如淋巴系统、鼻黏膜、鼻旁窦以及颅内和脊神经的神经根梢,当颅内压升高时,它们也可能参与脑脊液的吸收。

脑脊液的流向是从头端向尾端,流经脑室系统,通过正中孔(Luschka孔)和左右侧孔(Mágendie孔)流至枕大池、桥小脑池和脑桥,最后,CSF向上流至小脑蛛网膜下腔,经环池、四叠体池、脚间池和交叉池,至大脑表面的蛛网膜下腔;向下流至脊髓的蛛网膜下腔;最后被大脑表面的蛛网膜颗粒吸收入静脉系统。

二、发病机制

脑脊液的产生与吸收失平衡可造成脑积水,脑积水的产生多数情况下是由于脑脊液吸收功能障碍引起。只有脉络丛乳头状瘤,至少部分原因是脑脊液分泌过多引起。脑脊液容量增加引起继发性脑脊液吸收功能损伤,和/或脑脊液产生过多,导致脑室进行性扩张。在部分儿童,脑脊液可通过旁路吸收,从而使得脑室不再进行性扩大,形成静止性或代偿性脑积水。

三、病理表现

脑室通路的阻塞或者吸收障碍使得颅内压力增高,梗阻近端以上的脑室进行性扩张。其病理表现为脑室扩张,通常以枕角最先扩张,皮层变薄,室管膜破裂,脑脊液渗入到脑室旁的白质内,白质受损瘢痕增生,颅内压升高,脑疝,昏迷,最终死亡。

四、病因与分类

脑积水的分类是根据阻塞的部位而定。如果阻塞部位是在蛛网膜颗粒以上,则阻塞部位以上的脑室扩大,此时称阻塞性脑积水或非交通性脑积水。例如,导水管阻塞引起侧脑室和三脑室扩大,四脑室没有成比例扩大。相反,如果是蛛网膜颗粒水平阻塞,引起脑脊液吸收障碍,侧脑室、三脑室和四脑室均扩张,蛛网膜下腔脑脊液容量增多,此时的脑积水称为非阻塞性脑积水或交通性脑积水。

(一)阻塞性或非交通性脑积水阻塞部位及病因

1.侧脑室受阻

见于出生前的室管膜下或脑室内出血;出生前、后的脑室内或侧脑室外肿瘤压迫。

2.孟氏孔受阻

常见原因有先天性的狭窄或闭锁,颅内囊肿如蛛网膜下腔或脑室内的蛛网膜囊肿,邻近脑室的脑内脑穿通畸形囊肿和胶样囊肿,肿瘤如下丘脑胶质瘤、颅咽管瘤和室管膜下巨细胞型星型细胞瘤以及血管畸形。

3.导水管受阻

阻塞的原因包括脊髓脊膜膨出相关的 Chiari Ⅱ 畸形引起的小脑向上通过幕切迹疝出压迫导水管、Galen 静脉血管畸形、炎症或出血引起导水管处神经胶质过多、松果体区肿瘤和斜坡胶质瘤。

4.第四脑室及出口受阻

第四脑室在后颅窝流出道梗阻及四脑室肿瘤(如髓母细胞瘤、室管膜瘤和毛细胞型星形细胞瘤),Dandy-Walker 综合征即后颅窝有一个大的与扩大的四脑室相通的囊肿,造成了流出道梗阻(即 Luschka 侧孔和 Magendie 正中孔的梗阻),以及 Chiari 畸形即由于后颅窝狭小,小脑扁桃体和/或四脑室疝入枕骨大孔引起梗阻。

(二)交通性或非阻塞性脑积水阻塞部位及病因

1.基底池水平受阻

梗阻部位可以发生在基底池水平。此时,脑脊液受阻在椎管和脑皮层的蛛网膜下腔,无法到达蛛网膜颗粒从而被吸收。结果侧脑室、三脑室和四脑室均扩大。常见原因有先天性的感染,化脓性、结核性和真菌性感染引起的脑膜炎,动脉瘤破裂引起的蛛网膜下腔出血,血管畸形或外伤,脑室内出血,基底蛛网膜炎,软脑脊膜瘤扩散,神经性结节病和使脑脊液蛋白水平升高的肿瘤。

2.蛛网膜颗粒水平受阻

梗阻部位还可以发生在蛛网膜颗粒水平,原因是蛛网膜颗粒的阻塞或闭锁,导致蛛网膜下腔和脑室的扩大。

3.静脉窦受阻

原因为静脉流出梗阻,如软骨发育不全或狭颅症患者合并有颈静脉孔狭窄,先天性心脏病右心房压力增高患者,以及硬膜静脉窦或上腔静脉血栓的患者。静脉流出道梗阻能引起静脉压升高,最终导致脑皮层静脉引流减少,脑血流量增加,颅内压升高,脑脊液吸收减少,脑室扩张。

另外,还有一种水脑畸形是由于两侧大脑前动脉和大脑中动脉供血的脑组织全部或几乎全部缺失,从而颅腔内充满了脑脊液,而非脑组织。颅腔的形态和硬膜仍旧完好,内含有丘脑、脑干和少量的由大脑后动脉供血的枕叶。双侧的颈内动脉梗阻和感染是水脑畸形的最常见原因。脑电图表现为皮层活动消失。这类婴儿过于激惹,停留在原始反射,哭吵、吸吮力弱,语音及微笑落后。脑脊液分流手术有可能控制进行性扩大的头围,但对于神经功能的改善没有帮助。

五、临床表现

婴儿脑积水表现为激惹、昏睡、生长发育落后、呼吸暂停、心动过缓、反射亢进、肌张力增高、头围进行性增大、前囟饱满、骨缝裂开、头皮薄、头皮静脉曲张、前额隆起、上眼睑不能下垂、眼球向上运动障碍(如两眼太阳落山征)、意识减退、视盘水肿、视神经萎缩引起的视弱甚至失明,以及第三、第四、第六对脑神经麻痹,抬头、坐、爬、讲话、对外界的认知以及体力和智能发育,均较正常同龄儿落后。在儿童,由于颅缝已经闭合,脑积水可以表现为头痛(尤其在早晨)、恶心、呕吐、昏睡、视盘水肿、视力下降、认知功能和行为能力下降、记忆障碍、注意力减退、学习成绩下降、步态改变、两眼不能上视、复视(特别是第六对脑神经麻痹)和抽搐。婴儿和儿童脑积水若有运动障碍可表现为肢体痉挛性瘫,以下肢为主,症状轻者双足跟紧张、足下垂,严重时整个下肢肌张力增高,呈痉挛步态。

六、诊断

根据典型症状体征,不难做出脑积水的临床诊断。病史中需注意母亲孕期情况,小儿胎龄,是否用过产钳或胎头吸引器,有无头部外伤史,有无感染性疾病史。应做下列检查,做出全面评估。

(一)头围测量

新生儿测量头围在出生后1个月内应常规进行,不仅应注意头围的绝对值,而且应注意生长速度,疑似病例多能从头围发育曲线异常而发现。

(二)B型超声图像

B型超声图像为一种安全、实用,且可快速取得诊断的方法,对新生儿很有应用价值,特别是对于重危患儿可在重症监护室操作。通过未闭的前囟,可了解两侧脑室及第三脑室大小,有无颅内出血。因无放射线,操作简单,便于随访。

(三)影像学特征

脑积水的颅骨平片和三维CT常常显示破壶样外观和冠状缝、矢状缝裂开。CT和MRI常可见颞角扩张,脑沟、基底池和大脑半球间裂消失,额角和第三脑室球形扩张,胼胝体上拱和/或萎缩以及脑室周围脑实质水肿。

七、鉴别诊断

(一)婴儿硬膜下血肿或积液

多因产伤或其他因素引起,可单侧或双侧,以额顶颞部多见。慢性者,也可使头颅增大,颅骨变薄。前囟穿刺可以鉴别,从硬膜下腔可抽得血性或淡黄色液体。

(二)佝偻病

由于颅骨不规则增厚,致使额骨和枕骨突出,呈方形颅,貌似头颅增大。但本病无颅内压增高症状,而又有佝偻病的其他表现,故有别于脑积水。

(三)巨脑畸形

巨脑畸形是各种原因引起的脑本身重量和体积的异常增加。有些原发性巨脑有家族史,有或无细胞结构异常。本病虽然头颅较大,但无颅内压增高症状,CT 扫描显示脑室大小正常。

(四)脑萎缩性脑积水

脑萎缩可以引起脑室扩大,但无颅高压症状,此时的脑积水不是真正的脑积水。

(五)良性脑外积水

良性脑外积水也称婴儿良性轴外积液,这是一个很少需要手术的疾病,其特征为两侧前方蛛网膜下腔(如脑沟和脑池)扩大,脑室正常或轻度扩大,前囟搏动明显,头围扩大,超过正常儿头围的百分线。良性脑外积水的婴儿颅内压可以稍偏高,由于头围大,运动发育可以轻度落后。其发病机制尚不清楚,可能与脑脊液吸收不良有关。通常有明显的大头家族史。在 12 到 18 月龄,扩大的头围趋于稳定,从而使得身体的生长能够赶上头围的生长。在 2~3 岁以后,脑外积水自发吸收,不需要分流手术。虽然这一疾病通常不需要手术,但是有必要密切监测患儿的头围、头部 CT 或超声以及患儿的生长发育,一旦出现颅高压症状和/或生长发育落后,需要及时行分流手术。

八、处理

治疗的目的是获得理想的神经功能,预防或恢复因脑室扩大压迫脑组织引起的神经损伤。治疗方法为脑脊液分流手术,包括有阀门调节的置管脑脊液分流手术以及内镜三脑室造瘘术,目的是预防因颅内压升高而造成的神经损害。脑积水的及时治疗能改善患儿智力,有效延长生命。只要患有脑积水的婴儿在出生头 5 个月内做分流手术,就有可能达到较理想的结果。

(一)手术方式的选择

脑积水的治疗方法是手术,手术方式的选择依赖于脑积水的病因。例如,阻塞性脑积水的患者,手术方法是去除阻塞(如肿瘤),交通性脑积水的患者或阻塞性脑积水阻塞部位无法手术去除的患者,需要做脑脊液分流手术,分流管的一端放置在梗阻的近端脑脊液内,另一端放置在远处脑脊液可以吸收的地方。最常用的远端部位是腹腔、右心房、胸膜腔、胆囊、膀胱、输尿管和基底池(如三脑室造瘘),而腹腔是目前选择最多的部位(如脑室腹腔分流术),除非存在腹腔脓肿或吸收障碍。脑室心房分流术是另外一种可以选择的方法。如果腹腔和心房都不能利用,对于 7 岁以上的儿童,还可以选择脑室胸腔分流术。

(二)分流管的选择

脑脊液分流系统至少包括 3 个组成部分:脑室端管,通常放置在侧脑室的枕角或额角;远端管,用来将脑脊液引流到远端可以被吸收的地方;以及阀门。传统的调压管通过打开一个固定的调压装置来调节脑脊液单向流动。这种压力调节取决于阀门的性质,一般分为低压、中压和高压。一旦阀门打开,对脑脊液流动产生一个很小的阻力,结果,当直立位时,由于地心引力的作用,可以产生一个很高的脑脊液流出率,造成很大的颅内负压,此过程称为"虹吸现象"。由于虹吸现象可以造成脑脊液分流过度,因此,某些分流管被设计成能限制脑脊液过分流出,尤其是当直立位时。例如,Delta 阀(Medtronic PS Medical,Goleta,CA)就是一种标准的振动模型的压力调节阀,内有抗虹吸装置,用来减少直立位时脑脊液的过度分流。Orbis-Sigma 阀包含一个可变阻力、流量控制系统,当压力进行性升高时,通过不断缩小流出孔达到控制脑脊液过度分流的目的。虽然这一新的阀门被誉为是一种预防过度分流、增进治疗效果的有效装置,然而,最近的随机调查,比较 3 种分流装置(如普通的可调压阀、Delta 阀和 Orbis-Sigma 阀)治疗儿童脑积水的效果,发现这 3 种分流装置在分流手术的失败率方面并没有显著性差异。最近又出来两种可编程的调压管,当此种分流管被埋入体内后,仍可在体外重新设置压力,此种分流管被广泛地应用在小儿脑积水上。虽然有大量的各种类型的分流管用于治疗脑积水,但是,至今还没有前瞻性的、随机的、双盲的、多中心的试验证明哪一种分流管比其他分流管更有效。

(三)脑室腹腔分流术

脑室腹腔分流术是儿童脑积水脑脊液分流术的首选。

1.手术指征

交通性和非交通性脑积水。

2.手术禁忌证

颅内感染不能用抗菌药物控制者;脑脊液蛋白明显增高;脑脊液中有新鲜出血;腹腔内有炎症、粘连,如手术后广泛的腹腔粘连、腹膜炎和早产儿坏死性小肠结肠炎;病理性肥胖。

3.手术步骤

手术是在气管插管全身麻醉下进行,手术前静脉预防性应用抗生素。患者位置放置在手术床头端边缘,靠近手术者,头放在凝胶垫圈上,置管侧朝外,用凝胶卷垫在肩膀下,使头颈和躯干拉直,以利于打皮下隧道置管。皮肤准备前,先用记号笔根据脑室端钻骨孔置管的位置(如额部或枕部)描出头皮切口,在仔细的皮肤准备后,再用笔将皮肤切口重新涂描一遍。腹部切口通常在右上腹或腹中线剑突下 2～3 横指距离。铺消毒巾后,在骨孔周边切开一弧形切口,掀开皮瓣,切开骨膜,颅骨钻孔,电凝后,打开硬脑膜、蛛网膜和软脑膜。

接着,切开腹部切口,打开进入腹腔的通道,轻柔地探查证实已进入腹腔。用皮下通条在头部与腹部切口之间打一皮下通道,再把分流装置从消毒盒中取出,浸泡在抗生素溶液中,准备安装入人体内。分流管远端装置包括阀门穿过皮下隧道并放置在隧道内,隧道外管道用浸泡过抗生素的纱布包裹,避免与皮肤接触。接着,根据术前 CT 测得的数据,将分流管插入脑室预定位置并有脑脊液流出,再将分流管剪成需要的长度,与阀门连接,用 0 号线打结,固定接口。然后,提起远端分流管,证实有脑脊液流出后,将管毫无阻力地放入到腹腔内。抗生素溶液冲洗伤口后,二层缝合伤口,伤口要求严密缝合,仔细对合,最后用无菌纱布覆盖。有条件的单位还可以在超声和/或脑室镜的引导下,将分流管精确地插入到脑室内理想的位置。脑室镜还能穿破脑室内的隔膜,使脑脊液互相流通。

4.分流术后并发症的处理

(1)机械故障:近端阻塞(即脑室端管道阻塞)是分流管机械障碍的最常见原因。其他原因包括分流管远端的阻塞或分流装置其他部位的阻塞(如抗虹吸部位的阻塞);腹腔内脑脊液吸收障碍引起的大量腹水,阻止了脑脊液的流出;分流管折断;分流管接口脱落;分流管移位;远端分流管长度不够;近端或远端管道位置放置不妥当。当怀疑有分流障碍时,需做头部 CT 扫描,并与以前正常时的头部 CT 扫描相比较,以判断有否脑室扩大。同时还需行分流管摄片,判断分流管接口是否脱落、断裂,脑室内以及整个分流管的位置、远端分流管的长度,以及有否分流管移位。

(2)感染:分流管感染发生率为 2%～8%。感染引起的后果是严重的,包括智力和局部神经功能损伤、大量的医疗花费,甚至死亡。大多数感染发生在分流管埋置术后的头 6 个月,约占 90%,其中术后第一个月感染的发生率为 70%。最常见的病原菌为葡萄球菌,其他为棒状杆菌、链球菌、肠球菌、需氧的革兰阴性杆菌和真菌。6 个月以后的感染就非常少见。由于大多数感染是因为分流管与患者自身皮肤接触污染引起,所以手术中严格操作非常重要。

分流术后感染包括伤口感染并累及分流管、脑室感染、腹腔感染和感染性假性囊肿。感染的危险因素包括小年龄、皮肤条件差、手术时间长、开放性神经管缺陷、术后伤口脑脊液漏或伤口裂开、多次的分流管修复手术以及合并有其他感染。感染的患者常有低热,或有分流障碍的征象,还可以有脑膜炎、脑室内炎症、腹膜炎或蜂窝织炎的表现。临床表现为烦躁、头痛、恶心和呕吐、昏睡、食欲减退、腹痛、分流管处皮肤红肿、畏光和颈强直。头部 CT 显示脑室大小可以有改变或无变化。

一旦怀疑分流感染,应抽取分流管内的脑脊液化验,做细胞计数和分类,蛋白、糖测定,革兰染色和培养以及药物敏感试验。脑脊液送化验后,开始静脉广谱抗生素应用。患者还必须接受头部 CT 扫描,头部 CT 能显示脑室端管子的位置、脑室的大小和内容物,包括在严重的革兰阴性菌脑室炎症时出现的局限性化脓性积液。如果患者主诉腹痛或有腹胀表现,还需要给予腹部 CT 或超声检查,以确定有否腹腔内脑脊液假性囊肿。另外,还有必要行外周血白细胞计数和血培养,因为分流感染的患者常有血白细胞升高和血培养阳性。

如果脑脊液检查证实感染,需手术拔除分流管,脑室外引流并留置中心静脉,全身合理抗生素应用,直到感染得到控制,新的分流管得到重新安置。

(3)过度分流:多数分流管无论是高压还是低压都会产生过度分流。过度分流能引起硬膜下积血、低颅内压综合征或脑室裂隙综合征。硬膜下积血是由于脑室塌陷,致使脑皮层从硬膜上被牵拉下来,桥静脉撕裂出血引起。虽然硬膜下血肿能自行吸收无须治疗,但是,对于有症状的或进行性增多的硬膜下血肿仍需手术,以利于脑室再膨胀。除了并发硬膜下血肿,过度分流还能引起低颅压综合征,产生头痛、恶心、呕吐、心动过快和昏睡,这些症状在体位改变时尤其容易发生。低颅压综合征的患者,当患者呈现直立位时,会引起过度分流,造成颅内负压,出现剧烈的体位性头痛,必须躺下才能缓解。如果症状持续存在或经常发作并影响正常生活、学习,就需要行分流管修复术,重新埋置一根压力较高的分流管,或抗虹吸管或者压力较高的抗虹吸分流管。

过度分流也还能引起裂隙样脑室,即在放置了分流管后,脑室变得非常小或呈裂隙样。在以前的回顾性研究中,裂隙脑的发生率占 80%,有趣的是 88.5% 的裂隙脑的患者可以完全没有症状,而在 11.5% 有症状的患者中,仅 6.5% 的患者需要手术干预。裂隙脑综合征的症状偶尔发生,表现为间断性的呕吐、头痛和昏睡。影像学表现为脑室非常小,脑室外脑脊液间隙减少,颅骨增厚,没有颅内脑脊液积聚的空间。此时,脑室壁塌陷,包绕并阻塞脑室内分流管,使之无法引流。最后,脑室内压力升高,脑室略微扩大,分流管恢复工作。由于分流管间断性的阻塞、工作,引起升高的颅内压波动,造成神经功能急性损伤。手术方法包括脑室端分流管的修复,分流阀压力上调以增加阻力,安加抗虹吸或流量控制阀,分流管同侧的颞下去骨瓣减压。

(4)孤立性第四脑室扩张:脑积水侧脑室放置分流管后,有时会出现孤立性第四脑室扩张,这在早产儿脑室内出血引起的出血后脑积水尤其容易发生,感染后脑积水或反复分流感染/室管膜炎也会引起。这是由于第四脑室入口与出口梗阻,闭塞的第四脑室产生的脑脊液使得脑室进行性扩大,出现头痛、吞咽困难、低位脑神经麻痹、共济失调、昏睡和恶心、呕吐。婴儿可有长吸式呼吸和心动过缓。对于有症状的患者,可以另外行第四脑室腹腔分流术。然而,当脑室随着脑脊液的引流而缩小时,脑干向后方正常位置后移,结果,第四脑室内的分流管可能会碰伤脑干。另外,大约 40％的患者术后 1 年内需要再次行分流管修复术。还有一种治疗方法是枕下开颅开放性手术,将第四脑室与蛛网膜下腔和基底池打通,必要时还可以同时再放置一根分流管在第四脑室与脊髓的蛛网膜下腔。近年来,内镜手术又备受推崇,即采用内镜下导水管整形术和放置支撑管的脑室间造瘘术,以建立孤立的第四脑室与幕上脑室系统之间的通路。

(四)内镜三脑室造瘘术

1.手术指证

某些类型的阻塞性脑积水,如导水管狭窄和松果体区、后颅窝区肿瘤或囊肿引起的阻塞性脑积水。

2.禁忌证

交通性脑积水。另外,小于 1 岁的婴幼儿成功率很低,手术需慎重。对于存在有病理改变的患者,成功率也很低,如肿瘤、已经做过分流手术、曾有过蛛网膜下腔出血、曾做过全脑放疗以及显著的三脑室底瘢痕增生,其成功率仅为 20％。

3.手术方法

三脑室造瘘术方法是在冠状缝前中线旁 2.5～3.0 cm 额骨上钻一骨孔,将镜鞘插过孟氏孔并固定,以保护周围组织,防止内镜反复进出时损伤脑组织。硬性或软性内镜插入镜鞘,通过孟氏孔进入三脑室,在三脑室底中线处,乳头小体开裂处前方造瘘,再用 2 号球囊扩张管通过反复充气和放气将造瘘口扩大。造瘘完成后,再将内镜伸入脚间池,观察蛛网膜,确定没有多余的蛛网膜阻碍脑脊液流入蛛网膜下腔。

4.并发症及处理

主要并发症为血管损伤继发出血。其他报道的并发症有心脏暂停、糖尿病发作、抗利尿激素不适当分泌综合征、硬膜下血肿、脑膜炎、脑梗死、短期记忆障碍、感染、周围相邻脑神经损伤(如下丘脑、腺垂体、视交叉)以及动脉损伤引起的术中破裂出血或外伤后动脉瘤形成造成的迟发性出血。动态 MRI 可以通过评价脑脊液在三脑室造瘘口处的流通情况而判断造瘘口是否通畅。如果造瘘口不够通畅,有必要行内镜探查,尝试再次行造瘘口穿通术,若原造瘘口处瘢痕增生无法再次手术穿通,只得行脑室腹腔分流术。

九、结果和预后

未经治疗的脑积水预后差,50％的患者在 3 岁前死去,仅 20％到 23％能活到成年。活到成年的脑积水患者中,仅有 38％有正常智力。脑积水分流术技术的发展使得儿童脑积水的预后有了很大的改善。许多做了分流手术的脑积水儿童可以有正常的智力,参加正常的社会活动。50％～55％脑积水分流术的儿童智商超过 80。癫痫常预示着脑积水分流术的儿童有较差的智力。分流并发症反复出现的脑积水儿童预后差。

(王　辉)

第二节　化脓性脑膜炎

化脓性脑膜炎是由各种化脓性细菌引起的脑膜炎症,部分患者病变累及脑实质。本病是小

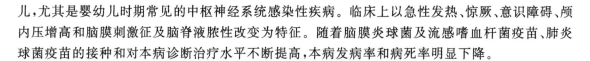

儿,尤其是婴幼儿时期常见的中枢神经系统感染性疾病。临床上以急性发热、惊厥、意识障碍、颅内压增高和脑膜刺激征及脑脊液脓性改变为特征。随着脑膜炎球菌及流感嗜血杆菌疫苗、肺炎球菌疫苗的接种和对本病诊断治疗水平不断提高,本病发病率和病死率明显下降。

一、病因与发病机制

许多化脓性细菌都能引起本病,但2/3以上的患儿是由脑膜炎球菌、肺炎链球菌和流感嗜血杆菌引起的。新生儿,2个月以下婴幼儿及原发性或继发性免疫缺陷病患者,易发生肠道革兰阴性杆菌和金黄色葡萄球菌脑膜炎,前者以大肠埃希菌最多见,其次如变形杆菌、铜绿假单胞菌或产气杆菌等。与国外不同,我国较少发生B组β溶血性链球菌颅内感染。由脑膜炎球菌引起的脑膜炎呈流行性。

致病菌可通过多种途径侵入脑膜:①血源感染:最常见的途径是通过血流,即菌血症抵达脑膜微血管。当小儿免疫防御功能降低时,细菌通过血-脑屏障到达脑膜。致病菌大多由上呼吸道入侵血流,新生儿的皮肤、胃肠道黏膜或脐部也常是感染的侵入门户。②邻近组织器官感染:如中耳炎、乳突炎等扩散波及脑膜。③与颅腔存在直接通道:如颅骨骨折、神经外科手术、皮肤窦道或脑脊膜膨出,细菌可因此直接进入蛛网膜下腔。

二、病理生理

在细菌毒素和多种炎症相关细胞因子作用下,形成以软脑膜、蛛网膜和表层脑组织为主的炎症反应,表现为广泛性血管充血、大量中性粒细胞浸润和纤维蛋白渗出,伴有弥漫性血管源性和细胞毒性脑水肿。在早期或轻型病例,炎症渗出物主要在大脑顶部表面,逐渐蔓延至大脑基底部和脊髓表面。严重者可有血管壁坏死和灶性出血,或发生闭塞性小血管炎而致灶性脑梗死。感染进一步扩大,可累及脑室系统和脑实质,形成脑室管膜炎、脑膜脑炎;炎性渗出物可造成马氏孔、路氏孔或大脑导水管阻塞,引起阻塞性脑积水;蛛网膜颗粒因炎症阻塞或粘连而影响脑脊液回吸收,可形成交通性脑积水。炎症损伤可引起脑水肿、颅内压增高,血管炎性渗出、血管闭塞,可进一步引起脑神经受损,如视神经、听神经、面神经、动眼神经等,出现失明、耳聋、面瘫、复视等。部分病例可有抗利尿激素异常分泌,或并发脑脓肿、硬膜下积液,严重时发生脑疝。

三、临床表现

90%的化脓性脑膜炎患儿为5岁以下儿童,1岁以下是患病高峰年龄,流感嗜血杆菌引起的化脓性脑膜炎多集中在2个月至2岁的儿童。一年四季均有化脓性脑膜炎发生,但肺炎链球菌以冬、春季多见,而脑膜炎球菌和流感嗜血杆菌引起的化脓性脑膜炎分别以春、秋季发病多。本病大多急性起病,部分患儿病前有数天上呼吸道、胃肠道、泌尿道或皮肤感染病史。脑膜炎球菌和流感嗜血杆菌引起的细菌性脑膜炎有时伴有关节痛。

典型临床表现可简单概括为三方面:①感染中毒及急性脑功能障碍症状:包括发热、烦躁不安和进行性加重的意识障碍。随病情加重,患儿逐渐从精神萎靡、嗜睡、昏睡、昏迷到深度昏迷。约30%的患儿有反复的全身或局限性惊厥发作。脑膜炎球菌感染常有瘀点、瘀斑和休克。②颅内压增高表现:包括头痛、呕吐,婴儿则有前囟饱满与张力增高、头围增大等。合并脑疝时,则有呼吸不规则、突然意识障碍加重及瞳孔不等大等体征。③脑膜刺激征:以颈项强直最常见,其他如 Kernig 征和 Brudzinski 征阳性。

年龄小于 3 个月的婴幼儿和新生儿细菌性脑膜炎表现多不典型,主要差异在:①体温可高可低或不发热,甚至体温不升;②颅内压增高表现可不明显,幼婴不会诉头痛,可能仅有吐奶、尖叫或颅缝分离;③惊厥可不典型,如仅见面部、肢体局灶或多灶性抽动、局部或全身性肌阵挛,或呈眨眼、呼吸不规则、屏气等各种不显性发作;④脑膜刺激征不明显,与婴儿肌肉不发达、肌力弱和反应低下有关。

四、辅助检查

(一)脑脊液检查

脑脊液检查是确诊本病的重要依据,参见表 7-1。典型病例表现为压力增高,外观混浊似米汤样。白细胞总数显著增多,$\geq 1\,000 \times 10^6/L$,但有 20% 的病例可能在 $250 \times 10^6/L$ 以下,分类以中性粒细胞为主。糖含量常明显降低,蛋白显著增高。

表 7-1 正常及颅内常见感染性疾病的脑脊液改变特点

项目	压力(kPa)	外观	潘氏试验	白细胞($\times 10^6/L$)	蛋白(g/L)	糖(mmol/L)	氯化物(mmol/L)	查找病原
正常	0.69~1.96	清亮透明	—	0~10	0.2~0.4	2.8~4.5	117~127	
化脓性脑膜炎	不同程度增高	米汤样混浊	+~+++	数百至数千,多核细胞为主	明显增高	明显降低	多数降低	涂片或培养可发现致病菌
结核性脑膜炎	增高	微浊,毛玻璃样	+~+++	数十至数百,淋巴细胞为主	增高	降低	降低	涂片或培养可发现抗酸杆菌
病毒性脑膜脑炎	正常或轻度增高	清亮	—~+	正常至数百,淋巴细胞为主	正常或轻度增高	正常	正常	特异性抗体阳性,病毒分离可阳性
隐球菌性脑膜炎	增高或明显增高	微浊	+~+++	数十至数百,淋巴细胞为主	增高	降低	多数降低	涂片墨汁染色可发现隐球菌

注:正常新生儿脑脊液压力 0.29~0.78 kPa,蛋白质 0.2~1.2 g/L;婴儿脑脊液细胞数($0\sim20) \times 10^6/L$,糖 3.9~5.0 mmol/L。

确认致病菌对明确诊断和指导治疗均有重要意义,涂片革兰染色检查致病菌简便易行,检出阳性率甚至较细菌培养高。在提高培养阳性率方面应注意:尽可能在抗生素使用之前采集脑脊液标本;留取的脑脊液标本应尽快送检;同时进行脑脊液需氧菌和厌氧菌的培养。细菌培养阳性者应做药物敏感试验。以乳胶颗粒凝集试验为基础的多种免疫学方法可检测出脑脊液中致病菌的特异性抗原,对涂片和培养未能检测到致病菌的患者诊断有参考价值。

(二)其他

1.血培养

对所有疑似细菌性脑膜炎的病例均应做血培养,以帮助寻找致病菌。

2.皮肤瘀点、瘀斑涂片

涂片是发现脑膜炎双球菌重要而简便的方法。

3.外周血常规

白细胞总数大多明显增高,以中性粒细胞为主。但在感染严重或不规则治疗者,有可能出现白细胞总数减少。

4.血清降钙素原

血清降钙素原可能是鉴别无菌性脑膜炎和细菌性脑膜炎特异和敏感的检测指标之一,血清降钙素原超过 0.5 ng/mL 提示细菌感染。

5.神经影像学

头颅 MRI 较 CT 更能清晰地反映脑实质病变,在病程中重复检查能发现并发症并指导干预措施的实施。增强扫描虽不是常规检查,但能显示脑膜强化等炎症改变。

五、并发症和后遗症

(一)硬脑膜下积液

30%～60% 的化脓性脑膜炎并发硬脑膜下积液,若加上无症状者,其发生率可高达 80%。本症主要发生在 1 岁以下婴儿。凡经细菌性脑膜炎有效治疗 48～72 小时后脑脊液有好转,但体温不退或体温下降后再升高;或一般症状好转后又出现意识障碍、惊厥、前囟隆起或颅压增高等症状,首先应怀疑本症的可能性。头颅透光检查和 CT 扫描可协助诊断,但最后确诊仍有赖硬膜下穿刺放出积液,同时也达到治疗目的。积液应送常规和细菌学检查,与硬膜下积脓鉴别。正常婴儿硬脑膜下积液量不超过 2mL,蛋白定量小于 0.4 g/L。

发生硬脑膜下积液的机制尚不完全明确,推测原因:①脑膜炎症时,血管通透性增加,血浆成分渗出,进入硬膜下腔;②脑膜及脑的表层小静脉,尤其穿过硬膜下腔的桥静脉发生炎性栓塞,导致渗出和出血,局部渗透压增高,水分进入硬膜下腔形成硬膜下积液。

(二)脑室管膜炎

主要发生在治疗被延误的婴儿。患儿在有效抗生素治疗下发热不退、惊厥、意识障碍不改善、进行性加重的颈项强直甚至角弓反张,脑脊液持续异常且 CT 显示脑室扩大时,需考虑本症,确诊依赖侧脑室穿刺,取脑室内脑脊液显示异常。治疗大多困难,病死率和致残率高。

(三)抗利尿激素异常分泌综合征

炎症刺激神经垂体导致抗利尿激素过量分泌,引起低钠血症和血浆低渗透压,可能加剧脑水肿,致惊厥和意识障碍加重,或低钠血症直接引起惊厥发作。

(四)脑积水

分为阻塞性和交通性脑积水。发生脑积水后,患儿出现烦躁不安、嗜睡、呕吐、惊厥发作,头颅进行性增大,颅缝分离,前囟扩大饱满、头颅破壶音和头皮静脉扩张。至疾病晚期,持续的颅内高压使大脑皮质退行性萎缩,患儿出现进行性智力减退和其他神经功能倒退。

(五)各种神经功能障碍

由于炎症波及耳蜗迷路,10%～30% 的患儿并发神经性耳聋。其他如智力低下、脑性瘫痪、癫痫、视力障碍和行为异常等。下丘脑和垂体病变可继发中枢性尿崩症。

六、诊断与鉴别诊断

(一)诊断

早期诊断是保证患儿获得早期治疗的前提。凡急性发热起病,并伴有头痛呕吐、反复惊厥、意识障碍或颅内压增高表现的婴幼儿,均应注意本病的可能性,应进一步依靠脑脊液检查确立诊断。然而,对有明显颅压增高者,应先适当降低颅内压后再行腰椎穿刺,以防腰椎穿刺后发生脑疝。

婴幼儿患者和经不规则治疗者临床表现常不典型,后者的脑脊液改变也可不明显,病原学检查往往阴性,诊断时应仔细询问病史和详细进行体格检查,结合脑脊液中病原的特异性免疫学检查及治疗后病情转变,综合分析后确立诊断。

(二)鉴别诊断

除化脓性细菌外,结核分枝杆菌、病毒、真菌等都可引起脑膜炎,并出现与细菌性脑膜炎相似的临床表现而需注意鉴别。脑脊液检查,尤其是病原学检查是鉴别诊断的关键,参见表7-1。

1.结核性脑膜炎

需与不规则治疗的细菌性脑膜炎鉴别。结核性脑膜炎呈亚急性起病,不规则发热 1～2 周后才出现脑膜刺激征、惊厥或意识障碍等表现,或于昏迷前先有脑神经或肢体麻痹。有结核接触史、PPD 阳性或肺部等其他部位结核病灶者支持结核性脑膜炎的诊断。脑脊液外观呈毛玻璃样,白细胞数多低于 $500 \times 10^6/L$,分类以淋巴细胞为主,蛋白明显增高,糖、氯化物明显降低,薄膜涂片抗酸染色和结核分枝杆菌培养可帮助确立诊断。

2.病毒性脑膜炎

临床表现与细菌性脑膜炎相似,感染、中毒及神经系统症状均较细菌性脑膜炎轻,病程自限,大多数不超过 2 周。脑脊液较清亮,白细胞数为零至数百 $\times 10^6/L$,分类以淋巴细胞为主,糖含量正常,蛋白轻度增高。脑脊液中特异性抗体和病毒分离有助诊断。

3.隐球菌性脑膜炎

临床和脑脊液改变与结核性脑膜炎相似,但病情进展可能更缓慢,头痛等颅压增高表现更持续和严重。诊断有赖于脑脊液涂片墨汁染色和培养找到致病真菌。

此外,还需注意与脑脓肿、热性惊厥、颅内出血、肿瘤性脑膜炎鉴别。复发的细菌性脑膜炎应注意与 Mollaret 脑膜炎鉴别。

七、治疗

(一)抗生素治疗

1.用药原则

细菌性脑膜炎预后严重,应力求用药 24 小时内杀灭脑脊液中的致病菌,故应选择对病原菌敏感且能较高浓度透过血-脑屏障的药物。急性期要静脉用药,做到用药早、剂量足和疗程长。

2.病原菌明确前的抗生素选择

包括诊断初步确立但致病菌尚未明确或院外不规范治疗者。应选用对肺炎链球菌、脑膜炎球菌和流感嗜血杆菌三种常见致病菌皆有效的抗生素。目前主要选择能快速在患者脑脊液中达到有效灭菌浓度的第三代头孢菌素,包括头孢噻肟 200 mg/(kg·d),或头孢曲松 100 mg/(kg·d),疗效不理想时可联合使用万古霉素 60 mg/(kg·d)。对 β 内酰胺类药物过敏的患儿可改用氯霉素 100 mg/(kg·d)。

3.病原菌明确后的抗生素选择

(1)肺炎链球菌:由于目前半数以上的肺炎球菌对青霉素耐药,故应继续按上述病原菌未明确方案选药。仅当药物敏感试验提示致病菌对青霉素敏感,可改用青霉素 20 万～60 万 U/(kg·d)。

（2）脑膜炎球菌：与肺炎链球菌不同，目前该菌大多数对青霉素依然敏感，故首先选用，剂量同前。少数耐青霉素者需选用上述第三代头孢菌素。

（3）流感嗜血杆菌：对敏感菌株可换用氨苄西林 200 mg/(kg·d)。耐药者使用上述第三代头孢菌素联合美罗培南 120 mg/(kg·d)，或选用氯霉素。

（4）其他：致病菌为金黄色葡萄球菌者应参照药物敏感试验选用萘夫西林 200 mg/(kg·d)、万古霉素或利福平 10～20 mg/(kg·d)等。革兰阴性杆菌者除上述第三代头孢菌素外，可加用氨苄西林或美罗培南。

4.抗生素疗程

对肺炎链球菌和流感嗜血杆菌脑膜炎，其抗生素疗程应是静脉滴注有效抗生素 10～14 天，脑膜炎球菌者 7 天，金黄色葡萄球菌和革兰阴性杆菌脑膜炎者应 21 天以上。若有并发症或经过不规则治疗的患者，还应适当延长疗程。停药指征：临床症状消失，体温正常至少 1 周，脑脊液常规生化检查 2 次正常，细菌培养阴性。

（二）肾上腺皮质激素的应用

细菌释放大量内毒素，可能促进细胞因子介导的炎症反应，加重脑水肿和中性粒细胞浸润，使病情加重。抗生素迅速杀死致病菌后，内毒素释放尤为严重，此时使用肾上腺皮质激素不仅可抑制多种炎症因子的产生，还可降低血管通透性，减轻脑水肿和颅内高压。常用地塞米松 0.6 mg/(kg·d)，分 4 次静脉注射。一般连续用 2～3 天，过长使用并无益处。皮质激素有稳定血-脑屏障的作用，因而减少了脑脊液中抗生素的浓度，必须强调在首剂抗生素应用之前或同时使用地塞米松。新生儿细菌性脑膜炎不推荐应用皮质激素。

（三）并发症的治疗

1.硬膜下积液

少量积液无须处理。如积液量较大引起颅压增高时，应行硬膜下穿刺放出积液，放液量每次、每侧不超过 15 mL。有的患儿需反复多次穿刺，大多数患儿积液逐渐减少而治愈。个别迁延不愈者需外科手术引流。

2.脑室管膜炎

进行侧脑室穿刺引流以缓解症状。同时，针对病原菌结合用药安全性，选择合适的抗生素脑室内注入。

3.脑积水

主要依赖手术治疗，包括正中孔粘连松解、导水管扩张和脑脊液分流术。

（四）对症和支持治疗

（1）急性期严密监测生命体征，定期观察患儿意识、瞳孔和呼吸节律改变，并及时处理颅内高压（应用甘露醇 0.25～1 g/kg 和地塞米松），预防脑疝发生。

（2）及时控制惊厥发作，并防止再发。

（3）监测并维持体内水、电解质、血浆渗透压和酸碱平衡。对有抗利尿激素异常分泌综合征表现者，积极控制脑膜炎的同时，适当限制液体入量，对低钠血症症状严重者酌情补充钠盐。

八、预后

合理的抗生素治疗和支持治疗降低了本病的死亡率，本病婴幼儿死亡率为 10%。死亡率与病原菌（肺炎球菌脑膜炎死亡率最高）、患儿年龄（<6 个月）、脑脊液中细菌量、治疗前惊厥持续

时间(＞4 天)相关。10％～20％的幸存者遗留各种神经系统严重后遗症,常见的神经系统后遗症包括听力丧失、智力倒退、反复惊厥、语言能力延迟、视力障碍、行为异常。

（王　辉）

第三节　病毒性脑炎

病毒性脑炎是指病毒直接侵犯中枢神经系统引起的脑实质的炎症。由于病原体致病性能和宿主反应过程的差异,形成不同类型的表现。若病变主要累及脑膜,临床表现为病毒性脑膜炎;若病变主要影响大脑实质,则以病毒性脑炎为临床特征。由于解剖上两者相邻近,若脑膜和脑实质同时受累,称为病毒性脑膜脑炎。临床表现也以急性发热、惊厥、意识障碍、颅内压增高为特征,部分患者脑膜刺激征阳性。大多数患者病程呈自限性。

一、病因与发病机制

临床工作中,目前仅能在 1/4～1/3 的中枢神经病毒感染病例中确定其致病病毒。其中80％为肠道病毒,其次为虫媒病毒、腺病毒、单纯疱疹病毒、腮腺炎病毒和其他病毒等。虽然目前在多数患者尚难确定其病原体,但从其临床和实验室资料,均能支持急性颅内病毒感染的诊断。

病毒经肠道(如肠道病毒)或呼吸道(如腺病毒和出疹性病毒)进入淋巴系统繁殖,然后经血流(虫媒病毒直接进入血流)感染颅外某些脏器,此时患者可有发热等全身症状。若病毒在定居脏器内进一步繁殖,即可能入侵脑或脑膜组织,出现中枢神经症状。因此,颅内急性病毒感染的病理改变主要是大量病毒对脑组织的直接入侵和破坏,若宿主对病毒抗原发生强烈的免疫反应,将进一步导致脱髓鞘、血管与血管周围脑组织的损害。狂犬病毒、单纯疱疹病毒、脊髓灰质炎病毒也可经神经途径侵入中枢神经系统。

二、病理

脑膜和/或脑实质广泛性充血、水肿,伴淋巴细胞和浆细胞浸润。可见炎症细胞在小血管周围呈袖套样分布,血管周围组织神经细胞变性、坏死和髓鞘崩解。病理改变大多弥漫分布,但也可在某些脑叶突出,呈相对局限倾向。单纯疱疹病毒常引起颞叶为主的脑部病变。

有的脑炎患者见到明显脱髓鞘病理表现,但相关神经元和轴突却相对完好。此种改变是由于病毒感染激发的机体免疫应答,产生"感染后"或"过敏性"脑炎。

三、临床表现

病情轻重差异很大,取决于脑膜或脑实质受累的相对程度。一般说来,病毒性脑炎的临床经过较病毒性脑膜炎严重,重症脑炎更易发生急性期死亡或后遗症。

(一)病毒性脑膜脑炎

急性起病,一般先有上呼吸道感染或前驱传染性疾病。主要表现为发热、恶心、呕吐、软弱、嗜睡。年长儿会诉头痛,婴儿则表现为烦躁不安,易激惹。一般很少有严重意识障碍和惊厥。可有颈项强直等脑膜刺激征,但无局限性神经系统体征。病程大多在 1～2 周内。

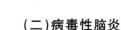

(二)病毒性脑炎

起病急,但其临床表现因脑实质部位的病理改变、范围和严重程度而有所不同。主要表现包括意识障碍、颅内压增高、惊厥、精神情绪异常、肢体运动障碍等。

(1)大多数患儿因弥漫性大脑病变而主要表现为发热、反复惊厥发作、不同程度的意识障碍和颅内压增高症状。惊厥大多呈全身性,但也可有局灶性发作,严重者呈惊厥持续状态。患儿可有嗜睡、昏睡、昏迷、深度昏迷,甚至去皮质状态等不同程度的意识改变。若出现呼吸节律不规则或瞳孔不等大,要考虑颅内高压并发脑疝的可能性。部分患儿伴偏瘫或肢体瘫痪。

(2)有的患儿病变主要累及额叶皮质运动区,临床则以反复惊厥发作为主要表现,伴或不伴发热。多数为全身性或局灶性强直-阵挛或阵挛性发作,少数表现为肌阵挛或强直性发作,皆可出现癫痫持续状态。

(3)若脑部病变主要累及额叶底部、颞叶边缘系统,患者主要表现为精神情绪异常,如躁狂、幻觉、失语,以及定向力、计算力与记忆力障碍。伴发热或无热。多种病毒可引起此类表现,但由单纯疱疹病毒引起者最严重,该病毒脑炎的神经细胞内易见含病毒抗原颗粒的包涵体,此时被称为急性包涵体脑炎,常合并惊厥与昏迷,病死率高。

其他还有以偏瘫、单瘫、四肢瘫或各种不自主运动为主要表现者。不少患者可能同时兼有上述多种类型的表现。当病变累及锥体束时出现阳性病理征。

全身症状可为病原学诊断提供线索,如手、足、口特异分布的皮疹提示肠病毒感染,肝、脾及淋巴结肿大提示 EB 病毒、巨细胞感染,西尼罗河病毒感染则可能表现为腹泻和躯干皮肤红斑。

四、辅助检查

(一)脑电图

以弥漫性或局限性异常慢波背景活动为特征,少数伴有棘波、棘-慢复合波。慢波背景活动只能提示异常脑功能,不能证实病毒感染性质。某些患者脑电图也可正常。

(二)脑脊液检查

外观清亮,压力正常或增加。白细胞数正常或轻度增多,分类计数早期可为中性粒细胞为主,之后逐渐转为淋巴细胞为主,蛋白质大多正常或轻度增高,糖含量正常。涂片和培养无细菌发现。

(三)病毒学检查

部分患儿脑脊液病毒培养及特异性抗体检测阳性。恢复期血清特异性抗体滴度高于急性期4 倍以上有诊断价值。可通过 PCR 检测脑脊液病毒 DNA 或 RNA,帮助明确病原。

(四)神经影像学检查

磁共振成像在显示病变方面比 CT 更有优势。可发现弥漫性脑水肿,皮质、基底节、脑桥、小脑的局灶性异常。病变部位 T_2 信号延长,弥散加权时可显示高信号的水分子弥散受限等改变。

五、诊断和鉴别诊断

大多数病毒性脑炎的诊断有赖于排除颅内其他非病毒性感染、瑞氏综合征等急性脑部疾病后确立。少数患者若明确并发于某种病毒性传染病或脑脊液检查证实特异性病毒抗体阳性,可支持颅内病毒性感染的诊断。临床上应注意和下列疾病进行鉴别。

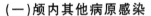

(一)颅内其他病原感染

主要根据脑脊液外观、常规、生化和病原学检查,与细菌性、结核性、隐球菌性脑膜炎鉴别。此外,合并硬膜下积液者支持婴儿细菌性脑膜炎。发现颅外结核病灶和皮肤 PPD 阳性有助于结核性脑膜炎的诊断。

(二)瑞氏综合征

因急性脑病表现和脑脊液无明显异常使两病易混淆,但依据瑞氏综合征无黄疸而肝功能明显异常、起病后 3～5 天病情不再进展、有的患者血糖降低等特点,可与病毒性脑炎鉴别。

(三)其他

可以借助头颅磁共振检查、脑脊液检查、血液免疫学检查等,与急性播散性脑脊髓炎、脑血管病变、脑肿瘤、线粒体脑病、全身性疾病脑内表现(如系统性红斑狼疮)鉴别。

六、治疗

本病无特异性治疗。但由于病程呈自限性,急性期正确的支持与对症治疗是保证病情顺利恢复、降低病死率和致残率的关键。主要治疗原则包括:

(1)维持水、电解质平衡与合理营养供给:对营养状况不良者给予静脉营养或清蛋白。

(2)控制脑水肿和颅内高压,可酌情采用以下方法:①严格限制液体入量;②过度通气,将 $PaCO_2$ 控制于 20～25 kPa;③静脉注射脱水剂,如甘露醇、呋塞米等。

(3)控制惊厥发作:可给予止惊剂,如地西泮、苯巴比妥、左乙拉西坦等。如止惊剂治疗无效,可在控制性机械通气下给予肌肉松弛剂。

(4)呼吸道和心血管功能的监护与支持。

(5)抗病毒药物:阿昔洛韦是治疗单纯疱疹病毒、水痘-带状疱疹病毒的首选药物,每次 5～10 mg/kg,每 8 小时一次;其衍生物更昔洛韦治疗巨细胞病毒有效,每次 5 mg/kg,每 12 小时一次。利巴韦林可能对控制 RNA 病毒感染有效,10 mg/(kg·d),每天 1 次。3 种药物均需连用10～14 天,静脉滴注给药。

七、预后

本病病程大多 2～3 周。多数患者完全恢复。不良预后与病变严重程度、病毒种类(单纯疱疹病毒感染)、患儿年龄(<2 岁幼儿)相关。临床病情重、全脑弥漫性病变者预后差,往往遗留惊厥及智力、运动、心理行为、视力或听力残疾。

(王　辉)

第四节　脑　性　瘫　痪

脑性瘫痪(cerebral palsy,CP)简称脑瘫,亦称 Litter 病,是一组非进行性遗传及后天获得的儿童神经病学疾病,是引起儿童机体运动伤残的主要疾病之一。国外报道,在活产婴儿中脑瘫总体患病率为3.6‰,我国儿童脑瘫患病率为 1.5‰～2.0‰。脑瘫患儿中,男孩多于女孩,男∶女为(1.13～1.57)∶1。

一、病因

本病的致病因素较多,主要病因可分为 3 类。

(一)出生前因素

主要由宫内感染、缺氧、中毒、接触放射线、孕妇营养不良、妊高征及遗传因素等引起的脑发育不良或脑发育畸形。

(二)出生时因素

主要为早产(尤其是<26 周的极早产)、过期产、多胎、低出生体重、窒息、产伤、缺血缺氧性脑病等。

(三)出生后因素

各种感染、外伤、颅内出血、胆红素脑病等。但存在这些致病因素的患儿并非全部发生脑瘫,因此只能将这些因素视为可能发生脑瘫的主要危险因素。

近年来,遗传因素在脑瘫中发病中的作用逐渐被人们所重视。目前,针对脑瘫病因学方面的研究主要是关注胚胎发育生物学领域,重视对受孕前后有关的环境和遗传因素的研究。

二、病理

脑性瘫痪是皮层和皮层下运动神经元网络的障碍,其病理变化与病因有关,可见各种畸形与发育不良。但最常见的还是不同程度的大脑皮质萎缩和脑室扩大,可有神经细胞减少及胶质细胞增生。脑室周围白质软化变性,可由多个坏死或变性区及囊腔形成。胆红素脑病可引起基底节对称性的异常髓鞘形成过多,称为大理石状态。出生时或出生后的损伤以萎缩、软化或脑实质缺损为主。

三、临床表现

(一)基本表现

脑瘫患儿最基本的临床表现是运动发育异常。一般有以下 4 种表现。

1.运动发育落后和主动运动减少

患儿的粗大运动(竖颈、翻身、坐、爬、站立、行走)以及手指的精细动作发育等均落后于同龄正常儿,瘫痪部位肌力降低,主动运动减少。

2.肌张力异常

肌张力异常是脑瘫患儿的特征之一,多数患儿肌张力升高,称之为痉挛型。肌张力低下型则肌肉松软。手足徐动型则表现为变异性肌张力不全。

3.姿势异常

姿势异常是脑瘫患儿非常突出的突出表现,其异常姿势多种多样,异常姿势与肌张力不正常和原始反射延迟消失有关。

4.反射异常

可有多种原始反射消失或延迟,痉挛型脑瘫患儿腱反射活跃或亢进,有些可引出踝阵挛及巴氏征阳性。

(二)临床分型

1.根据瘫痪的不同性质

可分为以下不同类型。

(1)痉挛型:最常见的类型,占全部患儿的 60%~70%。病变累及锥体束,表现为肌张力增高、肢体活动受限。

(2)手足徐动型:约占脑瘫的 20%,主要病变在锥体外系统,表现为难以用意志控制的不自主运动。本型患儿智力障碍一般不严重。

(3)强直型:此型很少见到,病变在锥体外系性,为苍白球或黑质受损害所致。由于全身肌张力显著增高,身体异常僵硬,运动减少。此型常伴有严重智力低下。

(4)共济失调型:病变在小脑,表现为步态不稳,走路时两足间距加宽,四肢动作不协调,上肢常有意向性震颤,肌张力低下,腱反射不亢进。

(5)震颤型:此型很少见。表现为四肢震颤,多为静止震颤。

(6)肌张力低下型:表现为肌张力低下,四肢呈软瘫,自主运动很少,但可引出腱反射。本型常为过渡形式,婴儿期后大多可转为痉挛型或手足徐动型。

(7)混合型:同时存在上述类型中两种或两种以上者称为混合型。其中痉挛型与手足徐动型常同时存在。

2.根据瘫痪受累部位

可分为单瘫(单个上肢或下肢)、偏瘫(一侧肢体)、截瘫(双下肢受累,上肢正常)、双瘫(四肢瘫,下肢重于上肢)、三瘫及双重偏瘫等。

(三)伴随症状或疾病

脑瘫患儿除运动障碍外,常合并其他功能异常。

(1)智力低下:50%~75%的脑瘫患儿合并智力低下,以痉挛型四肢瘫、肌张力低下型、强直型多见,手足徐动型较少见。

(2)10%~40%的脑瘫患儿合并癫痫,以偏瘫、痉挛性四肢瘫患儿多见。

(3)眼部疾病,如斜视、屈光不正、视野缺损、眼球震颤等,发生频率可达 20%~50%。

(4)其他还可有听力障碍、语言障碍、精神行为异常等。

此外,胃食管反流,吸入性肺炎等也较常见。痉挛型患儿还可出现关节脱臼、脊柱侧弯等。

四、辅助检查

(一)运动评估

粗大运动功能测试量表是目前脑瘫患儿粗大运动评估中使用最广泛的量表。

(二)头颅 CT/MRI 检查

脑性瘫痪患儿中最为广泛使用的是 MRI 检查,因为它在区分白色和灰色物质时比 CT 扫描更清楚。70%~90%的患者在 MRI 检查中出现异常。

(三)脑电图检查

对伴有癫痫发作的患儿可明确发作类型,指导治疗。

(四)遗传学检测

血、尿串联质谱,有条件可行基因检测。

五、诊断和鉴别诊断

脑瘫的诊断主要依靠病史及全面的神经系统体格检查。全面查体是脑性瘫痪一个重要的诊断。其诊断应符合以下 2 个条件:①婴儿时期就出现的中枢性运动障碍症状;②除外进行性疾病

(如各种代谢病或变性疾病)所致的中枢性瘫痪及正常儿童一过性发育落后。诊断时应除外其他进行性疾病(各种代谢病或变性疾病)。

六、治疗

主要目的是促进各系统功能的恢复和发育,纠正异常姿势,减轻其伤残程度。

(一)治疗原则

1.早期发现、早期治疗

婴幼儿运动系统处于快速发育阶段,早期发现运动异常,尽快加以纠正,容易取得较好疗效。

2.促进正常运动发育、抑制异常运动和姿势

按儿童运动发育规律,进行功能训练,循序渐进,促使儿童产生正确运动。

3.综合治疗

利用各种有益的手段对患儿进行全面、多样化的综合治疗,除针对运动障碍进行治疗外,对合并的语言障碍、智力低下、癫痫、行为异常也需进行干预。还要培养患儿对日常生活、社会交往及将来从事某种职业的能力。

4.家庭训练与医师指导相结合

脑瘫的康复是个长期的过程,患儿父母必须树立信心,在医师指导下,学习功能训练手法,坚持长期治疗。

(二)功能训练

1.躯体训练

主要训练粗大运动,特别是下肢的功能,利用机械的、物理的手段,针对脑瘫所致的各种运动障碍及异常姿势进行的一系列训练,目的在于改善残存的运动功能,抑制不正常的姿势反射,诱导正常的运动发育。

2.技能训练

训练上肢和手的功能,提高日常生活能力并为以后的职业培养工作能力。

3.语言训练

包括发音训练、咀嚼吞咽功能训练等。有听力障碍者应尽早配置助听器,有视力障碍者也应及时纠正。

(三)矫形器的应用

在功能训练中,常常需用一些辅助器和支具,矫正患儿异常姿势、抑制异常反射。

(四)手术治疗

主要适用于痉挛型脑瘫患儿,目的在于矫正畸形、改善肌张力、恢复或改善肌力平衡。如跟腱延长术。

(五)药物治疗

目前尚未发现治疗脑瘫的特效药物,但有些对症治疗的药物可以选用,如可试用小剂量苯海索(安坦)缓解手足徐动型的多动,改善肌张力。苯二氮䓬类药物对于缓解痉挛有一定效果。

(六)其他方法

如针灸、电疗、中药等治疗,对脑瘫的康复也可能有益处。早期的社会和心理服务,对家长和孩子至关重要。

（袁本泉）

第五节 惊 厥

惊厥是小儿时期常见的症状,小儿惊厥的发生率是成人的 10～15 倍,是儿科重要的急症。其发生是由于大脑神经元的异常放电引起。临床上多表现为突然意识丧失,全身骨骼肌群阵挛性或强直性或局限性抽搐,一般经数秒至数分钟后缓解,若惊厥时间超过 30 分钟或频繁惊厥中间无清醒者,称之为惊厥持续状态。50% 惊厥持续状态发生于 3 岁以内,特别在第一年内最常见。惊厥性癫痫持续所致的惊厥性脑损伤与癫痫发生为 4%～40%。

一、病因

(一)有热惊厥(感染性惊厥)

感染性惊厥多数伴有发热,但严重感染及某些寄生虫脑病可以不伴发热。感染性病因又分为颅内感染与颅外感染。

1.颅内感染

各种病原如细菌、病毒、隐球菌、原虫和寄生虫等所致的脑膜炎、脑炎。惊厥反复发作,年龄越小,越易发生惊厥。常有发热与感染伴随症状、颅内压增高或脑实质受损症状。细菌性脑膜炎、病毒性脑膜炎及病毒性脑炎常急性起病;结核性脑膜炎多亚急性起病,但婴幼儿时期可急性起病,进展迅速,脑神经常常受累;隐球菌脑膜炎慢性起病,头痛明显并逐渐加重;脑寄生虫病特别是脑囊虫病往往以反复惊厥为主要表现。体格检查可发现脑膜刺激征及锥体束征阳性。脑脊液及脑电图等检查异常帮助诊断,特别是脑脊液检查、病原学检测、免疫学及分子生物学检查帮助明确可能的病原。

2.颅外感染

(1)热性惊厥:为小儿惊厥最常见的原因,其发生率 4%～8%。热性惊厥是指婴幼儿时期发热 38 ℃以上的惊厥,而无中枢神经系统感染、水及电解质紊乱等异常病因所致者。目前仍使用 1983 年全国小儿神经病学专题讨论会诊断标准:好发年龄为 4 个月～3 岁,复发年龄不超过 6 岁;惊厥发作在体温骤升 24 小时内,发作次数为 1 次;表现为全身性抽搐,持续时间在 10～15 分钟内;可伴有呼吸道或消化道等急性感染,热性惊厥也可发生在预防接种后。神经系统无异常体征,脑脊液检查无异常,脑电图 2 周内恢复正常,精神运动发育史正常,多有家族病史。以上典型发作又称之为单纯性热性惊厥。部分高热惊厥临床呈不典型发作表现,称之为复杂性高热惊厥:24 小时内反复多次发作;发作惊厥持续时间超过 15 分钟以上;发作呈局限性,或左右明显不对称。清醒后可能有神经系统异常体征。惊厥停止 7 天后脑电图明显异常。某一患儿具有复杂性高热惊厥发作的次数越多,今后转为无热惊厥及癫痫的危险性越大。

自贡会议明确指出凡发生以下疾病中的发热惊厥均不要诊断为高热惊厥:①中枢神经系统感染;②中枢神经系统疾病(颅脑外伤、出血、占位性病变、脑水肿和癫痫发作);③严重的全身性代谢紊乱,如缺氧、水和电解质紊乱、内分泌紊乱、低血糖、低血钙、低血镁、维生素缺乏及中毒等;④明显的遗传性疾病、出生缺陷、神经皮肤综合征(如结节性硬化)、先天性代谢异常(如苯丙酮尿症)及神经结节苷脂病;⑤新生儿期惊厥。

(2)中毒性脑病:颅外感染所致中毒性脑病常见于重症肺炎、中毒性菌痢,以及败血症等急性感染过程中出现类似脑炎的表现,但并非病原体直接侵入脑组织。惊厥的发生为脑缺氧、缺血、水肿或细菌毒素直接作用等多因素所致。这种惊厥的特点是能找到原病症,且发生在原发病的极期,惊厥发生次数多,持续时间长,常有意识障碍,脑脊液检查基本正常。

(二)无热惊厥(非感染性惊厥)

1.颅内疾病

小儿时期原发性癫痫最为多见。其他还有颅内出血(产伤、窒息、外伤或维生素缺乏史),颅脑损伤(外伤史),脑血管畸形,颅内肿瘤,脑发育异常(脑积水、颅脑畸形),神经皮肤综合征,脑炎后遗症及脑水肿等。

2.颅外疾病

(1)代谢异常:如低血钙、低血糖、低血镁、低血钠、高血钠、维生素 B_1 和维生素 B_6 缺乏症,均是引起代谢紊乱的病因并有原发疾病表现。

(2)遗传代谢疾病:如苯丙酮尿症、半乳糖血症、肝豆状核变性及黏多糖病等,较为少见。多有不同疾病的临床特征。

(3)中毒性因素:如药物中毒(中枢兴奋药、氨茶碱、抗组胺类药物、山道年、异烟肼、阿司匹林、安乃近及氯丙嗪)、植物中毒(发芽马铃薯、白果、核仁、蓖麻子及地瓜子等)、农药中毒(有机磷农药如 1605、1509、敌敌畏、敌百虫、乐果、666 及 DDT 等)、杀鼠药及有害气体中毒等。接触毒物史及血液毒物鉴定可明确诊断。

(4)其他:全身性疾病如高血压脑病、阿-斯综合征和尿毒症等,抗癫痫药物撤退,预防接种如百白破三联疫苗等均可发生惊厥。

二、临床表现

小儿惊厥多表现为全身性发作,患儿意识丧失,全身骨骼肌不自主、持续地强直收缩,或有节律的阵挛性收缩;也可表现为部分性发作,神志清楚或意识丧失,局限于单个肢体、单侧肢体半身性惊厥,有时半身性惊厥后产生暂时性肢体瘫痪,称为 Todd 麻痹。小婴儿,特别是新生儿惊厥表现不典型,可表现为阵发性眨眼、眼球转动、斜视、凝视或上翻,面肌抽动似咀嚼、吸吮动作,口角抽动,也可以表现为阵发性面部发红、发绀或呼吸暂停而无明显的抽搐。

三、诊断

惊厥是一个症状,通过仔细的病史资料、全面的体格检查及必要的实验室检查,以尽快明确惊厥的病因是感染性或非感染性,原发病在颅内还是在颅外。

(一)病史

有无发热及感染伴随症状,了解惊厥的特点,惊厥发作是全身性还是局限性、惊厥持续时间、有否意识障碍及大小便失禁,有否误服毒物或药物史。出生时有否窒息抢救史或新生儿期疾病史。既往有否类似发作史。家族中有否惊厥患者。联系发病年龄及发病季节综合考虑。①新生儿时期惊厥发作常见于缺氧缺血性脑病、颅内出血、颅脑畸形、低血糖、低血钙、低血镁、低血钠、高血钠、化脓性脑膜炎、破伤风及高胆红素血症等;②婴儿时期惊厥常见于低血钙、化脓性脑膜炎、热性惊厥(4 个月后)、中毒性脑病、低血糖及头部跌伤等;③幼儿及年长儿惊厥常见于癫痫、颅内感染、中毒性脑病及头部外伤等。

(二)体格检查

惊厥发生时注意生命体征 T、R、HR、BP、意识状态及神经系统异常体征、头围测量。检查有否颅内压增高征(前囟是否紧张与饱满,颅缝是否增宽)、脑膜刺激征和阳性神经征,以及全身详细的体格检查,如皮肤有无瘀点、瘀斑,肝、脾是否肿大。有否牛奶咖啡斑、皮肤脱失斑或面部血管瘤;有否毛发或头部畸形;并观察患儿发育进程是否迟缓以帮助明确病因。

(三)实验室检查

(1)血、尿、粪三大常规,有助于中毒性菌痢及尿路感染等感染性疾病诊断。

(2)血生化检查,如钙、磷、钠、钾、肝、肾功能帮助了解有否代谢异常,所有惊厥病例均检查血糖,了解有否低血糖。

(3)选择血、尿、粪及脑脊液等标本培养明确感染病原。

(4)毒物及抗癫痫药物浓度测定。

(5)疑颅内病变,选择腰椎穿刺、眼底检查、头颅B超及脑电图等检查。神经影像学检查的指征为局灶性发作、异常神经系统体征及怀疑颅内病变时;疑外伤颅内出血时,首选头颅CT;疑颅内肿瘤、颞叶病变、脑干及小脑病变和陈旧性出血时,首选MRI。

四、治疗

(一)一般治疗

保持气道通畅,及时清除咽喉部分泌物;头部侧向一侧,避免呕吐物及分泌物吸入呼吸道;吸氧以减少缺氧性脑损伤发生;退热,应用物理降温或药物降温;保持安静,避免过多的刺激。要注意安全,以免外伤。

(二)止痉药物

首选静脉或肌内注射途径。

1.地西泮

地西泮为惊厥首选用药,1～3分钟起效,每次0.2～0.5 mg/kg(最大剂量10 mg),静脉推注,注入速度为1.0～1.5 mg/min,作用时间5～15分钟,必要时每15～30分钟可重复使用2～3次。过量可致呼吸抑制及低血压;勿肌内注射,因吸收慢,难以迅速止惊。

2.劳拉西泮

劳拉西泮与蛋白结合含量仅为地西泮的1/6,入脑量随之增大,止惊作用显著加强。因外周组织摄取少,2～3分钟起效,止惊作用可维持12～24小时。首量0.05～0.1 mg/kg,静脉注射,注速1 mg/min(每次极量4 mg),必要时可15分钟后重复一次。降低血压及抑制呼吸的不良反应比地西泮小而轻,为惊厥持续状态首选药。国内尚未广泛临床应用。

3.氯硝西泮

惊厥持续状态首选用药,起效快,作用比地西泮强5～10倍,维持时间长达24～48小时。剂量为每次0.03～0.10 mg/kg,每次极量10 mg,用原液或生理盐水稀释静脉推注,也可肌内注射。12～24小时可重复。呼吸抑制发生较少,但有支气管分泌物增多和血压下降等不良反应。

4.苯巴比妥

脂溶性低,半衰期长,起效慢,静脉注射15～20分钟开始见效,作用时间24～72小时。多在地西泮用药后,首次剂量10 mg/kg,若首选止惊用药时,应尽快饱和用药,即首次剂量15～20 mg/kg,在12小时后给维持量每天4～5 mg/kg,静脉(注速为每分钟0.5～1.0 mg/kg)或肌内注射。较易出现呼吸抑制和心血管系统异常,尤其是在合用地西泮时。新生儿惊厥常常首选苯巴比妥,起效较快,疗效可靠,不良反应也较少。

5.苯妥英钠

苯妥英钠为惊厥持续状态的常见药,可单用,或一开始就与地西泮合用,或作为地西泮奏效后的维持用药,或继用于地西泮无效后,效果均好。宜用于部分性发作惊厥持续状态或脑外伤惊厥持续状态。对婴儿安全性也较大。负荷量 $15\sim20$ mg/kg(注速每分钟 $0.5\sim1.0$ mg/kg),$10\sim30$ 分钟起效,$2\sim3$ 小时后方能止惊,必要时,$2\sim3$ 小时后可重复一次,作用维持 $12\sim24$ 小时,12 小时后给维持量每天 5 mg/kg,静脉注射,应密切注意心率、心律及血压,最好用药同时进行心电监护。Fosphenytoin为新的水溶性苯妥英钠药物,在体内转化成苯妥英钠,两药剂量可换算,血压及心血管不良反应相近,但局部注射的反应如静脉炎和软组织损伤在应用 Fosphenytoin 时较少见。

6.丙戊酸

目前常用为丙戊酸钠。对各种惊厥发作均有效,脂溶性高,迅速入脑,首剂 $10\sim15$ mg/kg,静脉推注,以后每小时 $0.6\sim1.0$ mg/kg 滴注,可维持 24 小时,注意肝功能随访。

7.灌肠药物

当静脉用药及肌内注射无效或无条件注射时选用直肠保留灌肠:5%副醛每次 $0.3\sim0.4$ mL/kg;10%水合氯醛每次 $0.3\sim0.6$ mL/kg;其他脂溶性药物如地西泮和氯硝西泮、丙戊酸钠糖均可使用。

8.严重惊厥不止者考虑其他药物或全身麻醉药物

(1)咪达唑仑静脉注射每次 $0.05\sim0.2$ mg/kg,$1.5\sim5.0$ 分钟起效,作用持续 $2\sim6$ 小时,不良反应同地西泮。

(2)硫喷妥钠每次 $10\sim20$ mg/kg,配制成 $1.25\%\sim2.5\%$ 溶液,先按 5 mg/kg 静脉缓注、余者静脉滴速为 2 mg/min,惊厥控制后递减滴速,应用时需严密监制呼吸、脉搏、瞳孔、意识水平及血压等生命体征。

(3)异丙酚负荷量为 3 mg/kg,维持量为每分钟 100 μg/kg,近年来治疗难治性惊厥获得成功。

(4)对难治性惊厥持续状态,还可持续静脉滴注苯巴比妥 $0.5\sim3.0$ mg/(kg·h),或地西泮 2 mg/(kg·h),或咪达唑仑,开始 0.15 mg/kg,然后 $0.5\sim1.0$ μg/(kg·min)。

(三)惊厥持续状态的处理

惊厥持续状态的预后不仅取决于不同的病因、年龄及惊厥状态本身的过程,还取决于可能出现的危及生命的病理生理改变,故治疗除有效选择抗惊厥药物治疗外,还强调综合性治疗措施:①20%甘露醇每次 $0.5\sim1.0$ g/kg 静脉推注,每 $4\sim6$ 小时 1 次;或复方甘油 $10\sim15$ mL/kg 静脉滴注,每天 2 次,纠正脑水肿。②25%葡萄糖 $1\sim2$ g/kg,静脉推注或 10%葡萄糖静脉注射,纠正低血糖,保证氧及葡萄糖的充分供应,是治疗惊厥持续状态成功的基础。③5% $NaHCO_3$ 5 mL/kg,纠正酸中毒。④防止多系统损害:如心肌损害、肾衰竭、急性肺水肿及肺部感染。⑤常规给予抗癫痫药物治疗 2 年以上。

(四)病因治疗

尽快找出病因,采取相应的治疗。积极治疗颅内感染;纠正代谢失常;对复杂性热性惊厥可预防性用药,每天口服苯巴比妥 3 mg/kg,或口服丙戊酸钠每天 $20\sim40$ mg/kg,疗程数月至 $1\sim2$ 年,以免复发;对于癫痫患者强调规范用药。

(袁本泉)

第六节　脑　脓　肿

脑脓肿是指各种病原菌侵入颅内引起感染,并形成脓腔,是颅内一种严重的破坏性疾病。脑脓肿由于其有不同性质的感染、又生长于不同部位,故临床上表现复杂,患者可能是婴幼儿或老年,有时有危重的基础疾病,有时又有复杂的感染状态,因此,对脑脓肿的判断,采用什么方式治疗,以何种药物干扰菌群等,许多问题值得探讨。

一、流行病学趋向

在 21 世纪开始之初,有人将波士顿儿童医院的神经外科资料,对比了 20 年前脑脓肿的发病、诊断和疗效等一些问题,研究其倾向性的变化。他们把 1981－2000 年的 54 例脑脓肿和1945－1980 年的病例特点进行了比较,发现婴儿病例从 7％增加到 22％,并证实以前没有的枸橼酸杆菌和真菌性脑脓肿,前者现在见于新生儿,后者则是免疫抑制患者脑脓肿的突出菌种。过去的鼻窦或耳源性脑脓肿从 26％下降到现在的 11％,总的病死率则呈平稳下降,从 27％降至 24％。

这些倾向性变化从 Medline 2006 年 9 月的前 5 年得到证实,过去罕见的诺卡菌脑脓肿、曲霉菌脑脓肿,而免疫缺陷(AIDS)患者的神经系统弓形虫病则报道更多,其中少数也形成脑脓肿,甚至多发性脑脓肿。这表明一些原属于机会性或条件性致病菌(病原生物)现在变得更为活跃。另一方面在广谱抗生素和激素的广泛使用中,耐药人群普遍增加,同时,大量消耗病、恶性病患者的免疫功能受损、吸毒人群增加等,脑脓肿的凶险因素在增加,脑脓肿菌群变化的概率也在上升。

二、病原学

(一)脑脓肿病菌的变化

脑脓肿的病原生物虽有细菌、真菌和原虫,但主要病原是细菌。在过去 50 年中,脑脓肿的致病菌有较大的变化,抗生素应用以前,金黄色葡萄球菌占 25％～30％,链球菌占 30％,大肠埃希菌占 12％。20 世纪 70 年代葡萄球菌感染下降,革兰阴性杆菌上升,细菌培养阴性率 50％以上。认为此结果与广泛应用抗生素控制较严重的葡萄球菌感染有关。国内的这方面变化也类似。天津科研人员调查,从1980－2000 年的细菌培养阳性率依次为链球菌 32％,葡萄球菌 29％,变形杆菌 28％,与 1952－1979 年的顺序正好相反,主要与耳源性脑脓肿减少有关。

其次,20 世纪 80 年代以来厌氧菌培养技术提高,改变了过去 50％培养阴性的结果。北京研究人员曾统计脑脓肿 16 例,其中厌氧菌培养阳性 9 例,未行厌氧菌培养 7 例,一般细菌培养都阴性。厌氧菌培养需及时送检,注意检验方法。目前,实际培养阳性率仍在 48％～81％。

(二)原发灶与脑脓肿菌种的关系

原发灶的病菌是脑脓肿病菌的根源。脑脓肿的菌种繁多,南非最近一组 121 例脓液培养出细菌33 种,50％混合型。但各种原发灶的病菌有常见的范围。耳鼻源性脑脓肿以链球菌和松脆拟杆菌多见;心源性则以草绿色链球菌、厌氧菌、微需氧链球菌较多;肺源性多见的是牙周梭杆菌、诺卡菌和拟杆菌;外伤和开颅术后常是金黄色葡萄球菌、表皮葡萄球菌及链球菌。事实上,混

217

合感染和厌氧感染各占30％～60％。

(三)病原体入颅途径和脑脓肿定位规律

见表7-2。

表7-2 原发灶、病原体、入颅途径及脑脓肿定位

原发灶、感染途径	主要病菌	脑脓肿主要定位
一、邻近接触为主		
1.中耳、乳突炎;邻近接触;血栓静脉炎逆行感染	需氧或厌氧链球菌;松脆拟杆菌(厌氧);肠内菌丛	颞叶(多)、小脑(小)(表浅、单发多);远隔脑叶或对侧
2.筛窦、额窦炎(蝶窦炎)	链球菌;松脆拟杆菌(厌氧);肠菌、金葡、嗜血杆菌	额底、额板(垂体、脑干、颞叶)
3.头面部感染(牙、咽、皮窦)(骨髓炎等)	混合性,牙周梭杆菌;松脆拟杆菌(厌氧);链球菌	额叶多(多位)
二、远途血行感染		
1.先天性心脏病(心内膜炎)	草绿链球菌,厌氧菌;微需氧链球菌(金葡、溶血性链球菌)	大脑中动脉分布区(可见各种部位)深部,多发,囊壁薄
2.肺源性感染(支扩、脓胸等)	牙周梭杆菌、放线菌拟杆菌、链球菌星形诺卡菌	同上部位
3.其他盆腔、腹腔脓肿	肠菌、变形杆菌混合	同上部位
三、脑膜开放性感染		
1.外伤性脑脓肿	金葡、表皮葡萄球菌	依异物、创道定位
2.手术后脑脓肿	链球菌、肠内菌群,梭状芽孢杆菌	CSF瘘附近
四、免疫源性脑脓肿		
1.AIDS、恶性病免疫抑制治疗等	诺卡菌、真菌、弓形虫、肠内菌群	似先心病
2.新生儿	枸橼酸菌、变形杆菌	单或双额(大)
五、隐源性脑脓肿	链、葡、初油酸菌	大脑、鞍区、小脑

1.邻近结构接触感染

(1)耳源性脑脓肿:中耳炎经鼓室盖、鼓窦、乳突内侧硬膜板入颅,易形成颞叶中后部、小脑侧叶前上部脓肿最为多见。以色列一组报道,15年28例中耳炎的颅内并发症8种,依次是脑膜炎、脑脓肿、硬膜外脓肿、乙状窦血栓形成、硬膜下脓肿、静脉窦周脓肿、横窦和海绵窦血栓形成。表明少数可通过逆行性血栓性静脉炎,至顶叶、小脑蚓部或对侧深部白质形成脓肿。

(2)鼻窦性脑脓肿:额窦或筛窦炎易引起硬膜下或硬膜外脓肿,或额极、额底脑脓肿。某医院1例小儿筛窦炎引起双眶骨膜下脓肿,后来在MRI检查发现脑脓肿,这是局部扩散和逆行性血栓性静脉炎的多途径入颅的实例。蝶窦炎偶尔可引起垂体、脑干、颞叶脓肿。

(3)头面部感染引起:颅骨骨髓炎、先天性皮窦、筛窦骨瘤、鼻咽癌等可直接伴发脑脓肿;牙周脓肿、颌面部蜂窝织炎、腮腺脓肿等可以通过面静脉与颅内的吻合支;板障静脉或导血管的逆行感染入颅。斯洛伐尼亚1例患者换乳牙时自行拔除,导致了脑脓肿。

2.远途血行感染

(1)细菌性心内膜炎:由菌栓循动脉扩散入颅。

（2）先天性心脏病：感染栓子随静脉血不经肺过滤而直接入左心转入脑。

（3）发绀型心脏病：易有红细胞增多症，血黏度大，感染栓子入脑易于繁殖。此类脓肿半数以上为多发、多房，少数呈痫性，常在深部或大脑各叶，脓肿相对壁薄，预后较差。

（4）肺胸性感染：如肺炎、肺脓肿、支气管扩张、脓胸等，其感染栓子扩散至肺部毛细血管网，可随血流入颅。

（5）盆腔脓肿：可经脊柱周围的无瓣静脉丛，逆行扩散到椎管内静脉丛再转入颅内。最近，柏林1例肛周脓肿患者，术后1周出现多发性脑脓肿，探讨了这一感染途径。

3.脑膜开放性感染

外伤性脑脓肿和开颅术后脑脓肿属于这一类。外伤后遗留异物或脑脊液瘘时，偶尔会并发脑脓肿，常位于异物处、脑脊液瘘附近或在创道的沿线。

4.免疫源性脑脓肿

自从1981年发现AIDS的病原以来，其普遍流行的程度不断扩大，影响全球。一些AIDS患者继发的机会性感染，特别是细菌、真菌、放线菌以及弓形虫感染造成的单发或多发性脑脓肿，日渐增多，已见前述。这不仅限于AIDS，许多恶性病和慢性消耗病如各种白血病、中晚期恶性肿瘤、重型糖尿病、顽固性结核病等，其机体的免疫力低下，尤其在城市患者的耐药菌种不断增加，炎症早期未能控制，导致脑脓肿形成的观察上升。

5.隐源性脑脓肿

临床上找不到原发灶。此型有增加趋势。天津一组长期对照研究，本型已从过去10％上升到42％，认为与抗生素广泛应用和标本送检中采取、保存有误。一般考虑还是血源性感染，只是表现隐匿。另外，最近欧美、亚洲都有一些颅内肿瘤伴发脑脓肿的报道，似属隐源性脑脓肿。

鞍内、鞍旁肿瘤合并脓肿，认为属窦源性；矢状窦旁脑肿瘤，暗示与窦有关；1例颞极脑膜瘤的瘤内、瘤周白质伴发脓肿，术后培养出B型链球菌和冻链球菌，与其最近牙槽问题有关，可能仍为血行播散；小脑转移癌伴发脓肿，曾有2例分别培养出初油酸菌、凝固酶阴性型葡萄球菌，其中1例，尸检证实为肺癌。

三、病理学

脑脓肿的形成在细菌毒力不同有很大差异。史坦福大学的Britt Enrmann等分别以需氧菌（α-溶血性链球菌）和厌氧混合菌群（松脆拟杆菌和能在厌氧条件下生长的表皮葡萄球菌）做两种实验研究，并以人的脑脓肿结合CT和临床进行系统研究。认为脑肿瘤的分期是自然形成将各期紧密相连而重点有别，但影响因素众多，及早而有效的药物可改变其进程。

（一）需氧菌脑脓肿

1.脑炎早期（1～3天）

化脓性细菌接种后，出现局限性化脓性脑炎，血管出现脓性栓塞，局部炎性浸润，中心坏死，周围水肿，周围有新生血管。第3天CT强化可见部分性坏死。临床以急性炎症突出，卧床不起。

2.脑炎晚期（4～9天）

坏死中心继续扩大，炎性浸润以吞噬细胞，第5天出现成纤维细胞，并逐渐成网包绕坏死中心。第7天周围新生血管增生很快，围绕着发展中的脓肿。CT第5天可见强化环，延迟CT，10～15分钟显强化结节。临床有缓解。

3.包囊早期(10～13 天)

10 天形成薄囊,脑炎减慢,新生血管达最大程度,周围水肿减轻,反应性星形细胞增生,脓肿孤立。延迟 CT 的强化环向中心弥散减少。

4.包囊晚期(14 天以后)

包囊增厚,囊外胶质增生显著,脓肿分 5 层:①脓腔。②成纤维细胞包绕中心。③胶原蛋白囊。④周围炎性浸润及新生血管。⑤星形细胞增生,脑水肿。延迟强化 CT 增强剂不弥散入脓腔。临床突显占位病变。

(二)厌氧性脑脓肿

从厌氧培养的专门技术发现,脑脓肿的脓液中厌氧菌的数量大大超过需氧菌。松脆拟杆菌是最常见的责任性厌氧菌,是一个很容易在人体内形成脓肿和造成组织破坏的细菌。过去从鼻副窦、肺胸炎症、腹部炎症所造成的脑脓肿中分离出此细菌,但最多是从耳源性脑脓肿中分离出来的,其毒力很大,显然不同于上述需氧性链球菌。

1.脑炎早期(1～3 天)

这一厌氧混合菌组接种实验动物后,16 只狗出现致命感染,是一种暴发性软脑膜炎,甚至到晚期都很重。其中 25％是广泛性化脓性脑炎,其邻近坏死中心的血管充血及血管周围出血,或血栓形成,周围积存富含蛋白的浆液及脑炎早期的脑坏死和广泛脑水肿。

2.脑炎晚期(4～9 天)

接着最不同的是坏死,很快,脑脓肿破入脑室占 25％(4～8 天),死亡率达 56％(9/16),这在过去链球菌性脑脓肿的模型中未曾见到,表明其危害性和严重性。

3.包囊形成(10 天以后)

虽然在第 5 天也出现成纤维细胞,但包囊形成明显延迟,3 周仍是不完全性包囊,CT 证实,故研究人员在包囊形成阶段不分早晚期,研究的关键是失控性感染。另外,松脆拟杆菌属内的几个种,能产生 8-内酰胺酶,可以抗青霉素,应引起临床医师的重视。

四、临床表现

脑脓肿的症状和体征差别很大,与原发病的病情、脑脓肿的病期、脑脓肿的部位、数目、病菌的毒力,宿主的免疫状态均有关。

(一)原发病的变化

脑脓肿都是在常见原发病的基础上产生的,故在耳咽鼻喉、头面部、心、肺及其他部位的感染,或脓肿后出现脑膜刺激症状,就应提高警惕,特别应该引起重视的如原来流脓的中耳炎突然停止流脓,应注意发生有脓入颅内的可能性。

(二)急性脑膜脑炎症状

任何脑脓肿都是从脑膜脑炎开始,最早可表现为头痛伴发高热,甚至寒战等全身不适和颈部活动受限。突出的头痛可占 70％～95％,常为病侧更痛,局部叩诊时有定位价值,更多的是全头痛,药物难以控制。半数患者可伴颅内压增高,表现尚有恶心、呕吐。常有嗜睡和卧床不起。

(三)脑脓肿的局灶征

在脑脓肿取代脑膜脑炎的过程中,体温下降,精神好转,不数天,因脓肿的扩大,又再次卧床不起。一方面头痛加重、视盘水肿、烦躁或反应迟钝;另一方面局灶性神经体征突出,50％～80％出现偏瘫、语言障碍、视野缺损、锥体束征或共济失调的小脑病变特征。依脓肿所在部位突出相应额、顶、枕、颞的局灶征,少部分患者出现癫痫,极少数脑干脓肿可表现在本侧脑神经麻痹、对侧锥体束征。发生率依次为脑桥、中脑、延脑。近年增多的不典型"瘤型"脑脓肿可达14%,过去起伏两周的病期,可延缓至数月,大部分被误诊为胶质瘤,值得注意。

(四)脑脓肿的危象

1.脑疝综合征

脑疝是脑脓肿危险阶段的临界信号,都是脑脓肿增大到一定体积时脑组织横形或纵形移位,脑干受压使患者突然昏迷或突然呼吸停止而致命。关键是及早处理脑脓肿,识别先兆症状和体征,避免使颅内压增高的动作,避免不适当的操作,特别要严密和善于观察意识状态。必要时应积极锥颅穿刺脓肿或脑室,迅速减压。

2.脑脓肿破裂

脑脓肿的脑室面脓肿壁常较薄,在不适当的穿刺,或穿透对侧脓壁,或自发性破裂,破入脑室或破入蛛网膜下腔,出现反应时,立即头痛、高热、昏迷、角弓反张等急性室管膜炎或脑膜炎,应及时脑室外引流,积极抢救,以求逆转症状。

五、特殊检查

(一)CT和MRI检查

(1)脑炎早晚期(不足9天)。①CT平扫:1～3天,就出现低密度区,但可误为正常。重复CT见低密度区扩大。CT增强:3天后即见部分性强化环。②MRI长T_2的高信号较长T_1的低信号水肿更醒目。4～9天,CT见显著强化环。延迟CT(30～60秒)强化剂向中心弥散,小的脓肿显示强化结节。

(2)包囊晚期(超过10天):CT平扫,低密度区边缘可见略高密度的囊壁,囊外为水肿带。MRI T_1见等信号囊壁,囊壁内外为不同程度的长T_1;T_2的低信号囊壁介于囊壁内外的长T_2之间,比CT清晰。CT增强,见强化囊壁包绕脓腔;延迟CT(30～60秒),强化环向中央弥散减少,14天以后不向中央弥散。T_1用Gd-DTPA增强时,强化囊壁包囊绕脓腔比CT反差更明显。

(3)人类脑脓肿的CT模式:早年8例不同微生物所致人类脑脓肿的CT模式可供参考。上述图形各取自系列CT扫描之一,但处于脑脓肿的不同阶段。①不同微生物:细菌性脑脓肿(A、D、E、G、H);真菌性脑脓肿(C、F);原虫性脑脓肿(B)。②不同时期:脑炎早期(A、B、C);脑炎晚期(D);包囊早期(E、F);包囊晚期(G、H)。③不同数量:单发脑脓肿(D～G);多发脑脓肿(A～C、H)。④各种脑脓肿:星形诺卡菌脑脓肿(A);弓形虫性脑脓肿(B);曲霉菌脑脓肿(C);肺炎球菌脑脓肿(D);微需氧链球菌脑脓肿(E);红花尖镰孢霉菌脑脓肿(F);牙周梭杆菌脑脓肿(G);分枝杆菌,绿色链球菌,肠菌性多发性后颅凹脑脓肿(H)。

(二)DWI及MRS检查

(1)弥散加权磁共振扫描(DWI):脑脓肿的诊断有时与囊性脑瘤混淆。近年来,有多篇报道用DWI来区别。土耳其一组研究人员收集脑脓肿病例19例,其中4例DWI是强化后高信号,由于水分子在脓液和囊液的弥散系数(ADC)明显不同,脓液的ADC是低值,4例平均为(0.76 ± 0.12)mm/s;8例囊性胶质瘤和7例转移瘤的DWI是低信号,ADC是高值,分别为(5.51 ± 2.08)mm/s和(4.58 ± 2.19)mm/s,$(P=0.003)$。当脓液被引流后ADC值升高,脓肿复发时ADC值又降低。

(2)磁共振波谱分析(MRS):这是利用磁共振原理测定组织代谢产物的技术。脑脓肿和囊肿都可以检出乳酸,许多氨基酸是脓液中粒细胞释放蛋白水解酶,使蛋白水解成的终产物;而胆碱又是神经脂类的分解产物,因此,MRS检出后两种即标志着脓肿和肿瘤的不同成分。印度一组研究显示:42例脑部环状病变,用DWI、ADC和质子MRS(PMRS)检查其性质。结果,29例脑脓肿的ADC低值小于(0.9 ± 1.3)mm/s,PMRS出现乳酸峰和其他氨基酸峰(琥珀酸盐、醋酸盐、丙氨酸等);另23例囊性肿瘤的ADC高值(1.7 ± 3.8)mm/s,PMRS出现乳酸峰及胆碱峰,表明脓肿和非脓肿显然不同。

(三)其他辅助检查

(1)周围血常规:白细胞计数、血沉、C反应蛋白升高,属于炎症。

(2)脑脊液:白细胞轻度升高;蛋白升高显著是一特点。有细胞蛋白分离趋势。

(3)X线CR片:查原发灶。过去应用的脑血管造影、颅脑超声波、同位素扫描等现已基本不用。

六、诊断及鉴别诊断

典型的脑脓肿诊断不难,一个感染的病史,近期有脑膜脑炎的过程,发展到颅内压增高征象和局灶性神经体征,加上强化头颅CT和延时CT常可确诊。必要时可做颅脑MRI及Gd-DTPA强化。对"瘤型"脑脓肿,在条件好的单位可追加DWI、MRS进一步区别囊型脑瘤。条件不够又病情危重则有赖于直接穿刺或摘除,以达诊治双重目标。脑结核瘤,都有脑外结核等病史,可以区别。耳源性脑积水、脓性迷路炎都有耳部症状,无脑病征,CT无脑病灶。疱疹性局限性脑炎,有时突然单瘫,CT可有低密度区,但范围较脓肿大,CSF以淋巴增高为主,无中耳炎等病灶,必要时活检区别。

鉴于病原体的毒力、形成脑脓肿快慢、患者的抵抗力等有很大差异,特别是近年一些流行病学的新动向,简单介绍几种特殊类型的脑脓肿,便于加深对某些特殊情况的考虑和鉴别。

(一)硬脑膜下脓肿

脑膜瘤是脑瘤的一种,硬脑膜下脓肿也应该是脑脓肿的一种,但毕竟脓肿是在硬膜下腔,由于这一解剖特点脓液可在腔内自由发展,其速度更快,常是暴发性临床表现,很快恶化,在1949年前悉数死亡,是脑外科一种严重的急症。

硬膜下脓肿2/3由鼻窦炎引起,多见于儿童。最近,澳洲一组报道显示10年内颅内脓肿46例,儿童硬膜下脓肿20例(43%),内含同时伴脑脓肿者4例。

典型症状是鼻窦炎、发热、神经体征的三联征。鼻窦炎所致者眶周肿胀$(P=0.005)$和畏光$(P=0.02)$。意识变化于24～48小时占一半,头痛、恶心、呕吐常见,偏瘫、失语、局限性癫痫突出,易发展到癫痫持续状态,应迅速抗痫,否则患儿很快恶化。诊断基于医师的警觉,CT可能漏诊,MRI冠状位、矢状位能见颅底和突面的新月形T_2高信号灶更为醒目。英国66例的经验主张开颅清除,基于:①开颅存活率高,该开颅组91%存活,钻颅组52%存活。②钻颅残留脓多,他们在13例尸检中6例属于鼻窦性,其中双侧3例,在纵裂、枕下、突面、基底池周围4个部位残留脓各1例。另1例耳源性者脓留于颅底、小脑脑桥角和多种部位。③开颅便于彻底冲洗,他们提出,硬膜下脓液易凝固,超50%是厌氧菌和微需氧链球菌混合感染,含氯霉素1 g/50 mL的生理盐水冲洗效果较好。另外,有医师认为症状出现后72小时内手术者,终残只10%;而72小时以后手术者,70%非残即死。有一种"亚急性术后硬膜下脓肿",常在硬膜下血肿术后伴发感染,相当少见。

(二)儿童脑脓肿

儿童由于其抵抗力弱,一旦发生脑脓肿较成人更危险。一般 15 岁以下的小儿占脑脓肿总数的 1/3 或小半。据卡拉其 Atig 等的报道儿童脑脓肿的均龄为(5.6±4.4)岁;北京一组病例显示:平均为 6.68 岁,小于 10 岁可占 4/5,两组结果类似。以上两组均以链球菌为主。

儿童脑脓肿的表现为发热、呕吐、头痛和癫痫的四联征。北京组查见视盘水肿占 85%,显示儿童的颅内压增高突出,这与小儿病程短(平均约 1 个月);脓肿发展快,脓肿体积大有关(3～5 cm 占 50%;大于 5 cm 占 32%;大于 7 cm 占 18%)。另外,小儿脑脓肿多见的是由发绀型先天性心脏病等血行感染引起,可占 37%。加上儿童头面部感染、牙、咽等病灶多从吻合静脉逆行入颅以及肺部感染,或败血症在 Atig 组就占 23%,故总的血源性脑脓肿超过 50%,因而多发性脑脓肿多达 30%～42%,这就比较复杂。总之,由于小儿脑脓肿的自限能力差,脓肿体积大,颅内压高,抵抗力又弱等特点,应强调早诊早治。方法以简单和小儿能承受的为主。手术切除在卡拉其的 30 例中占 6 例,但 5 例死亡。故决定处理方式应根据经验、技术条件、患者情况等全面考虑。

(三)新生儿脑脓肿

新生儿脑脓肿在 100 年前已有报道,但在 CT 启用后发现率大增。巴黎研究人员一次报道新生儿脑脓肿 30 例,90% 为变形杆菌和枸橼酸菌引起。有人认为此种新生儿脑脓肿是上述两菌所致的白质坏死性血管炎,脑坏死是其特殊表现。另外,此种新生儿脑脓肿的 67%(20/30)伴广泛性脑膜炎,43%(13/30)伴败血症。由于脑膜炎影响广泛,所以较一般儿童脑脓肿(链球菌、肠内菌引起)更为严重。

新生儿脑脓肿在生后 7 天发病占 2/3(20/30),平均 9 天(1～30 天)。癫痫为首发症状占 43%,感染首发占 37%,而急性期癫痫增多达 70%(21/30),其中呈持续状态占 19%(4/21),说明其严重性。脑积水达 70.%(14/20),主要是脑膜炎性交通性脑积水。CT 扫描 28 例中多发性脑脓肿 17(61%),额叶 22(79%),其中单侧 12 例,双侧 10 例,大多为巨大型,有 2 例贴着脑室,伸向整个大脑半球。

处理:单纯用药物治疗 5 例,经前囟穿吸注药 25 例(83%)。经前囟穿吸注药一次治疗 56%(14/25),平均 2 次(1～6 次)。其中月内穿刺 15 例(60%),仅 20% 合并脑积水;月后穿刺 10 例,内 70% 合并脑积水。单纯用药 5 例(不穿刺),其中 4 例发展成脑积水。上述巴黎的 30 例中,17 例超过 2 年的随访,只有 4 例智力正常,不伴发抽风。CT 扫描显示其他患者遗留多种多样的脑出血、梗死和坏死,均属于非穿刺组。从功能上看,早穿刺注药者预后好,不穿刺则差。关于用药,新型头孢菌素＋氨基糖苷的治疗方案是重要改进,他们先用庆大霉素＋头孢氨噻,后来用丁胺卡那＋头孢曲松,均有高效。新德里最近用泰能对 1 例多发性脑脓肿的新生儿治疗,多次穿刺及药物治疗、4 周改变了预后。

(四)诺卡菌脑脓肿

诺卡菌脑脓肿原来报道很少,但于近 20 年来,此种机会性致病菌所致的脑脓肿的报道增加很快。诺卡菌可见于正常人的口腔,革兰阳性,在厌氧或微需氧条件下生长。属于放线菌的一种,有较长的菌丝,发展缓慢而容易形成顽固的厚壁脓肿,极似脑瘤,过去的病死率高达 75%,或 3 倍于其他细菌性脑脓肿。但由于抗生素的发展,病死率已迅速降低。

诺卡菌有百余种,引起人类疾病的主要有六种,但星形诺卡菌最为多见,常由呼吸道开始,半数经血播散至全身器官,但对脑和皮下有特别的偏爱。20 世纪 50 年代有人综合 68 例中肺占

64.7％,皮下32.3％,脑31.8％(互有并发),心、肾、肝等则很少,威斯康星1例13岁女孩,诊为风湿热,脑血管造影定位,整块切除,脓液见许多枝片状菌丝,术后金、青霉素治愈。

时至今日,CT、MRI 的强化环可精确定位。墨西哥1例 DWI 的高信号,PMRS 检出乳酸峰、氨基酸峰,可定位与定性,用磺胺药(TMP/SMZ)可治愈。欧美有些报道从分子医学定性,通过 16S rDNA PCR 扩增法,及 hsp 65 序列分析,属诺卡菌基因。

处理:TMP/SMZ 可透入 CSF,丁胺卡那、泰能、头孢曲松,头孢噻肟,均有效。由于为慢性肉芽肿性脑脓肿,切除更为安全。

(五)曲霉菌脑脓肿

曲霉菌是一种广泛存在于蔬菜、水果、粮食中的真菌,其孢子可引起肺部感染,是一种条件致病菌,当机体抵抗力低下时,可经血循环播散至颅内,造成多发或多房脑脓肿。最多见的有烟曲霉菌和黄曲霉菌,可发生于脑的任何部位。广州于近3年报道了2例肺和脑的多发性烟曲霉菌脑脓肿。纽约报道1例眶尖和脑的多发性烟曲霉菌并诺卡菌脑脓肿。此两患者都先有其他疾病,说明抵抗力降低在先。广州的病例先有胆管炎、肺炎、伴胸腔积液,后来发现脑部有11个脑脓肿(2～3 cm 居多)。纽约的患者先有脊髓发育不良性综合征,贫血和血小板缺乏症,以后眶尖和脑部出现许多强化环(脑脓肿),先后活检,发现不同的致病菌。病程相当复杂,均出现偏瘫,前者曾意识不清,多处自发性出血;后者有失控性眼后痛,发展成海绵窦炎,表现出Ⅳ～Ⅵ脑神经麻痹,中途还因坏死性胆管炎手术一次。处理结果尚好,两者都用两性霉素,前者静脉和鞘内并用,脓肿和脑室引流;后者加用米诺环素和泰能,分别于4个半月和半年病灶全消,但后者于2年后死于肺炎。

曲霉菌脑脓肿的 CT、MRI 与其他脑脓肿类似。麻省总医院曾研究6例,其 DWI 为高信号,但 ADC 均值较一般脑脓肿为低,(0.33±0.6)mm/s,此脓液反映为高蛋白液。

处理:主张持积极态度。过去在免疫缺陷患者发生曲霉菌脑脓肿的死亡率近乎100％。加州大学对4例白血病伴发本病患者,在无框架立体定向下切除多发脑脓肿及抗真菌治疗,逆转了病情,除1例死于白血病外,3例有完全的神经病学恢复。最近,英国1例急性髓性白血病伴发本病,用两性霉素,伊曲康唑几乎无效,新的伏利康唑由于其 BBB 的穿透力好,易达到制真菌浓度而治疗成功。

(六)垂体脓肿

从发病机制来看,有两种意见,一类是真性脓肿,有人称为"原发性"垂体脓肿,通过邻近结构炎症播散,或远途血行感染,或头面部吻合血管逆行感染,使正常垂体感染形成脓肿,或垂体瘤伴发脓肿;另一类是类脓肿,即"继发性"垂体脓肿,是指垂体瘤、鞍内颅咽管瘤等情况下,局部血循环紊乱,瘤组织坏死、液化也形成"脓样物质",向上顶起鞍隔,压迫视路,似垂体脓肿,但不发热,培养也无细菌生长,实际有所不同。

垂体脓肿常先有感染症状,同时有鞍内脓肿膨胀的表现,剧烈头痛和视力骤降是两大特点。Jain 等指出视力、视野变化可占75％～100％。最近,印度1例12岁女孩,急性额部头痛,双视力严重"丧失",强化 MRI 诊断,单用抗生素治疗。但垂体脓肿大多发展缓慢,一年以上的占多数,突出表现是垂体功能衰减,尤其是较早出现垂体后叶受损的尿崩症多见。协和医院7例中5例有尿崩,天坛医院2例垂体脓肿患者在3个月以内就出现尿崩,其中1例脓液培养有大肠埃希菌。日本有1例56岁男性,垂体脓肿,同时有无痛性甲状腺炎、垂体功能减退和尿崩症,Matsuno 等认为漏斗神经垂体炎或淋巴细胞性腺垂体炎,在术前和组织病理检查前鉴别诊断是困难的。这是慢性的真性垂体脓肿。由于垂体瘤的尿崩症只占 10%,故常以此区别两病。另外,垂体脓肿的垂体功能普遍减退是第 3 个特点,协和医院一组的性腺、甲状腺、肾上腺等多项内分泌功能检查低值,更为客观,并需用皮质醇来改善症状。

重庆今年报道 1 例月经紊乱、泌乳 3 个月,PRL 457.44 ng/mL,术中则抽出黏稠脓液,镜检有大量脓细胞,病理见垂体瘤伴慢性炎症,最后诊断是继于垂体瘤的垂体脓肿。

鉴别垂体瘤囊变或其他囊性肿瘤,MRI 的 DWI 和 ADC 能显示其优越性。处于早期阶段,甲硝唑和三代头孢菌素就可以对付链球菌,拟杆菌或变形杆菌,若已成大脓肿顶起视路,则经蝶手术向外放脓,电灼囊壁使其皱缩最为合理。

七、处理原则

(一)单纯药物治疗

理想的治疗是化脓性脑膜脑炎阶段消炎,防止脑脓肿的形成。最早是 1971 年有报道单纯药物治疗成功。1980 年加州大学(UCSF)的研究找出成功的因素:①用药早。②脓肿小。③药效好。④CT 观察好。该组 8 例的病程平均 4.7 周。成功的 6 例直径平均 1.7 cm(0.8～2.5 cm),失败的则为 4.2 cm(2～6 cm)(P<0.001),故主张单纯药物治疗要小于 3 cm。该组细菌以金葡、链球菌和变形杆菌为主,大剂量三联治疗[青霉素 1 000 万 U,静脉注射,每天 1 次,小儿 30 万 U/(kg·d);氯霉量 3～4 g,静脉注射,每天 1 次,小儿 50～100 mg/(kg·d),半合成新青 I,新青 III 大于 12 g,静脉注射,每天 1 次,4～8 周,对耐青者],效果好。CT 观察 1 个月内缩小,异常强化 3 个半月内消退,25 个月未见复发。

指征:①高危患者。②多发脑脓肿,特别是脓肿间距大者。③位于深部或重要功能区。④合并室管膜炎或脑膜炎者。⑤合并脑积水需要 CSF 分流者。方法和原则同上述 4 条成功的因素。

(二)穿刺吸脓治疗

鉴于上述单纯药物治疗的脑脓肿直径都小于 2.5 cm,导致推荐大于 3 cm 的脑脓肿就需要穿刺引流。理论是根据当时哈佛大学有学者研究,发现穿透 BBB 和脓壁的抗生素,尽管其最小抑菌浓度已经超过,但细菌仍能存活,此系抗生素在脓腔内酸性环境下失效。故主张用药的同时,所有脓液应予吸除,特别在当今立体定向技术下,既符合微创原则,又可直接减压。另外,还可以诊断(包括取材培养),且能治疗(包括吸脓、冲洗、注药或置管引流)。近年报道经 1～2 次穿吸,治愈率达 80%～90%。也有人认为几乎所有脑脓肿均可穿刺引流和有效的抗生素治疗。钻颅的简化法—床旁锥颅,解除脑疝最快,更受欢迎。

(三)脑脓肿摘除术

开颅摘除脑脓肿是一种根治术,但代价较大,风险负担更重。指征是:①厚壁脓肿。②表浅脓肿。③小脑脓肿。④异物脓肿。⑤多房或多发性脓肿(靠近)。⑥诺卡菌或真菌脓肿。⑦穿刺失败的脑脓肿。⑧破溃脓肿。⑨所谓暴发性脑脓肿。⑩脑疝形成的脓肿。开颅后可先于穿刺减压,摘除脓肿后可依情况内、外减压。创腔用过氧化氢及含抗生素溶液冲洗,应避免脓肿破裂,若有脓液污染更应反复冲洗。术后抗生素均应 4～6 周。定期 CT 复查。

(四)抗生素的联用

脓肿的微生物性质是脑脓肿治疗的基础,脓液外排和有效抗生素的应用是取得疗效的关键,由于近年来大量广谱抗生素的问世,对脑脓肿的治疗确实卓有成效,病死率大为降低。同时正因为脑脓肿的混合感染居多,目前采用的三联、四联用药,疗效尤其突出。

早年的青、氯、新青,对革兰阴性、革兰阳性、需氧、厌氧菌十分敏感,从心、肺来的转移性脑脓肿疗效肯定。对耳、鼻、牙源性脑脓肿同样有效。现在常用的青、甲、头孢,由于甲硝唑对拟杆菌是专性药,对细菌的穿透力强,不易耐药,价廉,毒性反应少,对强调厌氧菌脑脓肿的今天,此三联用药已成为首选,加上三代头孢对需氧菌混合感染也是高效。上两组中偶有耐甲氧西林的金葡(MRSA),可将青霉素换上万古霉素,这是抗革兰阳性球菌中最强者,对外伤术后的脑脓肿高效。用甲、头孢治疗儿童脑脓肿也有高效。伏利康唑治霉菌性脑脓肿,磺胺(TMP/SMZ)治诺卡菌脑脓肿,都是专性药。头孢曲松及丁胺卡那治枸橼酸菌新生儿脑脓肿也具有特效,已见前述。亚胺培南对高龄、幼儿、免疫力低下者,对绝大多数厌氧、需氧、革兰阴性、革兰阳性菌和多重耐药菌均具强力杀菌,是目前最广谱的抗生素,可用于危重患者。脑脓肿破裂或伴有明显脑膜炎时,鞘内注药也是一种方法,其剂量是丁胺卡那每次 10 mg,庆大霉素每次 2 万 U,头孢曲松每次 25～50 mg,万古霉素每次 20 mg,半合成青霉素苯唑西林每次 10 mg,氯唑西林每次 10 mg,小儿减半,生理盐水稀释。

(王　辉)

第七节　癫　痫

癫痫是一种以具有持久性的产生癫痫发作的倾向为特征的慢性脑部疾病。癫痫不是单一的疾病实体,而是一种有着不同病因基础、临床表现各异但以反复癫痫发作为共同特征的慢性脑功能障碍。癫痫发作是指脑神经元异常过度、同步化放电活动所造成的一过性临床症状和/或体征,其表现取决于同步化放电神经元的放电部位、强度和扩散途径。癫痫发作不能等同于癫痫,前者是一种症状,可见于癫痫患者,也可以见于非癫痫的急性脑功能障碍,例如,病毒性脑炎、各种脑病的急性期等;而后者是一种以反复癫痫发作为主要表现的慢性脑功能障碍性疾病。

癫痫是儿童最常见的神经系统疾病,我国癫痫的整体患病率在 7‰左右,其中大多数在儿童时期起病。随着临床与脑电图、病因学诊断水平的不断提高,特别是随着影像学、分子遗传学技术以及抗癫痫药物的不断发展,儿童癫痫的诊断和治疗水平不断提高,总体来讲,70%～80%的患儿可获完全控制,其中大部分甚至能停药后5年仍不复发,能正常生活和学习。

一、病因

癫痫根据病因可分为三类:①特发性(原发性)癫痫是指脑部未能找到有关的结构变化和代谢异常的癫痫,而与遗传因素有较密切的关系;②症状性(继发性)癫痫即具有明确脑部病损或代谢障碍的癫痫;③隐源性癫痫是指虽怀疑为症状性癫痫,但尚未找到病因者。

国际抗癫痫联盟近期将癫痫的病因重新分为六类:遗传性、结构性、代谢性、免疫性、感染性和其他(不明)原因。其目的是为了更加清晰、便于研究及帮助判断预后等,但是目前尚未得到广泛认可。

根据临床实际,对于引起癫痫的病因详述如下。

(一)遗传因素

癫痫遗传方式较复杂,包括单基因遗传(符合孟德尔遗传方式)、复杂遗传(多基因遗传)、

DNA 结构异常/拷贝数变异(copy number variation,CNV)。近年来有关癫痫基因的研究取得了较大进展,已有 30 余个基因证明是单基因遗传癫痫的致病基因,这些基因多与离子通道有关,相关癫痫表型既可以是预后良好的,如家族性新生儿良性癫痫,也可以是临床预后不好的,如 Dravet 综合征。CNV 所致的癫痫表现也是多样的。复杂遗传性癫痫则多表现为发病率较高的常见特发性癫痫综合征,绝大多数预后良好,除了癫痫之外,无其他神经系统以及其他系统的异常。

(二)脑部病变或代谢异常

先天性或后天性的脑损害,均可能成为症状性癫痫的病因。

(1)脑发育异常如脑回畸形、胼胝体发育不全、灰质异位症、神经皮肤综合征、先天性脑积水、遗传代谢病或染色体病引起的脑发育障碍等。

(2)脑血管疾病如颅内出血、血栓、栓塞、血管畸形、血管炎等。

(3)感染如病毒、细菌、寄生虫引起的颅内感染。

(4)外伤产伤或生后外伤。

(5)中毒、脑缺血缺氧或代谢异常。

(6)颅内占位病变如肿瘤、囊肿、结核瘤、寄生虫等。

(7)变性疾病如各种累及脑神经元的遗传变性病等。

二、临床表现

癫痫的临床表现主要是癫痫发作,然而近年来的研究已经充分证明癫痫不仅是临床发作,而且常常伴有各种神经行为共患病,包括认知障碍、精神疾病及社会适应性行为障碍。因此,也有学者提出了癫痫实际上是一种以癫痫发作为主,同时可以伴有各种程度轻重不一的神经精神共病的谱系疾病。

癫痫发作的临床表现取决于同步化放电的癫痫灶神经元所在脑部位、放电强度和扩散途径。负性肌阵挛、抑制性运动发作等。目前在国内临床上此新分类尚未被广泛接受、应用。

常见的发作类型如下。

(一)局灶性发作

神经元过度放电起始于一侧大脑的某一部位,临床表现开始仅限于身体的一侧。

1.单纯局灶性发作

(1)运动性发作:多表现为一侧某部位的抽搐,如肢体、口角、眼睑等处。也可表现为旋转性发作、姿势性发作或杰克逊发作等。

(2)感觉性发作:表现为发作性躯体感觉异常或特殊感觉异常。

2.复杂局灶性发作

发作伴有不同程度的意识障碍,可有精神症状,反复刻板的自动症,如吞咽、咀嚼、舔唇、拍手、摸索、自言自语等。

3.局灶性发作演变为全面性发作

由简单局灶性或复杂局灶性发作泛化为全面性发作,也可先由单纯局灶性发作发展为复杂局灶性发作,然后继发全面性发作。

(二)全面性发作

发作一开始就有两侧半球同时放电,发作时常伴有意识障碍。

1.失神发作

以意识障碍为主要症状。典型失神发作时起病突然,没有先兆,正在进行的活动停止,两眼凝视,持续数秒钟恢复,一般不超过30秒,发作后常可继续原来的活动,对发作不能回忆。失神发作常发作频繁,每天数次至数十次,甚至上百次。发作时脑电图示两侧对称、同步、弥漫性3 Hz的棘慢复合波,过度换气容易诱发。

2.强直-阵挛发作

发作时意识突然丧失,全身肌肉强直收缩;也可尖叫一声突然跌倒、呼吸暂停、面色发绀、双眼上翻、瞳孔散大、四肢躯干强直,有时呈角弓反张状态;持续数秒至数十秒钟进入阵挛期,出现全身节律性抽搐,持续30秒或更长时间逐渐停止。阵挛停止后患儿可有尿失禁。发作后常表现为头痛、嗜睡、乏力,甚至在完全清醒前可出现自动症,称之为发作后状态。脑电图在强直期表现为每秒10次或10次以上的快活动,频率渐慢,波幅渐高;阵挛期除高幅棘波外,间断出现慢波。发作间期可有棘慢波、多棘慢波或尖慢波。

3.强直性发作

表现为持续(5～20秒或更长)而强烈的肌肉收缩,使身体固定于某种特殊体位,如头眼偏斜、双臂外旋、呼吸暂停、角弓反张等。发作时脑电图为低波幅9～10 Hz 的快活动或快节律多棘波。

4.阵挛性发作

肢体、躯干或面部呈节律性抽动。发作时脑电图为 10 Hz 或10 Hz以上的快活动及慢波,有时为棘慢波。

5.肌阵挛发作

表现为某部位的肌肉或肌群,甚至全身肌肉突然快速有力地收缩,引起肢体、面部、躯干或全身突然而快速的抽动。可单个发生,也可为连续的发作。发作时脑电图为多棘慢波或棘慢、尖慢综合波。

6.失张力发作

发作时由于肌张力的突然丧失而引起全身或者部分出现沿重力作用方向的跌倒发作,可表现为头下垂、双肩下垂、屈髋屈膝或跌坐/跌倒。脑电图在发作时为全导多棘慢波或棘慢波。

三、诊断

癫痫的诊断分为 4 个步骤:①判断临床发作是否为癫痫发作。许多非癫痫性的发作在临床上需与癫痫发作相鉴别。②在诊断为癫痫发作的基础上根据临床发作和脑电图表现,对癫痫发作类型进行分类。③根据患儿的临床发作、脑电图特征、神经影像学、年龄、预后等因素,对癫痫的病因进行分析,并对癫痫综合征、癫痫相关疾病等进行诊断。④应对患儿的个体发育及相关脏器功能等进行检查和整体评估。

(一)病史与体格检查

病史包括发育历程、用药史、患儿及家庭惊厥史;惊厥的描述应首先关注发作的起始表现,还需描述整个发作过程以及发作后的表现、发作的环境及其促发因素等,最好让患儿家长模仿发作或用家庭摄像机、手机记录发作。临床体格检查应包括整个神经系统、心肺腹查体以及视觉、听觉检查等。

（二）脑电图检查

脑电图检查是癫痫患者的最重要检查，对于癫痫的诊断以及发作类型、综合征分型都至关重要。癫痫的脑电图异常分为发作间期和发作期，发作间期主要可见到棘波、尖波、棘慢波、尖慢波、棘波节律等，发作期可以看到一个从开始到结束的具有演变过程的异常发作性脑电图异常事件，可以是全导弥漫性的（全面性发作）或者局灶性的（局灶性发作）。但应注意5%～8%的健康儿童中可以出现脑电图癫痫样异常放电，由于没有临床发作，此时不能诊断癫痫，但应密切观察，临床随访。剥夺睡眠、光刺激和过度换气等可以提高癫痫性脑电异常发现率，因而在儿童脑电图检查中经常用到。视频脑电图可以直接观察到发作期的实时脑电活动，对于癫痫的诊断、鉴别诊断具有重要意义。

（三）影像学检查

1.CT 与 MRI 检查

目的是发现脑结构的异常。头颅 MRI 在发现引起癫痫的病灶方面具有更大的优势。皮质发育异常是引起儿童症状性癫痫最常见的原因，对于严重/明显的脑结构发育异常，生后早期行头颅 MRI 检查即可发现，但是对于小的局灶皮层发育不良，常常需要在 1.5 岁后行头颅 MRI 检查才能发现，因此，如果临床高度怀疑存在局灶皮层发育不良，需在 1.5 岁之后复查头颅 MRI。

2.功能性神经影像

主要针对需癫痫手术的患儿，评估不同脑区功能。这一技术因需要良好的技术和患者主动配合，因此只能用于 7～8 岁以上智力基本正常的患儿。

3.正电子体层扫描

正电子体层扫描是一种非侵入性的脑功能影像学检查方法，在定位癫痫灶中具有较高的特异性和准确度。发作间期的癫痫灶呈葡萄糖低代谢。

4.单光子发射计算体层扫描

测定局部脑血流，癫痫起源病灶在发作期显示血流增加而在发作间期显示血流减低。发作期单光子发射计算体层扫描对于癫痫灶的确定具有重要价值。

（四）实验室检查

主要是癫痫的病因学诊断，包括遗传代谢病筛查、染色体检查、基因分析、血生化、脑脊液等，必要时根据病情选择进行。

四、鉴别诊断

儿童癫痫应注意与其他发作性疾病鉴别，包括低血糖症（尤其需要高度重视）、屏气发作、晕厥、睡眠障碍、儿童癔症性发作、偏头痛、抽动障碍等。

五、治疗

（一）治疗原则

癫痫的治疗原则首先应该强调以患者为中心，在控制癫痫发作的同时，尽可能减少不良反应，并且应强调从治疗开始就应该关注患儿远期整体预后，即最佳的有效性和最大的安全性的平衡。理想的目标不仅是完全控制发作，而且是使患儿达到其能够达到的最好的身心健康和智力运动发育水平。因此，癫痫临床处理中既要强调遵循治疗原则，又要充分考虑个体性差异，即有原则的个体化的治疗。

1.明确诊断

正确诊断是合理治疗的前提,由于癫痫的临床症状纷繁复杂,因此诊断需要尽可能细化、全面,比如:是否有癫痫、癫痫发作的分类、癫痫综合征的分类、癫痫的病因、癫痫的诱发因素等;而且在治疗过程中还应不断修正完善诊断,积极寻找可治疗的病因。

2.明确治疗的目标

当前癫痫治疗主要还是以控制癫痫发作为首要目标,但是应该明确的是,癫痫治疗的最终目标不仅仅是控制发作,更重要的是提高患者生活质量,保障患儿正常生长发育、降低患者致残程度,尽可能促进其获得正常的社会生活。

3.合理选择处理方案

由于癫痫病的病因学异质性很高,因此目前治疗方法多样,包括抗癫痫药治疗、外科切除性治疗、外科姑息性治疗、生酮饮食治疗、免疫治疗等。抗癫痫药物治疗仍然是绝大多数癫痫患者的首选治疗。选择治疗方案时,应充分考虑癫痫病(病因、发作/综合征分类等)的特点、共患病情况以及患儿的个人、社会因素,进行有原则的个体化综合治疗。寻找可治疗的病因,并予以针对性治疗。需要强调的是,癫痫治疗并不一定都是顺利的,因此初始治疗方案常常需要随着根据治疗反应,在治疗过程中不断修正,或者进行多种治疗手段的序贯/联合治疗。

4.恰当的长期治疗

癫痫的抗癫痫药治疗应当坚持长期足疗程的原则,根据不同的癫痫病因、综合征类型及发作类型以及患者的实际情况选择合适的抗癫痫药疗程。

5.保持规律健康的生活方式

与其他慢性疾病的治疗一样,癫痫患者应保持健康、规律的生活,尤应注意避免睡眠不足、暴饮暴食以及过度劳累,如有发作诱因,应尽量祛除或者避免。在条件许可的情况下,尽量鼓励患儿参加正常的学习生活,但是要注意避免意外伤害的发生,比如溺水、交通事故等。

(二)抗癫痫药治疗

1.抗癫痫药物的使用原则

抗癫痫药物治疗是癫痫的最主要治疗方法,规律合理地应用抗癫痫药物能提高治疗的成功率。药物治疗的基本原则如下。

(1)应该在充分评估患儿本身以及其所患癫痫的情况,并且与患儿及其家长充分沟通后,选择合适时机开始抗癫痫药治疗。

(2)要根据发作类型、癫痫综合征及共病、同时服用的其他药物以及患儿及其家庭的背景情况来综合考虑,能够诊断癫痫综合征的,先按照综合征选药原则挑选抗癫痫药,如果不能诊断综合征,再按发作类型选择药物。

(3)首选单药治疗,对于治疗困难的病例可以在合适的时机开始抗癫痫药联合治疗,应尽量选择不同作用机制的抗癫痫药进行联合治疗。

(4)遵循抗癫痫药的药代动力学服药:应规则、不间断,用药剂量个体化。

(5)必要时定期监测血药浓度。

(6)如需替换药物,应逐渐过渡。

(7)疗程要长,一般需要治疗至少连续 2 年不发作,而且脑电图癫痫样放电完全或者基本消失,才能开始逐渐减药,不同的病因学、癫痫综合征分类以及治疗过程顺利与否均会影响疗程。

(8)缓慢停药,减停过程一般要求大于 6 个月。

(9)在整个治疗过程中均应定期随访,监测药物各种可能出现的不良反应。

2.常用抗癫痫药

目前抗癫痫药分为,传统抗癫痫药物和新抗癫痫药。传统抗癫痫药物主要包括苯巴比妥、丙戊酸、卡马西平、苯妥英、氯硝西泮;新抗癫痫药主要是指 20 世纪 90 年代后上市的,目前国内已有的包括拉莫三嗪、左乙拉西坦、奥卡西平、托吡酯、唑尼沙胺以及氨己烯酸。

(三)癫痫外科治疗

有明确的癫痫灶(如局灶皮层发育不良等),抗癫痫药物治疗无效或效果不佳、频繁发作影响患儿的日常生活者,应及时到专业的癫痫中心进行癫痫外科治疗评估,如果适合,应及时进行外科治疗。癫痫外科主要治疗方法有癫痫灶切除手术(包括病变半球切除术)、姑息性治疗(包括胼胝体部分切开、迷走神经刺激术等神经调控治疗)。局灶性癫痫,定位明确,切除癫痫灶不引起主要神经功能缺陷者手术效果较好,可以达到完全无发作,并停用所有抗癫痫药,如颞叶内侧癫痫。由于局灶病变导致的癫痫性脑病,包括婴儿痉挛症等,如果能早期确定致痫灶进行及时手术治疗,不仅能够完全无发作,而且能够显著改善患儿的认知功能及发育水平。另一方面,癫痫手术治疗毕竟是有创治疗,不可滥用,必须在专业的癫痫中心谨慎评估手术的风险及获益,并与家长反复沟通后再进行。

(四)其他疗法

如生酮饮食,免疫治疗(大剂量丙种球蛋白、糖皮质激素等)。

(魏兰芳)

第八节　重症肌无力

重症肌无力是累及神经-肌肉接头处突触后膜上乙酰胆碱受体(Ache)的自身免疫性疾病,临床表现为肌无力,且活动后加重,休息后或给予胆碱酯酶抑制剂后症状减轻或消失。

一、病因及发病机制

重症肌无力发病的基本环节是机体产生对自身乙酰胆碱受体的抗体,使神经-肌肉接头处突触后膜上的乙酰胆碱受体破坏,造成神经指令信号不能传给肌肉,使肌肉的随意运转发生障碍,但机体为何产生自身抗体,原因不清楚。临床观察到不少患者胸腺肥大,认为可能与胸腺的慢性病毒感染有关,本病也具有某些遗传学特征,研究发现不同的人群发病率不同,一些人类白细胞抗原(HLA)型别的人群发病率高,女性 HLA-A_1B_8 及 DW_3,男性 HLA-A_2B_3 人群发病率明显高于其他人群。

二、临床表现

根据发病年龄和临床特征,本病可分为以下 3 种常见类型。

(一)新生儿一过性重症肌无力

如果母亲患重症肌无力,其所生新生儿中有 1/7 的概率患本症。原因是抗乙酰胆碱受体抗体通过胎盘,攻击新生儿乙酰胆碱受体。患儿出生后数小时或数天出现症状,表现为哭声细弱、吸吮吞咽无力,重者出现呼吸肌无力而呈现缺氧症状。体征有肌肉松弛、腱反射减弱或消失。很少有眼外肌麻痹眼睑下垂症状。有家族史者易于识别。肌内注射新斯的明或依酚氯胺症状立即减轻有特异性识别价值。本病为一过性,多数于5周内恢复。轻症不需治疗,重症则应给予抗胆碱酶药物。血浆交换治疗是近年来出现的治疗办法,疗效较好,至于为何重症肌无力母亲所生的新生儿多数无症状,原因可能是新生儿乙酰肌碱受体与母亲的乙酰胆碱受体抗原性不一样,不能被抗体识别而免受攻击。

(二)新生儿先天性重症肌无力

新生儿先天性重症肌无力又名新生儿持续性肌无力,患儿母亲无重症肌无力,本病多有家族史,为常染色体隐性遗传。患儿出生后主要表现为上睑下垂,眼外肌麻痹。全身性肌无力、哭声低弱及呼吸困难较少见。肌无力症状较轻,但持续存在,血中抗乙酰胆碱受体抗体滴度不高,抗胆碱酶药物治疗无效。

(三)儿童型重症肌无力

儿童型重症肌无力是最多见的类型。2～3岁为发病高峰,女性多于男性,根据临床特征分为眼肌型,全身型及脑干型。

1.眼肌型

最多见,单纯眼外肌受累,表现为一侧或双侧眼睑下垂,晨轻暮重,也可表现为眼球活动障碍、复视、斜视等,重者眼球固定。

2.全身型

有一组以上肌群受累,主要累及四肢,轻者一般活动不受严重影响,仅表现为走路及走动作不能持久,上楼梯易疲劳。常伴眼外肌受累,一般无咀嚼、吞咽、构音困难。重者常需卧床、伴有咀嚼、吞咽、构音困难,并可有呼吸肌无力。腱反射多数减弱或消失,少数可正常。无肌萎缩及感觉异常。

3.脑干型

主要表现为吞咽困难及声音嘶哑,可伴有限睑下垂及肢体无力。

三、预后

儿童型重症肌无力可自行缓解或缓解与急性发作交替,或缓慢进展。呼吸道感染可诱发本病或使症状加重。据报道眼肌型第1次起病后,约1年患儿自行缓解。以眼肌症状起病者,若2年后不出现其他肌群症状,则一般不再出现全身型症状,预后好。脑干型可致营养不良或误吸,预后较差。呼吸肌严重受累者可至呼吸衰竭而死亡。

四、诊断及鉴别诊断

根据病变主要侵犯骨骼肌及一天内症状的波动性,上午轻、下午重的特点对病的诊断当无困难。同时对用下列检查进一步确诊。

(一)疲劳试验(Jolly试验)

使受累肌肉重复活动后症状明显加重。如嚼肌力弱者可使其重复咀嚼动作30次以上则加重以至不能咀嚼,此为疲劳试验阳性,可帮助诊断。

(二)抗胆碱酯酶药物试验

1.依酚氯胺试验

依酚氯胺 0.2 mg/kg 或 0.5 mg/kg,1 分钟后再给,以注射用水稀释 1 mL,静脉注射,症状迅速缓缓解则为阳性。持续 10 分钟左右又恢复原状。

2.新斯的明试验

甲基硫酸新斯的明 0.04 mg/kg(新生儿每次 0.1～1.15 mg)肌内注射,20 分钟后症状明显减轻则为阳性,可持续 2 小时左右。为对抗新斯的明的毒蕈碱样反应(瞳孔缩小、心动过缓、流涎、多汗、腹痛、腹泻、呕吐等)应准备好肌内注射阿托品。

(三)神经重复频率刺激检查

必须在停用新斯的明 17 小时后进行,否则可出现假阴性。典型改变为低频(2～3 Hz)和高频(10 Hz 以上)重复刺激均能使肌动作电位波幅递减,递减幅度 10% 以上为阳性。80% 的病例低频刺激时呈现阳性反应,用单纤维肌电图测量同一神经支配的肌纤维电位间的间隔时间延长。神经传导速度正常。

(四)AChR 抗体滴度测定

对 MG 的诊断具有特征性意义。90% 以上全身型 MG 病例的血清中 AChR 抗体滴度明显增高(高于是 10 nmol/L),但眼肌型的病例多正常或仅 AChR 抗体滴度轻度增高。

五、治疗

(一)药物治疗

1.抗胆碱酯酶药物

常用者有下列数种。

(1)溴化新斯的明:口服剂量每天 0.5 mg/kg,分为每 4 小时 1 次(5 岁内);每天0.25 mg/kg,分为每 4 小时 1 次(5 岁以上)。逐渐加量,一旦出现毒性反应则停止加量。

(2)溴吡斯的明:口服剂量每天 2 mg/kg,分为每 4 小时 1 次(5 岁内);每天 1 mg/kg,分为每 4 小时1 次(5 岁以上)。逐渐加量,一旦出现毒性反应则停止加量。

(3)安贝氯胺:口服剂量(成人)为每次 5～10 mg,每天 3～4 次。

(4)辅助药物如氯化钾、麻黄素等可加强新斯的明药物的作用。

2.皮质类固醇

可选用泼尼松每天 1.5 mg/kg 口服;也有人主张用大剂量冲击疗法,但在大剂量冲击期间有可能出现呼吸肌瘫痪。因此,应做好气管切开、人工呼吸的准备。如症状缓解则可逐渐减量至最小的有效剂量维持治疗,同时应补充钾盐。长期应用者应注意骨质疏松、股骨头坏死等并发症。无论全身型或眼肌型患儿均可一开始即用皮质类固醇治疗治疗后期可加用抗胆碱酯酶药。

3.免疫抑制剂

可选用硫唑嘌呤或环磷酰胺,应随时检查血常规,一旦发现白细胞计数下降低于 $3×10^9$/L 时应停用上述药物,同时注意肝、肾功能的变化。

忌用对神经-肌肉传递阻滞的药物,如各种氨基糖苷类抗生素、奎宁、奎尼丁、普鲁卡因胺、普萘洛尔、氯丙嗪及各种肌肉松弛剂等。

(二)胸腺组织摘除术

对胸腺增长者效果好。适应证为年轻女性患者,病程短、进展快的病例。对合并胸腺瘤者也有一定疗效。对全身型重症肌无力患儿,目前主张使用。手术后继用泼尼松 1 年。

(三)放疗

如因年龄较大或其他原因不适于做胸腺摘除者可行深部^{60}Co 放疗。

(四)血浆置换法

如上述治疗均无效者可选用血浆置换疗法,可使症状迅速缓解,但需连续数周,且价格昂贵,目前尚未推广应用。

(五)危象的处理

一旦发生呼吸肌瘫痪,应立即进行气管切开,应用人工呼吸器辅助呼吸。但应首先确定为何种类型的危象,进而对症治疗。

1.肌无力危象

肌无力危象为最常见的危象,往往由于抗胆碱酯酶药量不足引起。可用依酚氯胺试验证实,如注射后症状明显减轻则应加大抗胆碱酯酶药物的剂量。

2.胆碱能危象

胆碱能危象由抗胆碱酯酶药物过量引起。患者肌无力加重,并出现肌束颤动及毒蕈碱样反应。可静脉注入依酚氯胺 2 mg,如症状加重则立即停用抗胆碱酯酶药物,待药物排出后可重新调整剂量,或改用皮质类固醇类药物等其他疗法。

3.反跳危象

出于对抗胆碱酯酶药物不敏感,依酚氯胺试验无反应。此时应停止应用抗胆碱酯酶药物而用输液维持。过一段时间后如对抗胆碱酯酶药物有效时可再重新调整用量,或改用其他疗法。

在危象的处理过程中,保证气管切开护理的无菌操作,雾化吸入,勤吸痰,保持呼吸道通畅,防止肺不张、肺部感染等并发症是抢救成活的关键。

(袁本泉)

第九节　脊髓性肌萎缩症

脊髓性肌萎缩症(SMA)系指一类由于脊髓前角细胞变性导致近端肌无力、肌萎缩的疾病。小儿和成人都可发病。小儿时期起病的 SMA 是常染色体隐性遗传病。其发病率国外文献报道为 1/10 000～1/6 000,携带者频率为 1/60～1/40,是仅次于囊性纤维化的第二位常见的致死性常染色体急性遗传病。近年来分子遗传学的研究有较大突破。

一、发病机制

根据 1992 年国际 SMA 学术会议,按起病年龄和病情进展情况,将小儿 SMA 分为以下三型。

(一)Ⅰ型(重型)或 SMA Ⅰ型

于生后 0～6 个月起病,表现为肌张力低下、四肢肌萎缩无力,吸吮及吞咽功能减弱,不会坐,2 岁内死亡。

(二)Ⅱ型(中间型)或 SMA Ⅱ型

婴儿早期生长尚正常,6 个月以后出现运动发育迟缓,会坐,但不能走,呼吸肌、吞咽肌一般不受累。18 个月内起病,一般 2 岁以后死亡。

(三)Ⅲ型(轻型)或 SMA Ⅲ型

表现为进行性四肢近端肌无力、肌萎缩。患儿能坐及站立行走,可存活至成年后死亡。

目前认为该病属常染色体隐性遗传性疾病,但发现个别 SMA Ⅲ型有常染色体显性遗传或 X 性连锁隐性遗传方式。近年来已将这三型的基因定位于 5 号染色体长臂,该区域内基因结构复杂,其中有许多的重复基因,假基因和多态标记,致使该区域很不稳定。其中研究得比较清楚的 2 个基因是运动神经元存活基因(*SMNG*)和神经元凋亡抑制蛋白基因(*NAIPG*),*SMNG* 编码的 SMN 蛋白主要存在于剪接体复合物中,在 mRNA 前体的剪接中起重要作用。SMA 患者 *SMNG* 突变形成异常 SMN 蛋白,干扰 mRNA 的合成,在 SMA 的发病中起决定性作用。*NAIPG* 不是 SMA 的决定基因,但可能对 SMA 表型起修饰作用,加重 SMA 突变而引起的临床表现。具体发病机制有待进一步研究。

二、临床表现

往往一个家庭内数人发病,男女均可,但男比女多,多数患儿生后活动正常,SMA Ⅰ和Ⅱ型于 6~18 个月间起病。病初表现为四肢无力,肌张力减低,近端重于远端,下肢重于上肢,腱反射减弱或消失;最后全身瘫痪,仅手指和足趾可以活动,常有延髓麻痹,表现吸吮及吞咽困难,咳嗽哭声无力,不能抬头,舌肌萎缩及震颤,肋间肌麻痹,腹式呼吸,胸廓塌陷呈"矛盾呼吸"(呼气时胸廓塌陷,而腹部隆起),眼内外肌不受影响,括约肌功能正常,智力正常,神志一直清醒,最后死于呼吸衰竭和/或心力衰竭。SMA Ⅰ型起病的另一种形式在宫内或生后 2~3 个月发病,约有 1/3 病例其母亲在妊娠后期觉察胎动减少,婴儿出生后全身肌张力低下,自主活动少,髋关节外展,膝屈曲如蛙状,上肢垂于两侧,对疼痛刺激有反应但无力躲避,病程很少超过一年。SMA Ⅲ型 18 个月以后(多在 3~18 岁)起病,首发症状多为双下肢无力,登楼及从蹲位站起困难;其后双上肢无力,举臂困难,肌张力低,肢体近端肌萎缩明显,腱反射减弱或消失,行走时呈鸭步,有翼状肩及 Gowers 征。部分病例有脊柱侧凸,弓形足,腓肠肌假性肥大,智力正常,无感觉障碍,呈良性病程,部分患者起病 20 年后仍能行走。

三、辅助检查

(一)肌电图

SMA Ⅰ、Ⅱ型多为失神经性支配,出现肌纤颤或束颤电位,运动神经传递速度一般正常,SMA Ⅲ型表现稍轻。

(二)肌活检

SMA Ⅰ、Ⅱ型表现有横纹肌纤维萎缩,粗细不等,横纹不清,肌肉神经纤维数量减少,而 SMA Ⅲ型以肥大纤维和正常纤维镶嵌分布为特征。

(三)血清肌酸磷酸激酶(CPK)

SMA Ⅰ型和 SMA Ⅲ型 CPK 无明显异常,而 SMA Ⅱ型反而轻度或中度升高。

(四)分子遗传学检查

现代研究表明Ⅰ、Ⅱ、Ⅲ型 SMA 患儿均存在 *SMN* 基因缺失,93% 患儿有 *SMN* 第 7、8 外显子的纯合缺失,还有 5.6% 的患儿仅有 SMN 第 7 外显子缺失,无第 8 外显子缺失。目前 SMN 第 7 外显子的检测已被应用于 SMA 的基因诊断及产前诊断。

四、诊断和鉴别诊断

一般根据病史与家族史、发病年龄及四肢肌无力和下运动神经元损害等临床表现,结合神经源性损害的肌电图和肌活检即可做出诊断,但须与下列疾病鉴别。

(一)先天性肌张力不全

生后即出现肌无力,无肌肉萎缩,肌电图及肌活检正常,随年龄增长肌力渐有改善,病程为良性经过,以后好转而接近正常人。

(二)进行性肌营养不良症

幼儿期或稍长发病,少见 1 岁内发病,多有假性肌肉肥大,肌电图及肌活检呈肌原性损害,血清 CPK 明显升高。

(三)先天性重症肌无力

出生后即有症状,多为重症肌无力患者,胆碱酯酶抑制剂有效,短期可渐恢复。

(四)吉兰-巴雷综合征

病前多有感染史,很快出现进行性、对称性、上升性、弛缓性瘫痪,脑脊液检查出现蛋白-细胞分离现象,多数预后良好。

(五)Ⅱ型糖原累积病、GM_2神经节苷脂累积症、Tay-Sachs 病等

均在儿童期前起病,表现类似脊髓性肌萎缩症,但作肌肉活检易鉴别。

五、治疗

目前尚无特殊疗法,以支持疗法与对症处理为主,加强营养与热量供给,细心护理,可予维生素 B_1、维生素 B_6、维生素 B_{12}、维生素 E、ATP、辅酶 A、胞磷胆碱等神经营养药物治疗。可试用肾上腺皮质激素,并且配合针灸、理疗以减轻肌肉痉挛,促进血液循环,改善肌张力,此外要注意防治各种感染,有吞咽及排痰障碍者,需鼻饲饮食,拍背配合适当的体位以排痰,必要时可应用抗生素治疗。

近年来,美、英、法等国应用一种兴奋性氨基酸拮抗剂——利鲁唑治疗该类疾病取得一定疗效,能改善肌张力、延缓进程、提高存活时间。但价格昂贵,一时尚难推广。

六、预防

目前 SMA 基因功能及发病机制正逐步阐明,可能在不远的将来对 SMA 的基因诊断,产前诊断,遗传咨询产生重要意义。

（王　辉）

第八章 内分泌系统疾病

第一节 生长激素缺乏症

生长激素缺乏症（growth hormone deficiency，GHD）是由于腺垂体合成和分泌生长激素（growth hormone，GH）部分或完全缺乏，或由于 GH 分子结构异常等所致的生长发育障碍性疾病。患者身高处于同年龄、同性别正常健康儿童生长曲线第 3 百分位以下或低于其平均身高减两个标准差。

一、病因

（一）原发性

1.下丘脑-垂体功能障碍

垂体发育异常，如不发育、发育不良或空蝶鞍，其中有些伴有视中隔发育不全、唇裂、腭裂等畸形。

2.遗传性生长激素缺乏

GH 基因缺陷引起单纯性生长激素缺乏，而垂体 Pit-1 转录因子缺陷导致多种垂体激素缺乏症。此外，还有少数是由于 GH 分子结构异常、GH 受体缺陷（Laron 综合征）或胰岛素样生长因子受体缺陷所致。

（二）继发性

多为器质性，常继发于下丘脑、垂体或其他颅内肿瘤、感染、细胞浸润、放线性损伤和头颅创伤等。

（三）暂时性

体质性生长及青春期延迟、社会心理性生长抑制等可造成暂时性 GH 分泌功能低下。

二、诊断

（一）临床表现

新生儿出生时身长、体重正常，一般 2～3 岁后发现生长落后，自幼食欲缺乏，身材矮小、体形匀称，各部位比例正常，头围与身高比例适应，面容与年龄相比显幼稚，呈娃娃脸，皮下脂肪较丰满,特别在躯干部位,声音尖高,即使已达青春期,有的也无明显声调改变,男孩小阴茎、隐睾、小睾丸及阴囊发育不全,青春期明显延迟或无青春期,出牙换牙延迟,牙齿发育不全,骨龄延迟,比实际年龄落后 2～4 岁。智力常正常,有头晕及出汗等低血糖症状。

(二)实验室检查

1.生长激素刺激试验

GH 峰值<5 μg/L 即为完全性缺乏,5～10 μg/L 为部分性缺乏,>10 μg/L 则属正常。必须在两项刺激试验都异常时方能确诊 GHD。

2.血清 IGF-1、IGFBP-3 测定

目前一般作为 5 岁到青春发育期前儿童 GHD 筛查项目。

3.血总 T_3、总 T_4、TSH 测定

水平一般正常,若伴有重度垂体功能减退时,T_3、T_4 水平降低,TSH 下降。

4.促性腺激素测定

主要检测促黄体生成激素(LH)、促卵泡激素(FSH)。到青春期不出现第二性征,尿中促性腺激素很低者,可做黄体生成素释放激素(LHRH)刺激试验。

5.手腕骨 X 线检查

骨龄延迟。

6.头颅 X 线、CT、MRI 等影像学检查

可了解和证实疾病的相关改变。

7.眼底检查

眼底检查是检查玻璃体、视网膜、脉络膜和视神经疾病的重要方法。许多全身性疾病均会发生眼底病变,检查眼底可提供重要诊断资料。

(三)诊断标准

根据身高低于同龄儿第 3 百分位数或低于两个标准差,临床表现特点,两种生长激素激发试验的峰值均<10 μg/L,诊断便可成立。

三、治疗

(一)一般治疗

加强运动、合理的营养和充足的睡眠。

(二)特异性治疗

包括 GH 的补充治疗,有明显周围腺体功能减退者补充相应的激素治疗。

1.GH 补充治疗

(1)适应证:确诊为 GHD 同时骨干骺端没闭合的,或有部分 GH 缺乏均可应用 GH 治疗,开始治疗年龄愈小效果愈好。

(2)用法:基因重组人生长激素 0.1～0.15 U/kg,每晚睡前 1 小时皮下注射 1 次,每周 6～7 次,可持续至骨骺融合为止。

(3)注意:治疗 1～3 个月应查血 T_3、T_4 水平,此时 T_4 向 T_3 转换增多,血中 T_4 下降,T_3 上升,在 T_4 一过性下降期间,身高发育进展顺利,不需补充甲状腺素。如治疗前 T_4 低下,应同时补充甲状腺素。

2.肾上腺皮质激素

当伴有明显肾上腺皮质功能低下时才应用,氢化可的松 12.5～25.0 mg/d,口服。

3.性激素

同时伴有性腺功能轴障碍的 GHD 患儿在骨龄达 12 岁时即可开始用性激素治疗,以促使第二性征发育。男孩可用长效庚酸睾酮,每月肌内注射 1 次,25 mg,每 3 个月增加剂量 25 mg,直至每月 100 mg;女孩可用妊马雌酮,剂量自每天 0.3 mg 起,根据情况逐渐增加。

(金　莎)

第二节　急性甲状腺炎

一、概述

急性甲状腺炎是甲状腺的非特异性感染疾病,是一种相对罕见的甲状腺疾病,多发生于左叶,属全身性脓毒血症在甲状腺的一种局部表现或为甲状腺的孤立性感染,以发热、甲状腺肿痛为基本特征。如治疗不及时,最终可致甲状腺脓肿,故又称为急性化脓性甲状腺炎。

二、病因

急性甲状腺炎大多由口腔或颈部其他软组织化脓性感染直接扩展;少数是由于脓毒血症,细菌经血液循环播散至甲状腺;也有的是由于对甲状腺行穿刺检查时并发感染。但也有的病灶隐蔽,找不到感染灶或无法明确感染来源。梨状窝瘘是引起儿童急性甲状腺炎的主要原因。

本病的病原体以细菌为主,也可为其他微生物。目前已报道的致病菌有金黄色葡萄球菌、溶血性链球菌、肺炎球菌、大肠埃希菌、沙门菌、分枝杆菌、不动杆菌或混合厌氧菌等,革兰阳性菌(葡萄球菌、链球菌)仍为主要的致病菌。机会菌感染则见于免疫功能缺陷患者。

三、诊断

(一)临床表现

本病可发生于任何年龄,在秋冬季节继发于上呼吸道感染后发病多见。一般起病较急,具有化脓性感染的共同特征。全身症状可有寒战、发热、心悸等,局部则表现为甲状腺肿大、触痛,伴有吞咽困难,吞咽时疼痛加重,且向两耳、颊部或枕部放射,可伴有喉鸣和声嘶。早期颈前区皮肤红肿并不明显,严重者可出现甲状腺周围组织肿胀和炎症反应。即使脓肿形成,波动感也常不明显。

(二)实验室检查

1.一般检查

血常规可见白细胞总数升高,中性粒细胞明显增多,血沉增快,C 反应蛋白升高。血培养可为阳性。

2.甲状腺功能

大多在正常范围,当伴有甲状腺滤泡破坏时可有一过性甲状腺功能亢进表现。

(三)特殊检查

1.甲状腺 B 超

初期显示甲状腺明显肿大、回声不均匀,呈蜂窝样。动态 B 超观察显示甲状腺呈进行性肿大,有大小不等的低回声或无回声区,或大面积液性暗区。

2.甲状腺核素显像

甲状腺核素显像可见甲状腺放射性分布普遍减低,且轮廓模糊。

3.甲状腺 CT 或 MRI

提示局部炎症,或有脓肿形成,有利于区分肿块的位置和性质。

4.食管钡餐透视

对反复发作者应行食管钡剂造影以明确有无梨状窝瘘。

5.甲状腺穿刺

在 B 超引导下行细针穿刺细胞学检查可抽吸出浓汁,镜检见大量的脓细胞、坏死细胞及组织碎屑。浓汁培养可查找出病原菌,药敏试验可指导抗生素的选择。

四、鉴别诊断

(一)亚急性甲状腺炎

起病相对较缓慢,炎症局限于甲状腺内,不侵入颈部其他器官,化验血沉显著升高,甲状腺激素增高和甲状腺摄碘率降低。白细胞数无明显增多。

(二)颈淋巴结炎

可有发热、局部疼痛、白细胞数增多等化脓性感染的特征,颈部可触及肿大的淋巴结,甲状腺激素和甲状腺摄碘率均正常。颈部 B 超显示肿大的淋巴结,而甲状腺大小质地均正常。

(三)甲状腺恶性肿瘤

可发生急性局灶性坏死或出血而表现为类似急性化脓性感染,但触诊甲状腺质地硬而且固定粘连,周围淋巴结肿大。预后差。

五、治疗

(一)支持对症治疗

卧床休息,早期局部宜用冷敷,晚期宜用热敷。高热者需进行物理或药物降温。

(二)抗感染

对急性甲状腺炎应强调早确诊、早治疗,尽量避免脓肿形成。在细菌培养结果出来以前应尽早采用经验性抗生素治疗。使用抗生素的原则是早期、足量、广谱;如为混合感染,可加用对抗厌氧菌有效的抗生素。如为真菌感染则选用抗真菌药,以静脉途径给药为宜。随后的抗生素治疗应根据细菌培养和药敏试验的结果进行调整。

(三)引流

对已有脓肿形成,特别是有呼吸困难者,可在 B 超引导下行脓肿穿刺抽脓或引流,或者在麻醉下行脓肿切开排脓。

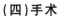

（四）手术

如果急性甲状腺炎反复发作，有可能是先天性异常，可待炎症缓解后，常规行钡餐透视了解有无梨状窝瘘等先天畸形。如有，应手术切除瘘管，以免复发。

（袁本泉）

第三节　单纯性甲状腺肿

一、概述

单纯性甲状腺肿又称非毒性甲状腺肿，是由于缺碘、致甲状腺肿物质等环境因素或由于遗传及先天缺陷等引起的非炎症、非肿瘤性疾病。在通常情况下，患儿既无甲亢又无甲减表现。甲状腺呈弥散性或多结节性肿大，女性多见。可呈地方性分布，常为缺碘所致，称为地方性甲状腺肿；也可散发，主要是因先天性甲状腺激素合成障碍或致甲状腺肿物质等所致，称为散发性甲状腺肿，多发生于青春期。

二、病因

（一）碘缺乏

碘缺乏是引起地方性甲状腺肿的主要原因。碘是甲状腺激素合成的原料，正常成人（包括青春期）每天需碘约 $100~\mu g$，$1\sim10$ 岁小儿 $60\sim100~\mu g/d$，婴幼儿 $35\sim40~\mu g/d$。缺碘引起甲状腺激素合成相对不足，通过负反馈作用垂体促甲状腺激素分泌增加，刺激甲状腺增生肿大。如在青春期、妊娠期、哺乳期、感染、创伤和精神刺激时，由于机体对甲状腺激素的需要量增多，可诱发或加重甲状腺肿。

（二）致甲状腺肿物质

常见致甲状腺肿食物有卷心菜、黄豆、木薯及含氟过多的饮水。致甲状腺肿药物包括硫脲类、硫氰酸盐、磺胺类、锂盐、高氯酸盐等。这些物质可抑制碘离子的浓集、碘的有机化和酪氨酸碘化，从而抑制甲状腺激素的合成。母亲孕期服用抗甲状腺药物、锂盐和胺碘酮可引起新生儿甲状腺肿。

（三）高碘摄入

高碘摄入是少见的引起甲状腺肿的原因。其发生机制为碘摄入过多，过氧化物酶的功能基团可能过多被占用，影响了酪氨酸碘化，碘的有机化过程受阻，甲状腺呈代偿性肿大。

（四）甲状腺激素合成障碍

家族性甲状腺肿属于常染色体隐性遗传，致病原因是酶的遗传性缺陷，造成甲状腺激素合成障碍。如缺乏过氧化物酶、碘化酶，甲状腺激素的合成受阻；缺乏水解酶，甲状腺激素从甲状腺球蛋白解离发生障碍，均可导致甲状腺肿。

（五）其他

如甲状腺球蛋白基因突变、甲状腺激素受体缺陷等。

三、诊断

(一)临床表现

大多数甲状腺肿大是偶然被发现的。颈部肿块可逐渐缓慢增大,多数患者无症状。甲状腺较大时可出现颈部不适,引起颈部周围器官的压迫症状,如气管受压,可出现憋气、呼吸不畅甚至呼吸困难;食管受压造成吞咽困难;喉返神经受压出现声音嘶哑、痉挛性咳嗽,晚期可失声;颈交感神经节链受压时会发生 Horner 综合征(同侧瞳孔缩小,眼球内陷,上睑下垂和受累侧无汗)。部分患者有甲状腺肿大家族史。

甲状腺触诊虽不能起关键的诊断作用,和超声诊断的差别可很大,但触诊有临床初筛的意义。正常的甲状腺是不能望见和触及的,只有甲状腺比正常大 4~5 倍(即超过 35 g)时,才能被触及(相当于受检者拇指末节)。弥散性甲状腺肿甲状腺均匀弥散性肿大,左右两叶对称,无结节,甲状腺表面光滑,质地较软,无压痛,与周围组织不粘连,不累及周围淋巴结。结节性甲状腺肿甲状腺触诊呈结节状肿大,多不对称,早期可能只有一个结节,多为多发性结节,大小不等,结节质软或硬,光滑,无触痛。触诊时应注意肿大甲状腺的对称性,有无结节,有无局部粘连及局部淋巴结肿大。

如果甲状腺呈两侧不对称性肿大、局部有粘连、有喉返神经压迫或浸润征象(声嘶,失声),或局部淋巴结肿大者应注意恶变的可能。此外,肿块硬而固定,直径>4 cm 者应考虑恶性肿瘤。短时间内甲状腺迅速增大者应考虑恶变或局部出血。

(二)实验室检查

1.甲状腺功能测定

患者血清 T_3、T_4 和 TSH 基本正常,对血 TSH 有升高倾向者应注意是否为甲状腺炎的早期。抗甲状腺过氧化物酶抗体(TPOAb)和抗甲状腺球蛋白抗体(TGAb)阴性或低度阳性。

2.尿碘测定

正常成人尿碘排出量为 50~100 μg/g 肌酐,尿碘排出少于 50 μg/g 肌酐,说明有碘摄入不足。

3.血清甲状腺球蛋白(TG)测定

血 TG 的测定被认为是衡量碘缺乏的敏感指标,TG 与碘摄入量成反比。碘摄入正常的儿童和成人血清 TG 的中位数为 10 μg/L,血 TG 超过 20 μg/L 可能反映摄碘不足。

(三)影像学检查和特殊检查

1.甲状腺超声

甲状腺超声被认为是一种甲状腺解剖评估的灵敏方法。它无创、无放射,重复性好,同时可见到血流状态,也能指导穿刺定位。超声法远较触诊准确,能探出触诊不到的小结节。超声下甲状腺的回声强度、钙化、病灶边缘和周围环对鉴别病灶的良、恶性有一定的价值,但准确性不如甲状腺组织细针穿刺活检。

2.核素扫描

核素扫描主要是评估甲状腺的功能状态,尤其是甲状腺结节的功能。

毒性结节性甲状腺肿时可见一个或多个"热结节",提示有功能亢进;结节囊性变时表现为"冷结节",冷结节还见于腺瘤,少数为甲状腺癌。

3.CT 或 MRI

对一般甲状腺肿形态、大小的判断并不优于超声,但对胸骨后甲状腺的检出则有绝对优势,可明确其与邻近组织的关系及与颈部甲状腺的延续情况。

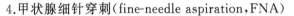

4.甲状腺细针穿刺(fine-needle aspiration,FNA)

甲状腺细针穿刺是用病理细胞学检查诊断甲状腺疾病的方法,可避免不必要的手术。在超声引导下的穿刺可显著提高成功率。通常应抽吸结节的实质部分,针头尽量选择较细者。此项技术方法安全可靠、简便易行、诊断准确性高,对甲状腺疾病的鉴别诊断有重要价值。

四、鉴别诊断

甲状腺肿的鉴别应从结构和功能两方面考虑。由于单纯性甲状腺肿的异质性,常需与各种原因引起的甲状腺肿大和功能异常鉴别。

(一)慢性淋巴细胞性甲状腺炎

慢性淋巴细胞性甲状腺炎较常见,与自身免疫与遗传有关。起病隐匿,进展缓慢,多数患者无症状,偶然发现甲状腺肿大,多为双侧弥散性轻中度肿大,质韧,不与周围组织粘连。部分患者早期有一过性甲亢的表现,症状较轻,晚期常出现甲状腺功能减退。血清甲状腺自身抗体TPOAb 和 TGAb 明显增加,绝大部分患者甲状腺功能正常,甲状腺功能减退或甲状腺功能亢进者 T_3、T_4、TSH 发生相应的变化。

(二)甲状腺功能亢进症

除甲状腺弥散性肿大外,还有甲亢的高代谢综合征表现,如多食善饥、体重下降、心悸、多汗等,常伴有不同程度的突眼。化验血清 T_3、T_4 明显升高,TSH 下降,甲状腺自身抗体呈轻中度增高。

五、治疗

无压迫症状的单纯性弥散性甲状腺肿一般不需处理,只需定期随访,以发现可能存在的潜在异常(如甲状腺炎早期等)。对结节性甲状腺肿则需视其性质而定,意外发现的单个冷结节应进行细针穿刺。对良性又无压迫症状者不必治疗,若出现以下情况应考虑行甲状腺大部切除术:①巨大甲状腺肿及胸骨后甲状腺肿压迫气管、食管或喉返神经而影响生活和工作者;②结节性甲状腺肿继发甲亢而药物疗效不好者;③结节性甲状腺肿疑有恶变者。以往用较大剂量 $L-T_4$ 治疗的方法现已摒弃不用,因为会引起甲亢症状,甚至使骨矿量下降或产生对心血管不利的作用,而且在停药后会复发。

对有明确病因者,还应针对病因治疗。如对缺碘引起的地方性甲状腺肿患者,应补充碘制剂。但结节性甲状腺肿补碘要慎重,以免诱发自主性结节发生明显的功能亢进。

碘缺乏是地方性甲状腺肿的最主要原因,在流行地区应尽早采用碘化食盐预防弥散性甲状腺肿,就能较好预防甲状腺发生结节性肿。但结节性甲状腺肿的患者应避免大剂量补碘,以免诱发碘甲亢。

(袁本泉)

第四节 甲状旁腺功能减退症

一、概述

甲状旁腺功能减退症简称甲旁减,是因多种原因导致甲状旁腺激素(parathyroid hormone,

PTH)分泌不足或作用缺陷或外周靶细胞对 PTH 的作用不敏感(PTH 抵抗),导致钙、磷代谢异常。临床以反复手足搐搦、癫痫发作、低钙血症和高磷血症为主要特征的疾病,长期口服钙剂和维生素 D 制剂可以使病情得到控制。

二、病因

(一)甲状旁腺激素分泌不足

1.原发性甲状旁腺功能减退症

(1)家族性(遗传性)甲状旁腺功能减退症:包括常染色体显性遗传、隐性遗传及 X 连锁隐性遗传等多种遗传方式,也有散发性。

(2)先天性甲状旁腺发育异常:如 DiGeorge 综合征为常染色体显性遗传或散发性。与胚胎第 3、第 4、第 5 对腮囊形成的缺陷有关。病因是染色体 22q11.21-q11.23 基因的微小缺失。主要表现为先天性胸腺、甲状旁腺发育不良及先天性心血管畸形。具有特殊面容(眼距增宽、外眦上斜、小下颌、唇腭裂、短人中等)、低钙血症及先天性心脏病如主动脉右位或法洛四联症。

(3)钙敏感受体基因突变:钙敏感受体(CaSR)是 G 蛋白偶联受体家族的一个成员,位于甲状旁腺细胞上,同时还在肾小管细胞表达。CaSR 激活型突变可抑制甲状旁腺主细胞分泌 PTH,减少钙的重吸收,使尿钙排出量增加,导致高钙尿症性甲状旁腺功能减退症。CASR 失活型突变可引起家族性良性低尿钙性高钙血症及新生儿严重甲状旁腺功能亢进症。

(4)特发性甲状旁腺功能减退症:原因不明者归于此类。

2.后天获得性甲状旁腺功能减退

(1)甲状旁腺手术或放射损伤:多见于甲状腺癌根治或甲状旁腺功能亢进症经多次手术后,甲状旁腺组织被切除或受到损伤,或影响甲状旁腺血供。可有暂时性和永久性甲状减两种。

(2)甲状旁腺浸润性疾病、重金属中毒如血色病(铁)、珠蛋白生成障碍性贫血(铁)和肝豆状核变性(铜)等;或因淀粉样变、结核病、结节性肉芽肿或肿瘤浸润而引起甲状旁腺浸润性病变。

(3)多发内分泌自身免疫综合征:Ⅰ型属常染色体隐性遗传疾病,突变基因位于 21q22.3,以皮肤黏膜念珠菌病、自身免疫性甲状旁腺功能减退和 Addison 病三联症为特征,其表现多种多样。

(4)低镁血症:抑制甲状腺主细胞分泌 PTH,并使周围组织对 PTH 的反应性减弱。其病因包括肠道吸收减少及肾脏丢失增加。

(5)新生儿暂时性甲状旁腺功能减退:早期新生儿由于甲状旁腺发育不完善,不能正常分泌 PTH,或是母亲患甲状旁腺功能亢进症时由于妊娠时经胎盘转移的钙较多,使胎儿处于高血钙状态,暂时性抑制了甲状旁腺的功能。

(二)甲状旁腺激素活性抵抗

假性甲状旁腺功能减退症(pseudohypoparathyroidism,PHP)是一组以外周器官(肾脏、骨骼等)对 PTH 抵抗为特征的异质性疾病,为常染色体显性遗传性疾病。

三、诊断

(一)临床表现

1.神经肌肉应激性增加

一般当血游离钙浓度≤0.95 mmol/L(3.8 mg/dL),或血总钙值≤1.88 mmol/L(7.5 mg/dL)时

常出现症状。初期主要有麻木、刺痛和蚁走感,严重者呈手足搐搦,甚至全身肌肉收缩而有惊厥发作。也可伴有自主神经功能紊乱,如出汗、声门痉挛、气管呼吸肌痉挛及胆、肠和膀胱平滑肌痉挛等。体征有面神经叩击征(Chvostek 征)阳性和束臂加压试验(Trousseau 征)阳性。

2.神经精神症状

癫痫发作,其类型有大发作、小发作、精神运动性发作,甚至发生癫痫持续状态;伴有肌张力增高、手颤抖。精神症状有兴奋、焦虑、恐惧、烦躁、欣快、忧郁、记忆力减退、妄想、幻觉和谵妄等。15%患儿有智力减退,5%见视盘水肿,偶有颅内压增高,脑电图示一般节律慢波、爆发性慢波及有尖波、棘波、癫痫样放电改变。

3.外胚层组织营养变性

低钙性白内障、出牙延迟、牙发育不全、磨牙根变短、龋齿多甚至缺牙、皮肤角化过度、指(趾)甲变脆、粗糙和裂纹及头发脱落可伴发白色念珠菌感染等。

4.骨骼改变

病程长、病情重者,可有骨骼疼痛,以腰背和髋部多见。骨密度正常或增加。

5.胃肠道功能紊乱

有恶心、呕吐、腹痛和便秘等。

6.心血管改变

低血钙刺激迷走神经可导致心肌痉挛而突然死亡。患儿心率增速或心律不齐。心电图示 QT 间期延长。重症患儿可有甲旁减性心肌病,心力衰竭。

7.转移性钙化

转移性钙化多见于脑基底节(苍白球、壳核和尾状核),常对称性分布。脑 CT 检查阳性率高,约 50%。病情重者,小脑、齿状核、脑的额叶和顶叶等脑实质也可见散在钙化。其他软组织、肌腱、脊柱旁韧带等均可发生钙化。

8.Albright 遗传性骨营养不良(AHO)

假性甲旁减及假假性甲旁减患者常有典型遗传缺陷性体态异常表现为身材矮粗、体型偏胖、脸圆、颈短、盾状胸,指、趾骨畸形(多为第 4、第 5 掌骨或跖骨);常有智力低下,味觉和嗅觉减退;软组织钙化和骨化较多见;可并发皮下钙化、低钙性白内障和颅内基底钙化;并可合并甲状腺、肾上腺皮质功能减退、尿崩症、糖尿病或性腺发育不良。

(二)实验室检查

1.血钙

低钙血症是重要的诊断依据,血钙水平≤2.0 mmol/L(8.0 mg/dL)。有明显症状者,血钙一般≤1.88 mmol/L(7.5 mg/dL),血游离钙≤0.95 mmol/L(3.8 mg/dL)。

2.血磷

多数患儿增高,高于正常上限,≥1.78 mmol/L(5.5 mg/dL),部分患儿正常。

3.尿钙和磷排量

一般情况下,24 小时尿钙排量减少。尿磷排量减少。钙敏感激活型突变可减少钙吸收,导致尿钙增高。此外,尿钙可以作为治疗调整的随访指标,以避免泌尿结石。

4.血碱性磷酸酶

血碱性磷酸酶正常,可作为治疗随访的参考指标。

5.血 PTH 值

正常人中当血总钙值≤1.88 mmol/L(7.5 mg/dL)时,血 PTH 值应有 5～10 倍的增加。甲状旁腺功能减退者出现低钙血症时,血 PTH 水平多数低于正常,也可以在正常范围。因此,测血 PTH 时,应同时测血钙,两者一并分析。与原发性甲旁减不同的是假性甲旁减患者,血 PTH 水平增高。

6.骨 X 线片

长骨骨皮质增厚及颅骨内、外板增宽,腰椎骨质增生,并韧带钙化、椎旁骨化,骨盆像示髋臼钙化致髋关节致密性骨炎等。骨密度检查提示骨量增加。

四、鉴别诊断

(一)假性甲状旁腺功能减退症(PHP)

PHP 患儿甲状旁腺结构和功能正常,甲状旁腺素(PTH)合成、分泌增多,但肾、骨靶器官对 PTH 抵抗。临床表现具有 Albright 遗传性骨营养不良(AHO 异常)表型,且血钙低、血磷高、PTH 增高,尿钙、磷、cAMP 均低。可分为Ⅰ型(Ⅰa、Ⅰb 和Ⅰc 型)、Ⅱ型。①PHP-Ⅰa 型是由于 GNAS 基因的失活性突变导致的 Gsα 蛋白表达或活性降低,患者除了 PTH 抵抗外,还存在 Albright遗传性骨营养不良症(AHO)和其他多种激素抵抗;②PHP-Ⅰb 型是由 GNAS 基因上游的另外 4 个外显子的甲基化异常所致,患者仅有 PTH 和 TSH 抵抗,不具备 AHO;③PHP-Ⅰc 型:对多种激素存在抵抗,但其 Gsα 蛋白活性正常;④PHPⅡ型是由于受体后缺陷所致,无 AHO 畸形,尿 cAMP 正常或增高。

(二)假性甲状旁腺功能减退症(假性 PHP)

具有 Albright 遗传性骨营养不良(AHO 异常)表型的个体,但其生化指标正常。其特点是血钙、磷水平正常,PTH 水平增高,血碱性磷酸酶正常。尿 cAMP 对 PTH 的反应正常。

(三)低镁血症

对反复手足抽搐,静脉补钙不易控制的,需考虑低镁血症。镁缺乏可引起低钙血症,血 PTH 降低,同时伴有血镁降低可确诊,同时补充镁制剂可缓解抽搐。

(四)其他低血钙原因

碱中毒、维生素 D 缺乏、维生素 D 依赖性佝偻病、严重肝肾疾病(如慢性肾病)、药物(如呋塞米、肿瘤化疗药物)、重症疾病(如中毒性休克、败血症和重症胰腺炎)等可出现血清游离钙水平降低。

五、治疗

治疗目标是控制病情,使症状缓解,血清钙纠正至正常低限或接近正常,尿钙排量保持在正常水平。假性甲旁减的低钙血症较易纠正,部分患者单纯使用钙剂治疗即可,但大多需要加用维生素 D 制剂。假性甲旁减治疗的另一个目标是降低血 PTH 水平,所需药物剂量一般低于甲旁减患者。

(一)钙剂和维生素 D 及其衍生物

1.钙剂

应长期口服,每天补充元素钙 1.0～1.5 g[初始剂量 30～50 mg/(kg・d)],葡萄糖酸钙、乳酸钙、氯化钙和碳酸钙中分别含元素钙 9.3%、13%、27% 和 40%。少数病例单纯服钙剂即可纠正低钙血症。

严重的低钙血症引起手足搐搦、喉痉挛、惊厥或癫痫大发作应紧急抢救。方案为：立即静脉点滴或缓慢推注 10％葡萄糖酸钙 1～2 mL/kg（相当于元素钙 9～18 mg/kg），静脉滴注加入等量或 2 倍 5％葡萄糖，谨防渗漏血管外，必要时 6～8 小时后重复给药。葡萄糖酸钙浓度≤2％；速度以元素钙＜4 mg/(kg·h)为宜。当血钙＞1.87 mmol/L(7.5 mg/dL)时，可改口服元素钙 100 mg/(kg·d)或 1～2 g/d。需定期监测血清钙水平，维持血钙在 2.0～2.2 mmol/L(8.0～8.8 mg/dL)，尿钙＜0.1 mmol/(kg·d)即＜4 mg/(kg·d)，避免发生高钙血症及高钙尿症，以免出现致死性心律失常及泌尿结石。应用洋地黄类药物者需慎用钙剂，如临床必须应用钙剂，则应进行心脏监护。此外需要注意低钙血症常伴随低镁血症，必要时可口服氯化镁补充治疗。

2.维生素 D 及其衍生物

包括以下几种。①维生素 D_2 或 D_3(1 mg 相当于 4 万 U)：婴幼儿及年龄较小儿童需要量 0.1～0.5 mg/d(4 000～2 万 U/d)，年龄大儿童 1.25～2.5 mg/d(5 万～10 万 U/d)。②双氢速甾醇(dihydrotachysterol,DHT 或 AT_{10})：一般从小量开始(0.2～1 mg/d)，酌情调整药量，逐渐递增，当症状消失时作为维持量，剂量约为 20 $\mu g/(kg·d)$。③骨化三醇 1,25-$(OH)_2D_3$：初始剂量为 0.25 $\mu g/d$，维持剂量为 0.03～0.08 $\mu g/(kg·d)$，最大量为 2.0 $\mu g/d$。④阿法骨化醇 1α-$(OH)D_3$：适用于肝功能正常的患儿，剂量 0.5～2 $\mu g/d$，分 2～3 次口服，其治疗剂量为骨化三醇的0.6～1.0 倍。

(二)甲状旁腺激素替代治疗

理论上应为甲旁减最理想的治疗，已有基因重组的人 PTH 制剂上市，但目前多用于骨质疏松治疗。多项临床试验提示 PTH(1-34)及 PTH(1-84)皮下注射治疗较传统的补充钙剂和维生素 D 的治疗可以更好地使血钙达正常范围，并减少高尿钙发生，因此可降低肾结石、肾功能不全的发生率。但因其价格昂贵，且必须采用注射方式给药，目前尚缺乏儿童临床应用资料，故尚未应用。

(三)甲状旁腺移植

目前主要有自身移植及异体移植两种方法，但存在供体来源、排斥反应等诸多问题，因此尚在研究中，未应用于临床治疗。

六、预防

控制好母亲的血钙水平，可减少新生儿甲旁减。对于特发性甲旁减和假性甲旁减，钙剂和维生素 D 的联合应用完全可以控制病情，因此决定预后的重点是能否得到早期正确的诊断和合理的治疗。这不仅意味着消除低血钙相关的手足搐搦和神经系统症状，而且可以预防和防止低钙性白内障和基底节钙化的发生和进展。

（鲁彦凤）

第五节　甲状旁腺功能亢进症

一、概述

甲状旁腺功能亢进症(hyperparathyroidism,简称甲旁亢)，是由于甲状旁腺分泌过多甲状旁腺激素(parathyroid hormone,PTH)而引起的钙磷代谢失常。可分为原发性、继发性、三发性和假性甲旁亢。原发性甲旁亢(parathyroid hyperparathyroidism,PHPT)是由于甲状旁腺本身病变引起的甲状旁腺激素(PTH)合成、分泌过多,主要表现为骨骼改变、神经系统疾病、消化道系统疾病、高血钙和低血磷等。继发性甲旁亢系各种原因引起的低血钙长期刺激甲状旁腺所致,如慢性肾衰竭、维生素 D 缺乏,肠道、肝和肾脏疾病致维生素 D 吸收不良和生成障碍。三发性甲旁亢是在继发性甲旁亢的基础上,腺体受到持久和强烈的刺激部分增生,自主分泌过多的 PTH,产生高钙血症。假性甲旁亢是由于某些器官的恶性肿瘤分泌类似甲状旁腺素的多肽物质而引起血钙水平升高,血磷降低及甲旁亢症状,成人多见。

二、病因

原发性甲旁亢的主要病因是甲状旁腺腺瘤、增生和癌。儿童及青少年患者中以腺瘤最多见,并以单个腺瘤为主。甲状旁腺癌在儿童中很少见。随着血钙测定方法的改进,无症状性甲旁亢的检出率明显增加。国外报道儿童 PHPT 总体发病率为 2/10 万～5/10 万,男女比例相当,国外报道为 1∶(0.9～1.75),国内为 1∶1.6。

在原发性甲旁亢的病因中,遗传综合征占 5% 左右,包括多发性内分泌腺瘤 1 型(MEN1,也称卓-艾综合征,可同时伴有胰岛、胃泌素瘤及垂体腺瘤)或 2a 型(MEN2a,也称 Sipple 综合征,可伴有甲状腺髓样癌及嗜铬细胞瘤)、家族性低尿钙性高钙血症(FHH)、新生儿严重甲旁亢(NSHPT)、甲旁亢-腭肿瘤综合征(HPT-JT)。

三、诊断

(一)临床表现

儿童甲旁亢患者与成人患者不同,发生相关症状或体征的比例较高。凡具有骨骼病变、泌尿系统结石和高钙血症的临床表现,单独存在或两三个征象复合并存,伴有高血钙、低血磷、血碱性磷酸酶和 PTH 增高、尿钙排量增多支持甲旁亢的诊断。原发性甲旁亢的症状及体征主要是由高血钙引起。

1.高钙血症的症状

(1)神经系统:淡漠、嗜睡、性格改变、智力迟钝、肌张力减低等,严重者甚至昏迷。易疲劳、四肢肌肉软弱,近端肌肉尤甚,重者发生肌肉萎缩。

(2)消化系统:高血钙可刺激胃泌素分泌,胃酸增多,溃疡病较多见,还可致胃肠道平滑肌张力降低,胃肠蠕动缓慢,引起食欲缺乏、腹胀、便秘、反酸等。钙离子易沉着于胰管和胰腺内,激活胰蛋白酶原和胰蛋白酶,引起急性或慢性胰腺炎发作。一般胰腺炎时血钙值降低,如患者血钙值正常或增高,应除外原发性甲旁亢。

2.骨骼病变

典型病变是广泛骨丢失、纤维性囊性骨炎、囊肿棕色瘤形成、病理性骨折和骨畸形,部分患儿可合并佝偻病体征。主要表现为广泛的骨关节疼痛,伴明显压痛。多由下肢和腰部开始,逐渐发展至全身。重者有骨畸形,如胸廓塌陷变窄、椎体变形、骨盆畸形、四肢弯曲和身材变矮等。

3.泌尿系统症状

在 PTH 过多时,高血钙使肾小球滤过的钙量大为增加,超过了 PTH 增加肾远曲小管重吸收钙的效果,尿钙排出量增多,此外 PTH 能降低肾小管对磷的回吸收,尿磷排出也增多。因此,患者常有烦渴、多饮和多尿。可发生反复的肾脏或输尿管结石、血尿、乳白尿或尿砂石等,也可有肾钙盐沉着症。容易并发尿路感染,晚期则发生肾功能不全。国外报道儿童及青少年甲旁亢患者中,有泌尿系统结石者占 36％～64％。

4.其他症状及体征

(1)软组织钙化影响肌腱和软骨等处,可引起非特异性关节痛,累及手指关节,有时主要在近端指间关节。皮肤钙盐沉积可引起皮肤瘙痒。

(2)颈部可触及肿物。

(3)心电图示心动过速,Q-T 间期缩短,有时伴心律失常。

(4)肾脏受损可有继发性高血压。

(二)实验室检查

PHPT 的定性诊断主要靠血钙和 PTH 检测,而定位诊断则依靠颈部高频彩声、颈部及纵隔 CT 和放射性核素扫描。

1.血清钙

正常人血总钙值为 2.25～2.75 mmol/L(9～11 mg/dL),血清游离钙值为(1.18±0.05)mmol/L。当血清总钙>2.63 mmol/L(10.5 mg/dL),血清游离钙>1.25 mmol/L(5 mg/dL)时称为高血钙。其分度:血总钙<3.0 mmol/L 为轻度,可能无症状;3.0～3.5 mmol/L 为中度,可出现厌食、多饮多尿;>3.5 mmol/L 为重度高血钙,可出现恶心、呕吐、脱水及神志改变(嗜睡甚至昏迷)。甲旁亢时血清总钙值呈现持续性增高或波动性增高,而血游离钙测定结果较血总钙测定对诊断更为敏感。要注意合并低蛋白血症、维生素 D 缺乏症、骨质软化症、肾功能不全、胰腺炎、甲状旁腺腺瘤栓塞等时,虽然血清总钙值正常,但游离钙值常增高,故需要重复测定血钙水平。

2.血清磷

儿童正常值为 1.29～2.10 mmol/L(4.0～6.5 mg/dL),目前多用钼酸盐法。甲旁亢时血磷水平通常降低,且由于近端小管排酸能力受损,可伴有轻度高氯性酸中毒,出现氯/磷(Cl/P)比值升高。

3.血清碱性磷酸酶(ALP)

原发性甲旁亢时,排除了肝胆系统的疾病存在,血清 ALP 增高可反映骨病变的存在,骨病变愈严重,血清 ALP 值愈高。儿童 ALP 正常值较成人高 2～3 倍,但目前我国尚无儿童各年龄段血清 ALP 的正常值标准。

4.血 PTH

血 PTH 浓度是诊断本病一个直接而敏感的指标,用这个指标诊断甲旁亢与手术的符合率达 90％。且血 PTH 升高程度与血钙浓度、肿瘤大小和病情的严重程度相平行。目前多采用测定全分子 PTH 的免疫化学发光法。血 PTH 水平增高,结合血钙值有利于鉴别原发性和继发性甲旁亢。

5.24 小时尿钙

原发性甲旁亢患儿 24 小时尿钙>0.1 mmol/kg(4 mmol/kg)。

6.X 线检查

X 线表现和病变的严重程度相关,典型的表现为普遍骨质疏松,弥散性骨密度减低。特征性的骨吸收,包括指(趾)骨骨膜下骨吸收,以中指桡侧最为明显,外侧骨膜下皮质呈不规则锯齿样;皮质内骨吸收,皮质内可见纵行透亮条纹;软骨下骨吸收,见于耻骨联合、骶髂关节和锁骨的两端。还可见纤维性囊性骨炎、棕色瘤、病理性骨折,牙周膜下牙槽骨硬板消失。腹部平片示肾或输尿管结石、肾钙化。

7.骨密度测定和骨超声速率检查

显示骨量丢失和骨强度减低。皮质骨的骨量丢失早于骨松质,且丢失程度更为明显。

8.定位检查

(1)颈部超声检查:诊断符合率70%。

(2)放射性核素检查:^{99m}锝-甲氧基异丁基异腈(^{99m}Tc-MIBI)扫描显像符合率在90%以上。

(3)颈部和纵隔 CT 扫描:CT 扫描对颈部及纵隔异位的甲状旁腺病变均有识别作用,并可同时显示甲状腺有无病变。腺瘤 CT 平扫表现为卵圆形或三角形肿块,密度不均匀。但若腺瘤较小可出现阴性结果。

对甲状腺瘤的定位 B 超检查是首选的定位诊断方法,^{99m}Tc-MIBI 应作为常规定位诊断方法,尤其是两者联合检查可提高定位诊断的准确性。

四、鉴别诊断

(一)高钙血症

1.恶性肿瘤

通过骨转移破坏引起高钙血症,血 PTH 水平正常或降低,部分恶性肿瘤(如鳞癌、腺癌等)肿瘤释放甲状旁腺激素相关蛋白(PTHrP),作用于 PTH/PTHrP 受体,引起高钙。

2.结节病

有高血钙、高尿钙、低血磷和碱性磷酸酶增高,与甲旁亢颇相似。但无普遍性脱钙。有血浆球蛋白升高。鉴别可摄胸片,血 PTH 水平正常或降低。

3.维生素 A、D 过量

有明确的病史可供帮助,此症有轻度碱中毒,而甲旁亢有轻度酸中毒。

4.甲状腺功能亢进

20%的患者有轻度高钙血症,尿钙亦增多,伴有骨质疏松。可依据甲亢临床表现及 TSH 降低,T_3、T_4升高来鉴别。此外需要注意低蛋白血症会掩盖游离钙水平的显著增高,注意检测蛋白水平。

(二)继发性甲旁亢

继发性甲旁亢是由于各种原因所致的低钙血症,刺激甲状旁腺,使之增生肥大,分泌过多的PTH,见于佝偻病、慢性肾功能不全、骨质软化症和小肠吸收不良等。某些新生儿甲旁亢可由于母亲患甲旁减,胎儿于子宫内即可有甲状旁腺增生,X 线长骨出现类似甲旁亢表现,该病为暂时性,出生后可逐渐恢复。与原发性甲旁亢鉴别,继发性甲旁亢患者除 PTH 升高外,血钙降低或正常低限。

(三)代谢性骨病

1.骨质疏松症

血清钙、磷和碱性磷酸酶都正常,为普遍性脱钙和骨质疏松。

2.佝偻病

血清钙、磷正常或降低,血碱性磷酸酶和 PTH 均可增高,尿钙和磷排量减少。骨 X 线有椎体双凹变形、假骨折等特征性表现。

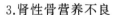

3.肾性骨营养不良

骨骼病变有纤维性囊性骨炎、骨硬化、骨软化和骨质疏松 4 种。血钙值降低或正常,血磷增高,尿钙排量减少或正常,有明显的肾功能损害。

五、治疗

(一)手术治疗

外科手术是原发性甲旁亢的唯一有效治疗,对于有症状或有并发症的原发性甲旁亢患者,手术治疗不仅可以减轻症状,而且能够改善预后。对于无症状甲旁亢治疗尚存在争论,需密切随访观察,一旦出现高血钙、PTH 明显增高和症状加重如骨吸收病变的 X 线表现、肾功能减退、活动性尿路结石、骨密度明显降低等,则需考虑手术。新生儿重症原发性甲旁亢由于存在极严重的高钙血症及高水平的 PTH,通常是致死性的,需要及早行甲状旁腺全切术。原发性甲旁亢多数为腺瘤,手术中均应探查所有的甲状旁腺,如为腺瘤,做腺瘤摘除;如为增生,则主张切除腺体;如为腺癌,则宜做根治手术。手术遗漏、病变的甲状旁腺异位、增生的甲状旁腺切除不足或复发10％,则需考虑再次手术。

甲状旁腺切除后约有 80％患儿出现低钙血症,一般术后 24 小时血钙开始逐渐下降,第 5～第 10 天大多达最低点。轻者口服钙剂及维生素 D 或活性维生素 D。重者出现手足抽搐,予以静脉补钙。若补钙反应不佳者,宜同时补充维生素 D。对难治性低血钙应测血镁,低血镁者应口服氯化镁,或取 25％硫酸镁分次肌内注射或溶于 5％葡萄糖液中静脉滴注 8～12 小时。

(二)药物治疗

非手术治疗的患者必须注意保持足够的水化,避免使用噻嗪类利尿剂及长期制动,伴随明显呕吐或腹泻时应进行积极的处理。饮食钙摄入量以中等度合适,避免高钙饮食。口服磷酸盐可提高血磷的水平,有助于骨矿盐的沉积,降低血钙,减少尿钙排泄,阻抑肾结石的发展,降低$1,25-(OH)_2D_3$的浓度。目前,双膦酸盐已用于原发性甲旁亢所致高钙血症的急症处理。用药期间要经常监测血钙及血磷;磷酸盐过量,血钙低于正常,可刺激 PTH 分泌,并引起骨脱钙及并发转移性钙化,有肾功能损害者需慎重。当血清钙＞3.5 mmol/L,即出现严重高血钙时可以透析治疗。

(三)定位不明确的或不适合手术的患者

定位不明确的或不适合手术的患者可行保守疗法。继发性甲旁亢的有效治疗是纠正疾病诱因,同时服用钙剂及维生素 D。

六、预防

PHPT 时出现以下情况是危重的征象,应迅速纠正高血钙,争取尽早手术。

(1)有严重高血钙的征象,如血钙＞3.5 mmol/L(14 mg/dL),以及有神经精神症状。

(2)有长期高血钙的病变,如肾结石、肾衰竭、纤维性囊性骨炎、假性杵状指等。

(3)有严重的肌病、转移性钙化(包括肺、肾、血管、关节的钙化及带状角膜病、结膜磷酸钙沉积引起的"红眼睛")、贫血(因过多的 PTH 可诱发骨髓纤维化及造血功能降低)。

(4)对不明原因的骨痛、病理性骨折、尿路结石、血尿、尿路感染等情况时,应想到本病,尽早做相应检查尽早确诊,以给以早期合理治疗,如尽早手术切除腺瘤,或选择正确的药物治疗等。

(鲁彦凤)

第六节　先天性甲状腺功能减退症

先天性甲状腺功能减退症简称先天性甲减,是由于先天性甲状腺激素合成不足或其受体缺陷所致的先天性疾病。

一、病因

先天性甲减按病变部位可分为原发性和继发性。

(一)原发性甲减

原发性甲减由甲状腺本身的疾病所致。甲状腺先天性发育异常(甲状腺不发育、发育不全或异位)是最主要病因,约占 90%;其他病因有甲状腺激素合成障碍、甲状腺或靶器官反应低下,前者为甲状腺对垂体促甲状腺激素(TSH)无反应,后者是因甲状腺激素受体功能缺陷所致,均较罕见。

(二)继发性甲减

继发性甲减又称中枢性甲减,较为少见,病变部位在下丘脑和垂体,是因垂体分泌 TSH 障碍所致,常见于特发性垂体功能低下或下丘脑、垂体发育缺陷,其中因促甲状腺激素释放激素(TRH)不足所致者较为多见。

(三)母亲因素

母亲服用抗甲状腺药物或母亲患自身免疫性疾病,存在抗 TSH 受体抗体,均可通过胎盘而影响胎儿,致使出生时甲状腺激素分泌暂时性缺乏,通常在 3 个月后甲状腺功能可恢复正常,故亦称为暂时性甲减。

(四)地方性先天性甲状腺功能减退症

多因孕妇饮食缺碘,使胎儿在胚胎期因碘缺乏而导致甲状腺功能减退。

二、诊断

诊断主要依据临床表现和实验室检查。

(一)临床表现

1.新生儿期症状

患儿常为过期产,出生体重超过正常新生儿,生理性黄疸期延长,一般自出生后即有腹胀、便秘,易被误诊为巨结肠。患儿常处于睡眠状态,对外界反应迟钝,喂养困难,哭声低,声音嘶哑。体温低,末梢循环差,皮肤出现斑纹或有硬肿现象。以上症状和体征均无特异性,极易被误诊为其他疾病。

2.典型症

(1)特殊面容和体态:头大、颈短,皮肤苍黄、干燥,毛发稀少,面部黏液性水肿,眼睑水肿,眼距宽,鼻梁宽平,舌大而宽厚、常伸出口外。腹部膨隆,常有脐疝。患儿身材短小,躯干长而四肢短小,上部量/下部量>1.5。

(2)神经系统:患儿动作发育迟缓,智能发育低下,表情呆板、淡漠,神经反射迟钝。

（3）生理功能低下：精神、食欲差，不善活动，体温低而怕冷，安静少哭，对周围事物反应少，嗜睡，声音低哑。脉搏及呼吸均缓慢，心音低钝，心电图呈低电压、P-R 间期延长、T 波平坦等改变。全身肌张力较低，肠蠕动减慢，腹胀和便秘多见。

3.地方性甲状腺功能减退症

（1）"神经性"综合征：以共济失调、痉挛性瘫痪、聋哑和智能低下为特征，但身体正常且甲状腺功能正常或仅轻度减低。

（2）"黏液水肿性"综合征：以显著的生长发育和性发育落后、黏液性水肿、智能低下为特征，血清甲状腺素（T_4）降低，TSH 升高。约 25% 的患儿有甲状腺肿大，这两组症状有时会交叉重叠。

4.多种垂体激素缺乏症状

TSH 和 TRH 分泌不足的患儿常保留部分甲状腺激素分泌功能，因此临床症状较轻，但常有其他垂体激素缺乏的症状如低血糖（促肾上腺皮质激素缺乏）、小阴茎（促性腺激素缺乏）或尿崩症（精氨酸加压素缺乏）等。

（二）辅助检查

1.新生儿筛查

足月新生儿出生 72 小时后，7 天之内，并充分哺乳，足跟采血，滴于专用滤纸片上测定干血滤纸片 TSH 值，TSH＞20 mU/L 时，再采集血清标本检测 T_4 和 TSH 以确诊。

2.血清甲状腺激素和 TSH 测定

血清游离甲状腺素（FT_4）浓度不受甲状腺结合球蛋白（TBG）水平影响。若血 TSH 增高、FT_4 降低者，诊断为先天性甲减。

3.骨龄测定

可评估骨骺或小骨点出现与骨干愈合的年龄。

4.甲状腺 B 超

可评估甲状腺发育情况，但对异位甲状腺判断不如放射性核素显像敏感，甲状腺肿大常提示甲状腺激素合成障碍或缺碘。多数患儿骨龄延迟。

5.放射性核素检查

采用静脉注射^{99m}Tc 后，以单光子发射计算机体层摄影术检查患儿甲状腺有无异位、结节及其发育情况等。

（三）诊断标准

根据典型的临床症状和体征，若血 TSH 增高、FT_4 降低者，诊断为先天性甲状腺功能减退症。若 TSH 正常或降低，FT_4 降低，诊断为继发性或者中枢性甲减。若 TSH 增高、FT_4 正常，可诊断为高 TSH 血症。高 TSH 血症的临床转归可能为 TSH 恢复正常、高 TSH 血症持续以及 TSH 进一步升高，FT_4 水平下降，发展到甲减状态。

三、治疗

（一）一般治疗

饮食需富含热能、蛋白质、维生素及微量元素，加强训练和教育。

（二）特异性治疗

无论是原发性或者继发性先天性甲减，一旦确定诊断应该立即治疗。

（1）对于新生儿筛查初次结果显示干血滤纸片 TSH 值超过40 mU/L，同时 B 超显示甲状腺缺如或发育不良者，或伴有先天性甲减临床症状与体征者，可不必等静脉血检查结果立即开始左甲状腺素钠（L-T$_4$治疗）。不满足上述条件的筛查阳性新生儿应等待静脉血检查结果后再决定是否给予治疗。

（2）治疗首选 L-T$_4$，新生儿期先天性甲减初始治疗剂量10～15 μg/(kg·d)，每天 1 次口服，尽早使 FT$_4$、TSH 恢复正常，FT$_4$最好在治疗 2 周内，TSH 在治疗后 4 周内达到正常。对于伴有严重先天性心脏病患儿，初始治疗剂量应减少。治疗后 2 周抽血复查，根据血 FT$_4$、TSH 浓度调整治疗剂量。在血清 FT$_4$、TSH 正常后，可改为每 3 个月 1 次；服药 1～2 年后可减为每 6 个月 1 次。随访中监测血清 FT$_4$、TSH 变化和发育情况，随时调整剂量。

（3）在随后的随访中，甲状腺激素维持剂量需个体化。血 FT$_4$应维持在平均值至正常上限范围之内，TSH 应维持在正常范围内。L-T$_4$治疗剂量应随静脉血 FT$_4$、TSH 值调整，婴儿期一般在 5～10 μg/(kg·d)，1～5 岁 5～6 μg/(kg·d)，5～12 岁4～5 μg/(kg·d)。药物过量患儿可有颅缝早闭和甲状腺功能亢进症的临床表现，如烦躁、多汗等，需及时减量，4 周后再次复查。

（4）对于 TSH>10 mU/L，而 FT$_4$正常的高 TSH 血症，复查后 TSH 仍然增高者应予治疗，L-T$_4$起始治疗剂量可酌情减量，4 周后根据 TSH 水平调整。

（5）对于 TSH 始终维持在 6～10 mU/L 的婴儿的处理方案目前仍存在争议，在出生头几个月内 TSH 可有生理性升高。对这种情况的婴儿，需密切随访甲状腺功能。

（6）对于 FT$_4$和 TSH 测定结果正常，而总 T$_4$降低者，一般不需治疗。多见于 TBG 缺乏、早产儿或者新生儿有感染时。

（7）对于幼儿及年长儿下丘脑-垂体性甲减，L-T$_4$治疗需从小剂量开始。

（鲁彦凤）

第七节　先天性肾上腺皮质增生症

一、概述

先天性肾上腺皮质增生症（congenital adrenal hyperplasia，CAH）是一组以肾上腺皮质细胞类固醇激素合成障碍为主要特征的常染色体隐性遗传性病。总体发病率为 1：(10 000～20 000)，因地区、人种和性别而异。目前已明确的皮质醇合成通路中酶的缺陷有 6 种类型，同一个酶的缺陷也可因突变基因型不同使酶缺陷程度不一。以上使 CAH 的总体诊断和处理具有复杂和多元性：包括了产前诊断、新生儿筛查、不同酶缺陷的诊治方式，婴儿期肾上腺危象的预防和处理，儿童期为保证正常线性生长的治疗，青春期为保证正常青春发育和远期生殖能力的处理，远期代谢并发症的预防和监控乃至心理和生活质量的干预。其中因失盐型在婴儿早期因肾上腺危象导致的死亡率可达 4%～10%；新生儿筛查和早期诊治可使死亡率下降。

二、病因

与所有酶缺陷的遗传代谢病一样，不同酶缺陷的 CAH 将发生相应类固醇激素（终产物）的缺乏和所缺陷酶的相应阶段的前体(中间代谢产物)堆积和旁路代谢亢进所致产物增多,引起不同的相应症状(图 8-1)。目前较明确的 6 种酶的缺陷,分别发生不同相应型别的 CAH。其中最常见的是 21-羟化酶缺陷,占 95%;其次为 11-羟化酶缺陷、17α-羟基脱氢酶、17,20 裂解酶缺陷和 3β-羟基脱氢酶缺陷,分别占 1% 左右;此外还有胆固醇侧链剪切酶、类固醇快速调节蛋白(StAR)缺陷。近年还发现了肾上腺皮质氧化还原酶(POR)缺陷。这些酶所编码的基因均已被克隆,结构和功能的关系大多已明确;对指导临床诊治和遗传咨询有积极的指导意义。

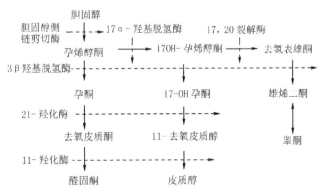

图 8-1　肾上腺皮质类固醇生物合成通路

三、诊断

按肾上腺皮质类固醇合成异常状况 CAH 总体临床发病表现可依据以下三大类临床表现作为诊断线索:婴幼儿期失盐、雄激素合成过多和雄激素合成不足致男性生殖器男性化不全和青春发育障碍。不同类型 CAH 的酶缺陷的生化特征与临床表现的关系见表 8-1。

表 8-1　不同酶缺陷的 CAH 的类型临床、激素改变与生化异常

酶缺陷	21-OHD 失盐型	21-OHD 单纯性男性化型	11β-羟化酶	17α-羟基脱氢酶	3β-羟基脱氧酶	类脂性 CAH
编码基因	CYP21	CYP21	CYP11	CYP17	HSD3B2	StAR/CYP11A
激素缺陷表现						
皮质醇	↓↓	↓	↓	↓↓	↓	0
醛固酮	↓	N	↓↓↓	↓↓↓	↓↓	0
DHEAS	↑	N/↑	↑	↓↓↓	↑↑↑	0
雄烯二酮	↑↑	↑↑	↑↑↑	↓↓↓	↓↓	0
睾酮	↑	↑	↑	↓↓↓	↓↓	0
堆积底物						
17-OHP	↑↑↑	↑↑	↑	↓↓↓	N/↓	0
肾素活性	↑↑	N/↑	↓↓	↓↓↓	↑	↑↑↑
去氧皮质酮	↓	↓	↑↑	↑↑	↓	0
11-去氧皮质醇	↓	↓	↑↑	↓	↓	0
皮质醇	↓	↓	—	↑	↓	0
孕烯醇酮	—	—	—	—	—	±
17-孕烯醇酮	—	—	—	—	↑↑	0

酶缺陷	21-OHD失盐型	21-OHD单纯性男性化型	11β-羟化酶	17α-羟基脱氢酶	3β-羟基脱氧酶	类脂性CAH
临床表现						
失盐	＋	－	－		＋	＋
高血压	－	－	＋	＋	－	－
间性外阴	＋(F)	＋(F)	＋(F)	＋(B)	＋(B)	＋(M)
外周性性早熟	＋	＋	＋	－	－	－
青春发育障碍	－	－	－	＋	＋	＋

注:＋:y有;－:无或不作为检测生化标记;F:女性;男性;B:两性;N:正常;0:不能检出。

由于21-羟化酶缺陷(21-OHD)是最常见的类型,以下内容主要是21-OHD的诊治。诊断需依据临床表现、内分泌激素检查综合判断,必要时进行基因诊断。

(一)临床症状和体征

1.失盐表现

21-OHD失盐型患儿在生后2～4周内或婴儿早期发病,在有或无诱因时表现为急性低血容量性休克的肾上腺危象(详见肾上腺危象章节),未及时诊治可致命。部分患者的危象由应激因素诱发,如轻重不等的感染、外伤、手术甚至预防接种。慢性失盐表现为软弱无力、慢性脱水状态、不长、恶心呕吐、腹泻和喂养困难。

2.雄激素合成过多表现

女性患儿(46,XX)出生时有不同程度的外阴男性化。轻者出生时仅轻度阴蒂肥大,随年龄加重。严重者阴蒂似阴茎,外阴酷似完全性阴囊型尿道下裂伴隐睾的男性(但有完全正常的女性内生殖器卵巢和子宫、输卵管等结构)。中间状态为阴蒂肥大伴不同程度的大阴唇背侧融合和阴囊化;尿、阴道分别开口或共同一个开口。迟发型在青春期因多毛、阴毛早生、阴毛浓密和/或似男性倒三角状分布,嗓音低沉,甚至无女性性征发育或原发性闭经就诊。男性患儿(46,XY)出生时外阴无明显异常,使新生儿期失盐危象时因之被忽视了对本症的诊断。2岁后开始(早迟不一)发生阴茎增大伴阴毛早生等外周性性早熟表现。两性幼儿期都可有体毛增多、阴毛早生和多痤疮。

3.其他表现

不同程度的皮肤、黏膜颜色加深,位于齿龈、外阴、乳晕、掌纹和关节皱褶部位;部分患儿可无皮肤、黏膜颜色加深。

4.不同型别的表现

典型的21-OHD大多以失盐或伴雄激素过多表现起病,但因基因型复杂使临床表现呈现出轻至典型严重的宽阔谱带。结合诊治需要,一般将21-OHD分为3个类型。

(1)(型)盐型:呈严重失盐伴不同程度的雄激素增高表现。

(2)单纯男性化型:以不同程度的雄激素增高为主要表现,无明显失盐。应激事件可诱发危象。

(3)非典型或称迟发型:一般无症状,多因阴毛早生、骨龄提前或月经稀发,原、继发闭经等就诊。

(二)辅助检查

1.染色体核型分析

对有失盐危象的新生儿或婴儿,不论有无外阴性别模糊者都需做染色体核型分析。某些伴肾上腺发育缺陷的患儿可以是 46,XY 的 DSD,例如,SF-1(NR5A1)基因突变的男性患儿,以失盐起病,外阴可以完全似女性。

2.生化改变

典型的 21-OHD 失盐型患者未经皮质醇补充治疗或替代不足时有不同程度的低钠和高钾血症,可伴酸中毒和低血糖。血容量不足有高钾血症时拟似失盐型的 CAH。

3.内分泌激素

(1)血清皮质醇和 ACTH:早上 8 时皮质醇低下、ACTH 升高支持原发性皮质醇合成减低。但酶活性减低程度轻者,两者都可以在正常范围内,尤其非应激情况下。对 3 月龄以下,睡眠-觉醒节律未建立的婴儿,不强调早上 8 时抽血,在患儿白天醒觉时抽血为宜。

(2)血清 17-OHP:17-OHP 升高是 21-羟基脱氢酶缺陷重要的激素改变;是诊断和治疗监测的重要指标。17-OHP 基础值因年龄、性别和酶缺陷类型和程度而异,需参照按年龄的正常参照值判断。该激素有昼夜的变化,一般上午较高,故血标本不迟于早上 8 时抽取为宜。

按 2010 年欧洲内分泌学会临床指导委员会发布的 21-羟化酶缺陷的临床应用诊治指南,17-OHP对诊断 21-OHD 的参照值如下。

按基础的 17-OHP 值划分为 3 个区段指导诊断和分型:①17-OHP>300 nmol/L(10 000 ng/dL)时考虑为典型的 21-OHD(包括失盐型和单纯男性化型)。②17-OHP 在 6~300 nmol/L(200~1 000 ng/dL)时考虑为非典型。③17-OHP<6 nmol/L(200 ng/dL)时不太支持 CAH 或为非典型的。但临床拟似诊断时,则将和第二种情况一样,均需做 ACTH 激发试验,按激发值判断。对第 2、3 种基础值需做激发试验时,按 ACTH 激发后的 17-OHP 建议判断界值为:17-OHP>300 nmol/L(10 000 ng/dL)时考虑为典型的 21-OH 缺陷,在 31~300 nmol/L(1 000~10 000 ng/dL)时考虑为非典型的,17-OHP<50 nmol/L(1 666 ng/dL)时不支持21-OH 缺陷的诊断,或考虑为杂合子携带者(需基因诊断确定)。

(3)血清雄激素:判断血清中肾上腺来源的雄激素:雄烯二酮、硫酸去氢表(DHEAS)和睾酮的测值时需注意年龄变化规律,尤其是男孩宜按照按年龄的正常参照值判断。21-OHD 患者改变较敏感和显著升高的是雄烯二酮,其次是睾酮。DHEAS 升高的敏感性和特异性不强。

男孩生后 7~10 天内因胎儿睾丸受胎盘 hCG 影响,血清雄激素可达青春期水平。其后下降,至 1 个月后又可因小青春期再度升高,但此时还可伴 LH 和 FSH 的升高。

(4)肾素-血管紧张素和醛固酮:典型失盐型 21-OHD 患者的肾素活性(PRA)升高,但它并非是诊断 21-OHD 的特异性指标。而 PRA 低下时可除外 21-OHD 的诊断。对单纯男性化型的21-OHD 患者,PRA 升高是 9α-氟氢可的松替代的依据。醛固酮低下支持 21-OHD;但至少有1/4 的 21-OHD 患儿的醛固酮在正常范围内。如 PRA 和醛固酮在"正常范围"不能排除 21-OHD诊断。新生儿和小婴儿有生理性醛固酮抵抗,测得高值时易被误导。

4.影像学检查

对出生时性别模糊者应按性发育障碍(DSD)的诊断流程,在生后一周内做 B 超检查有无子宫(女性患儿因受母亲雌激素影响,在生后 2 周内子宫增大,使 B 超能清晰显示)。这得以在染色体核型分析结果出来之前对性别判别有参考意义。儿童期起病者 B 超和 CT/MRI 等可显示双侧增大的肾上腺,可与肾上腺肿瘤或其他肾上腺发育不良、萎缩所致皮质醇减低鉴别;部分小婴儿和新生儿患者也可见增大,但可以是正常大小。如 MRI 显示肾上腺有类脂样密度,可提示类脂增生性 CAH 诊断。

5.基因检测

对临床高度拟似,但实验室检查结果不典型者,可做相应基因检测以获确诊。

（三）分型

按照临床和实验室检查结果,综合判断诊断不同 CAH 类型和 21-OHD 的相应分型,以制订治疗方案。不同类型的 CAH 的临床和生化、内分泌激素改变,因酶缺陷不同而异。部分类似 21-OHD,但有些可以低雄激素血症为主要就诊原因。

四、鉴别诊断

21-OHD 的鉴别诊断应考虑与其他类型的 CAH 的鉴别和与非 CAH 的皮质醇合成减低的疾病鉴别。

（一）21-OHD 与其他类型的 CAH 的鉴别

有 17-OHP 升高的 CAH 类型的鉴别诊断如下。

1.11-羟化酶缺陷

11-羟化酶缺陷是首个需鉴别的。它也有高雄激素血症,但不但无失盐,反而是水钠潴留和高血压。高血钠、低血钾,肾素-血管紧张素低下,类似醛固酮增多症。

2.P450 氧化还原酶缺陷（POR）

该酶缺陷也有 17-OHP 升高。女孩出生时外阴男性化（宫内雄激素代谢异常）,但生后不再加重;常有肾上腺危象。POR 患者的雄激素低下是与 21-OHD 重要的鉴别点。

（二）肾上腺皮质肿瘤

儿童肾上腺皮质肿瘤常表现为性激素分泌增多,伴或不伴皮质醇分泌增多。肿瘤患儿皮质醇可正常或升高,但 ACTH 明显低下是鉴别要点。在新生儿或婴儿早期发病者多以高雄激素血症表现起病并可常伴有 17-OHP 升高。因肿瘤细胞内 P450 酶系的表达是无序的,雄激素升高的种类不平衡,如 DHEA 在肿瘤可显著升高而有别于 21-OHD。虽然影像学检查可以发现肿瘤,但因受检查设备分辨的敏感度和特异度,肿瘤大小、性质和部位的影响,单次影像学结果可能不会发现肾上腺占位病变。对暂不能除外肿瘤,但雄激素不能被地塞米松抑制以及高雄激素临床表现呈进展性的患者需复查和密切随诊。

（三）其他病因的先天性肾上腺发育不良

其他遗传性肾上腺发育缺陷疾病也可在新生儿或婴儿早期以失盐危象发病。致肾上腺发育不良的遗传性疾病有甾体生成因子-1（steroidogenic factor-1,SF-1,NR5A1）基因突变。46,XY 患者,表型女性或间性,尿生殖窦永存,不同程度的睾丸发育异常,可有异常的米勒管和华氏管结构。另一个在男孩常见的遗传性肾上腺发育缺陷是核受体转录因子-1（nuclear receptor transcription factors,DAX-1/NR0B1）基因突变,呈 X-性连锁遗传。除肾上腺皮质醇减低外,青春期伴低促性腺激素性性腺功能异常,无高雄激素血症。但在小青春期年龄,雄激素可与正常儿类同。

（四）单纯性阴毛早发育

对儿童期呈阴毛早生起病的 21-OHD 需与单纯性阴毛早发育鉴别,尤其女孩。鉴别意义在于单纯性阴毛早发育不需要治疗,但如是不典型 21-OHD,则要按需干预。ACTH 激发后的 17-OHP测值是主要诊断依据。

五、治疗

21-OHD 和所有类型的 CAH 的主要治疗是皮质醇补充治疗。治疗的目标是防止肾上腺危象和抑制 21-OHD 和 11-OHD 的高雄激素合成,以保证未停止生长的个体有尽可能正常的线性生长和青春发育;对已发育者需最大限度地维护正常生殖功能。对非典型的一般不需治疗,除非症状明显,如骨龄快速进展或明显的高雄激素血症和继发多囊卵巢综合征等。

(一)长期补充治疗方案

为避免对生长的抑制,对未停止生长的患儿,应该使用氢化可的松,不宜应用长效的制剂(如泼尼松、甲泼尼龙,甚至地塞米松)。按体表面积计算出的一天总量至少分 3 次给予。对失盐型,除了氢化可的松外,必须联用理盐作用强的 9α-氟氢可的松(表 8-2)。氟氢可的松的剂量一般可按表 8-2 所示给予。但氟氢可的松的剂量宜个体化,剂量范围为 30～7 μg/d,酌情可用至 150 μg/d,对严重的难以控制的失盐可酌情再增。应用氟氢可的松,尤其是用量大时须严密监测临床和生化改变,防止过量的不良反应(如低血钾、血压升高等)。对 2 岁以下患儿还需额外补充氯化钠 1.0～3.0 g/d。有应激事件时需增加氢化可的松的剂量,如发热、感染性疾病、手术麻醉、外伤或严重的心理情绪应激。

表 8-2 未停止生长的 21-OHD 患者的皮质醇治疗建议

药物	总剂量	每天分配
氢化可的松	10～15 mg/(m^2 · d)	3 次/天
氟氢可的松	0.05～0.2 mg/d	1～2 次/天
氯化钠补充	1～2 g/d(婴儿)	分次于进食时

对已达成年身高的患者可以个体化地应用长效的皮质醇制剂(表 8-3),但需严密监测库欣综合征表现。对失盐型,即使达到成年身高,氟氢可的松也需照旧补充。

表 8-3 已达成年身高 21-OHD 患者的皮质醇治疗建议

皮质醇制剂	建议剂量(mg/d)	每天分次
氢化可的松	15～25	2～3 次
泼尼松	5～7.5	2 次
泼尼松龙	4～6	2 次
地塞米松	0.25～0.5	1 次
氟氢可的松	0.05～0.2	1 次

(二)治疗监测

确诊后开始补充治疗 6 个月内以及 1 岁以下患儿,宜每 3 个月复诊一次。情况稳定后酌情 4～6 个月复诊。皮质醇剂量按体重和激素控制状态调节。

1.临床体格生长指标

定期检测身高、体重和第二性征的发育。生长速度过快或 6 岁前呈现第二性征提示雄激素控制欠佳,应及时做性腺轴相关检查,是否并发中枢性性早熟。2 岁起监测骨龄,6 岁前一般一年一次,但线性生长速度过快和激素控制不佳者需 4～6 个月复查。

2.内分泌激素检测

基础的 17-OHP 是主要治疗监测指标,需在清晨服用皮质醇前抽血。雄烯二酮最能反映雄激素控制状态,抽血时间对测定值影响不大。总体建议不需将雄激素和 17-OHP 抑制得完全"正常"甚至低下,合适的目标是使各指标稍高于"正常"范围。应用氟氢可的松者应定期监测肾素活性基础值(一般一年1次),控制 PRA 在正常范围的均值至上限范围内。ACTH 和皮质醇不是常规监测指标。

3.睾丸和肾上腺的影像检查

男孩自 4 岁起每年做 B 超检查睾丸,以明确是否有睾丸残余瘤发生。激素指标控制不良者需做肾上腺的 CT/MRI,以发现有无肾上腺结节样增生甚或腺瘤形成。

(鲁彦凤)

第八节 糖 尿 病

糖尿病(diabetes mellitus,DM)是体内胰岛素缺乏或胰岛素功能障碍所致糖、脂肪和蛋白质代谢异常的全身性慢性疾病。儿童期糖尿病是指＜15 岁的儿童发生糖尿病患者,95％以上为 1 型DM(T1DM),极少数为 2 型 DM(T2DM)。本节主要叙述 T1DM。T1DM 特指因胰岛 β 细胞破坏而导致胰岛素绝对缺乏,具有酮症倾向的糖尿病,患者需终身依赖胰岛素维持生命。

一、病因

1 型糖尿病是在遗传易感性的基础上由于免疫功能紊乱引发的自身免疫性疾病。遗传、免疫、环境等因素在 1 型糖尿病的发病过程中都起着重要的作用。

(一)遗传因素

家族集聚性,多基因疾病。

(二)免疫因素

1 型糖尿病发病的前提是针对 β 细胞分子(自身抗原)存在功能正常的 T 细胞,但平时受到免疫调节机制的限制,处于自身耐受状态。当某种免疫调节机制失调时,引起直接针对胰岛 β 细胞的自身反应性 T 细胞活化、增殖,进入炎性/免疫性阶段,导致 β 细胞破坏,发生 1 型糖尿病。

(三)环境因素

较为复杂。包括:饮食因素;病毒感染,如柯萨奇病毒、巨细胞病毒、流行性腮腺炎病毒、风疹病毒等。

二、发病机制

儿童糖尿病各年龄均可发病,但以 5～7 岁和 10～13 岁两组年龄多见,近年来,婴幼儿糖尿病的发生率逐年增加。患病率男女无性别差异。秋、冬季节相对高发。T1DM 的主要病理变化为胰岛 β 细胞数量明显减少,胰岛细胞破坏 80％左右可出现糖尿病临床症状。T1DM 的发生与遗传易感性、胰岛自身免疫及环境因素密切相关。

三、临床表现

T1DM 起病多数较急骤,可表现突然明显多尿、多饮,每天饮水量和尿量可达几升,易饿多食,但体重下降,称为"三多一少"。部分患儿因感染、饮食不当或情绪波动诱发而起病。

婴幼儿多饮多尿不易发现,有相当多的患者常以急性酮症酸中毒为首发症状,表现为胃纳减退、恶心、呕吐、腹痛、关节肌肉疼痛、呼吸深快、呼气中带有酮味,神志萎靡、嗜睡、反应迟钝,严重者可出现昏迷。

学龄儿童亦有因夜间遗尿、夜尿增多而就诊者。在病史较长的年长儿中,消瘦、精神不振、倦怠乏力等体质显著下降颇为突出。在长期的病程中,糖尿病有以下并发症。

(一)急性期并发症

1.糖尿病酮症酸中毒

儿童时期糖尿病有 1/3 以上发生酮症酸中毒,表现为不规则深长呼吸、有酮体味,突然发生恶心、呕吐、厌食或腹痛、腿痛等症状,严重者出现神志改变。常易误诊为肺炎、败血症、急腹症或脑膜炎等。通常血糖甚高,血生化示不同程度酸中毒,血尿酮体增高。

2.低血糖

由于胰岛素用量过多或用药后未按时进食而引起。表现心悸、出汗、饥饿感、头晕或震颤等,严重者可致昏迷、惊厥,若不及时抢救可致死亡。反复低血糖发作可引起脑功能障碍。

3.感染

与免疫功能障碍有关。

4.高血糖高渗状态

在儿童中较少见。表现为显著的高血糖,血糖＞33.3 mmol/L,但无酸中毒,血尿酮体无明显增高,血浆有效渗透压＞320 mmol/L。

(二)慢性并发症

若血糖长期控制不良,其为不可逆性。

1.生长障碍

表现为生长落后、矮小,性发育延迟。

2.糖尿病视网膜病

这是糖尿病微血管病变最常见的并发症,90％患者最终将出现此并发症,造成视力障碍,白内障,甚至失明。

3.糖尿病肾病

其患病率随病程而增加,患儿有明显的肾病,表现为水肿、蛋白尿及高血压等,但少见终末期肾病。肾衰竭亦是引起儿童期糖尿病死亡的原因之一。

4.糖尿病周围神经病变及心血管等病变

儿童糖尿病相对少见。

四、实验室检查

(一)血糖和糖化血红蛋白(HbA1c)

(1)血糖增高,空腹血糖≥7.0 mmol/L,随机血糖≥11.1 mmol/L。

(2)HbA1c 是血中葡萄糖与血红蛋白非酶性结合而产生,其寿命周期与红细胞相同,反映过

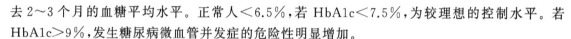

去 2～3 个月的血糖平均水平。正常人＜6.5％,若 HbA1c＜7.5％,为较理想的控制水平。若 HbA1c＞9％,发生糖尿病微血管并发症的危险性明显增加。

（二）血电解质

酮症酸中毒时血电解质紊乱,应测血电解质、血 pH、血浆渗透压。

（三）血脂

代谢紊乱期血清胆固醇、甘油三酯均明显增高。

（四）尿液检测

(1)当糖尿病患者血糖超过肾阈值(＞8.0 mmol/L)尿糖呈现阳性。

(2)糖尿病酮症酸中毒时尿酮体阳性。

(3)尿微量白蛋白排泄率:定量分析尿白蛋白含量,正常人＜30 mg/24 h。持续的 30～299 mg/24 h蛋白尿是 T1DM 患者早期糖尿病肾病的主要表现。

（五）葡萄糖耐量试验(OGTT)

空腹或随机血糖能确诊 1 型糖尿病者,则一般不需做 OGTT,仅用于无明显症状、尿糖偶尔阳性而血糖正常或稍增高的患儿。

（六）其他

如甲状腺素、促肾上腺皮质激素、皮质醇以及抗体等。

五、诊断和鉴别诊断

世界卫生组织和国际青少年糖尿病联盟对于糖尿病诊断标准:①空腹血糖≥7.0 mmol/L;②随机血糖≥11.1 mmol/L;③OGTT2 h 血糖≥11.1 mmol/L。凡符合上述任何一条即可诊断为糖尿病。

儿童 T1DM 一旦出现临床症状、尿糖阳性、空腹血糖＞7.0 mmol/L 和随机血糖在11.1 mmol/L以上,不需做糖耐量试验就能确诊。一般 1 型糖尿病症状典型,不需 OGTT 即可诊断。需与下列疾病相鉴别。

（一）肾性糖尿病

无糖尿病症状,多在体检或者做尿常规检查时发现,血糖正常,胰岛素分泌正常。

（二）假性高血糖

患者短期大量食入或者输入葡萄糖液,可使尿糖暂时阳性,血糖升高。另外,在应激状态时血糖也可一过性升高,需注意鉴别。

（三）甲状腺功能亢进症

该病由于甲状腺素释放增多可引起一系列高代谢表现,如多食、多饮、消瘦等,需注意鉴别。

六、治疗

（一）胰岛素治疗

T1DM 必须用胰岛素治疗。

1.胰岛素制剂和作用

从作用时间上分为速效、短效、中效和长效四大类别。各类制剂作用时间见表8-4。

2.新诊患儿

初始胰岛素治疗的剂量为每天 0.5～1.0 U/kg,部分缓解期患儿每天＜0.5 U/kg,青春期者常每天1.2～1.5 U/kg或更高剂量才可以使代谢控制满意。胰岛素治疗方案及剂量需要个体化,方案的选择依据年龄、病程、生活方式及既往健康情况和医师的经验等因素决定。胰岛素的治疗方案很多,每天2次、每天3次皮下注射方案、基础-餐前大剂量方案以及胰岛素泵治疗等。胰岛素治疗不可避免会有低血糖发生。应及时加餐或饮含糖饮料。

表8-4　胰岛素的种类和作用时间

胰岛素种类	起效时间	高峰时间	作用时间
速效	10～20分钟	30～90分钟	3小时
短效	30分钟～1小时	2～4小时	6～10小时
中效	1～4小时	4～12小时	16～24小时
长效	1～2小时	无高峰	24小时

(二)营养管理

热量需要:应满足儿童年龄、生长发育和日常生活的需要。按碳水化合物50%～55%,蛋白质10%～15%、脂肪30%配比。全日热量分三大餐和三次点心分配。

(三)运动治疗

运动可使肌肉对葡萄糖利用增加,血糖的调节得以改善。糖尿病患儿应每天安排适当的运动,在进行大运动量时应注意进食,防止发生低血糖。

(四)儿童糖尿病酮症酸中毒(DKA)

这是糖尿病最常见的死亡原因,大多是由于脑水肿的原因。治疗方法如下。

1.纠正脱水、酸中毒及电解质紊乱

补液方法有48小时均衡补液和24小时传统补液法,中重度脱水倾向于使用48小时均衡补液,此种方法一般不需要考虑额外丢失,液体复苏所补的液体量一般无须从总量中扣除。补液总量=累积丢失量+维持量。24小时传统补液法应遵循先快后慢,先浓后淡的原则进行。前8小时输入累积丢失量的1/2,余量在后16小时输入。维持液24小时均匀输入。继续丢失液体的补充按照丢失多少补多少。对于中重度脱水的患儿,尤其休克者,最先给予生理盐水10～20 mL/kg,于30～60分钟快速输入,根据外周循环情况可重复使用。但第一小时不超过30 mL/kg,以后根据血钠决定给半张或1/3张不含糖的液体。见排尿后即加入氯化钾40 mmol/L。只有当血pH<6.9时才用碱性液纠正酸中毒,5%的碳酸氢钠1～2 mL/kg在1小时以上时间内输入,必要时可以重复。

2.胰岛素应用

胰岛素一般在补液后1小时开始使用。采用小剂量胰岛素持续静脉输入,儿童胰岛素用量为0.05～0.10 U/(kg·h),加入生理盐水中输入,要检测血糖,血糖下降速度为2～5 mmol/h,防止血糖下降过快。

3.监测

每小时监测血糖一次,每2～4小时重复一次电解质、血糖、尿糖、血气分析,直至酸中毒纠正。血清渗透压下降过快有脑水肿的危险。

(五)糖尿病的教育和监控

1.分层教育

糖尿病教育应根据不同的知识层次实行分层教育。

2.糖尿病监控及并发症筛查

(1)血糖测定:每天应常规四次测量血糖(三餐前及临睡前),每周测一次凌晨 2～3 时血糖。根据血糖监测酌情调整胰岛素用量。

(2)HbA1c测定:应每 2～3 个月检测一次。国际青少年糖尿病联盟指南提示糖尿病患者 HbA1c<7.5%为控制理想,>9%控制不当。

(3)尿微量白蛋白排泄率测定:一般有 5 年以上病史者和青春期患儿每年检测 1～2 次,以监测早期糖尿病肾病的发生。同时严密观察血压,若发生高血压应予治疗。

(4)视网膜病变筛查:青春期前诊断的患儿病史 5 年以上,或者年龄 11 岁,或进入青春期开始进行视网膜病变的筛查。青春期发病的患儿病史达 2 年开始进行视网膜病变的筛查,应每年进行甲状腺功能的筛查。

(金 莎)

第九节 低 血 糖 症

低血糖症是指某些病理或生理原因使血糖下降至低于正常水平。低血糖症的诊断标准是血糖在婴儿和儿童<2.8 mmol/L,足月新生儿<2.2 mmol/L,当出生婴儿血糖<2.2 mmol/L 就应开始积极治疗。

正常情况下,血糖的来源和去路保持动态平衡,血糖水平在正常范围内波动,当平衡被破坏时可引起高血糖或低血糖。葡萄糖是脑部的主要能量来源,由于脑细胞储存葡萄糖的能力有限,仅能维持数分钟脑部活动对能量的需求,且不能利用循环中的游离脂肪酸作为能量来源,脑细胞所需要的能量几乎全部直接来自血糖。因此,持续时间过长或反复发作的低血糖可造成不可逆性脑损伤,甚至死亡,年龄越小,脑损伤越重,出现低血糖状态时需要紧急处理。

一、诊断

(一)病史采集要点

1.起病情况

临床症状与血糖下降速度、持续时间长短、个体反应性及基础疾病有关。通常血糖下降速度越快,持续时间越长,原发病越严重,临床症状越明显。

2.主要临床表现

交感神经过度兴奋症状:恶心、呕吐、饥饿感、软弱无力、紧张、焦虑、心悸、出冷汗等。

急性脑功能障碍症状:轻者仅有烦躁不安、焦虑、淡漠,重者出现头痛、视物不清,反应迟钝,语言和思维障碍,定向力丧失,痉挛、癫痫样小发作,偶可偏瘫。新生儿和小婴儿低血糖的症状不典型,并且无特异性,常被忽略。

小婴儿低血糖可表现为青紫发作、呼吸困难、呼吸暂停、拒乳,突发的短暂性肌阵挛、衰弱、嗜睡和惊厥,体温常不正常。儿童容易出现行为的异常,如注意力不集中,表情淡漠、贪食等。

(二)体格检查要点

面色苍白、血压偏高、手足震颤,如低血糖严重而持久可出现意识模糊,甚至昏迷,各种反射

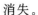

消失。

(三)门诊资料分析

血糖:婴儿和儿童<2.8 mmol/L,足月新生儿<2.2 mmol/L 时说明存在低血糖症。

(四)进一步检查

1.同时测血糖和血胰岛素

当血糖<2.24 mmol/L(40 mg/dL)时正常人血胰岛素应<5 mU/L,而不能>10 mU/L。如果有2次以上血糖低而胰岛素>10 mU/L 即可诊断为高胰岛素血症。

2.血酮体和丙氨酸检测

禁食 8～16 小时出现低血糖症状,血和尿中酮体水平明显增高,并有血丙氨酸降低时应考虑酮症性低血糖。

3.血促肾上腺皮质激素(ACTH)、皮质醇、甲状腺素和生长激素监测

如检测的水平减低说明相应的激素缺乏。

4.酮体、乳酸、丙酮酸及 pH、尿酮体

除低血糖外还伴有高乳酸血症,血酮体增多,酸中毒时要考虑是否为糖原累积病。

5.腹部 CT 检查

发现胰岛细胞腺瘤有助诊断。

6.腹部 B 超检查

发现腺瘤回声图有助于诊断。

二、诊断

(一)诊断要点

有上述低血糖发作的临床表现,立即检测血糖,在婴儿和儿童<2.8 mmol/L,足月新生儿<2.2 mmol/L,给予葡萄糖后症状消除即可诊断。

(二)病因鉴别诊断要点

低血糖发作确诊后必须进一步查明病因,然后才能针对病因进行治疗和预防低血糖再发。

1.高胰岛素血症

高胰岛素血症可发生于任何年龄,患者血糖低而胰岛素仍>10 mU/L,可因胰岛 β 细胞增生、胰岛细胞增殖症或胰岛细胞腺瘤所引起。胰岛细胞腺瘤的胰岛素分泌是自主性的,胰岛素呈间断的释放,与血糖浓度无相关关系。胰岛细胞增生是分泌胰岛素的 β 细胞增生,胰岛细胞增殖症是胰腺管内含有胰岛的四种细胞,呈分散的单个细胞或是细胞簇存在的腺样组织,为未分化的小胰岛或微腺瘤。腹部 B 超发现腺瘤回声图、腹部 CT 可能发现胰岛细胞腺瘤有助于诊断,确诊需要依靠病理组织检查。

2.酮症性低血糖

酮症性低血糖为最多见的儿童低血糖,多在晚餐进食过少或未进餐,伴有感染或胃肠炎时发病。次日晨可出现昏迷、惊厥,尿酮体阳性。患儿发育营养较差,不耐饥饿,禁食 12～18 小时就出现低血糖,空腹血丙氨酸降低,注射丙氨酸 2 mg/kg 可使血葡萄糖、丙酮酸盐及乳酸盐上升。至 7～8 岁可能因肌肉发育其中所含丙氨酸增多,可供糖异生之用而自然缓解。

3.各种升糖激素缺乏

生长激素、皮质醇不足以及甲状腺激素缺乏,均可出现低血糖。由于这些激素有降低周围组

织葡萄糖利用,动员脂肪酸和氨基酸以增加肝糖原合成,并有拮抗胰岛素的作用。根据症状和体征临床疑诊升糖激素缺乏者可测定相应的激素,包括生长激素激发试验,血甲状腺激素、ACTH、皮质醇及胰高糖素水平检测。

4.糖类代谢障碍

(1)糖原累积病:除低血糖外还有高乳酸血症,血酮体增多和酸中毒。其Ⅰ型、Ⅲ型、Ⅳ型和O型均可发生低血糖,以Ⅰ型较为多见。Ⅰ型为葡萄糖-6-磷酸酶缺乏,该酶是糖原分解和糖异生最后一步产生葡萄糖所需的酶,此酶缺乏使葡萄糖的产生减少而发生严重的低血糖。Ⅲ型为脱酶缺乏,使糖原分解产生葡萄糖减少,但糖异生途径正常,因此低血糖症状较轻。Ⅳ型为肝磷酸化酶缺乏,可发生于糖原分解中激活磷酸化酶的任何一步,偶有低血糖发生,肝功能有损害。O型为糖原合成酶缺乏,肝糖原合成减少,易发生空腹低血糖和酮血症,而餐后有高血糖和尿糖。

(2)糖异生的缺陷:糖异生过程中所需要的许多酶可发生缺陷,如果糖-1,6-二磷酸醛缩酶缺乏时可发生空腹低血糖,以磷酸烯醇式丙酮酸羧化酶缺乏时低血糖最为严重,此酶为糖异生的关键酶,脂肪和氨基酸代谢的中间产物都不能转化成葡萄糖,因而发生空腹低血糖。

(3)半乳糖血症:是一种常染色体隐性遗传病,因缺乏 1-磷酸半乳糖尿苷转移酶,使 1-磷酸半乳糖不能转化成 1-磷酸葡萄糖,前者在体内积聚,抑制磷酸葡萄糖变位酶,使糖原分解出现急性阻滞,患儿于食乳后发生低血糖。患儿在食乳制品或人乳后发生低血糖,同时伴有呕吐腹泻、营养差、黄疸、肝大、酸中毒、尿糖及尿蛋白阳性、白内障,给予限制半乳糖饮食后尿糖、尿蛋白转阴,肝脏回缩,轻度白内障可消退,酶学检查有助于确诊。

(4)果糖不耐受症:因缺乏 1-磷酸果糖醛缩酶,1-磷酸果糖不能进一步代谢,在体内积聚。本病主要表现在进食含果糖食物后出现低血糖和呕吐。患儿食母乳时无低血糖症状,在添加辅食后由于辅食中含果糖,不能进行代谢,临床出现低血糖、肝大和黄疸等。血中乳酸、酮体和游离脂肪酸增多,甘油三酯降低。

5.氨基酸代谢障碍

因支链氨基酸代谢中 α-酮酸氧化脱羧酶缺乏,亮氨酸、异亮氨酸和缬氨酸的 α-酮酸不能脱羧,以致这些氨基酸及其 α-酮酸在肝内积聚,引起低血糖和重度低丙氨酸血症。临床多有酸中毒、吐泻、尿味异常,可查血、尿氨基酸确诊。

6.脂肪代谢障碍

各种脂肪代谢酶的先天缺乏可引起肉卡尼汀缺乏或脂肪酸代谢缺陷,使脂肪代谢中间停滞而不能生成酮体,发生低血糖、肝大、肌张力低下、心肌肥大,除低血糖外可合并有酸中毒,血浆卡尼汀水平降低,酮体阴性,亦可有惊厥。

7.新生儿暂时性低血糖

新生儿尤其早产儿和低出生体重儿低血糖发生率较高,主要原因是糖原贮备不足,体脂储存量少,脂肪分解成游离脂肪酸和酮体均少,因而容易发生低血糖。糖尿病母亲婴儿由于存在高胰岛素血症及胰高糖素分泌不足,内生葡萄糖产生受抑制而易发生低血糖。

8.糖尿病治疗不当

糖尿病患者因胰岛素应用不当而致低血糖是临床最常见的原因,主要是胰岛素过量,其次与注射胰岛素后未能按时进餐、饮食量减少、剧烈活动等因素有关。

9.其他

严重的和慢性的肝脏病变、小肠吸收障碍等亦可引起低血糖。

三、治疗对策

(一)治疗原则

(1)一经确诊低血糖,应立即静脉给予葡萄糖。

(2)针对病因治疗。

(二)治疗计划

1.尽快提高血糖水平

静脉推注 25%(早产儿为 10%)葡萄糖,每次 1~2 mL/kg,继以 10%葡萄糖液滴注,按 5~8 mg/(kg·min)用输液泵持续滴注,严重者可给 15 mg/(kg·min),注意避免超过 20 mg/(kg·min)或一次静脉推注 25%葡萄糖 4 mL/kg。一般用 10%葡萄糖,输糖量应逐渐减慢,直至胰岛素不再释放,防止骤然停止引起胰岛素分泌再诱发低血糖。

2.升糖激素的应用

如输入葡萄糖不能有效维持血糖正常,可用皮质激素增加糖异生,如氢化可的松 5 mg/(kg·d),分3次静脉注射或口服,或泼尼松 1~2 mg/(kg·d),分 3 次口服。效果不明显时改用胰高糖素 30 μg/kg,最大量为 1 mg,促进肝糖原分解,延长血糖升高时间。肾上腺素可阻断葡萄糖的摄取,对抗胰岛素的作用,用量为 1:2 000 肾上腺素皮下注射,从小量渐增,每次 <1 mL。二氮嗪 10~15 mg/(kg·d),分3~4 次口服,对抑制胰岛素的分泌有效。

3.高胰岛素血症的治疗

(1)糖尿病母亲婴儿由于存在高胰岛素血症,输入葡萄糖后又刺激胰岛素分泌可致继发性低血糖,因此葡萄糖的输入应维持到高胰岛素血症消失才能停止。

(2)非糖尿病母亲的新生儿、婴儿或儿童的高胰岛素血症时应进行病因的鉴别,应按以下步骤进行治疗,静脉输入葡萄糖急救后开始服用皮质激素,效果不明显时试用人生长激素每天肌内注射 1 U,或直接改服二氮嗪,连服 5 天。近年报道长效生长抑素治疗能抑制胰岛素的释放和纠正低血糖。药物治疗效果不明显时需剖腹探查,发现胰腺腺瘤则切除,如无胰腺瘤时切除 85%~90%的胰腺组织。

4.酮症性低血糖的治疗

以高蛋白、高糖饮食为主,在低血糖不发作的间期应监测尿酮体,如尿酮体阳性,预示数小时后将有低血糖发生,可及时给含糖饮料,防止低血糖的发生。

5.激素缺乏者治疗

应补充有关激素。

6.糖原代谢病的治疗

夜间多次喂哺或胃管连续喂食,后者予每天食物总热量的 1/3,于 8~12 小时连续缓慢滴入,尚可服用生玉米淀粉液,粉量每次 1.75 g/kg,每 6 小时 1 次,于餐间、睡前及夜间服用,可使病情好转。

7.枫糖尿症患者

饮食中应限制亮氨酸、异亮氨酸及缬氨酸含量,加服维生素 B₁,遇感染易出现低血糖时予输注葡萄糖。

(金 莎)

第九章 血液系统疾病

第一节 缺铁性贫血

缺铁性贫血是由于体内贮铁不足致使血红蛋白合成减少而引起的一种低色素小细胞性贫血,又称为营养性小细胞性贫血。这是小儿时期最常见的一种贫血,多见于6个月至2岁的婴幼儿。

一、病因及发病机制

(一)铁在体内的代谢

铁是合成血红蛋白的重要原料,也是多种含铁酶(如细胞色素C、单胺氧化酶、琥珀酸脱氢酶等)中的重要物质。人体所需要的铁来源有两个:①衰老的红细胞破坏后所释放的铁,约80%被重新利用,20%贮存备用。②自食物中摄取,肉、鱼、蛋黄、肝、肾、豆类、绿叶菜等含铁较多。食物中的铁以二价铁形式从十二指肠及空肠上部被吸收,进入肠黏膜后被氧化成三价铁,一部分与细胞内的去铁蛋白结合成铁蛋白,另一部分通过肠黏膜细胞入血,与血浆中的转铁蛋白结合,随血循环运送到各贮铁组织,并与组织中的去铁蛋白结合成铁蛋白,作为贮存铁备用。通过还原酶的作用,铁自铁蛋白中释出,并经氧化酶作用氧化成为三价铁,再与转铁蛋白结合,转运至骨髓造血,在幼红细胞内与原卟啉结合形成血红素,后者再与珠蛋白结合形成血红蛋白。正常小儿每天铁的排泄量极微,不超过15 μg/kg。小儿由于不断生长发育,铁的需要量较多,4个月至3岁每天约需由食物补充元素铁0.8～1.5 mg/kg。各年龄小儿每天摄入元素铁总量不宜超过15 mg。

(二)导致缺铁的原因

1.先天贮铁不足

足月新生儿自母体贮存的铁及生后红细胞破坏释放的铁足够生后3～4个月造血之需,如因早产、双胎、胎儿失血(如胎儿向母体输血,或向另一孪生胎儿输血)以及母亲患严重缺铁性贫血均可使胎儿贮铁减少。出生后延迟结扎脐带,可使新生儿贮铁增多(约增加贮铁40 mg)。

2.食物中铁摄入量不足

食物中铁摄入量不足为导致缺铁的主要原因。人乳、牛乳中含铁量均低。长期以乳类喂养、不及时添加含铁较多的辅食者,或较大小儿偏食者,易发生缺铁性贫血。

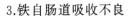

3.铁自肠道吸收不良

食物中铁的吸收率受诸多因素影响,动物性食物中铁10%～25%被吸收,人乳中铁50%、牛乳中铁10%被吸收,植物性食物中铁吸收率仅约1%。维生素C、果糖、氨基酸等有助于铁的吸收。但食物中磷酸、草酸、鞣酸(如喝浓茶)等可减少铁的吸收。此外,长期腹泻、呕吐、胃酸过少等均可影响铁的吸收。

4.生长发育过快

婴儿期生长快,早产儿速度更快,随体重增长血容量也增加较快,较易出现铁的不足。

5.铁的丢失过多

如因对牛奶过敏引起小量肠出血(每天可失血约 0.7 mL),或因肠息肉、膈疝、肛裂、钩虫病等发生慢性小量失血,均可使铁的丢失过多而导致缺铁(每失血 1 mL 损失铁 0.5 mg)。

6.铁的利用障碍

如长期或反复感染可影响铁在体内的利用,不利于血红蛋白的合成。

(三)缺铁对各系统的影响

1.血液

不是体内一有缺铁即很快出现贫血,而是要经过3个阶段。①铁减少期(ID):体内贮铁虽减少,但供红细胞合成血红蛋白的铁尚未减少。②红细胞生成缺铁期(IDE):此期红细胞生成所需铁已不足,但血红蛋白尚不减少。③缺铁性贫血期(IDA):此期出现低色素小细胞性贫血。

2.其他

肌红蛋白合成减少。由于多种含铁酶活力降低,影响生物氧化、组织呼吸、神经介质的分解与合成等,使细胞功能紊乱,引起皮肤黏膜损害、精神神经症状以及细胞免疫功能降低等。

二、临床表现

(一)一般表现

起病缓慢。逐渐出现皮肤黏膜苍白,甲床苍白,疲乏无力,不爱活动,年长儿可诉头晕、耳鸣。易患感染性疾病。

(二)髓外造血表现

常见肝、脾、淋巴结轻度肿大。

(三)其他系统症状

食欲缺乏,易有呕吐、腹泻、消化功能不良,可有异嗜癖(如喜食泥土、墙皮等)。易发生口腔炎。常有烦躁不安或萎靡不振,精力不集中,智力多低于同龄儿。明显贫血时呼吸、心率加快,甚至引起贫血性心脏病。

三、实验室检查

(一)血常规

血红蛋白降低比红细胞减少明显,呈小细胞低色素性贫血,血涂片可见红细胞大小不等,以小细胞为主,中心浅染区扩大。网织红细胞、白细胞、血小板大致正常。

(二)骨髓细胞学检查

幼红细胞增生活跃,以中、晚幼红细胞增生为主。各期红细胞均较小,胞浆量少,染色偏蓝。其他系列细胞大致正常。

（三）铁代谢检查

（1）血清铁蛋白（SF）：缺铁的 ID 期即降低（小于 12 $\mu g/L$），IDE、IDA 期更明显。

（2）红细胞游离原卟啉（FEP）：IDE 期增高（大于 0.9 $\mu mol/L$ 或大于 50 $\mu g/dL$）。

（3）血清铁（SI）、总铁结合力（TIBC）：IDA 时 SI 降低（小于 9.0～10.7 $\mu mol/L$ 或小于 50～60 $\mu g/dL$），TIBC 增高（大于 62.7 $\mu mol/L$ 或大于 350 g/dL）。

（4）骨髓可染铁：骨髓涂片用普鲁蓝染色镜检，细胞外铁颗粒减少，铁粒幼细胞减少（小于 15%）。

四、诊断

根据临床表现、血常规特点结合喂养史，一般可做出诊断。必要时可做骨髓检查。铁代谢的生化检查有确诊意义。铁剂治疗有效可证实诊断。异常血红蛋白病、地中海贫血、铁粒幼红细胞性贫血等也可表现为低色素小细胞性贫血，应注意鉴别。

五、治疗

（一）一般治疗

加强护理，改善喂养，合理安排饮食，纠正不合理的饮食习惯。避免感染，治疗引起慢性失血的疾病。

（二）铁剂治疗

铁剂治疗为特效疗法。口服铁剂宜选用二价铁盐，因其比三价铁易于吸收。常用铁剂有硫酸亚铁（含元素铁 20%）、富马酸亚铁（含元素铁 33%）、葡萄糖酸亚铁（含元素铁 11%）等。每天口服元素铁 4～6 mg/kg，分 3 次于两餐之间口服。同时服用维生素 C 以促进铁的吸收。一般于服药 3～4 天后网织红细胞上升，7～10 天达高峰，其后血红蛋白上升，3～4 周内贫血可望纠正，但仍需继续服药 2 个月左右，以补充贮存铁。

个别重症病例或由于伴有严重胃肠疾病不能口服或口服无效者可应用铁剂（如右旋糖酐铁、山梨醇枸橼酸铁复合物等）肌内注射。总剂量按 2.5 mg 元素铁/kg 可增加血红蛋白 1 g/kg 计算，另加 10 mg/kg 以补足贮铁量。将总量分次深部肌内注射，首次量宜小，以后每次剂量不超过 5 mg/kg，每 1～3 天注射 1 次，于 2～3 周内注射完。

（三）输血治疗

重症贫血并发心功能不全或重症感染者可予输血。

六、预防

缺铁性贫血主要预防措施如下。

（1）做好喂养指导，提倡母乳喂养，及时添加富含铁的辅助食品，纠正偏食习惯。

（2）对早产儿、低体重儿可自生后 2 个月给予铁剂预防，给元素铁 0.8～1.5 mg/kg，也可食用铁强化奶粉。

（3）积极防治慢性胃肠病。

（李　彬）

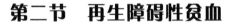

第二节　再生障碍性贫血

再生障碍性贫血(AA,简称再障)又称全血细胞减少症,是骨髓造血功能衰竭导致的一种全血减少综合征。在小儿时期比较多见。主要临床表现是贫血、出血和反复感染;3种血红细胞同时减少,无肝脾和淋巴结肿大。

一、病因及发病机制

(一)病因

本病分为原发性、继发性两类。再障的病因相当复杂,部分病例是由于化学、物理或生物因素对骨髓的毒性作用所引起,称为继发性再障。但在临床上约半数以上的病例因找不到明显的病因,称为原发性再障。能引起继发性再障的原因包括以下几个方面。

1.药物及化学物质

药物引起的再障近几年逐渐增多,在发病因素中居首位。如抗癌药物、氯霉素、磺胺类药物、保泰松、阿司匹林等。

许多化学物质都有不同程度的骨髓抑制作用,如苯、二甲苯、杀虫剂、化肥、染料等。

2.物理因素

各种放射线如 X 线、γ 射线或中子等均能引起骨髓细胞损害。骨髓抑制程度与接触的剂量与时间有关。

3.生物因素

再障可由病毒、细菌、原虫等感染引起,病毒所致者尤为多见。如丙型肝炎病毒、乙型肝炎病毒等。近年来发现,人类矮小病毒可直接感染骨髓,引致再障。此外,CB 病毒、麻疹病毒等均可引起再障。

(二)发病机制

本病的发病机埋比较复杂,至今尚未明了。近年来国内外主要围绕着造血干细胞受损、造血微环境缺陷及免疫因素 3 个方面进行了大量研究。

1.干细胞受损

骨髓中多能干细胞是造血的原始细胞,自 20 世纪 60 年代 Pluznik 和 Bradley 在体外琼脂培养条件下,建立了人骨髓祖细胞的集落形成以来,得知造血祖细胞(GM-CFU)产率的正常值为 $(164\pm10.4/2)\times10^9$ 细胞,正常人保持着较为恒定的数量和维持自身的增殖能力,且有一定的贮备能力.当骨髓受到一般性损害时尚不致发病,当骨髓受到严重损害时,则 GM-CFU 的产率明显下降,仅为正常值的 10% 或更低,还可有质的改变,导致染色体畸变,故当干细胞衰竭时骨髓移植有效。

2.造血微环境缺陷

骨髓干细胞的增殖与分化需要一个完整无损的骨髓微环境,因血细胞的生成需要细胞周围供应造血原料,如骨髓的血窦受损,骨髓造血干细胞的增殖受抑制,导致再障,有学者认为再障患者自主神经兴奋性差,骨髓神经兴奋性亦差,致骨髓血流缓慢,小血管收缩,毛细动脉减少,造成造血微环境缺陷。

3.免疫因素

近年来对这方面的研究最多,特别是关于 T 细胞的研究尤多,多数学者认为再障患者辅助性 T 细胞(Th)下降,抑制性 T 细胞(Tb)上升,Th/Ts 比值降低。体外培养再障患者骨髓干细胞产率降低时,加入抗胸腺细胞球蛋白(ATG)后干细胞产率增加,说明 T 细胞起了抑制作用。某学者等对 136 例再障患者的免疫功能进行了研究,认为 Ts 细胞不仅能抑制骨髓造血干细胞的增殖与分化还能抑制 B 细胞向浆细胞方向分化,从而产生全细胞(包括淋巴细胞在内)的严重减少和低丙种球蛋白血症。淋巴细胞绝对数越低,预后越差,除此之外,IgG-γ 受体阳性细胞(Tr 细胞)是由抑制性 T 细胞、细胞毒性 T 细胞、抗体依赖性细胞毒 T 细胞等组成的细胞群体,因此 Tr 细胞增多可抑制造血干细胞,导致再障,但 Tr 细胞必须被患者体内某种可溶性因子激活后才能对造血干细胞的增殖与分化起抑制作用。血清抑制因子亦能起到抑制造血干细胞的作用。Ts 细胞还能使 γ-干扰素、白细胞介素 2(IL-2)也增加,这些均可以抑制造血干细胞的正常功能。此外,再障患者铁的利用率不佳,表现为血清铁增高,未饱和铁结合率下降,铁粒幼细胞阳性率增高;血浆红细胞生成素增高,红细胞内游离原卟啉和抗碱血红蛋白较高等异常。再障患者甲状腺功能降低。可见再障的发病机制是复杂的,大多数再障的发病往往是多种因素共同参与的结果,例如,造血抑制性增强时,常伴随造血刺激功能下降,T 细胞抑制造血干细胞与造血微环境缺陷可并存,细胞免疫与体液免疫缺陷可并存。

二、先天性再生障碍性贫血

先天性再生障碍性贫血又称范可尼综合征,是一种常染色体隐性遗传性疾病,除全血细胞减少外,还伴有多发性先天畸形。

(一)临床表现及诊断

有多发性畸形,如小头畸形、斜小眼球,约 3/4 的患者有骨骼畸形,以桡骨和拇指缺如或畸形最多见,其次为第一掌骨发育不全、尺骨畸形、并趾等,并常伴有体格矮小,皮肤片状棕色素沉着、外耳畸形、耳聋。部分患儿智力低下,男孩约 50% 伴生殖器发育不全。家族中有同样患者。

血常规变化平均 6~8 岁出现,男多于女,贫血为主要表现,红细胞为大细胞正色素性,伴有核细胞和血小板减少。骨髓变化与后天性再生障碍性贫血相似。骨髓显示脂肪增多,增生明显低下,仅见分散的生血岛。血红蛋白增多,5%~15%。骨髓培养,显示红系与粒系祖细胞增生低下。

有 5%~10% 的患者最后发展为急性白血病,多为粒单型白血病。

(二)治疗

治疗与一般再障相同。皮质激素与睾酮联合应用可使血常规转好,但停药后易复发,必须长期应用小剂量维持。严重贫血时可输红细胞悬液。骨髓移植 5 年存活率约 50%。贫血缓解后,身长、体重、智力也明显好转。免疫抑制效果不佳,患者可能在免疫抑制治疗期间浪费宝贵的治疗时间,造血干细胞移植才是可能治愈 FA 的唯一措施。将 FA 误认为 AA 往往是致命的。

三、获得性再生障碍性贫血

获得性再生障碍性贫血是小儿时期较多见的贫血之一,此类贫血可发生于任何年龄,但以儿童和青春期多见,无性别差异。获得性再障又分为原发性与继发性两类。

(一)临床表现及辅助检查

1.临床表现

起病多缓慢。症状的轻重视病情发展的速度和贫血程度而异。常见面色苍白、气促、乏力。

常出现皮下瘀点、瘀斑或鼻出血而引起注意,病情进展,出血症状逐渐加重,严重者出现便血和血尿。肝脾淋巴结一般不肿大。由于粒细胞减少而反复发生口腔黏膜溃疡、咽峡炎及坏死性口腔炎,甚至并发全身严重感染,应用抗生素也很难控制。起病急的病程短,进展快,出血与感染迅速加重,慢性病例可迁延数年,在缓解期贫血与出血可不明显。

2.实验室检查

全血细胞减少,红细胞和血红蛋白一般成比例减少,因起病缓慢,不易引起注意,诊断时血红蛋白多已降至30～70 g/L,呈正细胞正色素性贫血。网织红细胞减低,严重者血涂片中找不到网织红细胞。个别慢性型病例可见网织红细胞轻度增高。红细胞寿命正常。

白细胞总数明显减少,多在(1.5～4.0)×10⁹/L之间,以粒细胞减少为主,淋巴细胞相对升高,血小板明显减少,血块收缩不良,出血时间延长。

骨髓标本中脂肪增多。增生低下,细胞总数明显减少。涂片中非造血细胞增多(组织嗜碱性粒细胞、浆细胞),淋巴细胞百分比增高。部分患儿血红蛋白轻度增高。血清铁增高,运铁蛋白饱和度增高,口服铁吸收减低,与贫血程度不成比例。

(二)诊断及分型

1.再障的诊断标准

(1)全血细胞减少、网织红细胞绝对值减少。

(2)一般无脾大。

(3)骨体检查显示至少一部位增生减低或重度减低(如增生活跃,须有巨核细胞明显减少,骨髓小粒成分中应见非造血细胞增多,有条件者应做骨髓活检等检查)。

(4)能除外其他引起全血细胞减少的疾病,如阵发性睡眠性血红蛋白尿、骨髓增生异常综合征中的难治性贫血、急性造血功能停滞、骨髓纤维化、急性白血病、恶性组织细胞病等。

2.再障的分型标准

(1)急性再生障碍性贫血(简称AAA):亦称重型再障星型(SAA-Ⅰ)。

临床表现:发病急,贫血呈进行性加剧,常伴严重感染、内脏出血。

血常规:除血红蛋白下降较快外,须具备以下3项中之2项:①网织红细胞小于1%,绝对值小于20×10⁹/L。②白细胞明显减少,中性粒细胞绝对值小于0.5×10⁹/L。③血小板小于20×10⁹/L。

骨髓细胞学检查:①多部位增生减低,三系造血细胞明显减少,非造血细胞增多,如增生活跃须有淋巴细胞增多。②骨髓小粒非造血细胞及脂肪细胞增多。

(2)慢性再生障碍性贫血(CAA),有以下特点。

临床:发病慢,贫血、感染、出血较轻。

血常规:血红蛋白下降速度较慢,网织红细胞、白细胞、中性粒细胞及血小板值常较急性型为高。

骨髓细胞学检查:①三系或两系减少,至少一个部位增生不良,如增生良好红系中常有晚幼红(炭核)比例增多,巨核细胞明显减少。②骨髓小粒脂肪细胞及非造血细胞增加。

病程中如病情恶化,临床血常规及骨髓细胞学检查与急性再障相同,称重型再生障碍性贫血Ⅱ型(SAA-Ⅱ)。

(三)预后

因病因而异。高危病例预后较差,有50%～60%于发病数月内死于感染。高危的指征:①发病急,贫血进行性加剧,常伴有严重感染,内脏出血。②除血红蛋白下降较快外,血常规必具备以下3项之2项:网织红细胞小于1%,绝对值小于15×10⁹/L;白细胞明显减少,中性粒细胞绝对值小于0.5×10⁹/L;血小板小于20×10⁹/L。③骨髓细胞学检查:多部位增生减低,三系造血细胞明显减少,非造血细胞增多,脂肪细胞增多。

病情进展缓慢,粒细胞与血小板减少,不严重,骨髓受累较轻,对雄激素有反应者,预后较好。

(四)治疗

首先应去除病因,其治疗原则如下:①支持疗法,包括输红细胞、血小板和白细胞维持血液功能,有感染时采用有效的抗生素。②采用雄激素与糖皮质激素等刺激骨髓造血功能的药物。③免疫抑制剂。④骨髓移植。⑤冻存胎肝输注法。

1.支持疗法

大多数再障患者病程很长,应鼓励患者坚持治疗,避免诱发因素。要防止外伤引起出血。对于粒细胞低于 $0.5 \times 10^9/L$ 的要严格隔离。有感染的患儿应根据血培养及鼻咽分泌物、痰或尿培养结果采用相应抗生素。无明显感染者不可滥用抗生素,以免发生菌群紊乱和真菌感染。

输血只适用于贫血较重(血红蛋白在 60 g/L 以下)且有缺氧症状者,最好输浓缩的红细胞。出血严重可考虑输血小板。多次输血或小板易产生抗血小板抗体,使效果减低。

2.雄激素

适用于慢性轻、中度贫血的患儿,对儿童疗效优于成人,雄激素有刺激红细胞生成的作用,可能是通过刺激肾脏产生更多的红细胞生成素,并可直接刺激骨髓干细胞使之对红细胞生成素敏感性增高。

常用丙酸睾酮 $1 \sim 2$ mg/(kg·d),每天肌内注射 1 次,用药不应少于半年,半合成制剂常用司坦唑醇,每次 $1 \sim 2$ mg,每天 3 次口服;或美雄酮,每次 15 mg,每天 3 次口服。后两种半合成制剂的男性化不良反应轻,但疗效稍差,肝损害较大。雄激素可加快骨髓成熟,使骨干和骨髓提前愈合,可使患者的身高受到影响。治疗有效者,先有网织红细胞增高,随之血红蛋白上升,继之白细胞增加,血小板上升最慢。

3.肾上腺皮质激素

近年来多认为本病应用大剂量肾上腺皮质激素对刺激骨髓生血并无作用,而有引起免疫抑制、增加感染的危险性。小量应用可以减少软组织出血。故一般用于再障患儿有软组织出血时,泼尼松的剂量一般为每天 0.5 mg/kg。对先天性再生低下性贫血患儿,则应首选肾上腺皮质激素治疗。泼尼松用量开始为每天 $1.0 \sim 1.5$ mg/kg,分 4 次口服。如果有效,在用药后 $1 \sim 2$ 周即可出现效果。如果用药 2 周后仍不见效,还可适当加大剂量至每天 $2.0 \sim 2.5$ mg/L。如用药 1 个月仍无效,则可停用,但以后还可间断试用,因有的患者后期还可有效,有效病例在用药至血常规接近正常时,即逐渐减至最小量,并隔天 1 次。约 80% 的患儿药量可减至 $5 \sim 15$ mg,并隔天 1 次,少数患者还可完全停药。如果小量隔天一次不能维持,而需大量应用激素时,可考虑改用骨髓移植治疗。

4.免疫抑制剂的应用

抗淋巴细胞球蛋白(ALG)及抗胸腺细胞球蛋白(ATG)为近年来治疗急性或严重型再障常用的药物之一。本制品最早应用于同种异体骨髓移植前作为预处理药物使用。曾有学者在应用 ALG 作为骨髓移植预处理治疗再障 27 例中,有 5 例骨髓虽未植活,但自身骨髓获得重建。以后陆续有一些单独应用 ALG 或 ATG 治疗严重再障的报告,其效果不完全一致。有报告统计 1976—1983 年治疗 400 例的结果有效率为 50% 右,完全缓解率 14% ~ 32%,一年生存率为 16%。1986 年我国医学科学院血液病研究所报告用 ATG 治疗 23 例严重再障总有效率为 30.4%。ALG 的一般剂量为每天 $20 \sim 40$ mg/kg,稀释于 $250 \sim 500$ mL 生理盐水中加适量激素静脉静脉注射,以每分钟 $5 \sim 10$ 滴静脉滴注的速度静脉滴入,10 分钟后如无反应,逐渐加快静脉滴注速,持续时间一般每天不短于 6 小时,1 个疗程 5～7 天。间隔 2 周以上,如病情需要再注射时,应注意有无变态反应。如对一种动物的 ALG 制剂产生变态反应,可改换另一种动物的制剂。近年来国外有用甲泼尼龙脉冲治疗代替 ALG 者。除了应用 ALG 或 ATG 外,同样道理也有应用环磷酰胺,长春新碱以及环孢霉素 A 治疗严重再障取得成功的报告。目前多数学者认为 ATG 应用为急性再障Ⅰ型(SAA-Ⅰ)的首选治疗。

5.环孢素

环孢素适用于全部 AA。3～5 mg/(kg.d),疗程一般长于 1 年。使用时应个体化,参照病人造血功能和 T 细胞免疫恢复情况、药物不良反应(如肝、肾功能损害,牙龈增生及消化道反应)、血药浓度等调整用药剂量和疗程。

6.大剂量丙种球蛋白(HDIG)

可清除侵入骨髓干细胞微环境中并造成干细胞抑制的病毒,并可与 r-IFN 等淋巴因子结合,以去除其对干细胞生长的抑制作用,剂量为 1 g/(kg·d)静脉滴注,4 周 1 次,显效后适当延长间隔时间,共6～10 次。

7.造血干细胞移植

造血干细胞的缺乏是导致再障的一个重要原因,对这类患者进行造血干细胞移植是治疗的最佳选择,对于急重症的患者已成为最有效的方法。对于配型相合的骨髓移植,有50%～80%的患儿得到长期缓解,但由于髓源不易解决,现胎肝移植,脐血干细胞移植开始临床应用,终将代替骨髓移植。

8.其他治疗

(1)改善造血微环境:应用神经刺激剂或改善微循环的药物,对造血微环境可能有改善作用、如硝酸士的宁,每周连用 5 天,每天的剂量为 1 mg、2 mg、3 mg、3.4 mg 肌内注射,休息 2 天后重复使用。山莨菪碱(654-2)0.5～2 mg/(kg·d)静脉滴注,于 2～3 小时内静脉滴注完,并于每晚睡前服山莨菪碱(654-2)0.25～1 mg/kg,1 个月为 1 个疗程,休息 7 天重复使用。

(2)中医药治疗:用中药水牛角、生地、赤芍、丹皮、太子参、麦冬、女贞子、党参为主药加减,治疗效率可达 52.2%。

(李　彬)

第三节　巨幼细胞贫血

巨幼细胞贫血又称营养性大细胞性贫血,主要是由于缺乏维生素 B_{12} 和/或叶酸所致。多见于喂养不当的婴幼儿。

一、病因及发病机制

(一)发病机制

维生素 B_{12} 和叶酸是 DNA 合成过程中的重要辅酶物质,缺乏时因 DNA 合成不足,使细胞核分裂时间延长(S 期和 G_1 期延长),细胞增殖速度减慢,而胞浆中 RNA 的合成不受影响,红细胞中血红蛋白的合成也正常进行,因而各期红细胞变大,核染色质疏松呈巨幼样变,由于红细胞生成速度减慢,成熟红细胞寿命较短,因而导致贫血。粒细胞、巨核细胞也有类似改变。此外,维生素 B_{12} 缺乏尚可引起神经系统改变,可能与神经髓鞘中脂蛋白合成不足有关。

(二)维生素 B_{12}、叶酸缺乏的原因

1.饮食中供给不足

动物性食物如肉、蛋、肝、肾中含维生素 B_{12} 较多;植物性食物如绿叶菜、水果、谷类中含叶酸较多,但加热后被破坏。各种乳类中含维生素 B_{12} 及叶酸均较少,羊乳中含叶酸更少。婴儿每天需要量维生素 B_{12} 为 $0.5\sim1.0~\mu g$,叶酸为 $0.1\sim0.2~mg$。长期母乳喂养不及时添加辅食容易发生维生素 B_{12} 缺乏;长期羊乳、奶粉喂养不加辅食易致叶酸缺乏。

2.吸收障碍

见于慢性腹泻、脂肪下痢、小肠切除等胃肠疾病时。慢性肝病可影响维生素 B_{12}、叶酸在体内的贮存。

3.需要量增加

生长发育过快的婴儿(尤其是早产儿),或患严重感染(如肺炎)时需要量增加,易致缺乏。

二、临床表现

本病约 2/3 的患者见于 6~12 个月幼儿,2 岁以上者少见。急性感染常为发病诱因。临床表现特点如下。

(一)贫血及一般表现

面色蜡黄,虚胖,易倦,头发稀黄发干,肝脾可轻度肿大,重症可出现心脏扩大,甚至心功能不全。

(二)消化系统症状

常有厌食、恶心、呕吐、腹泻、舌炎、舌面光滑。

(三)神经系统症状

见于维生素 B_{12} 缺乏所致者。表现为表情呆滞、嗜睡、反应迟钝、少哭不笑、哭时无泪、少汗、智力体力发育落后,常有倒退现象,不能完成原来已会的动作。可出现唇、舌、肢体震颤,腱反射亢进,踝阵挛阳性。

三、实验室检查

(一)血常规

红细胞数减少比血红蛋白降低明显。红细胞大小不等,以大者为主,中央淡染区不明显。重症白细胞可减少,粒细胞胞体较大,核分叶过多(核右移),血小板亦可减少,体积变大。

(二)骨髓细胞学检查

红系细胞增生活跃,以原红及早幼红细胞增多相对明显。各期幼红细胞均有巨幼变,表现如胞体变大,核染色质疏松,副染色质明显,显示细胞核发育落后于胞浆。粒细胞系及巨核细胞系也可有巨幼变表现。

(三)生化检查

血清维生素 B_{12} 及叶酸测定低于正常含量(维生素 B_{12} 小于100 ng/L,叶酸小于 $3~\mu g/L$)。

四、诊断

根据贫血表现、血常规特点,结合发病年龄、喂养史,一般不难做出诊断。进一步做骨髓检查有助于确诊。少数情况下须注意与脑发育不全(无贫血及上述血常规、骨髓细胞学检查改变,自生后不久即有智力低下)及少见的非营养性巨幼细胞贫血相鉴别。

五、治疗与预防

(1)加强营养和护理,防治感染。

(2)维生素 B_{12} 及叶酸的应用维生素 B_{12} 缺乏所致者应用维生素 B_{12} 肌内注射,每次 $50\sim$ $100\ \mu g$,每周 $2\sim3$ 次,连用 $2\sim4$ 周,或至血常规恢复正常为止。应用维生素 B_{12} $2\sim3$ 天后可见精神好转,网织红细胞增加,$6\sim7$ 天达高峰,约 2 周后降至正常。骨髓内巨幼红细胞于用药 $6\sim$ 72 小时内即转为正常幼红细胞,精神神经症状恢复较慢。由于叶酸缺乏所致者给予叶酸口服每次 5 mg,每天 3 次,连服数周。治疗后血常规、骨髓细胞学检查反应大致如上所述。维生素 C 能促进叶酸的利用,宜同时口服。须注意单纯由于缺乏维生素 B_{12} 所致者不宜加用叶酸,以免加重精神神经症状。重症贫血于恢复期应加用铁剂,以免发生铁的相对缺乏。

(3)输血的应用原则同缺铁性贫血。

(4)预防措施主要是强调改善乳母营养,婴儿及时添加辅食,避免单纯羊奶喂养,年长儿要注意食物均衡,防止偏食习惯。

(李　彬)

第四节　溶血性贫血

溶血性贫血是由于红细胞的内在缺陷或外在因素的作用,使红细胞的破坏增加,寿命缩短,而骨髓造血功能代偿不足时所发生的贫血。

一、诊断

(一)病史

(1)遗传性溶血性贫血:要注意询问患者的家族史、发病年龄、双亲是否近亲婚配、祖籍及双亲家系的迁徙情况等。

(2)多种药物都可能引起溶血性贫血,追查药物接触史十分重要。

(二)临床表现

溶血性贫血的临床表现常与溶血的缓急、程度和场所有关。

1.急性溶血性贫血

一般为血管内溶血,表现为急性起病,可有寒战、高热、面色苍白、黄疸,以及腰酸、背痛、少尿、无尿、排酱油色尿(血红蛋白尿)、甚至肾衰竭。严重时神志淡漠或昏迷,甚至休克。

2.慢性溶血性贫血

一般为血管外溶血,起病缓慢,症状体征常不明显。典型的表现为贫血、黄疸、脾大三大特征。

(三)辅助检查

目的有三个:即肯定溶血的证据,确定主要溶血部位,寻找溶血病因。

1.红细胞破坏增加的证据

具体如下：①红细胞数和血红蛋白测定常有不同程度的下降。②高胆红素血症。③粪胆原和尿胆原排泄增加。④血清结合珠蛋白减少或消失。⑤血管内溶血的证据为血红蛋白血症和血红蛋白尿；含铁血黄素尿；高铁血红蛋白血症。⑥红细胞寿命缩短。

2.红细胞代偿增生的证据

具体如下：①溶血性贫血时网织红细胞数多在 0.05～0.20，急性溶血时可高达 0.5～0.7，慢性溶血多在 0.1 以下，当发生再生障碍危象时可减低或消失。②血常规中可出现幼红细胞、多染性、点彩红细胞及红细胞碎片。成熟红细胞形态异常，可见卡波环及豪-周小体。③骨髓增生活跃，中晚幼红增生尤著。粒红比例降低甚至倒置。

3.红细胞渗透脆性试验和孵育渗透脆性试验

脆性增高，提示红细胞膜异常性疾病；脆性降低，多提示血红蛋白病；脆性正常，提示红细胞酶缺乏性疾病。

4.自身溶血试验

凡疑为红细胞内有异常者，应考虑做自身溶血试验。

5.抗人球蛋白试验（Coombs 试验）

Coombs 试验是鉴别免疫性与非免疫性溶血的基本试验。

6.其他

用于鉴别溶血性贫血的实验室检查：①酸溶血试验（Hams 试验）：主要用于诊断 PNH。②冷热溶血试验：用于诊断阵发性寒冷性血红蛋白尿症。③变性珠蛋白小体（Heinz 小体）生成试验和高铁血红蛋白还原试验：主要用于 G6PD 缺乏症的检测。④红细胞酶活性测定：如 G6PD 及丙酮酸激酶活性测定等。⑤血红蛋白电泳：对于血红蛋白病有确定诊断的意义。⑥SDS-聚丙烯酰胺凝胶电泳：进行膜蛋白分析，用于遗传性红细胞膜缺陷的诊断。⑦基因诊断。

溶血性贫血是一大类疾病，诊断应按步骤进行，首先确定有无贫血，再大致估计主要溶血部位。然后根据病因或病种选择有关试验逐一排除或证实。有些溶血病的原因一时不能确定，需要随诊观察，还有些溶血病的确诊有赖于新的检测技术。

二、鉴别诊断

下列情况易与溶血性疾病相混淆，在诊断时应注意鉴别。

（1）有贫血及网织红细胞增多者，如失血性贫血、缺铁性贫血或巨幼细胞贫血的恢复早期。

（2）兼有贫血及无胆色素尿性黄疸者，如无效性红细胞生成及潜在性内脏或组织缺血。

（3）患有无胆色素尿性黄疸而无贫血者，如家族性非溶血性黄疸（Gibert 综合征）。

（4）有幼粒-幼红细胞性贫血，成熟红细胞畸形，轻度网织红细胞增多，如骨髓转移性癌等，骨髓活检常有侵袭性病变的证据。

（5）急性黄疸型肝炎：本病以黄疸为主要表现，多有肝脾大，但本病一般无明显贫血，血清直接和间接胆红素均增高，肝功能异常。

（6）溶血尿毒综合征：本病除有黄疸及贫血等溶血表现外，同时具备血小板减少及急性肾衰竭。

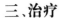

三、治疗

(一)去除病因

蚕豆病、G-6-PD 缺乏症患者应避免食用蚕豆或服用氧化性药物。药物所致者应立即停药。如怀疑溶血性输血反应,应立即停止输血,再进一步查明病因。

(二)治疗方法

1.肾上腺皮质激素和免疫抑制药

激素对免疫性溶血性贫血有效。环孢素、环磷酰胺等,对少数免疫性溶贫也有效。

2.输血

当发生溶血危象及再生障碍危象,或贫血严重时应输血。

3.脾切除术

脾大明显,出现压迫症状,或脾功能亢进,均应考虑脾切除治疗。

4.防治严重并发症

对溶血的并发症如肾衰竭、休克、心力衰竭等应早期预防和处理。对输血后的血红蛋白尿症应及时采取措施,维持血压,防止休克。

5.造血干细胞移植

可用于某些遗传性溶血性贫血,如重型 β-珠蛋白生成障碍性贫血,这是可能根治本病的方法,如有 HLA 相合的造血干细胞,应作为首选方法。

(三)其他

1.输血疗法的合理应用

(1)β-珠蛋白生成障碍性贫血主张输血要早期、大量,即所谓"高输血疗法"。

(2)G-6-PD 缺乏患者,因溶血为自限性,需要输血时,只需要 1～2 次即可。

(3)对于某些溶血性贫血输血反可带来严重反应,因此应严格掌握输血指征。如自身免疫性溶血性贫血,输血可提供大量补体及红细胞,可使受血者溶血加剧,若非十分必要,不应给予。非输血不可时,应输生理盐水洗涤过的浓缩红细胞加肾上腺皮质激素。

2.脾切除术

溶血性贫血的重要治疗措施,但并非对所有患者均有效。手术年龄以 5～6 岁为宜,过早切脾可能影响机体免疫功能,易患严重感染。但如贫血严重,以致影响患者的生长发育,或常发生"再生障碍危象"者,则可考虑较早手术。术后用抗生素预防感染,至少应持续至青春期。

(李　彬)

第五节　白　血　病

白血病是造血系统的恶性肿瘤,其特征是某一系统的血细胞过度增殖并浸润体内各组织器官,产生相应的临床体征,末梢血细胞有质和量的改变。

一、急性白血病

急性白血病占小儿白血病的 95%，其中，急性淋巴细胞性白血病(ALL)占 70%～85%，急性髓性白血病(AML)占 15%～30%。

(一)病因及发病机制

小儿白血病确切病因不明，只有 5% 的患者发病与内在遗传因素有关，其余大部分为后天获得性的，与环境因素、电离辐射、化学物质接触、某些病毒感染等因素有关。

(二)诊断

1.病史

急性白血病应询问有无致白血病化学物质的接触史，如苯及衍生物、亚硝胺类物等，有无使用抗肿瘤的细胞毒药物史，是否接受过量的放射线，有无白血病和其他肿瘤的家族史。

2.临床表现

(1)进行性贫血、出血、发热、感染。

(2)白血病细胞浸润表现：骨关节疼痛、肝脾和淋巴结肿大、腮腺肿大、睾丸肿大和中枢神经系统受累出现的头痛、呕吐等表现，其他表现有面神经炎、肾衰竭等。

(3)血液检查：①Hb 和 RBC 下降，常为正细胞正色素性贫血。②白细胞质和量的改变，白细胞计数高低不一，高者常达 $50 \times 10^9/L$，甚至 $>300 \times 10^9/L$，低者可少于 $0.5 \times 10^9/L$，大部分患者周围血中可见原始细胞和幼稚细胞。③血小板数减少。亦有无贫血和血小板减少者。

(4)骨髓检查：大多数患者骨髓细胞学检查呈有核细胞增生明显活跃或极度活跃，少数增生低下，极少数情况下骨髓穿刺出现"干抽"，此时需做骨髓活检。骨髓中可见原始细胞和幼稚细胞(白血病细胞)百分比例明显增高，甚至为清一色的原幼细胞。

(5)白血病免疫学分型、细胞遗传学和分子遗传学检查：可显示是何种类型白血病，有无染色体异常及异常融合基因。这些结果对急性白血病分类、治疗方案选择及预后评估有重要意义。

(6)胸部 X 线片：可判断有无纵隔增宽，肺组织有无白血病细胞浸润，同时检查有无肺结核。

(7)B 超：腹部 B 超可了解肝、脾、肾等脏器和腹腔内、腹膜后淋巴结的受累程度。

(8)脑脊液检查：判断有无中枢神经系统的浸润。

(9)各重要脏器功能检查：肝功能、肾功能、心肌酶学、心电图、心功能、脑电图等。

3.诊断标准

有贫血、出血、感染或有各器官浸润表现均要考虑急性白血病的诊断。确诊有赖于骨髓检查，骨髓有核细胞中原始细胞(急性淋巴细胞性白血病为原始淋巴细胞和幼稚淋巴细胞之和，急性单核细胞性白血病为原始单核细胞和幼稚单核细胞之和)≥30% 可以确诊为急性白血病。如比例增高但未达到 30% 时应考虑下列因素：①是否在骨髓检查前用过肾上腺皮质激素或其他化疗药物。②是否为转移肿瘤，如恶性淋巴瘤和神经母细胞瘤骨髓转移。③是否为骨髓增生异常综合征(MDS)。④是否骨髓取材不佳，骨髓被血液稀释。

(1)MICM 分型。

细胞形态学分型：通常采用 FAB 分型，据细胞形态及细胞化学染色将急性白血病分为急性淋巴细胞性白血病(ALL)和急性非淋巴细胞性白血病(ANLL，亦称为急性髓性白血病，AML)。ALL 进一步分为 L1、L2、L3 三个亚型。AML 进一步分为 M0～M7 八型。

FAB 于 1976 年提出了急非淋的形态学诊断标准，1985 年修改，标准如下。

M1：原粒细胞（Ⅰ型和Ⅱ型）在非红系细胞中≥90%，此原粒细胞中至少有 3%原粒细胞过氧化酶或苏丹黑染色阳性，早幼粒细胞以下的各阶段粒细胞或单核细胞<10%。

M2：原粒细胞在非红系细胞中占 30%～89%（非红系细胞），单核细胞<20%，早幼粒以下阶段至中性分叶核粒细胞>10%，单核细胞<20%；如有的早期粒细胞形态特点既不像原粒细胞Ⅰ型和Ⅱ型，也不像早幼粒细胞（正常的或多颗粒型），核染色质很细，有 1～2 个核仁，胞质丰富，嗜碱性，有不等量的颗粒，有时颗粒聚集，这类细胞>10%时，亦属此型。

M3：骨髓中以多颗粒的早幼粒细胞为主。

M4：有以下多种情况：①骨髓中非红系细胞中原始细胞>30%，原粒细胞加早幼、中性中幼及其他中性粒细胞在 30%～79%，不同阶段的单核细胞（常为幼稚和成熟单核细胞>20%）。②骨髓细胞学检查如上述，外周血中单核细胞系（包括原始、幼稚及单核细胞）≥5×10⁹/L。③外周血单核细胞系<5×10⁹/L，而血清溶菌酶以及细胞化学支持单核细胞系的细胞有显著数量者。④骨髓细胞学检查类似 M2，而单核细胞>20%，或血清溶菌酶（11.5 mg/L±4 mg/L）的 3 倍或尿溶菌酶超过正常（2.5 mg/L）的 3 倍。⑤骨髓细胞学检查类似 M2，而外周血单核细胞≥5×10⁹/L时。M4Eo：骨髓非红系细胞中嗜酸性粒细胞 5%，这些嗜酸性粒细胞较异常，除有典型的嗜酸颗粒外，还有大的嗜碱（不成熟）颗粒，还可有不分叶的核，细胞化学染色氯乙酸酯酶及PAS 染色明显阳性。

M5：分为 2 个亚型：①M5a：骨髓中非红系细胞中原始单核（Ⅰ型和Ⅱ型）≥80%。②M5b：骨髓中原始单核细胞占非红系细胞比例<80%，其余为幼稚及成熟单核细胞等。

M6：骨髓中非红细胞系中原始细胞（原粒或原单核细胞）Ⅰ型和Ⅱ型≥30%，红细胞系≥50%。

M7：急性巨核细胞白血病，骨髓中原巨核细胞≥30%，如原始细胞呈未分化型，形态不能确定时，应做电镜血小板过氧化物酶活性检查，或用血小板膜糖蛋白Ⅱa/Ⅱb 或Ⅲa 或ⅧR：Ag，以证明其为巨细胞系。如骨髓干抽，有骨髓纤维化，则需骨髓活体组织检查，用免疫酶标技术证实有原巨核细胞增多。

M0：1991 年确定其诊断标准，<3%的幼稚细胞 MPO（+）和苏丹黑 B（+），>20%的幼稚细胞表达髓细胞抗原而无淋巴细胞抗原。

免疫学分型：应用单克隆抗体检测白血病细胞表面的抗原标记，可了解白血病细胞来源和其分化程度，可帮助 AML 和 ALL 的区分，并进一步帮助各亚型之间的区分。

急性淋巴细胞性白血病分为 T 系急淋和 B 型急淋两大类。T 系急性淋巴细胞性白血病（T-ALL）：白血病细胞表面具有 T 细胞标志，如 CD1、CD3、CD5、CD8 和 TdT（末端脱氧核糖核酸转换酶）阳性，T-ALL 常有纵隔肿块，常见于年龄较大的男性，预后较差。B 系急性淋巴细胞性白血病分四个亚型。①早期前 B 细胞型：HLA-DR、CD19 和/或 CyCD22（胞浆 CD22）阳性，而其他 B 系淋巴细胞标志阴性。②普通 B 细胞型（C-ALL）：除 HLA-DR、CD19、CyCD22 阳性外，CD10 阳性，而 CyIg（胞浆免疫球蛋白）、SmIg（细胞膜表面免疫球蛋白）阴性，此型预后较好。③前 B 细胞型（Pre B-ALL）：CyIg 阳性，SmIg 阴性，其他 B 系标志及 HLA-DR 阳性。④成熟 B 细胞型（B-ALL）：SmIg 阳性，CyIg 阴性，其他 B 系标志及 HLA-DR 阳性，此型预后常较差。

伴有髓系标志的 ALL（My⁺-ALL）：具有淋巴系的形态学特征，免疫标志以淋巴系特异抗原为主，但伴有个别的、次要的髓系特异性抗原标志，如 CD13、CD33、CD14 等阳性。

急性非淋巴细胞性白血病：M1～M5 型常有 CD33、CD13、CD14、CD15、MPO（抗髓过氧化酶）等髓系标志中的一项或多项阳性，CD14 阳性多见于单核细胞系。而 M6 血型糖蛋白 A 阳性；M7 血小板膜抗原Ⅱb/Ⅲa 阳性，或 CD41、CD68 阳性。

细胞遗传学异常：急性淋巴细胞性白血病细胞染色体异常种类多，可分为染色体数量异常和染色体结构异常两类，染色体数量有≤45 条染色体的低二倍体和≥47 条的高二倍体，染色体结构异常常有 t(12;21)、t(9;22)、t(4;11)等。急非淋常见核型改变为 t(9;22)、t(8;21)、t(15;17)、t(11q)、t(11;19)等。

分子遗传学异常：急淋中如有 BCR/ABL 和 MLL/AF4 融合基因属高危。急性早幼粒细胞白血病 PML/RARα 融合基因阳性。

(2)ALL 临床分型：ALL 危险度分组标准：参照湖南省新农合儿童急性淋巴细胞白血病治疗方案。

标危组：必须同时满足以下所有条件：①年龄≥1 岁且＜10 岁。②WBC＜50×10^9/L。③泼尼松反应良好(第 8 天外周血白血病细胞＜1×10^9/L)。④非 T-ALL。⑤非成熟 B-ALL。⑥无 t(9;22)或 BCR/ABL 融合基因；无 t(4;11)或 MLL/AF4 融合基因；无 t(1;19)或 E2A/ PBX1 融合基因。⑦治疗第 15 天骨髓呈 M1(原幼淋细胞＜5%)或 M2(原幼淋细胞 5%～25%)，第 33 天骨髓完全缓解。

中危组：①无 t(9;22)或 BCR/ABL 融合基因。②泼尼松反应良好(第 8 天外周血白血病细胞＜1×10^9/L)。③标危诱导缓解治疗第 15 天骨髓呈 M3(原幼淋细胞＞25%)或中危诱导缓解治疗第 15 天骨髓呈 M1/M2。④第 33 天 MRD＜10^{-2}。以上 4 条必须完全符合，同时符合以下条件之一：①WBC≥50×10^9/L。②年龄≥10 岁。③T-ALL。④t(1;19)或 E2A/PBX1 融合基因。⑤年龄＜1 岁且无 MLL 基因重排。

高危组：只要符合以下条件之一即可诊断为高危。①t(9;22)或 BCR/ABL 融合基因阳性。②t(4;11)或 MLL/AF4 融合基因阳性。③第 8 天外周血白血病细胞≥1×10^9/L[泼尼松(强的松)反应不良]。④中危诱导缓解治疗第 15 天骨髓呈 M3。⑤第 33 天骨髓形态学未缓解(＞5%)，呈 M2/M3。⑥第 33 天 MRD≥10^{-2}，或第 12 周 MRD≥10^{-3}。

(3)中枢神经系统白血病(CNSL)诊断标准：治疗前有或无中枢神经系统(CNS)症状或体征，脑脊液(CSF)中白细胞计数＞0.005×10^9/L(5/μl)，并且在 CSF 沉淀制片标本中其形态为确定无疑的原、幼淋巴细胞，可以确诊。能排除其他原因引起的 CNS 表现和 CSF 异常。

(4)睾丸白血病诊断标准：单侧或双侧睾丸肿大，质地变硬或呈结节状缺乏弹性感，透光试验阴性，睾丸超声波检查可发现非均质性浸润灶，活组织检查可见白血病细胞浸润。

4.鉴别诊断

(1)类风湿性关节炎或风湿热：急性白血病半数以上患者的骨关节痛、发热，当血常规无白血病的典型表现时，常误诊为类风湿性关节炎或风湿热。两者的鉴别重点在骨髓检查。

(2)再生障碍性贫血：表现为外周血常规三系血细胞降低，常易伴有感染，易与低增生性急性白血病混淆，但再障除了在反复输血、败血症等时可有肝脾大外，一般无肝、脾大，外周血中无白血病细胞，骨髓细胞学检查无原始与幼稚细胞比例增高。

(3)传染性单核细胞增多症：有发热，肝、脾、淋巴结肿大，外周血中有异型淋巴细胞，骨髓检查无白血病骨髓样表现。

(三)治疗

1.一般治疗

加强护理，防止感染，当化疗期间粒细胞低时应避免去人群多的地方，有条件者在粒细胞减少期可置于层流室。血小板低时防止碰撞。

2.化疗

化疗原则:早期、足量、联合、规则和个体化。

(1)ALL 的化疗:除急性成熟 B 细胞白血病外的 ALL 采用以下治疗方案,化疗总疗程 2～3 年。急性成熟 B 细胞白血病采用 Burkitt 淋巴瘤的强烈、短程化疗方案。

诱导缓解治疗:是患者能否长期存活的关键,需及早适量联合用药。诱导方案甚多,最常用的是 VDLP 方案,可获 95％以上的完全缓解率。泼尼松诱导试验:在 VDLP 之前,用泼尼松 60 mg/(m² · d),分次口服 7 天,第 8 天计数外周血白血病细胞,如高于 1×10^9/L,则为泼尼松反应不良。治疗前白细胞负荷高,应警惕发生肿瘤溶解综合征。

缓解后治疗:包括巩固强化治疗、庇护所治疗和维持治疗。如庇护所治疗:大多数化疗药不能进入中枢神经系统、睾丸等部位,这些部位即为白血病细胞的庇护所。庇护所治疗是 ALL 治疗的关键之一。常用大剂量 MTX 治疗。HDMTX 剂量为每次 3～5 g/m²(标危每次 3 g/m²,中高危每次 5 g/m²),总量的 1/10(≤0.5 g)在 30 分钟左右快速静脉滴注,余量在 23.5 小时左右均匀滴注,首剂进入后做三联鞘注。MTX 开始静脉滴注 36 小时后(目前,大多单位已推迟到 72 小时)开始用亚叶酸钙片(甲酰四氢叶酸钙)解救,15 mg/m²,每 6 小时 1 次,肌内或静脉注射,共 3～6 次。44 小时和 68 小时测血浆中 MTX 浓度,根据 MTX 血药浓度调整亚叶酸钙片(甲酰四氢叶酸钙)剂量,直至 MTX 血药浓度低于 0.1 μmol/L。同时使用巯嘌呤(6-MP) 50 mg/(m² · d),共 7 天。大剂量 MTX 治疗 10～15 天重复一次,连用 3 次,以后每 2 个月左右 1 次,总共 4～6 次。此方案应注意水化与碱化,密切注意 MTX 的不良反应。特别要注意消化道黏膜损害及骨髓抑制。每疗程开始之前均要做相关检查,只有外周血 WBC>3.0×10⁹/L、中性粒细胞>1.5×10⁹/L、肝功能及肾功能正常时才能进行。

CNSL 的防治:预防 CNSL 的方式有以下几种。①鞘注:多采用三联鞘注,MTX 12.5 mg/m²,Ara-C 30 mg/m²,DXM 5 mg/m²,开始每周一次,1 个月后每 4 周一次,以后间隔时间渐长,共 16～20 次。②大剂量 MTX 治疗:大剂量 MTX 与三联鞘注联用可较好地预防 CNSL。③颅脑放疗:一般用于 3 岁以上患儿,适用于外周血白细胞>100×10⁹/L、有 t(4;11)和 t(9;22)核型异常、中枢神经系统白血病和不宜做大剂量 MTX 治疗者。完全缓解 6 个月开始,总剂量 18 Gy,分 15 次于 3 周完成。放疗期间用 MTX+6-MP 口服维持或用 VP 方案。一旦发生脑膜白血病,应 2～3 天做一次三联鞘注,到脑脊液常规正常后间隔时间拉长,并配合颅脑放疗。

(2)AML 的化疗:除 M3 外,其他 AML 用以下化疗方案。诱导缓解方案为 DAE 方案,DNR 30～40 mg/(m² · d),第 1～3 天,Ara-C 200 mg/(m² · d),第 1～7 天,VP16 100 mg/(m² · d),第 1～3 天。疗程 4 周,重复 1～2 个疗程,直至完全缓解。然后接 HDAra-C 治疗 3 疗程,HDAra-C 每次 2 g/m²,q12 小时×6 次,DNR 40 mg/(m² · d)×2 天[或 VP16 150 mg/(m² · d)×2 天]。上述方案完成后可停药观察或继用 HA 方案和 HDAra-C 交替治疗,HA 方案 2 疗程后 HDAra-C 1 个疗程,据病情用 1～2 轮。HA 方案为 H(高三尖杉酯碱)3～4 mg/(m² · d),第 1～7 天,Ara-C 200 mg/(m² · d),第 1～7 天。

AML 各形态亚型(除 M4、M5 外)完全缓解后作三联鞘注 2 次即可,M4、M5 患儿诱导化疗期做三联鞘注 3～4 次,完全缓解后每 3 个月鞘注一次,直至终止治疗。

急性早幼粒细胞性白血病(M3)用全反式维 A 酸和三氧化二砷,配合用米托蒽醌静脉滴注、甲氨蝶呤及 6-MP 口服治疗。疗效较好。

3.造血干细胞移植

AML(除 M3 外)和高危 ALL 可在缓解后进行造血干细胞移植。其他类型可先化疗,如有复发,可在第二个缓解期移植,选用异体造血干细胞移植。

4.对症治疗

持续发热 38.5 ℃以上超过 2 小时即要做血培养,在血培养结果未出来前按经验用药,应尽早联合应用强有力的杀菌型抗生素,如考虑革兰阳性菌者首选万古霉素,革兰阴性菌者首选头孢他啶,必要时用泰能。血液输注是常用的支持疗法,根据情况成分输血,保持血红蛋白(60～70)g/L以上,血小板少于 20×10^9/L 时输浓缩血小板悬液,强化疗后,尤其在粒细胞减少期可使用 G-CSF或 GM-CSF 促进粒细胞的恢复。呕吐明显者用盐酸昂丹司琼(恩丹西酮),消化道反应明显而进食少者可采用静脉营养。

二、慢性粒细胞白血病

慢性粒细胞白血病是起源于骨髓多能造血干细胞的一种克隆性恶性肿瘤。慢性粒细胞白血病是儿童最主要的慢性白血病,其占儿童白血病的 2%～7%。

(一)病因及发病机制

放射性射线接触是唯一确定的环境因素,大多数病例无明显可知的病因。

90%的 CML 有经典的染色体易位,形成 Ph 染色体。9 号染色体和 22 号染色体易位产生 t(9;22)(q34;q11),9 号染色体的 c-abl 易位到 22 号染色体的主要断裂点簇集区(BCR),形成 bcr/abl 融合基因。bcr/abl 形成后,c-abl 基因产生的 P145 减少,bcr/abl 产生新蛋白 P210,从而增加了酪氨酸激酶活性和自动磷酸化,一些参与细胞分化的蛋白正常功能下降,细胞恶性转化。

3%的 CML 表现为其他易位,5%～10%无 Ph 染色体。

(二)诊断

1.临床表现

起病缓慢,常乏力、多汗、食欲下降、消瘦。加重后可有苍白、低热等。肝脾大,以脾大突出,常为巨脾。

2.辅助检查

CML 根据临床病情分为 3 期,分别为疾病的不同发展阶段,其临床特点和实验室检查各有不同。

慢性期常为白细胞增高,常达 100×10^9/L 以上,各阶段中性粒细胞明显增多。血小板可增多。骨髓增生极度活跃,经粒细胞系为主,慢性期原始粒细胞加早幼粒细胞少于 10%,加速期嗜碱性粒细胞增高超过 20%,急变期原始细胞常>30%,红系相对减少,巨核细胞增多。中性粒细胞碱性磷酸酶积分降低。尿酸增高,血清 LDH 和 B12 含量增高。

细胞遗传学检查,90%CML 有 Ph 染色体,分子生物学检查示 bcr/abl 融合基因阳性。

3.诊断标准

(1)慢性期:①病史,无症状,或有低热、乏力、多汗或体重减轻等。②体征,可有脸色苍白、瘀斑、肝脾大、胸骨压痛等。③实验室检查。血常规:白细胞计数明显增高,以中性中晚幼粒和杆状核细胞为主,原始细胞(Ⅰ＋Ⅱ型)≤5%～10%。嗜酸性粒细胞或嗜碱性粒细胞可以增高,或有少量有核红细胞。骨髓细胞学检查:骨髓增生极度活跃,以粒系增生为主,中晚幼粒细胞和杆状核粒细胞增多,原始细胞(Ⅰ+Ⅱ型)≤10%。Ph染色体或 bcr/abl 融合基因阳性,CFU-GM 培养示集落和集簇较正常明显增加。

(2)加速期:有下列之两项者。①不明原因的发热、贫血、出血加重和/或骨骼疼痛。②脾脏进行性增大。③非药物所致的血小板进行性下降或进行性增高。④外周血中或骨髓中,原始细胞(Ⅰ+Ⅱ型)>10%。⑤外周血中嗜碱性粒细胞>20%。⑥骨髓中有显著的胶原纤维增多。⑦出现Ph染色体以外的其他染色体异常。⑧出现 CFU-GM 增殖和分化缺陷:集簇增多,集簇/集落比例增高。

(3)急变期:出现下列之一者。①原始细胞(Ⅰ+Ⅱ型)或原始淋巴细胞和幼稚淋巴细胞或原始单核细胞和幼稚单核细胞在外周血中或骨髓中>20%。②外周血中原粒细胞和早幼粒细胞之和>30%。③骨髓中原粒细胞和早幼粒细胞之和>50%。④骨髓外原始细胞浸润。

(三)治疗

1.化疗

(1)传统方法是用化疗控制症状,减少白细胞。大部分可达血液学缓解,但难以达到真正缓解,即细胞遗传学反应率低,不能推迟急变期出现。在慢性期可采用白消安或羟基脲等单药治疗。加速期可联合应用羟基脲和 6-TG 或环磷酰胺等。急变期按急性白血病治疗。

(2)白消安 0.06~0.1 mg/(kg·d),分 3 次口服,白细胞降低 1/2 或降至(30~40)×10⁹/L 时减半量,降至(10~20)×10⁹/L 时减至最小维持量。或用羟基脲 20~40 mg/(kg·d),分 2 次口服,白细胞正常后小剂量维持。

2.干扰素治疗

能使血液学缓解,Ph 染色体受抑,缓解率可达 70%,其细胞遗传学反应率达 40%。常用 IFN-α 5×10⁶/(m²·d),每天皮下注射。

3.甲磺酸伊马替尼

伊马替尼与 bcr/abl 蛋白(P210)的 ATP 结合位点,阻止 ATP 的结合,减少其磷酸化能力,从而发挥其特异性抑制恶性克隆的作用。其疗效显著,不良反应较低。目前常为 CML 的一线用药。儿童剂量240~360 mg/(m²·d)。如有耐药可用二线药物达沙替尼或尼洛替尼。伊马替尼可能使患者长期存活,甚至分子生物学缓解。

4.造血干细胞移植

异基因造血干细胞移植对 CML 具有较好的疗效,5 年生存率在 75%左右,移植应在慢性期进行。

(李　彬)

第六节　凝血障碍性疾病

凝血障碍性疾病可因凝血 3 个阶段中任何阶段异常所致,以凝血第一阶段异常最常见,包括血友病甲、血友病乙、血友病丙及血管性假性血友病。

血友病是一种 X 染色体连锁隐性遗传疾病,由于编码凝血因子的基因异常而导致凝血因子生成障碍,通常男性发病,女性携带。患者以自幼反复异常出血为主要表现,常见的出血部位为关节,占所有出血表现70%～80%,反复关节出血可引起退行性改变、畸形,导致关节功能部分或完全丧失。

一、血友病甲

血友病甲(hemophilia A)又称血浆Ⅷ因子缺乏症(factor Ⅷ deficiency)。位于X染色体上的Ⅷ因子基因缺陷致血浆Ⅷ因子促凝成分(Ⅷ：C)减少,凝血第一阶段异常致出血。此病为伴性隐性遗传,男性发病,女性传递者Ⅷ：C活性也下降,但出血极少见。

(一)诊断

1.临床表现

(1)家族史:大部分有阳性家族史,患者的同胞兄弟、表兄弟、舅舅中有类似患者,20%～40%无家族史。

(2)发病时间:一般1岁左右患儿开始爬行时发病,严重者新生儿期即可出血,轻者5～6岁甚至成年后才发病,一旦发病即持续终身。

(3)出血症状:为创伤性小动脉出血,反复性关节出血为本病特征性表现,皮肤瘀斑、皮下血肿、鼻出血、口腔黏膜出血常见,单纯皮肤出血点罕见,严重者可有内脏出血。

2.辅助检查

(1)血小板数、出血时间、血块收缩、凝血酶原时间及纤维蛋白原定量正常。

(2)凝血时间及凝血酶原消耗试验:凝血时间检查不敏感,仅重型才延长。凝血酶原消耗不良,但轻型亦可正常。

(3)白陶土部分凝血活酶时间(KPTT)延长:此为血友病过筛试验,Ⅷ：C低于40%即可检出。

(4)简易凝血活酶生成试验(STGT)或Biggs凝血活酶生成试验(TGT)不良:本法较精确,血友病甲、乙、丙均异常,血友病甲可用正常硫酸钡吸附血浆纠正而血清不能纠正。

(5)Ⅷ：C活性测定:一般Ⅷ：C活性<10%。

(6)Ⅷ：Ag:正常或稍增高。

(7)Ⅷ：C/ⅧR：Ag:主要用于女性携带者诊断及产前诊断,女性携带者及血友病胎儿此值明显下降。

(8)基因检查:仅用于携带者及产前检查,所用方法有以下几种。①等位基因专一性寡核苷酸探针做分子杂交。②限制性片段长度多态性间接分析。③聚合酶链反应(PCR)与前两者综合应用。可检出血友病胎儿及女性携带者缺陷的血友病甲基因。

3.诊断方法

(1)产后诊断:据男性发病,阳性家族史,反复出血以皮肤血肿,关节出血为主考虑此病,做凝血机制检查确诊。据血浆Ⅷ：C水平本病分四型。①重型:Ⅷ：C<1%,自幼自发性出血,反复关节及深部组织出血,病程较长者有关节畸形。②中型:Ⅷ：C活性2%～5%,自发性出血倾向较重型轻,但轻微损伤可致严重出血,少数有关节内出血,一般不引起关节畸形。③轻型:Ⅷ：C活性5%～25%,创伤后出血难止,自发性出血和关节内出血罕见。④亚临床型:Ⅷ：C活性25%～45%,无出血症状,仅在大手术或严重外伤时出血较多,多在家系调查时发现。

(2)携带者诊断及产前诊断:家族中有血友病甲患者时,女性可能成为携带者,除据遗传规律推测概率外,可能查Ⅷ：C/ⅧR：Ag降低,基因检查带有异常血友病甲基因确定。

（二）治疗

本病为先天性遗传缺陷，尚无根治疗法。治疗包括预防及治疗出血、预防畸形。

1.预防出血

尽量避免手术及外伤；禁用抑制血小板功能药物。一般治疗无出血时应适量运动，可提高Ⅷ因子活性。

2.补充疗法

血友病以补充治疗为主，予输血、新鲜血浆或输第Ⅷ因子浓缩剂。根据治疗目的不同，分为按需治疗及预防治疗。

（1）按需治疗：即发生出血时给予的暂时性补充治疗，其目的在于止血。浓缩Ⅷ因子制剂：Ⅷ因子用量为需达到的Ⅷ因子浓度×千克体重×0.5，12小时后再输1/2～2/3量，一般闭合性血肿或关节出血，应将血浆Ⅷ因子提高到10%～20%；一般手术或严重出血，提高到25%～40%，每12小时1次，维持2～3天；大手术或颅内出血提高到60%～100%，每12小时补充一次，维持7～14天或更长。新鲜血及血浆：采血后6小时内使用才有效，输全血2 mL/kg或血浆1 mL/kg可提高血浆Ⅷ因子活性2%，因引起血容量扩大，每天输血量应少于15 mL/kg，血浆少于30 mL/kg。此法仅适用于轻型出血患者。冷沉淀物：所含Ⅷ因子为新鲜血浆10倍以上。

（2）预防治疗：研究结果显示预防治疗组的平均年关节出血次数及总体出血次数明显低于按需治疗组，世界卫生组织（WHO）及世界血友病联盟（WFH）将预防治疗推荐为重度血友病标准的治疗方法。

3.其他治疗

（1）局部止血。

（2）药物治疗：6-氨基乙酸、氨甲环酸（止血环酸）、对羧基苄胺抑制已形成血块的溶解，有利于止血。肾脏出血者忌用。

（3）基因治疗：正在研究中。

（4）器官移植。

（5）重组Ⅷ因子：已用于临床。

（6）针对抗因子Ⅷ抗体的治疗。

二、血友病乙

血友病乙（hemophilia B）又称Ⅸ因子缺乏症，伴性隐性遗传，发病率为血友病甲的1/5。

（一）诊断

1.临床表现

遗传特点同血友病甲，有轻度出血倾向的女性传递者较血友病甲常见。患者出血症状较轻，以软组织、关节出血为主，较常见。

2.辅助检查

凝血机制检查类似血友病甲，但TCT延长可被正常血清纠正而不被正常硫酸钡吸附血浆纠正，Ⅷ：C正常，Ⅸ：C活性下降。据Ⅸ因子水平将血友病乙分为四型，分型标准同血友病甲。

（二）治疗

一般治疗同血友病甲。由于血中Ⅸ因子（PTC）达10%就不出血，达30%就可使严重创伤停止出血，因此治疗时首次输血量视出血程度及治疗目的决定。输浓缩的Ⅸ因子可使血浆PTC提高更快,多在输入一次后即可止血。今后有待于转基因治疗。

三、血友病丙

血友病丙(hemophilia C)又称血浆Ⅺ因子缺乏症,常染色体不完全隐性遗传,较少见。

(一)临床表现

男女性均可发病,出血症状较血友病甲、乙轻,其中纯合子出血较重,可有皮肤瘀斑、鼻出血、外伤后出血不止,自发性出血少见;杂合子出血轻微,即使手术出血也不严重。

(二)辅助检查

凝血功能检查似血友病甲,凝血异常较轻,TGT异常可被正常硫酸钡吸附血浆和正常血清纠正。

四、血管性假性血友病

血管性假性血友病(vascular hemophilia)开始由 Von Willebrand 描述,故又称 Von Willebrand disease(VWD),常染色体不完全显性或隐性遗传,VW 因子(VWF)基因缺陷致 VWF 产生减少、分子结构或功能异常。VWF 为Ⅷ因子组成分之一,属糖蛋白,分布在血浆中及血小板 α 颗粒内,其通过在血管壁与血小板间起桥联作用调节血小板黏附,促进血栓形成,并与Ⅷ∶C 结合。能稳定Ⅷ∶C 活性。VWF 数量或质量异常则导致类似血友病甲的出血表现。

(一)诊断

1.临床表现

出血一般较轻,最常见的症状是皮肤紫癜、反复鼻出血或出牙时出血。多数患者 4 岁之前发病,随年龄增长出血症状可逐渐减轻。皮下深部及肌肉血肿少见,极重者也可有关节腔出血、腹腔出血或颅内出血,不遗留关节畸形。

2.辅助检查

(1)血小板计数及形态正常,但出血时间延长,血小板黏附率降低,血小板加瑞斯托霉素不聚集。

(2)vW 因子(ⅧR∶WF)缺乏,Ⅷ因子相关抗原(ⅧR∶Ag)减少。

(3)Ⅷ因子活性(Ⅷ∶C)降低,降低程度比血友病甲低。

(4)阿司匹林耐量实验阳性。

(5)束臂试验约 50%阳性。

(6)瑞斯托霉素辅因子降低。

3.诊断依据

据家族史,出血倾向,血小板数及形态正常而出血时间延长,进一步检查Ⅷ∶C 与 VWF∶Ag 下降即可确诊,如 VWF∶Ag 正常,则需进一步检查 VWF 的结构与功能,排除Ⅱ型 VWD。

据 VWF 浓度、多聚体成分及 VWF 功能,VWD 分为四型。①Ⅰ型:常染色体显性遗传,临床症状轻度至中度,血浆 VWF 不同程度下降,但各多聚体成分均存在。②Ⅱ型:血浆 VWF 浓度正常但性质异常,除Ⅱ_β、Ⅱ_B 变异型及血小板型外,其他亚型的 VWD 只与血小板 GP16 发生轻微反应或毫无反应,其中Ⅱ_A 为常染色体显性遗传,血小板及血浆中缺乏大型多聚体,Ⅱ_{C-H} 为常染色体隐性遗传,大型多聚体缺乏或减少。Ⅱ_B 在无兴奋剂时即能与血小板 GP16 受体结合,大型多聚体与血小板结合被清除,致血浆中缺乏大型多聚体,Ⅱ_B 变异型对低浓度瑞斯托霉素敏感性增加,但血浆中 VWF 多聚体各成分存在,血小板型又称假性 VWD,VWF 正常而血小板受体对正常 VWF 亲和力增高。③Ⅲ型:常染色体隐性遗传,重者婴儿期即有严重出血,血浆及血小板中均测不到 VWF。④未分类型:除与Ⅷ:C 结合力降低外,VWF 结构与功能异常。

(二)治疗

1.一般治疗

避免外伤及手术,忌用阿司匹林、双嘧达莫等。

2.补充治疗

用于出血不止或手术前后。可输新鲜全血、血浆或冷冻血浆。首剂新鲜血浆 10 mL/kg,可使Ⅷ因子提高 30% 左右。

（李　彬）

第七节　弥散性血管内凝血

弥散性血管内凝血(DIC)是一种继发于多种疾病的出血综合征。在一些致病因素的作用下,血液中的凝血机制被激活,启动凝血过程,在毛细血管和小动脉、小静脉内大量的纤维蛋白沉积,血小板凝集,从而产生广泛的微血栓。由于凝血过程加速,大量的凝血因子和血小板被消耗,纤维蛋白溶解系统被激活,产生继发性纤溶亢进,临床上表现为广泛性出血倾向、微循环障碍、栓塞表现及溶血等。

一、诊断

(一)病史

常有原发病的病史,诱发弥散性血管内凝血的常见原发病有以下几方面。

1.各种感染

如细菌、病毒及疟原虫等。

2.组织损伤

如外科大手术、严重外伤、挤压伤,严重烧伤等。

3.免疫性疾病

如溶血性输血反应、流脑等所致的暴发性紫癜等。

4.某些新生儿疾病

如新生儿寒冷损伤综合征、新生儿窒息、新生儿溶血、新生儿呼吸窘迫综合征等。

5.其他

如巨大血管瘤、急性出血性坏死性小肠炎等。

(二)临床表现

有原发病的症状和体征,且有下述表现。

1.出血

皮肤黏膜出血,注射部位或手术野渗血不止,消化道、泌尿道、呼吸道出血。

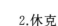

2.休克

一过性或持续性血压下降,不能用原发病解释的微循环衰竭。婴幼儿常为精神萎靡、面色青灰、黏膜青紫、肢端冰冷、尿少等。

3.栓塞

表现为各脏器(如肾、肺、脑、肝等)功能障碍,出现如血尿、少尿、无尿或肾衰竭、发绀、呼吸困难、昏迷、抽搐、黄疸、腹水等。

4.溶血

表现为高热、黄疸、腰背痛及血红蛋白尿。

(三)辅助检查

由于凝血及纤溶系统均受累,有多种出、凝血方面检查的异常,主要诊断指标有以下几项。

1.血小板计数

血小板数量低于正常或进行性下降。

2.凝血酶原时间和白陶土部分凝血活酶时间

凝血酶原时间(PT)延长 3 秒以上或白陶土部分凝血活酶时间(KPTT)延长 10 秒以上。

3.纤维蛋白原

低于 1.6 g/L(肝病 DIC 时小于 1 g/L),或进行性下降。

4.血浆鱼精蛋白副凝试验(3P 试验)

阳性或 FDP 大于 20 mg/L(肝病 DIC 时,FDP 大于 60 mg/L)。

5.血片中破碎红细胞

数值可大于 20%。

(四)诊断标准

存在易引起 DIC 的基础疾病,有出血、栓塞、休克、溶血表现,或对抗凝治疗有效,则要考虑 DIC 的可能性。实验室检查中的主要指标如有 3 项或 3 项以上异常即可确诊。如异常者少于 3 项,则做进一步检查帮助确诊。DIC 低凝期及纤溶亢进期用上述指标确定,而高凝期因持续时间很短,临床不易发现,如在高凝期做检查,则表现为抽血时血液易凝固、凝血时间缩短、AFYF 缩短,血小板数可正常或稍增高,纤维蛋白原正常或稍增高。

第五届中华血液学会全国血栓与止血学术会议制订的诊断标准如下。

1.临床表现

(1)存在易引起 DIC 的基础疾病。

(2)有下列两项以上表现:①多发性出血倾向。②不易用原发病解释的微循环衰竭或休克。③多发性微血管栓塞的症状和体征,如皮肤、皮下、黏膜栓塞坏死及早期出现的肾、肺、脑等脏器功能不全。④抗凝治疗有效。

2.实验室检查

(1)主要诊断指标同时有下列 3 项以上异常。①血小板计数低于 $100 \times 10^9/L$ 或呈进行性下降(肝病、白血病患者要求血小板数低于 $50 \times 10^9/L$),或有下述两项以上血浆血小板活化产物升高:β 血小板球蛋白(β-TG);血小板第 4 因子(PF_4);血栓素 B_2(TXB_2);颗粒膜蛋白(GMP)140。②血浆纤维蛋白原含量小于 1.5 g/L 或进行性下降或超过 4 g/L(白血病及其他恶性肿瘤小于 1.8 g/L,肝病小于 1.0 g/L)。③3P 试验阳性或血浆 FDP 大于 20 mg/L(肝病时 FDP 大于 60 mg/L),或 D-二聚体水平升高或阳性。④凝血酶原时间缩短或延长 3 秒以上,或呈动态变化

(肝病者延长 5 秒以上)。⑤纤溶酶原含量及活性降低。⑥抗凝血酶Ⅲ(AT-Ⅲ)含量及活性降低。⑦血浆因子Ⅷ：C 活性低于 50%(肝病患者为必备项目)。

(2)疑难病例应有下列一项以上异常：①因子Ⅷ：C 降低,vWF：Ag 升高,Ⅷ：C/vWF：Ag 比值降低。②血浆凝血酶-抗凝血酶试验(TAT)浓度升高或凝血酶原碎片 1+2(F_{1+2})水平升高。③血浆纤溶酶与纤溶酶抑制复合物(PIC)浓度升高。④血(尿)中纤维蛋白肽 A(FPA)水平增高。

二、鉴别诊断

与其他类似的微血管性溶血性贫血如血栓性血小板减少性紫癜和溶血尿毒综合征鉴别。

三、治疗

(一)一般治疗
治疗引起 DIC 的原发病。

(二)特异性治疗
1.肝素

(1)一般在 DIC 的早期使用,应用肝素的指征有以下几方面。①处于高凝状态者。②有明显栓塞表现者。③消耗性凝血期表现为凝血因子、血小板、纤维蛋白原进行性下降,出血逐渐加重,血压下降或休克者。④准备补充凝血因子如输血或血浆,或应用纤溶抑制药物而未能确定促凝物质是否仍在发挥作用者。

(2)以下情况应禁用或慎用肝素：①颅内出血或脊髓内出血、肺结核空洞出血、溃疡出血。②有血管损伤或新鲜创面者。③DIC 晚期以继发性纤溶为主者。④原有重度出血性疾病,如血友病等。⑤有严重肝脏疾病者。肝素 60~125 U/kg,每 4~6 小时 1 次,静脉注射或静脉滴注,用药前后监测试管法凝血时间(CT),如果 CT 延长 2 倍以上,则应减量或停用,肝素过量者用等量鱼精蛋白中和。

2.抗血小板聚集药物

常用于轻型 DIC,疑似 DIC 而未肯定诊断者或高凝状态者,常用药物有以下所述。

(1)阿司匹林：10~20 mg/(kg·d),分 2~3 次口服。用到血小板数恢复正常数天后才停药。

(2)双嘧达莫(潘生丁)：5 mg/(kg·d),分 2~3 次口服,疗程同阿司匹林。

3.抗凝血因子

(1)抗凝血酶Ⅲ：常用于 DIC 的早期,补充减少抗凝血酶Ⅲ量,其有抗凝血酶及抑制活化的 Ⅹ因子的作用,能保证肝素的疗效。常用剂量为首剂 80~100 U/kg,1 小时内滴完,以后剂量减半,12 小时 1 次,连用 5 天。

(2)蛋白 C 浓缩剂：对感染等所致的内毒素引起的 DIC,应用蛋白 C 浓缩物可以提高肝素的疗效。

4.其他抗凝制剂

脉酸脂、MD-850、刺参酸性黏多糖、重组凝血酶调节蛋白、水蛭素等均有抗凝血作用,可用于 DIC 早期即高凝期。

5.血液成分输注

有活动性 DIC 时,可补充洗涤红细胞、浓缩血小板、清蛋白等。如果 DIC 过程已停止,或者肝素化后仍持续出血,应该补充凝血因子,可输注新鲜血浆、凝血酶原复合物。

6.抗纤溶药物

在 DIC 早期,为高凝状态时禁用抗纤溶药物,当病情发展到以纤溶为主时,可在肝素化的基础上慎用抗纤溶药,如 EACA、PAMBA 等。

(三)对症治疗

(1)改善微循环:①右旋糖酐-40。②血管活性药物如 654-2、多巴胺等。

(2)纠正酸中毒及水、电解质的平衡紊乱。

四、疗效评价

(一)预后评估

DIC 的预后与原发病表现、DIC 治疗早晚等因素相关。

(二)痊愈标准

1.痊愈

(1)出血、休克、脏器功能不全等 DIC 表现消失。

(2)低血压、瘀斑等体征消失。

(3)血小板计数、纤维蛋白原含量及其他实验室指标全部恢复正常。

2.显效

以上 3 项指标中,有 2 项符合要求者。

3.无效

经过治疗,DIC 症状和实验室指标无好转,或病情恶化死亡者。

（李　彬）

第八节　骨髓增生异常综合征

骨髓增生异常综合征(MDS)是一种获得性干细胞疾病。MDS 包括这样一组疾病:①难治性贫血(RA)。②难治性贫血伴环形铁粒幼细胞增多(RAS)。③难治性贫血伴原始细胞增多(RAEB)。④难治性贫血伴原始细胞增多在转变中(RAEB-t)。⑤慢性粒-单核细胞白血病(CMML)。本病多见于老年人,但近年发现儿童患者也并非少见。且儿童 MDS 的某些特点与成人有所不同。

一、诊断

(一)临床表现

以贫血症状为主,可兼有发热、出血和感染,部分患者可有肝、脾大,淋巴结肿大。

(二)辅助检查

1.血常规

外周血任一系或任二系或全血细胞减少,偶可白细胞数增多,可见有核红细胞或巨大红细胞或其他病态造血现象。

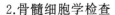

2.骨髓细胞学检查

骨髓涂片或病理检查有三系或二系或任一系血细胞呈病态造血。

3.祖细胞体外培养

包括多向祖细胞(CFU-mix)、粒-单祖细胞(CFU-GM)、红系祖细胞(CFU-E 和 BFU-E)、巨核祖细胞(CFU-MK)等。

4.免疫学检查

MDS 患者可有细胞免疫异常和体液免疫异常。

5.染色体检查

MDS 骨髓细胞染色体异常的检出率为 40％～70％。常见的染色体异常为＋8,20q⁻,－5/5q⁻,－7/7q⁻ 等。

(三)分型标准

见表 9-1。

表 9-1　MDS 的分型

亚型	外周血	骨髓
	原粒细胞＋早幼粒细胞	原粒细胞＋早幼粒细胞
1.RA	＜1％	＜5％
2.RAS	＜1％	＜5％,但环形铁粒幼细胞＞骨髓有核细胞的 15％
3.RAEB	＜5％	5％～20％
4.RAEB-t	＞5％	＞20％,＜30％或细胞中有 Auer 小体
5.CMML	白细胞可增多,有单核细胞增多(占 20％～40％,或绝对值＞1×10⁹/L)	粒系增多,单核细胞增多可占 20％左右,红细胞系减少,Ph1 染色体阴性

二、鉴别诊断

根据临床表现,外周血常规和骨髓细胞学检查病态造血的表现,并除外其他有病态造血表现的疾病,即可考虑为 MDS。本病与其他某些疾病有一些共同的特点,临床上容易误诊,需予以鉴别。

(1)再生障碍性贫血(AA):全血细胞减少时须除外急慢性再障。不典型再障往往表现局灶性骨髓增生,但一般无病态造血,并且多部位穿刺往往提示骨髓增生低下可作鉴别。低增生 MDS 往往会与再障混淆,但 MDS 患者骨髓原始细胞增多,往往有两系以上的病态造血,骨髓活检有小巨核细胞和 ALIP。此与再障不同。

(2)营养性巨幼细胞性贫血:幼红细胞有巨幼变时须除外营养性巨幼细胞贫血,此类患者临床上也可表现贫血、白细胞和血小板减少,骨髓细胞增生活跃,有巨幼变。但测定此类患者血清维生素 B₁₂和叶酸浓度往往是降低的,应用维生素 B₁₂和叶酸治疗有效。此外 MDS 患者骨髓病理有粒系不成熟前期细胞异常定位(ALIP)现象也可区别。

(3)幼年型慢性粒细胞性白血病(JCML):常表现为肝、脾大,外周血白细胞增高,血小板减低,骨髓增生活跃,预后差等,均与 MDS 中的 CMML 有共同的特点,但 CMML 有单核细胞增多,Ph1 染色体和*bcr/abl*融合基因阴性可与 CML 区别。

三、治疗

(一)刺激造血

可用司坦唑醇、集落刺激因子(GM-CSF,G-CSF)、白细胞介素-3(IL-3)等。

(二)诱导分化

可选用顺式或全反式维A酸、α干扰素、三尖杉酯碱或高三尖杉酯碱、骨化三醇等。

(三)化疗

1.单药化疗

可用小剂量阿糖胞苷(Ara-c)、蒽环类药(阿柔比星、伊达比星)、依托泊苷(VP16)等。

2.联合化疗

采用DA(柔红霉素+阿糖胞苷)、DAT(DA+6-TG)及HA(高三尖杉酯碱+阿糖胞苷)、HOAP(高三尖杉酯碱、长春新碱、阿糖胞苷、泼尼松)、DOAP及DHA或MA(米托蒽醌+阿糖胞苷)等。

(四)造血干细胞移植

异基因造血干细胞移植为治愈MDS的最有效途径,有条件者可选用。

四、治疗要点

(1)MDS病例中约1/3死于并发症,如感染和出血,20%～25%进展为急性白血病。

(2)由于MDS患者多有全血细胞减少,临床上易出现感染和出血,支持治疗尤显重要。对重度贫血或血小板明显下降者可予输浓缩红细胞和血小板。感染是MDS的常见并发症,主张采用广谱抗生素,对严重感染也可采用抗生素与大剂量静脉丙种球蛋白的联合应用。

(3)MDS的治疗遵循按阶段施治的原则。如RA和RAS的主要问题是贫血,多采用以调节和刺激造血的药物为主。RAEB,RAEB-t和CMML可选用诱导分化、化疗或造血干细胞移植。

(4)联合化疗主要适用于RAEB,RAEB-t及CMML亚型。多药联合化疗仅适用于白血病转化期或由体外培养、细胞遗传学检查、临床表现和实验室检查发现确定为有白血病转化倾向者,但早期采用强烈方案并不能预防和推迟白血病的转化。

(5)造血生长因子应用于MDS可刺激残存的正常造血前体细胞增殖分化和成熟,诱导异常克隆细胞的分化成熟,提高恶性细胞对化疗药物的敏感性。但在RAEB及RAEB-t亚型,由于G-CSF及GM-CSF可使原始细胞增加,需慎用。

(李 彬)

第九节 淋 巴 瘤

淋巴瘤是儿童常见的恶性肿瘤之一,发病率仅次于儿童白血病和脑瘤,位于儿童恶性肿瘤的第三位。

恶性淋巴瘤主要分大两大类:①霍奇金淋巴瘤(Hodgkin lymphoma,HL);②非霍奇金氏淋巴瘤(non-Hodgkin lymphoma,NHL)。采用现代标准的治疗策略和方案,儿童淋巴瘤的生存率

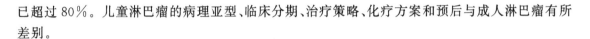

已超过80%。儿童淋巴瘤的病理亚型、临床分期、治疗策略、化疗方案和预后与成人淋巴瘤有所差别。

一、儿童霍奇金淋巴瘤

(一)概述

儿童HL在临床表现、病理类型、临床分期、疾病的自然过程和治疗疗效等方面与成人HL相似,充分发育的青少年HL治疗的方法与成人相同。然而,采用治疗成人HL的方法治疗儿童HL,特别是对未成年的儿童常规剂量放疗导致不可接受的骨骼和肌肉发育不良、第二肿瘤危险,青春期女孩胸部放疗使乳腺癌发病率增加,烷化剂可使男孩生殖器官受损导致不育,蒽环类药物对儿童患者的心脏毒性等毒副作用影响儿童HL的治疗结果和生存质量。儿童HL治疗目的是获得治愈和降低远期不良反应。因此儿童HL现代标准治疗策略是根据不同的危险因素采用不同的治疗策略和方案。尽可能降低治疗所致远期毒性。化疗联合低剂量(15~25 Gy)侵犯野放疗是儿童HL现代治疗策略,治愈率为85%~90%。

(二)流行病学

儿童霍奇金淋巴瘤占儿童恶性肿瘤6%,5岁以下罕见。随着年龄增长发生率增加,40%的儿童HL发生在10~14岁,41%发生在15岁以上。美国发病率高峰在15~19岁。5岁以下,男孩多于女孩,15~19岁,女孩稍多于男孩。儿童型HL发病与大家庭和较低社会经济状况相关。HL可有家族聚集性,同胞或父母有HL病史,儿童HL发病风险增加。

霍奇金淋巴瘤发病原因未明,但是,大部分HL患者血清EB病毒抗体滴度升高,提示EB病毒可能参与某些HL形成。儿童混合细胞型患者Reed Sternberg cell(R-S细胞)多核巨细胞中可检测到EB病毒基因,10岁以下较多见。淋巴细胞为主型极少见EB病毒阳性。EB病毒血清状况并不是霍奇金淋巴瘤的预后因素。以往血清学证实的传染性单核细胞增多症的患者发生EB病毒阳性的HL比正常人群高4倍,但发生EB病毒阴性的HL与正常人群相似。原发免疫缺陷患者患HL风险增加。自身免疫性淋巴增生性综合征患者发生HL风险高于正常人群50倍。人类免疫缺陷病毒感染的患者HL发生率增高。

(三)病理

准确的病理诊断非常重要,获取高质量的肿瘤标本是确保病理诊断正确的先决条件。

1.活检

(1)尽可能取1个以上肿大的外周淋巴结,最好能获取整个淋巴结进行病理检查。不推荐穿刺细胞学检查,因为细胞学标本无间质组织,肿瘤细胞数量少,影响淋巴瘤病理分类诊断。

(2)影像学指引下穿刺活检。位于胸腔或腹腔或盆腔等内脏肿块,可在B超或CT引导下穿刺获取足够量诊断所需的肿瘤组织,也可根据肿瘤位置采用胸腔镜或纵隔镜或腹腔镜行肿块活检。不推荐开胸术或剖腹手术行肿瘤活检。

(3)对于儿童患者而言,常需要全身麻醉下活检,这时需要准确判断患者能否耐受麻醉。特别是巨大前纵隔肿块患者,全麻可使气管肌松弛导致前纵隔肿块向后压迫气管窒息死亡。需要小心评估。

(4)HL患者骨髓侵犯少见,晚期患者(临床分期Ⅲ期或Ⅳ期)需要行双侧髂骨骨髓活检。

2.分类

霍奇金淋巴瘤是一种特殊类型的淋巴瘤,特征是少数肿瘤性和/或变异型Reed-Sternberg

细胞散在分布于异质性的反应性炎细胞背景中。儿童 HL 病理类型分型与成人 HL 相同,采用WHO 2008 血液淋巴组织肿瘤分类分为两大类。

(1)经典型霍奇金淋巴瘤。①富于淋巴细胞经典型霍奇金淋巴瘤:是经典型霍奇金淋巴瘤的一种组织学亚型,少量霍奇金淋巴瘤的 RS 细胞(HRS 细胞)散在分布于丰富的小淋巴细胞背景中。背景呈结节性或少结节的弥漫性浸润,缺乏嗜中性与嗜酸性粒细胞。大多是患者为早期病变,预后较好。②结节硬化型霍奇金淋巴瘤是经典型霍奇金淋巴瘤的一种组织学亚型。瘤细胞主要为陷窝细胞,一种变异型 RS 细胞增生,带状纤维化背景,至少有一个结节被胶原带围绕。直至完全被纤维带分割成瘤结节。主要累及纵隔或颈部淋巴结,多见于青少年和年轻成人。③混合细胞型霍奇金淋巴瘤为经典型霍奇金淋巴瘤的一种组织学亚型。HRS 细胞数量多,诊断性 RS 细胞易见,其散布于弥漫性或模糊结节性混合性炎性背景中。多见于年龄<10 岁儿童,多为Ⅲ/Ⅳ期病变。④淋巴细胞削减型霍奇金淋巴瘤是经典型霍奇金淋巴瘤一种很少见的组织学亚型。HRS 细胞丰富,散在或成片分布。背景小淋巴细胞明显减少。罕见儿童,多为晚期病变。

(2)结节性淋巴细胞为主型霍奇金淋巴瘤:结节性淋巴细胞为主型霍奇金淋巴瘤是一种具有HL 和低度恶性 B 细胞淋巴瘤的临床病理学特征的结节性或结节与弥漫性淋巴增生性肿瘤。多见于<18 岁的男性患者,80%以上为Ⅰ/Ⅱ期,局限、无巨块,无症状、病程缓慢,预后好。

(四)临床表现

霍奇金淋巴瘤的病程较长,发展较缓慢。80%～85%患者主要是淋巴结和/或脾脏侵犯(Ⅰ～Ⅲ期),15%～20%患者结外侵犯(Ⅳ期),最常见的结外侵犯部位是肺、肝、骨和骨髓。罕见侵犯中枢神经系统,罕见发展为白血病。主要临床表现如下。

1.浅表淋巴结肿大

浅表淋巴结肿大是 HL 最常见的临床表现。80%患者表现无痛性淋巴结肿大,主要见部位是锁骨上区和颈部区域淋巴结肿大。

2.纵隔肿块

75%青少年和年轻成人 HL 可有纵隔肿块。相反,仅 35%儿童 HL 伴有纵隔肿块,主要是混合细胞型或淋巴细胞为主型。

3.巨大肿块

大约 20%患者有巨大淋巴结肿块(定义:纵隔肿块最大横径≥胸廓内径 1/3;或淋巴结肿块>10 cm)。巨大纵隔肿块患者可伴有上腔静脉压迫综合征,表现为颜面水肿、结膜充血、颈静脉怒张、胸壁静脉显露和呼吸困难等症状。10%～20%患者有肺与胸膜受侵,可有纵隔肺门病变直接侵犯,也可因肺门淋巴结受侵,瘤细胞沿淋巴管逆流至肺实质。因血行扩散造成的肺实质受侵较少见。

4.腹主动脉旁淋巴结侵犯

腹主动脉旁淋巴结是 HL 常见受侵部位,约有 25%病例在确诊时有腹主动脉旁淋巴结受侵,早期可无临床表现,病变发展可引起腹痛、腹泻、腹胀、腹水等症状。腹主动脉旁淋巴结受侵与脾脏受侵有密切关系。脾受侵的病例中约有 50%伴有腹主动脉旁淋巴结受侵。

5.脾、肝脏侵犯

脾脏是最常见的膈下受侵部位。临床上判断脾脏是否受侵是比较困难的。脾大并不能作为脾脏受侵的指标。脾脏受累可以没有临床表现,也可以表现为脾大、脾功能亢进。CT 或 PET/CT 检查可发现脾脏肿瘤浸润病灶。肝脏受侵是 HL 的晚期表现,初诊时少见(2%～6%),且常同时伴

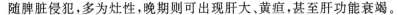

随脾脏侵犯,多为灶性,晚期则可出现肝大、黄疸,甚至肝功能衰竭。

6.全身症状

5%患者出现 RS 细胞释放的淋巴因子和细胞因子所致的 B 症状(不可解释的发热伴体温>38 ℃超过 3 天以上,盗汗,无特殊原因半年内体重减轻 10%以上,有三种之一者被定为有 B 症状)。伴有 B 症状预后较差。此外,患者可有乏力、食欲减退等全身表现。部分患者可伴有皮肤瘙痒和皮疹。由于细胞免疫功能低下,病程中特别是晚期易发生病毒、细菌、真菌、卡氏肺囊虫肺炎等感染并发症。

(五)实验室检查

1.血常规

大多数 HL 患者外周血检查正常,部分患者可伴有贫血,但 Coombs 试验阳性的自身免疫性溶血性贫血不足 1%。粒细胞常增高导致白细胞总数增高。部分患者可有嗜酸性粒细胞增高,淋巴细胞常减少。在伴有发热 HL 中,有时可有类白血病反应,白细胞总数可达 50×10^9/L 以上。

2.骨髓检查

常呈粒细胞增生,伴有组织细胞和浆细胞增多,类似"感染性骨髓象"。骨髓侵犯发生率为2%~15%,一般见于Ⅲ、Ⅳ期病变。确诊需经骨髓活检证实。单纯骨髓穿刺涂片细胞学检查很少能发现 R-S 细胞,但骨髓活检(包括穿刺活检)则可能发现 RS 细胞(双核或单核)灶性或弥漫性骨髓浸润。晚期疾病(Ⅲ或Ⅳ期)和/或 B 症状患者需要做双侧髂骨活检。

3.生化检查

常伴有红细胞沉降率(ESR)增快,可作为疾病活动的检测指标。血乳酸脱氢酶(LDH)升高提示肿瘤负荷大。骨和肝脏受侵常伴有碱性磷酸酶升高。

4.影像学检查

胸部 X 线正侧位照片可观察纵隔和肺侵犯。B 超可检测肝脾和腹部淋巴结肿大情况。CT或 MRI 在诊断胸部、腹部和盆腔病灶比 X 线和 B 超敏感。全身 PET/CT 检查比 CT 或 MRI 更敏感,可发现更微小的病灶。

(六)诊断和分期

儿童 HL 诊断性评估与成人 HL 相同。主要包括以下几点。

1.诊断性评估

(1)详细询问病史和了解有无全身症状(B 症状:发热、盗汗和体重下降)。

(2)体检:认真检查全身浅表淋巴结大小、数量、质地和淋巴结区域。胸部和腹部触诊,检查体表肿块,记录肿块大小和质地。

(3)实验室检查:血常规、生化常规、肝功能、肾功能、血沉、电解质、乳酸脱氢酶水平(LDH)、免疫功能、乙肝病毒和 EBV 病毒等检测。骨髓穿刺或活检和骨髓流式细胞术、常规心电图和超声心电图等检查。

(4)影像学检查:胸片、B 超、全身 CT 或 MR。最好能行 PET/CT(功能影像学)检查。能够较准确了解肿瘤侵犯范围。

2.临床分期

儿童 HL 临床分期与成人 HL 相同,采用 Ann Arbor 分期系统(表 9-2)。

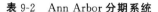

表 9-2　Ann Arbor 分期系统

分期	侵犯范围
Ⅰ期	侵犯单个淋巴结区域(即:单个淋巴结区域,韦氏咽环,胸腺,或脾脏)(Ⅰ);或单个结外器官局限侵犯不伴有任何淋巴结侵犯(ⅠE)
Ⅱ期	侵犯两个或更多淋巴结区域,但均在膈肌的同侧(Ⅱ);或局限性单个结外器官侵犯伴区域淋巴结侵犯有或无膈肌同侧其他区域淋巴结侵犯(ⅡE)
Ⅲ期	膈肌上下淋巴结区域侵犯(Ⅲ),可伴有结外器官侵犯和邻近淋巴结侵犯(ⅢE)或脾脏侵犯(ⅢS)或两者均有(ⅢES)
Ⅳ期	一个或多个结外器官弥漫性或播散性侵犯有或无淋巴结侵犯;或孤立结外器官侵犯无邻近区域淋巴结侵犯,但伴随远处疾病;Ⅳ期包括肝脏或骨髓或肺或脑脊液侵犯

(七)治疗疗效评估

儿童 HL 治疗疗效评估标准与成人 HL 相似。

(八)预后因素

随着治疗的改善,危险因素对儿童 HL 治疗结果的影响逐渐减弱。但是在治疗选择上仍需要考虑以下几个重要的危险因素:B 症状、巨大肿块、疾病晚期、结外侵犯和早期化疗疗效不佳与不良预后相关。

(九)治疗

采用目前标准的治疗策略和方案,85%以上儿童青少年 HL 获得长期生存。降低治疗带来的远期毒性是现代儿童 HL 治疗的策略之一。放疗已不作为儿童 HL 单一治疗手段。化疗是所有儿童 HL 首选的初始治疗。化疗联合放疗是儿童 HL 治疗主要方法。目前的治疗策略是单纯化疗或化疗联合低剂量侵犯野(15～25 Gy)的放疗。根据危险因素决定化疗方案选择、化疗强度和疗程及放疗的范围。

1.化疗

化疗是所有儿童 HL 首选的初始治疗。化疗药物选择上尽可能考虑疗效好毒性低的方案。根据危险因素选择不同方案和化疗疗程。选择化疗方案需要衡量化疗药物的长期毒性,如:丙卡巴肼对男性性腺具有长期毒性,已不再适用于 HL 的一线治疗。蒽环类药物的心脏毒性、博来霉素的肺毒性、依托泊苷和烷化剂可能诱发第二肿瘤的风险,在选择方案时需要考虑。

(1)ABVD 方案:法国儿童肿瘤协会随机临床研究显示对于局限期(ⅠA～ⅡA)儿童 HL 患者,给予4 个疗程 ABVD+20 Gy 侵犯野放疗,6 年无复发生存 90%。尽管 ABVD 方案疗效较好,但是,儿童 HL 较少单独应用 ABVD 方案治疗,一般与其他方案联合应用,以限制多柔比星和博来霉素的剂量,降低心肺毒性。

(2)COPP 方案:此方案在 MOPP 基础上,将环磷酰胺取代氮芥(后者可导致白血病),以降低继发白血病的风险。当然,此方案丙卡巴肼和环磷酰胺仍有导致不育和继发白血病风险。此方案疗效与 MOPP 相当。

(3)COPP/ABV 方案:此方案是 COPP 和 ABVD 杂交方案,包含 7 种化疗药物,其中多柔比星剂量低于 ABVD 方案,环磷酰胺和丙卡巴肼剂量也低于 COPP 方案。

(4)OEPA-COPDAC(男孩)OPPA-COPP(女孩)方案:为了降低烷化剂对男孩生育能力的影响,德国儿童肿瘤协作组 GPOH-HD 95 研究对男孩和女孩 HL 采用不同方案。573 例 18 岁以下 HL 患者入组(男 287 例,女 286 例)。根据性别和危险因素分层治疗。男孩采用 OE-

PACOPDAC方案(无丙卡巴肼);女孩采用OPPA-COPP方案。低危患者接受2疗程OEPA(男)或OPPA(女)方案化疗,CR后不放疗。中危患者接受2程OEPA+2程COPDAC+低剂量侵犯野放疗(男)或2程OPPA+2程COPP方案化疗+低剂量侵犯野放疗(女);高危患者接受2程OEPA+4程COPDAC方案化疗+低剂量侵犯野放疗(男)或2程OPPA+4程COPP方案化疗+低剂量侵犯野放疗(女)。中危和高危组男孩与女孩5年无病生存期分别为90%、84.7%,$P=0.12$。

(5)VAMP方案:此方案特点是无烷化剂和博来霉素。美国斯坦福大学首先报道此方案治疗儿童低危HL。110例儿童低危HL患者接受4个疗程VAMP方案化疗,CR患者接受15 Gy侵犯野放疗,PR患者接受25.5 Gy放疗。10年无病生存期和总生存期分别为89.4%和96.1%,伴随较低的远期不良反应。美国St Jude儿童医院则比较化疗与VAMP化疗+放疗治疗预后良好型HL患者的生存,单纯4个疗程VAMP化疗获得早期完全缓解的患者与4个疗程VAMP+25.5 Gy侵犯野放疗患者5年无病生存期分别为89%、88%。

(6)ABVE方案:美国儿童肿瘤研究组采用ABVE方案治疗低危儿童HL患者(ⅠA,ⅡA和ⅢA)。根据首次化疗疗效调整化疗疗程数,两个疗程CR患者接受25.5Gy侵犯野放疗,PR患者再化疗2个疗程后接受25.5Gy侵犯野放疗。共255例儿童HL患者入组并可评估疗效。全组8年无病生存期和总生存期分别为86%、96%。2程化疗和4程化疗生存无差别(86.7% vs 85.8%)。此方案与ABVD相似,依托泊苷取代达卡巴嗪。但疗效和生存相似。

(7)ABVE-PC方案:美国儿童肿瘤研究组采用ABVE-PC方案治疗中高危儿童青少年HL。共216例22岁以下患者入组。3个疗程ABVE-PC化疗后迅速反应患者接受侵犯野21Gy放疗,3个疗程后缓慢反应的患者再化疗2个疗程,随后行侵犯野放疗21 Gy。全组5年EFS为84%,迅速反应患者为86%,缓慢反应患者为83%,$P=0.86$。

(8)BEACOPP方案:美国儿童肿瘤研究组临床研究采用升高剂量BEACOPP方案治疗不良预后的儿童HL患者。98例临床分期伴巨大肿块的ⅡB,ⅢB和Ⅳ期患者先接受4个疗程升高剂量BEACOPP方案化疗,随后根据早期疗效和性别调整后续的治疗。迅速早期反应定义为:肿瘤缩小超过70%和B症状消失。4个疗程后迅速早期反应的男性患者随后接受2个疗程ABVD方案+侵犯野放疗,而女性患者则接受4个疗程COPP/ABV方案化疗。缓慢早期反应患者则再继续接受4个疗程升高剂量BEACOPP方案化疗(共8个疗程BEACOPP)+侵犯野放疗。中位随访6.3年,5年无病生存期94%。此研究证明早期强烈化疗随后根据疗效调整化疗强度可获得较长无病生存期。

2.放疗

儿童接受成人常规剂量放疗可导致的骨骼和肌肉发育不良,发生第二肿瘤危险。按照现代标准治疗策略,放疗已不作为儿童HL单一治疗方法。美国和德国儿童肿瘤研究协助组对HD患者进行多中心随机临床研究已证明,化疗联合低剂量侵犯野(15~25 Gy)放疗可获得90%以上的无事件生存,而且对儿童生长发育的影响明显低于常规剂量放疗。低危(Ⅰ期/ⅡA期)患者化疗完全缓解或未能确定的完全缓解后随机观察或接受低剂量侵犯野放疗的患者5年无病生存期和总生存均无差别;而对中高危者化疗完全缓解后联合侵犯野低剂量放疗,5年无病生存期优于单纯化疗组,但两组的总生存率无差别。根据这些研究,儿童青少年HL放疗推荐为低剂量侵犯野放疗(15~25 Gy),对低危HL患者化疗后完全缓解可不需要放疗。低剂量侵犯野放疗可明显提高儿童HL患者的无病生存期,但未提高总生存期。复发的危险性和放疗的远期不良反应对于个体化的患者需综合考虑。需要从患者、疾病特点和化疗早期反应方面综合考虑决定哪些患者能从放疗中获益。低剂量侵犯野放疗在儿童青少年 HL 治疗的作用主要在以下几方面。

(1)化疗和放疗联合可降低化疗疗程数或化疗强度,减少化疗药物应用(如:蒽环类、烷化剂和博来霉素等),降低化疗所致的长期毒性。

(2)中/高危 HL 患者化疗联合放疗可降低侵犯野内的复发率。

(3)放疗对复发/难治的 HL 患者有局部疾病控制作用。

3.初诊儿童 HL 治疗策略选择

根据临床分期、有无 B 症状和巨大肿块等危险因素将儿童 HL 患者分为低危、中危和高危组,采用不同强度的治疗。

(1)低危经典型 HL:Ⅰ期和ⅡA 期,无 B 症状,无巨大肿块。

治疗策略:化疗 4 个疗程联合低剂量侵犯野放疗(15～25 Gy);化疗后完全缓解患者不需要行放疗。常采用 ABVE,VAMP,ABVD,OEPA/OPPA,COPP/ABV 等化疗方案。

(2)中危经典型 HL:所有Ⅰ～Ⅱ期(非低危患者),ⅢA 期。

治疗策略:化疗 4～6 个疗程联合低剂量侵犯野放疗(15～25 Gy)。可采用 COPP/ABV,OEPA/OPPA+COPP,OEPA/OPPA+COPDAC,ABVE-PC,ABVD 等化疗方案。

(3)高危经典型 HL:ⅢB,Ⅳ期。

治疗策略:化疗 6～8 个疗程联合低剂量侵犯野放疗(15～25 Gy)。男孩:提高剂量 BEA-COPP 4 个疗程＋ABVD 2 个疗程＋低剂量侵犯野放疗;女孩:BEACOPP 4 个疗程＋COPP/ABV 4 个疗程。也可采用 OEPA/OPPA+COPP,OEPA/OPPA+COPDAC 和 COPP/ABV 等方案化疗。

(4)结节性淋巴细胞为主型 HL:采用现代化疗和/或放疗获得极好的长期生存率。治疗需要考虑降低远期不良反应。尽可能降低患者接受化疗或放疗剂量。根据肿瘤情况可采用手术或较少的化疗疗程用或不用低剂量侵犯野放疗。化疗可采用 COP 方案或 VAMP 方案等。

4.难治/复发 HL 治疗策略

治疗选择需要根据患者首次治疗的情况,采用化疗、放疗或自体造血干细胞移植。如果首次起病是低危患者,仅单纯化疗无放疗,复发肿瘤局限在原来部位,则应采用化疗联合低剂量侵犯野放疗,仍然可获得很好的生存。

自体造血干细胞移植推荐用于早期复发 HL 患者(治疗结束后 12 个月内复发)或难治进展的 HL 患者,可获得 45%～70%生存。异基因造血干细胞移植推荐用于自体造血干细胞移植失败或化疗抗药的患者,也可获得较好的结果。

二、儿童非霍奇金氏淋巴瘤

儿童 NHL 是高度恶性、侵袭性强的恶性肿瘤。在以下几个方面与成人 NHL 不同:①儿童 NHL 病理组织类型明显与成人 NHL 不同,以高度恶性病理类型为主,淋巴母细胞淋巴瘤、伯基特淋巴瘤、弥漫大 B 细胞淋巴瘤和间变大细胞淋巴瘤是四种主要的组织学类型。②儿童 NHL 以结外侵犯为主,早期广泛播散和非邻近扩散,易侵犯骨髓,中枢神经系统侵犯常见。治疗常需要行中枢预防。③儿童 NHL 临床分期与成人 NHL 不同,儿童 NHL 采用 St Jude 分期系统,成人 NHL 采用 Ann Arbor 分期标准,分期不同导致治疗策略和方案选择不同。④儿童 NHL 治疗主要是根据不同的病理类型和危险因素,采用不同的治疗策略和方案。淋巴母细胞淋巴瘤采用急淋白血病治疗方案。广泛期伯基特淋巴瘤、弥漫大 B 细胞淋巴瘤和间变大细胞淋巴瘤采用短疗程、高强度、多药联合和中枢神经系统预防等方案。除了某些选择性的局限期患者外,成人 NHL 常用的 CHOP 方案很少用于儿童 NHL。采用现代标准治疗方案,儿童青少年 NHL 的长期生存率已达到 80% 以上。早期患者可达 95% 以上,广泛期患者也可达 75% 以上。

(一)流行病学

非霍奇金淋巴瘤占儿童恶性淋巴瘤的 60% 以上。最常好发 10 岁以上青少年,诊断时中位年龄大约 10 岁,3 岁以下罕见。随着年龄增长,发生率逐渐增高。男:女 = 3:1。某种特殊儿童人群发生 NHL 的风险增高,如先天性免疫缺陷疾病:Wiskott-Aldrich 综合征、毛细管扩张性运动失调、X-连锁淋巴组织增生征。毛细管扩张性运动失调患者需要密切随访,尽量减少接触放射性物质。患有 X-连锁淋巴组织增生征男孩患致死性传染性单核细胞增生症和 B 细胞淋巴瘤的风险增加。由于异基因造血干细胞移植是这些患者的治疗选择,因此对于任何男性 B 细胞淋巴瘤患者、其兄弟患有致死性传染性单核细胞增生症或者 B 细胞淋巴瘤,或者任何男性患有两个原发 B 细胞淋巴瘤都应该考虑有 X-连锁淋巴组织增生症可能,需要进行相关遗传学检查。获得性免疫缺陷综合征如骨髓移植或器官移植的接受者;人免疫缺陷病毒感染者患 NHL 的风险也增加,需要加强这类患者的观察和随访。

在非洲流行区,大约 85% 以上的伯基特淋巴瘤与 EB 病毒相关,而在美国或欧洲非流行区则仅 15% 伯基特淋巴瘤肿瘤组织中可检测到 EB 病毒。

(二)病理类型

根据 WHO 2008 淋巴瘤分类标准:儿童青少年 NHL 的主要病理类型为前驱 B 和前驱 T 淋巴母细胞淋巴瘤、伯基特淋巴瘤、弥漫大 B 细胞淋巴瘤和间变性大细胞淋巴瘤。几乎都是高度恶性侵袭性的淋巴瘤。

NHL 相关的免疫缺陷常伴有成熟 B 细胞表型。大多数移植后淋巴增生性疾病(PTLDs)为 B 细胞表型。其他类型淋巴瘤,例如,外周 T 细胞淋巴瘤、T/NK 淋巴瘤,皮肤淋巴瘤、惰性 B 细胞淋巴瘤(如滤泡淋巴瘤)多见于成人,儿童罕见。

1.伯基特和伯基特样淋巴瘤

伯基特淋巴瘤起源于成熟 B 细胞,细胞圆形、卵圆形核,多核,胞质嗜碱含有脂肪,中间穿插散在充满细胞碎片的巨噬细胞,呈现"满天星"现象,核分裂易见。WHO 推荐对于无细胞遗传学资料,但是细胞形态学相似伯基特淋巴瘤或者细胞为多形性、大细胞和增殖比例≥99% 可诊断为伯基特样淋巴瘤。研究显示伯基特样淋巴瘤和非典型伯基特淋巴瘤的基因信号与伯基特淋巴瘤相似。伯基特淋巴瘤和伯基特样淋巴瘤/白血病均为侵袭性高、进展快的恶性肿瘤,需要高强度的治疗。

2.弥漫大 B 细胞淋巴瘤

弥漫大 B 细胞淋巴瘤起源于成熟 B 细胞。儿童弥漫大 B 细胞淋巴瘤临床表现类似于伯基特淋巴瘤,但病灶比伯基特淋巴瘤局限,较少侵犯骨髓。30% 儿童弥漫大 B 细胞淋巴瘤有与伯基特淋巴瘤相似的基因。

原发纵隔弥漫大 B 细胞淋巴瘤是弥漫大 B 细胞淋巴瘤独特亚型,起源于胸腺 B 细胞,表达 B 细胞标记,免疫球蛋白表达弱。更常见于年长儿童和青少年。预后较其他儿童弥漫大 B 细胞淋巴瘤差。

3.淋巴母细胞淋巴瘤/白血病

淋巴母细胞淋巴瘤根据免疫表型可称为前 T 或前 B 淋巴母细胞淋巴瘤/白血病。病理特点:肿瘤细胞小到中等大小,核分裂多见,部分可见"星空"现象。常表达末端脱氧核酸转移酶。末端脱氧核酸转移酶阳性是淋巴母细胞淋巴瘤与其他淋巴瘤鉴别的重要标记。大约 75% 淋巴母细胞淋巴瘤表达 T 细胞抗原($CD7^+$,$CD3^+$),25% 表达前 B 细胞抗原($CD79a^+$,$CD19^+$)。淋巴母细胞淋巴瘤与急淋白血病形态学上难以鉴别,两者免疫表型明显重叠,提示有共同的细胞来源。淋巴母细胞淋巴瘤和急性淋巴细胞白血病是同一肿瘤的两个不同的临床表现,它们具有相同的细胞形态学、免疫表型和细胞遗传学特征。WHO 2008 淋巴瘤分类将两者归为同类疾病,前驱 B 细胞白血病/淋巴瘤,前驱 T 淋巴母细胞白血病/淋巴瘤。

4.间变大细胞淋巴瘤

间变大细胞淋巴瘤起源于成熟 T 细胞,属于外周 T 细胞。表达 T 细胞抗原(CD3)。所有间变大细胞淋巴瘤均表达 CD30,90% 儿童间变大细胞淋巴瘤涉及 *ALK* 基因的染色体重组,这种 *ALK* 基因重组 85% 为 T(2;5)(p23;q35),从而导致 NPM-ALK 融合蛋白表达。15% 病例则为其他 *ALK* 基因异位。*ALK* 基因类型与治疗结果无相关。一组 375 例系列研究显示系统性 ALK 阳性的儿童青少年间变大细胞淋巴瘤,病理存在小细胞或淋巴组织细胞成分占 32%,多因素分析显示与较高的治疗失败率明显相关。

5.罕见儿童 NHL

(1)儿童滤泡淋巴瘤:在遗传学和临床表现与成人滤泡淋巴瘤不同。儿童滤泡淋巴瘤多见男性,病灶局限,常侵犯颈淋巴结和扁桃体,复发率低,预后极好。儿童滤泡淋巴瘤起病时也可同时合并弥漫大 B 细胞淋巴瘤,但并不意味具有更侵袭的疾病进程。

(2)儿童黏膜相关淋巴瘤:常表现为局限期(Ⅰ/Ⅱ期),儿童胃肠道淋巴瘤常伴有幽门螺杆菌感染。结膜淋巴瘤常伴鹦鹉衣原体感染。

(3)儿童原发中枢淋巴瘤:极罕见,大部分病理类型是弥漫大 B 细胞淋巴瘤和间变大细胞淋巴瘤,预后比成人原发中枢淋巴瘤好,生存率可达 70%。

(4)儿童外周 T 细胞淋巴瘤:罕见。包括成熟 NK/T 细胞淋巴瘤、皮下脂膜炎 T 细胞淋巴瘤、肝脾 T 细胞淋巴瘤和血管免疫母细胞淋巴瘤等。

(三)临床表现

1.淋巴母细胞淋巴瘤

淋巴母细胞淋巴瘤占儿童青少年 NHL 的 30%。好发于男性青少年,进展快,病死率高。表现为颈、纵隔淋巴结迅速肿大,75% 的病例表现为前纵隔肿块、胸腔渗出、上腔静脉压迫综合征、咳嗽、呼吸困难、头面部肿胀、颈静脉和胸壁静脉怒张。常侵犯骨髓、肝脾、中枢神经系统等。B 淋巴母细胞淋巴瘤好发儿童,常侵犯淋巴结、皮肤、骨、骨髓和中枢神经系统等。淋巴母细胞淋巴瘤骨髓侵犯的骨髓形态学和免疫表型常与急性淋巴细胞白血病相混淆,一般而言,骨髓幼稚淋巴细胞>25% 诊断为急性淋巴细胞白血病,<25% 则诊断为淋巴瘤骨髓侵犯,然而,这仅是人为划分,还不清楚这种划分的生物学和临床意义。

淋巴瘤诊断必须获取肿瘤组织活检,明确病理诊断和分型对治疗方案选择非常重要。但是,如果患者就诊时因前纵隔巨大肿块、上腔静脉压迫不能进行全麻下活检手术。则可根据骨髓穿刺和骨髓细胞流式细胞术免疫表型分析,或骨髓活检结果进行诊断。也可以抽取患者胸腔积液进行细胞形态学和流式细胞术免疫分析帮助诊断。

2.伯基特淋巴瘤

伯基特淋巴瘤占儿童 NHL 的 30%,发生在流行区的伯基特淋巴瘤常侵犯下颌骨。散发区则是广泛腹腔内侵犯和骨髓侵犯。腹部是散发区伯基特淋巴瘤最常见的侵犯部位(占 90%)。常表现为右下腹部包块或急性阑尾炎、肠套叠和小肠梗阻。多见于 5~10 岁的男孩。肿瘤侵犯远端回盲肠、肠系膜、腹膜后、肾脏、卵巢和腹膜表面,常伴恶性腹水,手术难以切除。头颈区是第二常见侵犯部位,表现为扁桃体肿大,牙龈肿块、鼻咽口咽肿块、颈淋巴结肿大,可有与下颌骨或其他面骨相关的面部软组织肿块。常有骨髓和中枢神经系统侵犯。恶性程度高,进展快,病死率高。肿瘤可自发崩解,并对化疗极其敏感,化疗后可迅速崩解,发生肿瘤溶解综合征,伴有水、电解质等代谢紊乱,严重可导致肾功能不全和死亡。

3.弥漫大 B 细胞淋巴瘤

弥漫大 B 细胞淋巴瘤占儿童青少年 NHL 的 10%~20%。更常见于 10 岁以上儿童。临床表现与伯基特淋巴瘤相似,但较少侵犯骨髓和中枢神经系统。大约 20% 弥漫大 B 细胞淋巴瘤起源于纵隔,原发纵隔弥漫大 B 细胞淋巴瘤好发于大龄儿童和青少年,占儿童大细胞淋巴瘤的 10%,表现为前纵隔肿块,侵犯肺、胸膜、可伴上腔静脉压迫综合征,预后较其他部位弥漫大 B 细胞淋巴瘤差。

4.间变大细胞淋巴瘤

间变型大细胞淋巴瘤占儿童青少年 NHL 的 10%。易侵犯淋巴结和结外组织包括皮肤、软组织、肺和骨,较少侵犯中枢神经系统和骨髓。间变大细胞淋巴瘤常伴高热和体重下降,常常误诊为感染,部分患者可合并噬血细胞综合征。某种间变大细胞淋巴瘤亚型可伴有外周血白血病样表现,表现为弥漫性肺浸润所致严重呼吸窘迫或胸腔积液和肝脾大,这些患者大部分有异常 T 细胞表型合并髓系抗原表达,需要高强度积极治疗。

(四)实验室检查

1.血常规

早期 NHL 外周血常规正常。晚期患者可有贫血。晚期淋巴母细胞淋巴瘤或伯基特淋巴瘤如侵犯骨髓可伴有外周血白细胞升高,贫血、血小板下降等白血病血常规。间变大细胞淋巴瘤可伴有外周血白细胞数增高,以中性粒细胞为主,类似类白血病反应血常规。晚期和进展期间变大细胞淋巴瘤可伴有血小板下降。

2.生化常规

血乳酸脱氢酶升高提示肿瘤负荷大。骨和肝脏受侵犯常伴有碱性磷酸酶升高。晚期伯基特淋巴瘤常伴有肿瘤自发溶解综合征,水、电解质紊乱,肾功能受损。尿酸升高、肌酐和尿素氮升高、高钾、高磷和低钙。

3.骨髓检查

所有 NHL 患者均有可能侵犯骨髓。淋巴母细胞淋巴瘤和伯基特淋巴瘤最常伴有骨髓侵犯。骨髓流式细胞术检测有助于区别白血病和淋巴瘤。淋巴母细胞淋巴瘤骨髓形态学和流式细胞术检测与急性淋巴细胞白血病相似,而其他类型淋巴瘤属于淋巴细胞发育后期的肿瘤,流式细胞术进行免疫分型可以与急淋白血病相鉴别。NHL 骨髓侵犯可为局灶性侵犯,多部位取材和行骨髓活检有助于骨髓侵犯的诊断。

4.影像学检查

所有 NHL 患者治疗前需要进行全身 CT 检查,明确肿瘤侵犯范围。全身氟脱氧葡萄糖正电子发射断层扫描,有助于更准确分期和治疗后残留病灶鉴别,全身氟脱氧葡萄糖正电子发射断层扫描扫描在淋巴瘤敏感性为71%～96%,结合CT扫描更有助于进一步提高其确诊率。

(五)鉴别诊断

浅表淋巴结肿大应与淋巴结其他疾病相鉴别;如:结核性淋巴结炎、慢性淋巴结炎、传染性单核细胞增多症、白血病和转移癌等鉴别。凡直径>1 cm的淋巴结肿大且观察6周以上仍不消退。均应活检明确诊断。

纵隔、肺门和后腹膜淋巴结肿大,需要与结核、胸部肿瘤(胸腺癌、纵隔生殖细胞瘤等)和腹膜后肿瘤(生殖细胞瘤、横纹肌肉瘤、神经母细胞瘤和肾母细胞瘤等)鉴别。必要时行肿块穿刺明确病理诊断。

对于常规治疗无效的淋巴结肿大或肿块结节或发热原因不明的患者,需要详细全身检查包括胸腹部的影像学检查,对肿大的淋巴结或包块结节行活检病理检查是最重要的鉴别诊断手段。

(六)预后因素

采用现代标准治疗,儿童青少年NHL 5年生存率超过80%。许多因素影响治疗结果,包括临床分期和组织学亚型。主要预后因素如下。

1.年龄

婴儿NHL罕见,回顾性分析显示婴儿NHL生存率低于儿童NHL。BFM协作组研究显示青少年NHL生存率比儿童NHL低,尤其是在T淋巴母细胞淋巴瘤和弥漫大B细胞淋巴瘤患者中年龄影响因素更明显。

2.疾病部位

早期患者(单个肿瘤位于腹部或胸腔以外,或者腹部肿瘤完整切除)有极好的预后,不考虑组织学亚型,5年生存率大约90%。骨的NHL也有极好的预后。睾丸侵犯不影响预后。非淋巴母细胞淋巴瘤的纵隔侵犯预后较差。原发纵隔弥漫大B细胞淋巴瘤与其他NHL相比较预后稍差。起病时中枢侵犯预后也较差。间变大细胞淋巴瘤侵犯骨髓预后较差。

3.染色体异常

虽然NHL细胞遗传学资料不如白血病多,但是,某些染色体异常与预后有关。肿瘤组织存在13号染色体(13q)和22号染色体异常(22q)的儿童高危晚期伯基特淋巴瘤患者预后差。T淋巴母细胞瘤染色体6q杂合子丢失的患者有较高复发风险,而*Notch*1突变有较好疗效和预后。

4.肿瘤负荷

乳酸脱氢酶(LDH)升高与不良预后相关。骨髓和外周血微小残留病灶与预后关系仍待研究。

5.化疗疗效

伯基特淋巴瘤对前期化疗的疗效与预后相关,前期化疗肿瘤缩小低于20%预后差。

(七)治疗

采用现代标准治疗,根据不同的病理类型采用不同的治疗策略和方案,儿童NHL 5年生存率达80%。准确病理分型、临床分期和采用最佳治疗是最重要的预后因素。成人NHL常用的CHOP方案不适用于大部分儿童青少年NHL的治疗。

1.淋巴母细胞淋巴瘤

淋巴母细胞淋巴瘤是高度恶性淋巴瘤,生物学行为与急淋白血病相似。首选治疗手段为全身化疗。治疗上采用类似急淋白血病方案疗效和生存优于采用淋巴瘤方案。采用CHOP方案治疗淋巴母细胞瘤,生存率低。

(1)局限期治疗:对于初诊局限期(Ⅰ/Ⅱ期)淋巴母细胞淋巴瘤,美国儿童肿瘤研究组曾采用类似 CHOP 方案诱导化疗 9 周,随后 6MP+MTX 维持治疗 24 周,联合鞘内 MTX+Ara-C 化疗预防中枢系统侵犯。5 年无病生存期生存率仅 63%,明显低于其他病理亚型的早期患者。但采用急淋白血病方案,包括诱导巩固维持共 24 个月治疗,5 年无病生存期大于 90%。

(2)广泛期治疗:初诊广泛期(Ⅲ/Ⅳ期)LBL 患者需要采用急淋白血病方案。目前疗效最好的化疗方案是德国 NHL-BFM-90/95 方案(低危和中危患者),包括诱导缓解、巩固治疗、再诱导缓解、中枢预防和维持治疗,总治疗时间 2 年。NHL-BFM-90 方案 5 年无病生存期达 90%,NHL-BFM-95 方案 5 年无病生存率达 82%。Ⅲ期和Ⅳ期淋巴母细胞瘤患者疗效无差别,纵隔巨大肿块不需要做纵隔放疗。NHL-BFM-95 方案对无中枢侵犯的Ⅲ期或Ⅳ期 T 淋巴母细胞瘤患者,取消头颅预防照射,单用鞘内注射联合大剂量 MTX(5 g/m²)24 小时静脉滴注,中枢神经系统复发未见明显增加,提示Ⅲ期或Ⅳ期 T-淋巴母细胞淋巴瘤患者,不需要行头颅预防照射,仅对初诊时有中枢侵犯患者采用头颅照射。中山大学肿瘤防治中心从 1998 年起采用改良 NHL-BFM-90 方案治疗儿童青少年 LBL 患者,生存率获得明显提高,从 1998 年前 20% 提高到现在的 75% 以上。我们经验证明中国儿童青少年淋巴母细胞淋巴瘤患者可以耐受高强度治疗方案,从而使生存率获得改善。

高危淋巴母细胞淋巴瘤患者需要更强的化疗和异基因造血干细胞移植。LBL 患者在诱导缓解第33天评估,如果肿瘤缩小<70%;骨髓淋巴瘤细胞大于 5%;脑脊液仍找到淋巴瘤细胞和肿瘤进展则定为高危淋巴母细胞淋巴瘤,接受高危方案化疗和/或异基因造血干细胞移植。5 年无病生存期 40%~50%。

(3)淋巴母细胞淋巴瘤治疗计划和危险分层:根据临床表现、影像学检查(全身 CT 或 MRI,包括颈、胸、腹部和盆腔等部位)、骨髓和脑脊液检查结果,按照 St Jude 分期标准,结合诱导化疗第 33 天疗效,将患者分为低危、中危和高危三组,采用不同强度的化疗。所有患者均需要接受全身化疗联合中枢神经系统预防(鞘内注射化疗+静脉应用大剂量甲氨蝶呤)。总治疗时间 2 年。

(4)复发/难治淋巴母细胞淋巴瘤治疗:复发/难治淋巴母细胞淋巴瘤生存率低,为 10%~50%。化疗抗药是失败的主要原因。目前没有标准的化疗方案。

2.伯基特淋巴瘤和弥漫大 B 细胞淋巴瘤

儿童伯基特淋巴瘤和弥漫大 B 细胞淋巴瘤均是成熟 B 细胞恶性肿瘤,两者表型相似。恶性程度高,首选治疗手段为全身化疗。成人伯基特淋巴瘤和弥漫大 B 细胞淋巴瘤采用不同的治疗策略。但是儿童伯基特淋巴瘤和弥漫大 B 细胞淋巴瘤采用相同的治疗策略和方案,主要是根据疾病特点结合临床分期进行分层治疗。

(1)局限期治疗:初诊早期(低危)患者可采用 CHOP 方案,5 年无事件生存率可达 88%。但采用德国 BNHL-BFM-90/95 方案,法国 LMB-89 方案和美国 NCI 方案,5 年无事件生存率可达 98%~100%。法国报道了国际多中心的临床研究结果,132 例Ⅰ期和腹部Ⅱ期儿童成熟 B-NHL,手术完整切除后 2 个疗程 CHOP 方案化疗不做鞘注,4 年无病生存率达 98.3%,总生存率达 99.2%,提示局限期儿童 B-NHL 患者可以减低化疗强度。B-NHL-BFM-95 研究将局限期患者 HD-MTX 1 g/m² 输注时间从 24 小时缩短为 4 小时,结果显示降低毒性同时不影响生存率。

(2)广泛期治疗:初诊广泛期患者治疗上则需要采用短疗程、多药联合、高强度化疗和中枢神经系统预防,总治疗时间 3～5 个月。德国 B-NHL-BFM-90/95 方案、法国 LMB-89 方案和美国 NCI 方案均获得很好的疗效,5 年生存率＞80%。德国 B-NHL-BFM 方案需要根据临床分期、LDH 水平和治疗疗效等因素采用不同强度的治疗。中枢神经系统侵犯患者采用上述方案,含大剂量 MTX 5～8 g/m² 和鞘内注射,不做头颅放射并不影响生存。BNHL-BFM-95 方案对大剂量 MTX 输注时间进行随机对照研究,广泛期患者 HD-MTX 5 g/m² 输注时间从 24 小时缩短为 4 小时,生存率明显低于输注时间为 24 小时患者。

儿童伯基特淋巴瘤和弥漫大 B 细胞淋巴瘤高表达 CD20。靶向 CD20 利妥昔单克隆抗体在成人弥漫大 B 细胞淋巴瘤联合 CHOP 方案治疗,可改善生存率。儿童伯基特淋巴瘤和弥漫大 B 细胞淋巴瘤采用目前按危险因素分层治疗的方案,生存率大于 80% 以上。目前化疗联合利妥昔单抗主要治疗高危伯基特淋巴瘤和弥漫大 B 细胞淋巴瘤患者,在高强度化疗基础上加用利妥昔单抗以进一步改善疗效和生存。德国 BFM 协作组 Ⅱ 期临床研究显示单药利妥昔单抗对儿童伯基特淋巴瘤和弥漫大 B 细胞淋巴瘤有效,美国儿童肿瘤协作组(COG)将利妥昔单抗加入 FAB/LMB-96 高强度方案联合治疗儿童伯基特和弥漫大 B 细胞淋巴瘤的临床研究结果显示可进一步改善晚期患者生存率,特别对中枢神经系统侵犯的患者疗效极好,3 年无病生存率达 93%;中山大学肿瘤防治中心从 1998 年起采用改良 B-NHL-BFM-90 方案治疗儿童青少年伯基特淋巴瘤和弥漫大 B 细胞淋巴瘤,生存率获得明显提高,从 1998 年前 40% 提高到目前 80% 以上。我们结果显示中国儿童青少年同样可以耐受高强度治疗方案。

(3)BL 和 DLBCL 危险分层和治疗计划:根据初诊 DLBCL 和 BL 患者危险因素,分为不同危险组,采用不同强度化疗方案,初诊早期(极低危)患者可用 CHOP 方案,也可采用 B-NHL-BFM-95 方案中低危险组(R1)的方案。高危(R4)患者可联合应用利妥昔单抗。

(4)儿童 BL 和 DLBCL 的治疗方案:此方案采用短程、大剂量、多药联合和中枢预防。包括大剂量甲氨蝶呤、大剂量阿糖胞苷等。

(5)复发/难治伯基特和弥漫大 B 细胞淋巴瘤治疗:复发/难治伯基特和弥漫大 B 细胞淋巴瘤患者生存率仅 10%～20%。化疗耐药是主要的问题。目前尚未有标准的化疗方案。美国儿童肿瘤研究组(COG)利用利妥昔单抗联合 ifosfamide＋carboplatin＋etoposide(R-ICE)治疗复发/难治儿童弥漫大 B 细胞淋巴瘤和伯基特淋巴瘤,CR/PR 达 60%。获得完全缓解后应行造血干细胞移植,5 年无病生存率为 30%～50%,自体和异体造血干细胞移植生存无差别。

3.间变大细胞淋巴瘤

儿童间变大细胞淋巴瘤常为全身性系统性疾病,常侵犯淋巴结、肺、皮肤和多发骨侵犯,常伴有高热。根据临床症状体征、影像学和骨扫描等进行临床分期和危险度分组进行治疗。化疗是首选治疗手段。

(1)局限期治疗:德国 BFM 协助组和法国儿童肿瘤组对初诊局限期(Ⅰ/Ⅱ期)间变大细胞淋巴瘤采用与 B-NHL 相似化疗方案,仅化疗 2～4 个疗程可获得很好的疗效。采用 BNHL-BFM-90 方案治疗低危组患者 100% 生存。美国儿童肿瘤研究组(POG)采用三个疗程 CHOP 方案,5 年无病生存率 88%。

(2)广泛期治疗:初诊广泛期的患者最佳治疗策略和方案仍未清楚,采用急淋白血病方案生存率 65%,但是采用治疗伯基特淋巴瘤的短程方案如:德国 B-NHLBFM-90 方案治疗广泛期儿童间变大细胞淋巴瘤 5 年总无病生存率达 76%,低危组 100%,中危组 73%,高危组 79%。中山大学肿瘤防治中心近10年也采用改良 BNHL-BFM-90 方案治疗儿童青少年间变大细胞淋巴瘤,

5 年无病生存率 81％,低危组 100％,中危组 83％,高危组 75％。

(3)间变大细胞淋巴瘤治疗计划:初诊儿童间变大细胞淋巴瘤治疗是根据危险度分组采用不同强度治疗。中山大学肿瘤防治中心在危险度分组和治疗计划与 BNHL-BFM-90 方案略有不同。

(4)儿童间变大细胞淋巴瘤化疗方案:初治早期(Ⅰ期/Ⅱ期)间变大细胞淋巴瘤患者也可采用 CHOP 方案。也可采用 B-NHL-BFM-95 方案中低危组方案。广泛期患者建议采用 B-NHL-BFM-95 方案。

(5)复发/难治儿童间变大细胞淋巴瘤患者治疗:经挽救化疗后 40％～60％复发难治间变大细胞淋巴瘤患者仍可获得长期生存。目前尚未有标准挽救化疗方案。BFM 协助组回顾分析一线化疗后复发/难治间变大细胞淋巴瘤患者挽救治疗后采用自体造血干细胞移植 5 年无病生存率 59％,总生存率 77％。但是骨髓或中枢复发或者 CD30(－)患者预后差,这些患者有可能从异基因骨髓移植中获益。法国采用单药长春碱治疗儿童复发难治间变大细胞淋巴瘤获得有很好的疗效,完全缓解率可达 88％。在此基础上,法国研究者将长春碱加入 BFM-90 方案中对初治患者进行的随机临床研究,结果显示加用长春碱与未加长春碱组比较,1 年无病生存率获得改善(无病生存率 91％∶74％),但是 2 年无病生存率无差别(73％∶70％)。美国 COG 报道采用靶向抑制 ALK 基因的药物克唑替尼治疗复发难治儿童间变大细胞淋巴瘤,8 例患者,7 例获得完全缓解,完全缓解率 88％,为复发难治间变大细胞淋巴瘤患者带来新的曙光。抗 CD30 单克隆抗体正在 CD30 阳性儿童复发/难治间变大细胞淋巴瘤患者进行临床研究。

(6)原发皮肤间变大细胞淋巴瘤治疗:原发皮肤间变大细胞淋巴瘤属于特殊类型,常不表达 ALK 融合蛋白,诊断上与淋巴样丘疹病较难鉴别。主要治疗手段是单纯手术或放疗。

(李　彬)

第十章 感染性疾病

第一节 麻　疹

麻疹是由麻疹病毒引起的一种急性出疹性呼吸道传染病,临床以发热、咳嗽、流涕、结膜炎、口腔麻疹黏膜斑及全身斑丘疹,疹退后有糠麸样脱屑,色素沉着为主要特征。

一、病因

麻疹病毒属副黏液病毒科,为单股负链 RNA 病毒,只有一个血清型,但已发现有 8 个不同基因组共 15 个基因型。电镜下呈球形或丝杆状,直径 100～250 nm,由 6 种结构蛋白组成,即含 M、F 和 H 的包膜蛋白和 N、P 和 L 核衣壳蛋白。H 蛋白能与细胞受体结合;F 蛋白与病毒细胞融合有关;M 蛋白与病毒释出相关。其抗原性稳定,在体外生活力较弱,在阳光照射或流通空气中 20 分钟即可失去致病力。但耐寒冷及干燥,于 0 ℃可存活 1 个月,-70 ℃可保存活力数月至数年。

二、流行病学

麻疹患者为唯一传染源,无症状病毒携带者及隐性感染者传染性较低。传播方式主要为空气飞沫传播。麻疹患者的潜伏期末至出疹后 5 天内都具有传染性,其口、鼻、咽、眼结合膜的分泌物中均含有病毒,在咳嗽、打喷嚏、说话时,以飞沫形式传染易感者,而经被污染的衣物、食物及用具等间接传染的机会较少。该病的传染性较强,未患过麻疹而又未接种疫苗者,即易感者接触后,90％以上发病。在我国多见于 8 个月至 5 岁的儿童。近年来发病年龄有向两极发展趋势,8 个月龄以下和 15 岁以上年龄组发病比例有所增加,好发季节为冬春季。

三、发病机制及病理

当麻疹病毒侵入易感者的呼吸道黏膜和眼结合膜时,在其局部上皮细胞内增殖,然后播散到局部淋巴组织,于感染后第 2～3 天病毒释放入血,引起第 1 次病毒血症,继之病毒在全身的单核-巨噬细胞系统内增殖,于感染后第 5～7 天,大量病毒释放入血,引起第二次病毒血症。病毒在感染后 7～11 天播散至全身组织器官,但以口、呼吸道、眼结合膜、皮肤及胃肠道等部位为主,并表现出一系列的临床症状及体征。至感染后第 15～17 天,病毒血症逐渐消失,器官内病毒快速减少至消除。

麻疹病理特征是感染部位形成两种类型的多核巨细胞,其一为网状内皮巨细胞,又称"华-佛细胞",其二为上皮巨细胞。两者均系多个细胞融合而成。前者广泛存在于全身淋巴结及肝、脾等器官中,后者主要位于皮肤、眼结合膜、鼻、咽、呼吸道和胃肠道黏膜等处。

麻疹系全身性疾病,病毒直接损伤皮肤浅表血管内皮细胞,特异性细胞毒性 T 细胞杀伤病毒感染的靶细胞—上皮和内皮细胞、单核细胞和巨噬细胞,使真皮淋巴细胞浸润、充血肿胀,表皮细胞坏死及退行性变性形成脱屑,因红细胞崩解及血浆渗出使皮疹消退后留有色素沉着。呼吸道病变最明显,可表现为鼻炎、咽炎、支气管炎及肺炎。肠道黏膜可有受累,严重时可并发脑炎。

四、临床表现

(一)典型麻疹

1.潜伏期

一般为 6～18 天,可有低热及全身不适。

2.前驱期

一般持续 3～4 天,主要为上呼吸道及眼结合膜炎的表现,有发热、咳嗽、流涕、流泪,眼结合膜充血、畏光及咽痛和周身乏力。病后的第 2～3 天,于第二下磨牙相对应的颊黏膜处,可见直径0.5～1.0 mm 灰白色斑点,外周有红晕,即麻疹黏膜斑,为麻疹前驱期的特异性体征,有诊断价值。初起时仅数个,1～2 天内迅速增多,可波及整个颊黏膜,甚至唇部黏膜,部分可融合,于出疹后2～3 天迅速消失。部分患者也可有头痛,呕吐、腹泻等消化道症状。

3.出疹期

一般持续 3～5 天,此时发热、呼吸道症状达高峰。皮疹先出现于耳后、发际,渐及前额、面和颈部,自上而下至胸、腹、背及四肢,最后达手掌和足底。皮疹初为淡红色斑丘疹,压之退色,疹间皮肤正常,可融合成片,继之转为暗红色,部分病例可出现出血性皮疹。此期全身浅表淋巴结及肝脾可有轻度肿大,肺部可有湿啰音。

4.恢复期

一般持续 3～4 天,按出疹先后顺序依次消退。此期体温下降,全身症状明显减轻。疹退处有糠麸状脱屑及浅褐色色素沉着。整个病程为 10～14 天。

(二)非典型麻疹

1.轻型麻疹

轻型麻疹多见于对麻疹具有部分免疫力者,如 6 个月以内婴儿、近期接受过被动免疫或曾接种过麻疹疫苗者。前驱期较短,发热及上呼吸道症状较轻,麻疹黏膜斑不典型或不出现,皮疹稀疏,可不遗留色素沉着,无并发症,病程 1 周左右。

2.重型麻疹

重型麻疹多见于全身状况差,免疫力低下或继发严重感染者。起病急骤,持续高热或体温不升,全身中毒症状重,皮疹可呈出血性,或皮疹出不透,或皮疹出而骤退,常有肺炎和呼吸窘迫、神经系统症状或心血管功能不全。此型病情危重,病死率高。

3.异型麻疹(非典型麻疹综合征)

异型麻疹(非典型麻疹综合征)见于接种麻疹灭活疫苗或个别减毒活疫苗缺乏 F 蛋白抗体

者。表现高热、头痛、肌痛、乏力等,多无麻疹黏膜斑,2～3天后出疹,但从四肢远端开始,渐及躯干及面部。皮疹为多形性,有斑丘疹、疱疹、紫癜或荨麻疹等。

4.无皮疹型麻疹

无皮疹型麻疹见于应用免疫抑制剂者、免疫能力较强者或者接种过麻疹疫苗后发生突破感染的患者全病程无皮疹,也可不出现麻疹黏膜斑,呼吸道症状可有可无、可轻可重,以发热为主要表现。临床诊断较困难,需通过血清麻疹抗体IgH和/或咽拭子麻疹病毒检测以确诊。

五、辅助检查

(一)血常规检查

白细胞总数减少,淋巴细胞相对增多。若白细胞总数增高,尤为中性粒细胞增加,提示继发细菌感染;如淋巴细胞严重减少,常提示预后不良。

(二)血清学检查

ELISA测定血清特异性IgM和IgG抗体,敏感性及特异性较好。IgM抗体于病后5～20天最高,故测定其是诊断麻疹的标准方法。IgG抗体恢复期较早期增高4倍以上也有近期感染的诊断意义。

(三)病原学检测

取患儿鼻咽部分泌物、血细胞及尿沉渣细胞,应用免疫荧光或免疫酶法检测麻疹病毒抗原,可做出早期诊断。

(四)多核巨细胞检查

于出疹前2天至出疹后1天取患者鼻、咽、眼分泌物涂片,瑞氏染色后直接镜检多核巨细胞。

六、并发症

(一)肺炎

肺炎为麻疹最常见并发症,可发生于麻疹过程中各个时期,是麻疹死亡的主要原因之一。麻疹病毒引起的原发性肺炎多不严重,在病程早期发生,随热退和皮疹出齐而消散,但在细胞免疫缺陷者可呈致死性。可继发细菌或其他病毒肺炎,多发生在出疹期。

(二)喉炎

喉炎多见于2～3岁以下小儿,原发于麻疹病毒或继发细菌感染。临床表现为声音嘶哑、犬吠样咳嗽及吸气性呼吸困难。轻者随体温下降、皮疹消退,症状逐渐消失,重者可致气道阻塞,窒息而导致死亡。

(三)脑炎

脑炎多发生于出疹后的2～6天,也可在前驱期或恢复期,临床表现及脑脊液改变与其他病毒性脑炎相似。多数可恢复,重者可留有不同程度的智力低下、癫痫及瘫痪等神经系统后遗症。

(四)亚急性硬化性全脑炎

亚急性硬化性全脑炎是麻疹的一种远期并发症,是致死性慢性进行性脑退行性病变,较罕见。多发生麻疹后2～17年(平均7年)。临床表现为逐渐出现智力障碍、性格改变、运动不协调、语言障碍及癫痫发作等,最后因昏迷、强直性瘫痪而死亡。患者血清病毒抗体滴度很高;脑组织中有麻疹病毒或其抗原。

七、诊断

典型麻疹根据流行病学史,典型麻疹的各期临床表现,如前驱期的麻疹黏膜斑;出疹期高热出疹特点和出疹顺序与皮疹形态;恢复期疹退脱屑和色素沉着等即可做出临床诊断。非典型麻疹,需依赖于实验室的病原学检查。

八、鉴别诊断

(1)风疹:呼吸道表现及全身中毒症状较轻,无口腔麻疹黏膜斑。常于发热1~2天后出疹,皮疹分布以面、颈及躯干为主,疹退后无脱屑及色素沉着。常伴有耳后及颈部淋巴结肿大。

(2)幼儿急疹:突然高热,持续3~5天,上呼吸道症状较轻,热骤降而出现皮疹,皮疹分布以躯干为主,1~3天皮疹退尽。热退疹出为本病特点。

(3)猩红热:发热、咽痛明显,1~2天内全身出现针尖大小的丘疹,疹间皮肤充血,面部无皮疹,口周苍白圈,持续3~5天皮疹消退,1周后全身大片脱皮。血白细胞总数及中性粒细胞明显增高。

(4)药物疹:近期有用药史,皮疹痒,伴低热或无热,停药后皮疹逐渐消退。血嗜酸性粒细胞可升高。

九、治疗

目前尚无特效抗麻疹病毒药物。其主要治疗原则为对症治疗,加强护理和防止并发症的发生。

(1)一般治疗:应卧床休息,保持室内空气新鲜,注意温度及湿度。保持眼、鼻及口腔清洁,避免强光刺激,给予营养丰富并易于消化的食物,注意补充维生素,尤其是维生素A和维生素D。

(2)对症治疗:高热可采用物理降温或酌用小剂量退热药,切忌退热过猛引起虚脱;咳嗽可适用祛痰镇咳剂;惊厥时可给予镇静止惊剂。此外,还应保持水、电解质及酸碱平衡。

(3)并发症治疗:根据各种并发症的发生,及时给予相应的有效治疗。抗生素无预防并发症的作用,故不宜滥用。

十、预防

预防麻疹的关键是对易感者接种麻疹疫苗,提高其免疫力。

(一)管理传染源

应做到早发现、早报告、早隔离及早治疗麻疹患儿。一般患者应隔离至出疹后5天,合并肺炎者应延长到出疹后10天。接触者应检疫3周,并给予被动免疫制剂。

(二)切断传播途径

在麻疹流行期间,易感者尽量避免去人群密集的场所,患者居住处应通风并用紫外线照射。

(三)保护易感人群

1.主动免疫

采用麻疹减毒活疫苗进行预防接种。我国儿童计划免疫程序规定初种麻疹疫苗年龄为生后8个月,1岁半和4~6岁再次加强。在麻疹流行地区,易感者可在接触患者2天内进行应急接种,可防止麻疹发生或减轻病情。

2.被动免疫

对体弱多病患儿和婴幼儿,未接受过麻疹预防接种者,在接触麻疹 5 天内,注射人血丙种球蛋白0.25 mL/kg 可预防发病;若在接触麻疹 5 天后注射,则只能减轻症状。被动免疫维持 3～8 周,以后还应采取主动免疫。

(袁本泉)

第二节 风 疹

风疹是由风疹病毒引起的一种急性呼吸道传染病,临床以低热、皮疹及耳后、枕部淋巴结肿大和全身症状轻微为特征。主要经飞沫传播。妊娠早期感染风疹后,病毒可通过胎盘传给胎儿而导致各种先天畸形,称之为先天性风疹综合征。

一、病因

风疹病毒属披膜病毒科,其直径约 60 nm,核心为单股正链 RNA,外有包膜,由脂蛋白等组成,目前所知只有一个血清型。不耐热,37 ℃和室温中很快灭活,但能耐寒和干燥,−60 ℃可存活几个月。

二、流行病学

人类为风疹病毒的唯一宿主,患者从出疹前 1 周到出疹后 1 周均具有传染性。其鼻咽部分泌物、血、尿及粪便中均带有病毒。主要通过空气飞沫经呼吸道传播,多见于 1～5 岁儿童,一年四季均可发生,但以冬春季发病最高。病后可获持久免疫力。先天性风疹患儿在生后数月内仍有病毒排出,具有传染性。25％～50％感染者为无症状感染。

三、发病机制

病毒首先侵入上呼吸道黏膜及颈部淋巴结,并在其内增殖,从而导致上呼吸道炎症和病毒血症,临床表现为发热、皮疹及浅表淋巴结肿大。而皮疹、血小板减少和关节症状可能与免疫反应相关。若在妊娠早期(3 个月内)感染风疹病毒,其病毒可通过胎盘而传给胎儿,并在其体内不断增殖,最终可导致胎儿畸形。

四、临床表现

(一)获得性风疹

1.潜伏期

一般为 14～21 天。

2.前驱期

1～2 天,症状多较轻微,低热和卡他症状,耳后、枕部及后颈部淋巴结稍大伴轻度压痛。

3.出疹期

多于发热 1～2 天后出疹,最早见于面颊部,迅速扩展至躯干和四肢,1 天内布满全身,但手掌及足底常无皮疹。皮疹初为稀疏红色斑疹、斑丘疹,面部及四肢远端皮疹较稀疏,以后躯干、背部皮疹融合。皮疹多于 3 天内迅速消退,疹退后不留有色素沉着。

此期患儿耳后、枕部及后颈部淋巴结肿大明显,偶可并发肺炎、心肌炎及血小板减少等,个别不出现皮疹,仅有全身及上呼吸道感染症状,故称无皮疹风疹。

(二)先天性风疹综合征

妊娠早期患风疹的妇女,风疹病毒可传递至胎儿,使胎儿发生严重的全身感染,引起多种畸形,称之为"先天性风疹综合征"。先天畸形以先天性心脏病、白内障、唇腭裂、耳聋、头小畸形及骨发育障碍等多见。出生感染可持续存在,并可引起多器官的损害,如血小板减少性紫癜、进行性风疹全脑炎及肝脾大等。

五、诊断和鉴别诊断

典型风疹可根据流行病学史,典型风疹全身症状轻,耳后淋巴结肿大,全身斑丘疹,短期内迅速消退,不留有色素沉着等临床特点。对不典型风疹,可做病原学或血清学检测。妊娠初 3～4 个月感染风疹,出生时婴儿若有畸形和多种病症,血中特异性抗风疹 IgM 阳性或血清中风疹病毒 IgG 逐渐升高,可诊断为先天性风疹综合征,若未见畸形,仅有实验室证据,可称之为先天性风疹感染。

六、治疗

目前尚无特效的抗病毒治疗方法。主要是对症治疗,如退热、止咳等,加强护理和适当的支持疗法。

七、预防

一般患者出疹 5 天后即无传染性。妊娠 3 个月内应避免与风疹患者接触,若有接触史,可于接触后 5 天内注射丙种球蛋白,可能减轻疾病的症状或阻止疾病发生。对已确诊为风疹的早期孕妇,应考虑终止妊娠。对儿童及易感育龄妇女,可接种风疹减毒活疫苗。因风疹减毒活疫苗可通过胎盘感染胎儿,故孕妇不宜接种该疫苗。

(袁本泉)

第三节 幼儿急疹

幼儿急疹又称婴儿玫瑰疹,是常见于婴幼儿的急性出疹性传染病。临床特征为高热 3～4 天,然而骤然退热并出现皮疹,病情很快恢复。

一、病原和流行病学

1988 年,从急疹患儿外周血淋巴细胞中分离到人类疱疹 6 型(human herpervirus 6,HHV-6)B 组病毒,患者脑脊液中也可见 HHV-6B 病毒。患者血清中抗 HHV-6 抗体有意义地升高。目前认为,HHV-6 是该病的主要病因,但并不是唯一的病原。HHV-6 还可引起婴儿发生无皮疹的急性发热性疾病。本病90％发生于2岁以内,7～13月龄为发病高峰年龄段,3月龄前和4岁后少见,偶见于年长儿、青少年和新生儿。大多为散在发病。一项6 735例儿童10年研究资料总结显示,年发病率为1‰～10‰,平均3.3‰。感染后获持久免疫,偶见第2次发病。

二、临床表现

潜伏期一般为5～15天。

(一)发热期

常突起高热,持续3～5天。高热初期可伴惊厥。此期除有食欲减退、不安或轻咳外,体征不明显,仅有咽部和扁桃体轻度充血和头颈部浅表淋巴结轻度肿大。表现为高热与轻微的症状及体征不相称。

(二)出疹期

病程第3～5天体温骤然退至正常,同时或稍后出现皮疹。皮疹散在,为玫瑰红色斑疹或斑丘疹,压之褪色,很少融合。首现于躯干,然后迅速波及颈、上肢、脸和下肢。皮疹持续24～48小时很快消退,无色素沉着,也不脱皮。偶有并发脑炎和血小板减少性紫癜的报告。

三、实验室检查

血常规检查见白细胞总数减少,伴中性粒细胞减少。也可随后出现白细胞总数增多。

四、诊断

在发热期诊断比较困难,不过,从患儿全身症状轻微与高热表现不一致,血常规中白细胞总数减少,应考虑之。一旦高热骤退,同时出现皮疹,诊断就不难建立。在出现症状3天内可从外周血淋巴细胞和唾液中分离HHV-6,或用核酸杂交技术检测病毒基因进行病原诊断。

五、治疗

一般不需特殊治疗,主要是对症处理,尤其对高热患者应予以退热镇静剂;加强水分和营养供给。

(袁本泉)

第四节 手 足 口 病

手足口病(hand-foot-mouth disease,HFMD)是由多种人肠道病毒引起的常见传染病,以婴幼儿发病为主。大多数患者症状轻微,以发热和手、足、口腔等部位的皮疹或疱疹为主要特征。少数患儿可出现中枢神经系统、呼吸系统受累,引发无菌性脑膜炎、脑干脑炎、急性弛缓性麻痹、神经源性肺水肿和心肌炎等,个别重症患儿病情进展快,导致死亡。青少年和成人感染后多不发病,但能够传播病毒。引起手足口病的肠道病毒包括肠道病毒71型(EV71)和A组柯萨奇病毒(CoxA)、埃可病毒的某些血清型。

一、病因

引起 HFMD 的病原体主要为单股线形小 RNA 病毒科，肠道病毒属的柯萨奇病毒 A 组（Coxasckievirus A，Cox A）的 2、4、5、7、9、10、16 型等，B 组（Coxasckievirus B，Cox B）的 1、2、3、4、5 型等；肠道病毒 71 型（Human Enterovirus 71，EV71）；埃可病毒（Echovirus，ECHO）等。其中以 EV71 及 Cox A16 型较为常见。

肠道病毒适合在湿、热的环境下生存与传播，对乙醚、去氯胆酸盐等不敏感，75% 乙醇和 5% 来苏亦不能将其灭活，但对紫外线及干燥敏感。各种氧化剂（高锰酸钾、漂白粉等）、甲醛、碘酒都能灭活病毒。病毒在 50 ℃可被迅速灭活，但 1 mol 浓度二价阳离子环境可提高病毒对热灭活的抵抗力，病毒在 4 ℃可存活 1 年，在 −20 ℃可长期保存，在外环境中病毒可长期存活。

二、流行病学

(一)流行概况

HFMD 是全球性传染病，世界大部分地区均有此病流行的报道。1957 年新西兰首次报道，1958 年分离出柯萨奇病毒，1959 年正式命名 HFMD。1969 年 EV71 在美国被首次确认。此后 EV71 感染与 Cox A16 感染交替出现，成为 HFMD 主要病原体。我国自 1981 年在上海报道 HFMD，HFMD 分布广泛，流行无明显的地区性，全年均可发生，一般 4～7 月为发病高峰。托幼机构等易感人群集中处可发生暴发。肠道病毒传染性强、隐性感染比例高、传播途径复杂、传播速度快，控制难度大，容易出现暴发和短时间内较大范围流行。

(二)传染源

人是人肠道病毒的唯一宿主，患者和隐性感染者为传染源。发病前数天，感染者咽部与粪便就可检出病毒，通常以发病后一周内传染性最强。

(三)传播途径

肠道病毒可经胃肠道（粪-口途径）传播，也可经呼吸道（飞沫、咳嗽、打喷嚏等）传播，亦可因接触患者口鼻分泌物、皮肤或黏膜疱疹液及被污染的手及物品等造成传播。尚不能明确是否可经水或食物传播。

(四)易感性

人普遍易感。各年龄组儿童均可感染发病，多发生于学龄前儿童，尤以 3 岁及以下儿童发病率最高。显性感染和隐性感染后均可获得特异性免疫力，产生的中和抗体可在体内存留较长时间，对同血清型病毒产生比较牢固的免疫力，但不同血清型间无交叉免疫。

三、发病机制及病理

引起手足口病的常见病毒是 EV71 及 Cox A16，导致手足口病肺水肿或肺出血死亡的病毒主要是 EV71。当肠道病毒通过咽部或肠道侵入易感者体内，在其局部黏膜、淋巴结内增殖，然后释放入血，引起第 1 次病毒血症，继之病毒在全身淋巴结、肝脾内增殖，释放入血，引起第二次病毒血症，到达全身的靶器官。目前肠道病毒导致重症的机制尚不完全清楚，EV71 具有嗜神经性，侵犯外周神经末梢，通过逆向神经转运进入中枢神经感系统，直接感染和免疫损伤引起神经系统临床表现；EV71 感染导致肺水肿的机制为神经源性。

四、临床表现

潜伏期为 2~10 天,平均 3~5 天,病程一般为 7~10 天。

(一)普通病例

急性起病,初期有轻度上感症状,部分患儿可伴有咳嗽、流涕、食欲缺乏、恶心、呕吐和头痛等症状,半数患者发病前 1~2 天或发病的同时有发热,多在 38 ℃左右。患儿手、足、口、臀四个部位可出现斑丘疹和/或疱疹,皮疹具有不痛、不痒、不结痂、不结疤的四不特征。疱疹周围可有炎性红晕,疱内液体较少。手、足、口病损在同一患者不一定全部出现。水疱和皮疹通常在 1 周内消退。

(二)重症病例

少数病例,尤其在 3 岁以下的儿童,病情进展迅速,在发病的 1~5 天内出现神经系统受累、呼吸及循环功能障碍等表现,极少数病例病情危重,可致死亡,存活者可留有神经系统后遗症。①神经系统损害:精神差、嗜睡、易惊、头痛、呕吐、烦躁、肢体抖动、急性肢体无力、肌阵挛、眼球震颤、共济失调、眼球运动障碍、颈项强直等;②呼吸系统表现:呼吸浅快或节律改变,呼吸困难,口唇发绀,咳嗽、有粉红色或血性泡沫痰;③循环系统表现:面色青灰、皮肤花纹、四肢发凉、出冷汗、毛细血管充盈时间延长,心率增快或减慢,血压升高或下降。

五、辅助检查

(一)血常规检查

白细胞计数正常或偏低,病情危重者白细胞计数可明显升高。

(二)血生化检查

部分病例谷丙转氨酶(ALT)、谷草转氨酶(AST)、肌酸激酶同工酶(CKMB)轻度升高。重症病例可有肌钙蛋白、血糖升高。C 反应蛋白一般不升高。

(三)脑脊液检查

在神经系统受累时可表现为外观清亮,压力增高,白细胞计数增多,多以单核细胞为主,蛋白正常或轻度增多,糖和氯化物正常。

(四)胸部 X 线片检查

肺水肿患儿可表现为双肺纹理增多,网络状、点片状、大片状阴影,部分病例以单侧为主,快速进展为双侧大片阴影。

(五)磁共振检查

在神经系统受累时可有异常改变,以脑干、脊髓灰质损害为主。

(六)脑电图检查

部分病例可表现为弥漫性慢波,少数可出现棘(尖)慢波。

(七)心电图检查

无特异性改变,可见窦性心动过速或过缓,ST-T 改变。

(八)病原学检测

(1)病毒核酸检测或病毒分离:咽及气道分泌物、疱疹液、粪便和脑、肺、脾、淋巴结等组织标本中肠道病毒特异性核酸阳性或分离到肠道病毒,如 EV71、Cox A16 或其他肠道病毒。

(2)血清学检测:急性期与恢复期血清 EV71、Cox A16 或其他肠道病毒中和抗体有 4 倍或

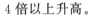

4 倍以上升高。

六、诊断及鉴别诊断

临床诊断主要依据流行病学资料、临床表现及实验室检查,确诊须有病原学证据。主要依据包括:①学龄前儿童为主要发病对象,常以婴幼儿多见,在集聚的场所呈流行趋势。②临床主要表现为初起发热,继而口腔、手、足和臀等部位出现斑丘疹及疱疹样损害。

不典型、散在性 HFMD 很难与其他出疹发热性疾病鉴别,须结合病原学及血清学检查做出诊断。HFMD 普通病例常需与其他儿童发疹性疾病相鉴别,如与丘疹性荨麻疹、水痘、不典型麻疹、幼儿急疹、带状疱疹以及风疹等鉴别。可根据流行病学特点、皮疹形态、部位、出疹时间、有无淋巴结肿大以及伴随症状等进行鉴别,以皮疹形态及部位最为重要。最终可依据病原学和血清学检测进行鉴别。

对于 HFMD 的重症病例要与其他病毒所致脑炎或脑膜炎、肺炎、暴发性心肌炎相鉴别,可根据流行病学史尽快留取标本进行肠道病毒,尤其是 EV71 的病毒学检查,结合病原学或血清学检查做出诊断。

七、治疗

(一)普通病例治疗

1.加强隔离

避免交叉感染,适当休息,清淡饮食,做好口腔和皮肤护理。

2.对症治疗

发热、呕吐、腹泻等给予相应处理。

3.病因治疗

选用利巴韦林等。

(二)重症病例治疗

1.合并神经系统受累的病例

(1)对症治疗:如降温、镇静、止惊(地西泮、苯巴比妥钠、水合氯醛等)。

(2)控制颅高压:限制入量,给予甘露醇脱水,剂量每次 0.5~1.0 g/kg,每 4~8 小时 1 次,根据病情调整给药时间和剂量,必要时加用呋塞米。

(3)静脉注射丙种球蛋白:每次 1 g/kg×2 次或每次 2 g/kg×1 次。

(4)酌情使用糖皮质激素;⑤呼吸衰竭者进行机械通气,加强呼吸管理。

2.合并呼吸、循环系统受累的病例

(1)保持呼吸道通畅,吸氧。

(2)建立静脉通路,监测呼吸、心率、血压及血氧饱和度。③呼吸衰竭时及时气管插管,使用正压机械通气,根据血气分析随时调整呼吸参数。④必要时使用血管活性药物、丙种球蛋白等。

八、预防

本病至今尚无特异性预防方法。加强监测、提高监测敏感性是控制本病流行的关键。各地要做好疫情报告,托幼单位应做好晨间检查,及时发现患者,采集标本,明确病原学诊断,并做好患者粪便及其用具的消毒处理,预防疾病的蔓延扩散。流行期间,家长应尽量少让孩子到拥挤的公共场所,减少感染的机会。医院应加强预防,设立专门诊室,严防交叉感染。密切接触患者的体弱婴幼儿可酌情注射丙种球蛋白。

(袁本泉)

第五节 猩 红 热

猩红热是一种由 A 组溶血性链球菌所致的急性呼吸道传染病,其临床以发热、咽峡炎、全身弥漫性红色皮疹及疹退后皮肤脱屑为特征。多见于 5～15 岁的儿童,少数患儿于病后 2～3 周可因为变态反应发生风湿热或急性肾小球肾炎。

一、病因

病原菌为 A 组 β 溶血性链球菌。其直径为 0.6～1.0 μm,依据其表面抗原 M,可分为 80 个血清型。M 蛋白是细菌的菌体成分,对中性粒细胞和血小板都有免疫毒性作用。链球菌能产生 A、B、C 三种抗原性不同的红疹毒素,其抗体无交叉保护力,均能致发热和猩红热皮疹。此外,该细菌还能产生链激酶和透明质酸酶,前者可溶解血块并阻止血液凝固,后者可溶解组织间的透明质酸,使链菌在组织内扩散。细菌的致热性外毒素可引起发热、头痛等全身中毒症状。

A 组 β 溶血性链球菌对热及干燥抵抗力不强,经 55 ℃处理 30 分钟可全部灭活,也很容易被各种消毒剂杀死,但在 0 ℃环境中可生活几个月。

二、流行病学

猩红热通过飞沫传播,由于这种链球菌在外界环境中普遍存在,患者带菌者和不典型的病例为主要传染源。被污染的日常用品的间接传播偶可发生,皮肤脱屑本身没有传染性。人群普遍易感,冬春季为发病高峰,夏秋季较少。

三、发病机制及病理

溶血性链球菌从呼吸道侵入咽、扁桃体,引起局部炎症,表现为咽峡及扁桃体急性充血、水肿,有中性粒细胞浸润,纤维素渗出,可为卡他性、脓性或膜性,并可向邻近组织器官扩散,亦可通过血源播散。炎症病灶处溶血性链球菌产生红疹毒素,经吸收后使机体表皮毛细血管扩张,真皮层广泛充血,在毛囊口周围有淋巴细胞及单核细胞浸润,形成猩红热样皮疹。恢复期表皮细胞角化过度,并逐渐脱落形成临床上的脱皮。舌乳头红肿突起,形成杨梅舌。重型患者可有全身淋巴结、肝、脾等网状内皮组织增生,心肌发生中毒性退行性变。部分患者于 2 周后可出现变态反应,主要表现为肾小球肾炎或风湿热。

四、临床表观

(一)潜伏期

通常为 2～3 天,短者 1 天,长者 5～6 天。外科性猩红热潜伏期较短,一般为 1～2 天。

（二）前驱期

从发病到出疹为前驱期，一般不超过 24 小时，少数病例可达 2 天。起病多急骤，当局部细菌繁殖到一定数量，并产生足够的外毒素时即出现症状，有畏寒，高热伴头痛、恶心、呕吐、咽痛等。婴儿在起病时烦躁或惊厥。检查时轻者仅咽部或扁桃体充血，重者咽及软腭有脓性渗出物和点状红疹或出血性红疹，或有假膜形成。颈及颌下淋巴结肿大及压痛。

（三）出疹期

多见于发病后 1～2 天出疹。皮疹从颈、上胸部开始，然后迅速波及躯干及上肢，最后到下肢。皮疹特点是全身皮肤弥漫性发红，其上有红色点状皮疹，高出皮面，扪之有粗糙感，压之退色，有痒感，疹间无正常皮肤，以手按压则红色可暂时消退数秒钟，出现苍白的手印，此种现象称为贫血性皮肤划痕，为猩红热的特征之一。在皮肤皱褶处，如腋窝、肘弯和腹股沟等处，皮疹密集成线压之不退，称为帕氏线，为猩红热特征之二。前驱期或发疹初期，舌质淡红，其上被覆灰白色苔，边缘充血水肿，舌刺突起，2 天后舌苔由边缘消退，舌面清净呈牛肉样深红色，舌刺红肿明显，突出于舌面上，形成"杨梅"样舌，为猩红热特征之三。猩红热患者还可出现口周苍白区，系口周皮肤与面颊部发红的皮肤比较相对苍白。

（四）恢复期

皮疹于 3 天后颜色转暗，逐渐隐退。并按出疹先后顺序脱皮，皮疹愈多，脱屑愈明显。轻症患者呈细屑状或片状屑。重症患者有时呈大片脱皮，以指、趾部最显。此时全身中毒症状及局部炎症也很快消退。此期 1 周左右。

除了上述典型的临床表现外，随着细菌毒力的强弱，侵入部位的差异和机体反应性的不同，又有其特殊表现。

（1）脓毒型咽峡炎明显，渗出物多，局部黏膜可坏死而形成溃疡。细菌扩散到附近组织，发生化脓性中耳炎、鼻窦炎、乳突炎及颈部淋巴结炎，重者导致败血症。目前该型已较少见。

（2）中毒型全身中毒症状重，高热 40 ℃以上。往往出现意识障碍、萎靡、嗜睡或烦躁，重者谵妄、惊厥及昏迷。亦可呈循环衰竭及中毒性心肌炎表现。皮疹可为出血性，延时较久，但咽峡炎不明显。此型患者易引起全身或局部的细菌感染性并发症。自抗生素应用以来，已很少见到。

（3）外科型（包括产科型）病原菌通过咽外途径如伤口、产道、烧、烫伤创面或皮肤感染侵入人体引起发病，其皮疹先出现于细菌入侵部位附近，邻近的淋巴结炎较显著，全身症状轻，咽扁桃体无炎症。预后良好。

五、辅助检查

（一）血常规

白细胞总数增加，在(10～20)×10⁹/L，中性粒细胞可达 80% 以上，严重者可出现中毒颗粒。

（二）快速抗原检测

免疫荧光法或乳胶凝集法检测咽拭子或伤口分泌物 A 组 β 溶血性链球菌，用于快速诊断。

（三）细菌培养

从咽拭子或其他病灶内取标本培养，分离出 A 组 β 溶血性链球菌。

六、诊断和鉴别诊断

典型皮疹、帕氏线、"杨梅"舌等是临床诊断猩红热的主要依据，再结合全身症状如发热、咽

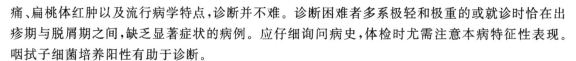

痛、扁桃体红肿以及流行病学特点,诊断并不难。诊断困难者多系极轻和极重的或就诊时恰在出疹期与脱屑期之间,缺乏显著症状的病例。应仔细询问病史,体检时尤需注意本病特征性表现。咽拭子细菌培养阳性有助于诊断。

本病应与下列疾病作鉴别诊断。

(一)风疹

其皮疹有时与猩红热不易鉴别,但枕后淋巴结肿大,白细胞减少,当地流行情况可供鉴别。

(二)麻疹

典型麻疹皮疹与猩红热皮疹不相同,但在麻疹前驱期偶或暂现猩红热样的皮疹,反之猩红热患儿四肢有时可见麻疹样皮疹。但麻疹的卡他症状,麻疹黏膜斑,皮疹特点及出疹顺序及疹退后的色素沉着,白细胞降低,流行史等有助于鉴别。

(三)药物疹

奎宁、苯巴比妥、磺胺类、安替比林、颠茄合剂、阿托品等药物,有时可致皮肤弥漫性潮红,或可表现为斑丘疹。但缺乏全身症状、无咽峡炎症,皮疹分布不均匀,主要靠仔细询问药物史有助鉴别。

(四)金黄色葡萄球菌败血症

部分金黄色葡萄球菌可产生红疹毒素也可引起类似猩红热样皮疹,与中毒型猩红热不易鉴别,其皮疹多在起病后 3～5 天出现,持续时间较短,中毒症状更为明显,大多有金黄色葡萄球菌感染灶,最重要的鉴别是病灶的细菌培养、血培养。

七、治疗

(一)一般治疗

供给充分的营养、热量。在发热,咽痛期间可给予流质或半流质饮食,保持口腔清洁,较大儿童可用温盐水漱口。高热者,应物理降温或用退热剂。

(二)抗生素治疗

青霉素能迅速消灭链球菌,预防和治疗脓毒并发症,是治疗猩红热的首选药物。更重要的在于预防并发症如急性肾小球肾炎和急性风湿热的发生。治疗开始愈早,预防效果愈好,疗程至少10 天。青霉素过敏者可选用头孢菌素,或酌情选用红霉素、克林霉素,但后者对 A 组溶血性链球菌耐药性很高,需根据药物敏感性结果选用,疗程 7～10 天。

八、预防

(一)早期隔离

患者明确诊断后将患儿进行隔离治疗,由于早期使用抗生素,病原菌很快消失,隔离期限缩短为 1 周。病情不需住院者,尽可能在家隔离治疗。最好咽培养 3 次阴性后解除隔离。

(二)接触者的处理

儿童机构发生猩红热时,应严密观察接触者。认真进行晨间检查,有条件可做咽拭子培养。对可疑猩红热、咽峡炎患者,都应给予隔离治疗。

(袁本泉)

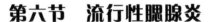

第六节 流行性腮腺炎

流行性腮腺炎是由腮腺炎病毒引起的急性呼吸道传染病。其临床特征为腮腺(包括颌下腺和舌下腺)的非化脓性肿胀、疼痛和发热,并可累及其他各种腺体及其他器官。传染性仅次于麻疹、水痘。预后良好,感染后可获持久免疫。

一、病因

腮腺炎病毒属副黏液病毒科的单股 RNA 病毒。其直径 100～200 nm,呈球形,只有一个血清型,有 12 个基因型从 A 到 L。对物理和化学因素敏感,加热至 55～60 ℃后 20 分钟即可失去活力,福尔马林或紫外线也能将其灭活,但耐低温,4 ℃可存活 2 个月以上。

二、流行性

人是流行性腮腺炎病毒的唯一宿主,可通过直接接触、飞沫、唾液污染食具或玩具等途径传播。一年四季均可发生,但以冬春季为高峰。人群对本病普遍易感,感染后可获持久免疫,仅有 1%～2% 的人可能再次感染。

三、发病机制及病理

病毒首先侵犯口腔和鼻黏膜,在其局部上皮细胞增殖,并释放入血,形成第一次病毒血症。病毒经血液至全身各器官,首先累及各种腺体,如腮腺、颌下腺、舌下腺及胰腺、生殖腺等,并在其腺上皮细胞增殖,再次入血,形成第二次病毒血症,进一步波及其他脏器。

病理特征为腮腺非化脓性炎症,包括间质水肿、点状出血、淋巴细胞浸润和腺泡坏死。腺体导管水肿,管腔内脱落的坏死上皮细胞堆积,使腺体分泌排出受阻,唾液淀粉酶经淋巴系统进入血液而使血、尿淀粉酶升高。此外,其他器官如胰腺、睾丸可有类似病理改变。

四、临床表现

潜伏期 14～25 天,多无前驱症状。起病较急,可有发热、头痛、咽痛、食欲缺乏、恶心及呕吐等,数小时至 1～2 天出现腮腺肿大,初为一侧,继之对侧也出现肿大。腮腺肿大以耳垂为中心,并向前、后、下发展,边界不清,局部表面热而不红,触之有弹性感并有压痛。当腮腺肿大明显时出现胀痛,咀嚼或进酸性食物时疼痛加剧。腮腺导管口(位于上颌第二磨牙旁的颊黏膜处)在早期常有红肿。腮腺肿大 1～3 天达高峰,1 周左右消退,整个病程 10～14 天。

五、辅助检查

(一)一般检查
1.血常规检查
白细胞总数大多正常或稍高,淋巴细胞相对增高。

2.血清及尿淀粉酶测定

其增高程度常与腮腺肿胀程度相平行。90%的患儿发病早期血清及尿淀粉酶增高,有助于诊断。

3.脑脊液检测

约半数腮腺炎患者在无脑膜炎症状和体征时,脑脊液中白细胞可轻度升高。

(二)血清学检查

ELISA法检测血清中腮腺炎病毒核蛋白的IgM抗体在临床症状后3天逐渐升高可作为近期感染的诊断;近年来应用特异性抗体或单克隆抗体检测腮腺炎病毒抗原,可作早期诊断;逆转录PCR技术检测腮腺炎病毒RNA,可提高对可疑患者的诊断率。

(三)病毒分离

可从患儿唾液、尿及脑脊液中分离出病毒。

六、并发症

流行性腮腺炎是全身性疾病,病毒常侵犯中枢神经系统及其他腺体而出现症状。甚至某些并发症可不伴有腮腺肿大而单独出现。

(一)神经系统

1.脑膜脑炎

较为常见,多在腮腺肿大后1周左右出现,也可发生在腮腺肿大前或腮腺肿后2周内,临床表现及脑脊液改变与其他病毒性脑膜脑炎相似。疾病早期,脑脊液中可分离出腮腺炎病毒,大多数预后良好,但也偶有死亡及留有神经系统后遗症者。

2.多发性神经炎、脑脊髓炎

偶有腮腺炎后1~3周出现多发性神经炎、脑脊髓炎,但预后多良好。肿大腮腺可压迫面神经引起暂时性面神经麻痹,有时出现三叉神经炎、偏瘫、截瘫及上升性麻痹等。

3.耳聋

由听神经受累所致。发生率虽不高(约1/15 000),但可发展成永久性和完全性耳聋,所幸75%为单侧,故影响较小。

(二)生殖系统睾丸炎

生殖系统睾丸炎是青春发育期男孩常见的并发症,多为单侧,肿大且有压痛,近半数病例发生不同程度睾丸萎缩,但很少引起不育症。7%青春期后女性患者可并发卵巢炎,表现下腹疼痛及压痛,目前尚未见因此导致不育的报告。

(三)胰腺炎

胰腺炎常发生于腮腺肿大后3、4天至1周左右出现,以中上腹疼痛为主要症状,可伴有发热、呕吐、腹胀或腹泻等,轻型及亚临床型较常见,发生严重胰腺炎的极少见。由于单纯腮腺炎即可引起血、尿淀粉酶升高,故血、尿淀粉酶不宜作为诊断依据。血脂肪酶检测有助于胰腺炎的诊断。

(四)其他

还可有心肌炎、肾炎、乳腺炎、关节炎、肝炎等。

七、诊断及鉴别诊断

依据流行病学史、腮腺及其他唾液腺非化脓性肿大的特点,可作出临床诊断。

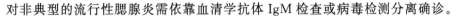

对非典型的流行性腮腺炎需依靠血清学抗体 IgM 检查或病毒检测分离确诊。

鉴别诊断包括其他病原(细菌、流感病毒、副流感病毒等)引起的腮腺炎和其他原因引起的腮腺肿大,如白血病、淋巴瘤及腮腺肿瘤等。

八、治疗

自限性疾病,目前尚无抗流行性腮腺病毒的特效药物。主要是对症治疗,镇痛及退热。急性期应避免食刺激性食物,多饮水,保持口腔卫生。高热患儿可采用物理降温或使用解热剂,严重头痛和并发睾丸炎者可酌情应用止痛药。此外,也可采用中医中药内外兼治。对重症脑膜脑炎、睾丸炎或心肌炎者,可短程给予糖皮质激素治疗。此外,氦氖激光局部照射治疗腮腺炎,对止痛、消肿有一定疗效。

九、预防

及早隔离患者直至腮腺肿胀完全消退为止。集体机构的易感儿应检疫 3 周。流行性腮腺炎减毒活疫苗具有较好的预防效果。此外,对鸡蛋过敏者不能使用腮腺炎减毒活疫苗。

(袁本泉)

第七节　流行性乙型脑炎

一、概述

流行性乙型脑炎简称乙脑,是由乙型脑炎病毒引起,经蚊传播的一种中枢神经系统急性传染病。因其首先在日本发现,故又名"日本脑炎"。本病流行于夏秋季。重型患者病死率高,幸存者常留有后遗症。在广泛接种乙脑疫苗后,发病率已明显下降。

二、病因及流行病学特征

乙脑病毒为单股正链 RNA 病毒,属于黄病毒科黄病毒属,为 B 组虫媒病毒。乙脑病毒嗜神经性强,抗原性稳定。猪为主要传染源,其次为马、牛、羊和狗,其他如猫、鸡、鸭和鹅等也可感染。蚊虫是主要传播媒介,主要是三带喙库蚊,伊蚊和按蚊也能传播。候鸟及蝙蝠也是乙脑病毒的越冬宿主。人是终宿主,但感染后病毒血症期短暂且病毒载量低,因此不是主要传染源。未见人与人传播的报道。人群普遍易感,多见于 10 岁以下儿童,病后获得持久免疫力。典型患者与隐性感染者之比为 1∶(1 000～2 000)。

三、诊断

(一)病史
夏季发病;居住环境附近有养猪场;有蚊虫叮咬史;未接种乙型脑炎疫苗。
(二)临床表现
潜伏期 4～21 天,大多为 10～14 天。大多呈隐性感染或轻症,仅少数出现中枢神经系统症状。

1.临床分期

(1)初热期:病初3天,为病毒血症期。有发热、精神差、食欲缺乏、轻度嗜睡及头痛。体温39 ℃左右持续不退。常无明显神经系统症状,易误诊为上呼吸道感染。

(2)极期:病程第4～10天,体温达40 ℃以上并持续不退。全身症状加重,出现明显神经系统症状及体征。意识障碍加重,渐转入昏迷,并出现惊厥。重者惊厥反复发作,出现肢体强直性瘫痪、昏迷加重、深浅反射消失及颈强直等明显脑膜刺激症状。严重者发生脑疝或中枢性呼吸衰竭。

(3)恢复期:极期过后即进入恢复期。体温下降,昏迷者经过短期精神呆滞或淡漠而渐清醒。神经系统体征逐渐改善或消失。重症患者可有中枢性发热、多汗、神志呆滞及反应迟钝,部分记忆力丧失、精神及行为异常,肢体强直性瘫痪或有癫痫样发作。

(4)后遗症期:5%～20%患者有不同程度神经系统后遗症,病程6个月后仍不能恢复。主要为意识异常、智力障碍、癫痫样发作及肢体强直性瘫痪等。

2.病情分型

乙脑可分为下列4型,以轻型和普通型为多见。

(1)轻型:体温38～39 ℃,神志清楚,有嗜睡、轻度颈强直等脑膜刺激症状,一般无惊厥。病程1周,无后遗症。

(2)普通型(中型):体温39～40 ℃,昏睡、头痛、呕吐,出现浅昏迷。脑膜刺激症状明显,深浅反射消失,有1次或短暂数次惊厥。病程为10～14天,无或有轻度恢复期神经精神症状,一般无后遗症。

(3)重型:体温持续40 ℃或更高,出现不同程度昏迷、反复或持续惊厥。病程在2周以上。部分患者留有不同程度后遗症。

(4)极重型:初热期体温迅速上升达40.5～41 ℃或更高,伴反复发作难以控制的持续惊厥。于1～2天内转入深昏迷,肢体强直,有重度脑水肿表现,可发生中枢性呼吸衰竭或脑疝。病死率高,存活者均有严重后遗症。少数极重型可出现循环衰竭,由于延髓血管舒缩中枢严重病变或并发心肌炎和心功能不全所致。

(三)实验室检查

(1)外周血常规:白细胞总数$(10～20)×10^9/L$,儿童可达$40×10^9/L$。病初中性粒细胞可高达80%以上,1天后,淋巴细胞占优势。少数患者血常规始终正常。

(2)脑脊液检查:外观无色透明,压力增高,白细胞计数$(50～500)×10^6/L$,个别高达$1 000×10^6/L$,病初1～2天以中性粒细胞为主,以后则淋巴细胞增多。蛋白轻度增高,糖及氯化物正常。极少数脑脊液常规和生化正常。

(四)脑电图和影像学检查

脑电图为非特异性表现,呈弥漫性不规则高幅慢波改变。头颅CT或MRI可见弥漫性脑水肿,可在丘脑、基底节、中脑、脑桥或延髓见低密度影。

(五)病原学检查

病原学诊断依赖病毒分离或脑脊液和血病毒特异性抗原或抗体检测。确诊条件为下列之一:①酶联免疫法在脑脊液或血中检测出特异性IgM抗体;②在组织、血、脑脊液或其他体液分离到病毒或证实病毒特异性抗原或基因片段;③双份血清特异性IgG抗体有≥4倍升高。

四、鉴别诊断

(一)中毒性菌痢

中毒性菌痢与乙脑季节相同,多见于夏秋季。但起病急骤,数小时内出现高热、惊厥、昏迷、休克、甚至呼吸衰竭。一般不出现颈强直等脑膜刺激征。用生理盐水灌肠,粪便有黏液和脓血,镜检和粪便培养可明确诊断。特殊情况下可进行脑脊液检查,中毒性菌痢脑脊液一般正常。

(二)化脓性脑膜炎

化脓性脑膜炎多发生在冬春季,脑脊液混浊,白细胞可数以万计,中性粒细胞在 80% 以上,糖明显降低,蛋白增高。脑脊液涂片及培养可检出细菌。

(三)其他病毒性脑炎

腮腺炎病毒、肠道病毒和单纯疱疹病毒等可引起脑炎,应根据流行病学资料、临床特征以及病原学检查加以区别。

五、治疗

重点是把握高热、惊厥、呼吸衰竭这三个主要病症的有效处理。

(一)急性期治疗

1. 一般治疗

保证足够营养。高热、惊厥者易有脱水,应静脉补液,补液量根据有无呕吐及进食情况而定,$50 \sim 80$ mL/(kg·d)。昏迷者给予鼻饲,注意口腔卫生。注意观察患者精神、意识、呼吸、脉搏、血压及瞳孔的变化等。

2. 对症治疗

(1)高热:室温应维持在 25 ℃以下;最好使体温保持在 38 ℃左右。每隔 2 小时测体温,若体温高于 38 ℃给予退热药(可采用布洛芬口服和退热栓交替使用)和/或冰袋冰帽等物理降温;若持续性高热伴反复惊厥者可采用亚冬眠疗法:氯丙嗪和异丙嗪各每次 $0.5 \sim 1$ mg,肌内注射,间隔 $2 \sim 4$ 小时重复,维持 $12 \sim 24$ 小时。

(2)控制颅内压:首选 20% 甘露醇($0.5 \sim 1.0$ g/kg)30 分钟内静脉滴完,间隔 $4 \sim 6$ 小时重复使用;脑疝时剂量增至 2.0 g/kg,分 2 次间隔 30 分钟快速静脉注射,可先利尿如呋塞米或同时用强心剂。重症病例可短期(<3 天)加用地塞米松静脉推注,地塞米松 0.5 mg/(kg·d)。

(3)惊厥:用止痉剂如氯硝西泮、水合氯醛及苯巴比妥等。氯硝西泮每次 $0.03 \sim 0.05$ mg/kg,静脉缓慢推注,每天 $2 \sim 3$ 次;10% 水合氯醛保留灌肠 $1 \sim 2$ mL/(次·岁);苯巴比妥 $10 \sim 15$ mg/kg饱和量肌内注射,极量每次 0.2 g,12 小时后 5 mg/(kg·d)维持。并针对发生惊厥的原因采取相应措施:如脑水肿者应以脱水治疗为主;气道分泌物堵塞者应吸痰、保持呼吸道通畅,必要时气管插管或切开;因高热所致惊厥者应迅速降温。

(4)呼吸障碍和呼吸衰竭:深昏迷患者喉部痰液增多影响呼吸时,应加强吸痰。出现呼吸衰竭表现者应及早使用呼吸机,必要时行气管切开术。

(5)循环衰竭:如为心源性心力衰竭,应用强心药物如毛花苷 C 等洋地黄类。毛花苷 C:24 小时负荷量<2 岁 $0.03 \sim 0.04$ mg,>2 岁 $0.02 \sim 0.03$ mg,静脉推注。首次用 1/2 量,余1/2 量分 2 次用,间隔 $6 \sim 12$ 小时给药。次日给予地高辛维持(1/5 ~ 1/4 负荷量)。如因高热、昏迷、脱水过多,造成血容量不足而致循环衰竭,则应以扩容为主。先予生理盐水或等渗含钠液 10 ~

20 mL/kg,30 分钟内输入,仍不能纠正者输注胶体液(如清蛋白或血浆)。

(二)恢复期及后遗症治疗

重点在于功能锻炼。可采用理疗、针灸、按摩、推拿或中药等。

六、预防

(一)灭蚊

为预防乙脑的主要措施。消除蚊虫的滋生地,喷药灭蚊能起到有效作用。使用蚊帐、蚊香,涂擦防蚊剂等防蚊措施。

(二)动物宿主的管理

有条件者最好对母猪进行免疫接种,在乡村及饲养场要做好环境卫生,以控制猪的感染,可有效降低局部地区人群乙脑的发病率。

(三)接种乙脑疫苗

初次免疫年龄为 8 月龄,乙脑灭活疫苗需接种 2 次,间隔 7～10 天;18～24 月龄和 6 岁时各需加强接种 1 剂,保护率为 70%～90%。乙脑减毒活疫苗初次免疫接种 1 次,2 周岁时加强 1 次,2 次接种的保护率达 97.5%。

(袁本泉)

第八节 流行性脑脊髓膜炎

一、概述

流行性脑脊髓膜炎简称流脑,是由脑膜炎双球菌引起的一种化脓性脑膜炎。

二、诊断

(一)流行病学

人类是唯一传染源,通过飞沫经空气传播,冬春季多见。可呈散发或大、小流行。儿童发病年龄以 6 个月～2 岁最高。我国多于冬春季流行,以 2～4 月份为高峰期。潜伏期 1～7 天。

(二)症状和体征

(1)高热及头痛:持续高热,体温多在 39～40 ℃,头痛明显,伴有喷射状呕吐、肌肉酸痛、精神差,食欲下降。

(2)出血点及瘀斑:全身皮肤黏膜出现瘀点或瘀斑,最早出现在眼结膜和口腔黏膜,病情严重者瘀斑可迅速扩大形成大疱。婴幼儿的临床表现常不典型,除有高热、呕吐、拒乳、尖叫、烦躁、惊厥外,脑膜刺激症状不明显。

(3)暴发型流脑,出现颅内压增高:表现为剧烈头痛,频繁而剧烈喷射状的呕吐,反复或持续惊厥,迅速陷入昏迷状。脑膜刺激征阳性,严重者出现角弓反张、休克等。呼吸不规则、叹息样呼吸或点头样呼吸等。瞳孔大小不一,对光反应消失。

(三)实验室检查

(1)血常规:白细胞总数及中性粒细胞明显增高,严重者可有类白血病改变。暴发型患儿白细胞可不高,血小板进行性下降。

(2)脑脊液检查:早期可仅有压力增高,外观正常,细胞数、蛋白和糖无变化,后期外观变浑浊或呈脓样,细胞数可高达 $1×10^9/L$ 以上,以中性粒细胞为主,蛋白明显增高,糖与氧化物减低。

(3)细菌学检查:脑脊液涂片或皮肤瘀点涂片染色镜检可查见脑膜炎球菌并有确诊价值。脑脊液培养需在使用抗菌药物前阳性率高。血培养阳性率低。

(4)免疫学检查:利用特异性抗体检测患儿血或脑脊液中的相应抗原,或以特异抗原来检测体内相应抗体对诊断有意义。

三、治疗

(一)抗生素治疗

(1)磺胺嘧啶(SD):每天 $0.15～0.2$ g/kg 加入葡萄糖液静脉滴注,每天总量不超过 6 g,同时口服等量碳酸氢钠,5～7 天为 1 个疗程。

(2)复方新诺明:每天 50～60 mg/kg,分 2 次口服。应多饮水,防止磺胺类药在肾脏形成尿路结晶,每天检查尿液。如发现血尿或有磺胺结晶,则暂停用药。

(3)青霉素:对磺胺药过敏或使用 24～48 小时病情无好转者,应选用青霉素,每天 20 万～40 万 U/kg 静脉滴注,分 2～3 次静脉滴注,疗程 5～7 天。

(4)氯霉素:较易透过血-脑屏障,适用于不能使用青霉素的患者,每天 25～30 mg/kg,分 2 次静脉滴注。疗程同上。

(5)氨苄西林:适用于病情较重,病原尚未明确的婴幼儿,每天 150～300 mg/kg 静脉滴注。

(6)头孢噻肟钠:以上治疗效果欠佳可选用,每天剂量 100 mg/kg,分 2 次静脉滴注。

(二)对症治疗

(1)降温:物理降温,也可用药物降温。惊厥时可给 10%水合氯醛灌肠或地西泮注射。

(2)暴发型流脑的治疗:脱水治疗,20%甘露醇 0.5～1.0 g/kg,快速静脉滴注。根据病情每 3～4 小时 1 次,直至呼吸恢复正常。症状好转,可逐渐减量或延长给药间隔至停药。使用时注意尿量变化,防止大剂量甘露醇引起的急性肾衰竭。也可与 50%葡萄糖液交替使用。必要时可用呋塞米(速尿)。

(3)肾上腺皮质激素:可减轻毒血症和颅内高压,常用地塞米松静脉滴注。

(4)给氧、吸痰:头部降温并给予呼吸兴奋药,呼吸停止者应立即行气管插管或气管切开。

(王　辉)

第九节　结核性脑膜炎

结核性脑膜炎简称结脑,是儿童结核病中最严重的类型。常在结核原发感染后 1 年以内发生,尤其在初染结核 3～6 个月最易发生结脑。多见于 3 岁以内婴幼儿,约占 60%。自普及卡介苗接种和有效抗结核药物应用以来,本病的发病率较过去明显降低,预后有很大改进,但若诊断不及时和治疗不当,病死率及后遗症的发生率仍较高,故早期诊断和合理治疗是改善本病预后的关键。

一、发病机制

结脑常为全身性粟粒性结核病的一部分,通过血行播散而来。婴幼儿中枢神经系统发育不成熟、血-脑屏障功能不完善、免疫功能低下与本病的发生密切相关。结脑亦可由脑实质或脑膜的结核病灶破溃,结核杆菌进入蛛网膜下腔及脑脊液中所致。偶见脊椎、颅骨或中耳与乳突的结核灶直接蔓延侵犯脑膜。

二、病理

(一)脑膜病变

软脑膜弥漫充血、水肿、炎性渗出,并形成许多结核结节。蛛网膜下腔大量炎性渗出物积聚,因重力关系、脑底池腔大、脑底血管神经周围的毛细血管吸附作用等,使炎性渗出物易在脑底诸池聚积。渗出物中可见上皮样细胞、朗格汉斯细胞及干酪坏死。

(二)脑神经损害

浆液纤维蛋白渗出物波及脑神经鞘,包围挤压脑神经引起脑神经损害,常见第Ⅶ、Ⅲ、Ⅳ、Ⅵ、Ⅱ对脑神经障碍的临床症状。

(三)脑部血管病变

在早期主要为急性动脉炎,病程较长者,增生性结核病变较明显,可见栓塞性动脉内膜炎,严重者可引起脑组织梗死、缺血、软化而致偏瘫。

(四)脑实质病变

炎症可蔓延至脑实质,或脑实质原已有结核病变,可致结核性脑膜脑炎。少数病例脑实质内有结核瘤。

(五)脑积水及室管膜炎

室管膜及脉络丛受累,出现脑室管膜炎。如室管膜或脉络丛结核病变使一侧或双侧室间孔粘连狭窄,可出现一侧或双侧脑室扩张。脑底部渗出物机化、粘连、堵塞使脑脊液循环受阻可导致脑积水。

(六)脊髓病变

有时炎症蔓延至脊膜、脊髓及脊神经根,脊膜肿胀、充血、水肿和粘连,蛛网膜下腔完全闭塞。

三、临床表现

典型结脑起病多较缓慢。根据临床表现,病程大致可分为3期。

(一)早期(前驱期)

早期(前驱期)为1~2周,主要症状为小儿性格改变,如少言、懒动、易倦、烦躁、易怒等。可有发热、食欲减退、盗汗、消瘦、呕吐、便秘(婴儿可为腹泻等)。年长儿可自诉头痛,多轻微或非持续性,婴儿则表现为蹙眉皱额,或凝视、嗜睡,或发育迟滞等。

(二)中期(脑膜刺激期)

中期(脑膜刺激期)为1~2周,因颅内压增高致剧烈头痛、喷射性呕吐、嗜睡或烦躁不安、惊厥等。出现明显脑膜刺激征,颈项强直,凯尔尼格征(Kernig 征)、布鲁津斯基征(Brudzinski 征)

阳性。幼婴则表现为前囟膨隆、颅缝裂开。此期可出现脑神经障碍,最常见者为面神经瘫痪,其次为动眼神经和展神经瘫痪。部分患儿出现脑炎体征,如定向障碍、运动障碍或语言障碍。眼底检查可见视神经盘水肿、视神经炎或脉络膜粟粒状结核结节。

(三)晚期(昏迷期)

晚期(昏迷期)为1～3周,以上症状逐渐加重,由意识障碍逐渐加重,出现昏迷,阵挛性或强直性惊厥频繁发作。患儿可极度消瘦,呈舟状腹。常出现水、盐代谢紊乱。最终因颅内压急剧增高导致脑疝致使呼吸及心血管中枢麻痹而死亡。

不典型结脑表现:①婴幼儿起病急,进展较快,有时仅以惊厥为主诉;②早期出现脑实质损害者,可表现为舞蹈症或精神障碍;③早期出现脑血管损害者,可表现为肢体瘫痪;④合并脑结核瘤者可似颅内肿瘤表现;⑤当颅外结核病变极端严重时,可将脑膜炎表现掩盖而不易识别;⑥在抗结核治疗过程中发生脑膜炎时,常表现为顿挫型。

根据儿童结脑的病理变化、病情轻重及临床表现,可分为以下4型。

1.浆液型

其特点为浆液渗出物仅局限于脑底,脑膜刺激征及脑神经障碍不明显,脑脊液变化轻微。常在粟粒型结核病常规检查脑脊液时发现。多见于疾病早期,病情较轻。

2.脑底脑膜炎型

脑底脑膜炎型为最常见的一型。浆液纤维蛋白性渗出物较弥漫,炎性病变主要位于脑底。其临床特征有明显脑膜刺激征,颅高压及脑神经障碍突出,但没有脑局灶性症状。脑脊液呈现典型结脑改变。多见于疾病中期,病情较重。

3.脑膜脑炎型

脑膜和脑实质均受累。脑血管变化明显,可出现脑局灶性症状,如肢体瘫痪或偏瘫,语言障碍,甚至失语,手足徐动或震颤,颅高压或脑积水症状显著。脑脊液改变较轻,恢复较快,与临床表现不平行。此型病程长,迁延不愈或恶化、复发,预后差。

4.脊髓型

炎症蔓延至脊髓膜或脊髓,除脑及脑膜症状明显外,尚出现脊髓和神经根障碍,如截瘫、感觉障碍、括约肌功能障碍等。因脑脊液通路梗阻,脑脊液可呈黄色,有明显蛋白细胞分离现象。此型病程长,多见于年长儿,临床恢复慢,常遗留截瘫后遗症。

四、诊断

早期诊断主要依靠详细的病史询问,周密的临床观察及对本病高度的警惕性,综合资料全面分析,最可靠的诊断依据是脑脊液中查见结核杆菌。

(一)病史

(1)结核接触史,大多数结脑患儿有结核接触史,特别是与家庭内开放性肺结核患者接触史,对小婴儿的诊断尤有意义。

(2)卡介苗接种史,大多数患儿未接种过卡介苗。

(3)既往结核病史,尤其是1年内发现结核病又未经治疗者,对诊断颇有帮助。

(4)近期急性传染病史,如麻疹、百日咳等常为结核病恶化的诱因。

(二)临床表现

凡有上述病史的患儿出现性格改变、头痛、不明原因的呕吐、嗜睡或烦躁不安相交替及顽固

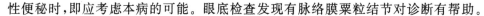

性便秘时,即应考虑本病的可能。眼底检查发现有脉络膜粟粒结节对诊断有帮助。

(三)脑脊液检查

脑脊液检查对本病的诊断极为重要。

常规检查:脑脊液压力增高,外观无色透明或呈毛玻璃样,蛛网膜下腔阻塞时,可呈黄色,静置 $12\sim24$ 小时后,脑脊液中可有蜘蛛网状薄膜形成,取之涂片做抗酸染色,结核杆菌检出率较高。白细胞数多为 $50\times10^6\sim500\times10^6/L$,分类以淋巴细胞为主,但急性进展期,脑膜新病灶或结核瘤破溃时,白细胞数可$>1\,000\times10^6/L$,其中 1/3 病例分类以中性粒细胞为主。糖和氯化物均降低为结脑的典型改变。蛋白量增高,一般多为 $1.0\sim3.0$ g/L,椎管阻塞时可高达 $4.0\sim5.0$ g/L。对脑脊液改变不典型者,需重复化验,动态观察变化。脑脊液($5\sim10$ mL)沉淀物涂片抗酸染色镜检阳性率可达 30%。

(四)其他检查

(1)结核杆菌抗原检测:以 ELISA 双抗夹心法检测脑脊液结核杆菌抗原,是敏感、快速诊断结脑的辅助方法。

(2)抗结核抗体测定:以 ELISA 法检测结脑患儿脑脊液 PPD-IgM 抗体和 PPD-IgG 抗体,其水平常高于血清中的水平。PPD-IgM 抗体于病后 $2\sim4$ 天开始出现,2 周达高峰,至 8 周时基本降至正常,为早期诊断依据之一;而 PPD-IgG 抗体于病后 2 周起逐渐上升,至 6 周达高峰,约在 12 周时降至正常。

(3)腺苷脱氨酶(adenosine deaminase,ADA)活性测定:ADA 主要存在于 T 细胞中,有 63%~100% 结脑患者脑脊液 ADA 增高(>9 μ/L),ADA 在结脑发病 1 个月内明显增高,治疗 3 个月后明显降低,为一简单可靠的早期诊断方法。

(4)结核菌素试验:阳性对诊断有帮助,但高达 50% 的患儿可呈阴性反应。

(5)脑脊液结核杆菌培养:是诊断结脑可靠的依据。

(6)聚合酶链反应(PCR):应用 PCR 技术在结脑患儿脑脊液中扩增出结核杆菌所特有的 DNA 片段,能使脑脊液中极微量结核杆菌体 DNA 被准确地检测,其灵敏度和特异度超过目前使用的各种实验手段。

(五)X 线、CT 或磁共振(MRI)检查

约 85% 结核性脑膜炎患儿的胸片有结核病改变,其中 90% 为活动性病变,呈粟粒型肺结核者占 48%。胸片证明有血行播散性结核病对确诊结脑很有意义。脑 CT 在疾病早期可正常,随着病情进展可出现基底节阴影增强,脑池密度增高、模糊、钙化、脑室扩大、脑水肿或早期局灶性梗死征。

五、鉴别诊断

(一)化脓性脑膜炎(简称化脑)

婴儿急性起病者,易误诊为化脑;而治疗不彻底的化脑脑脊液细胞数不甚高时,又易误诊为结脑,应予鉴别。重要鉴别点是脑脊液检查:化脑脑脊液外观混浊,细胞数多$>1\,000\times10^6/L$,分类以中性粒细胞为主,涂片或培养可找到致病菌,鉴别一般不难,但治疗不彻底的化脑脑脊液改变不典型,单凭脑脊液检查有时难与结脑鉴别,应结合病史、临床表现及其他检查综合分析。

(二)病毒性脑膜炎

起病较急,早期脑膜刺激征较明显,脑脊液无色透明,白细胞多在 $50\times10^6\sim200\times10^6/L$,分

类以淋巴细胞为主,蛋白质一般不超过 1.0 g/L,糖和氯化物含量正常。

(三)隐球菌脑膜炎

起病较结脑更缓慢,病程更长,多有长期使用广谱抗生素和/或免疫抑制剂史。病初多无明显发热。颅高压症状显著,头痛剧烈,与脑膜炎其他表现不平行。视力障碍及视神经盘水肿较常见,症状有时可自行缓解。脑脊液呈蛋白细胞分离,糖显著降低,结核菌素试验阴性。最重要的鉴别点是脑脊液墨汁涂片可找到厚荚膜圆形发亮的菌体。

(四)脑肿瘤

尤其是婴幼儿较常见的髓母细胞瘤可经蛛网膜下腔播散转移,易发生脑神经障碍、脑膜刺激征及脑脊液改变,易误诊为结脑。但脑肿瘤一般无发热史,少见抽搐、昏迷,颅高压症状与脑膜刺激征不相平行,脑脊液改变较轻微,结核菌素试验阴性,脑部 CT 扫描或磁共振(MRI)有助于诊断。

六、并发症及后遗症

最常见的并发症为脑积水、脑实质损害、脑出血及脑神经障碍。其中前 3 种是导致结脑死亡的常见原因。严重后遗症为脑积水、肢体瘫痪、智力低下、失明、失语、癫痫及尿崩症等。晚期结脑发生后遗症者约占 2/3,而早期结脑后遗症甚少。

七、治疗

应抓住抗结核治疗和降低颅高压两个重点环节。

(一)一般疗法

应卧床休息,细心护理,对昏迷患者可予鼻饲或胃肠外营养,以保证足够热量,应经常变换体位,以防止压疮和坠积性肺炎。做好眼睛、口腔、皮肤的清洁护理。

(二)抗结核治疗

联合应用易透过血-脑屏障的抗结核杀菌药物,分阶段治疗。

(1)强化治疗阶段联合使用 INH、RFP、PZA 及 EMB。疗程 2~3 个月,其中 INH 每天 10~15 mg/kg,最大剂量 300 mg,RFP 每天 10~20 mg/kg(<600 mg/d),PZA 每天 30~40 mg/kg(<750 mg/d),EMB 每天15~25 mg/kg。

(2)巩固维持治疗阶段继用 INH,RFP。9~10 个月。抗结核药物总疗程不少于 12 个月,或待脑脊液恢复正常后继续治疗 6 个月。

(三)降低颅高压

由于室管膜炎症的刺激,脑脊液分泌增多,压力增高;加之脑底大量炎性渗出物及肉芽充填后,使脑脊液循环通路受阻而产生各种类型脑积水。最早于 10 天即可出现,故应及时控制颅内压,措施如下。

(1)脱水剂:常用 20%甘露醇,一般剂量每次 0.5~1.0 g/kg,于 30 分钟内快速静脉注入。4~6 小时 1 次,脑疝时可加大剂量至每次 2 g/kg。2~3 天后逐渐减量,7~10 天停用。其作用机制为使脑脊液渗入静脉而降低颅内压。

(2)利尿剂:乙酰唑胺一般于停用甘露醇前 1~2 天加用该药,每天 20~40 mg/kg(<750 mg/d)口服,根据颅内压情况,可服用 1~3 个月或更长,每天服或间歇服(服 4 天,停3 天)。该药系碳酸酐酶抑制剂,可减少脑脊液的产生而降低颅内压。

(3)侧脑室穿刺引流:适用于急性脑积水而其他降颅压措施无效或疑有脑疝形成时。引流量根据脑积水严重程度而定,一般每天 50～200 mL,持续引流时间为 1～3 周。有室管膜炎时可予侧脑室内注药。特别注意防止继发感染。

(4)腰椎穿刺减压及鞘内注药适应证:①颅内压较高,应用激素及甘露醇效果不明显,但不急需作侧脑室引流或没有作侧脑室引流的条件者。②脑膜炎症控制不好以致颅内压难于控制者。③脑脊液蛋白量＞3.0 g/L 以上者。方法:根据颅内压情况,适当放出一定量脑脊液以减轻颅内压;3 岁以上每次注入 INH 20～50 mg 及地塞米松 2 mg,3 岁以下剂量减半,开始为每天 1 次,1 周后酌情改为隔天 1 次、1 周 2 次及 1 周 1 次。2～4 周为 1 个疗程。

(5)分流手术:若由于脑底脑膜粘连梗阻发生梗阻性脑积水时,经侧脑室引流等难以奏效,而脑脊液检查已恢复正常,为彻底解决颅高压问题,可考虑作侧脑室小脑延髓池分流术。

(四)糖皮质激素

能抑制炎症渗出从而降低颅内压,减轻中毒症状及脑膜刺激症状,有利于脑脊液循环,并可减少粘连,从而减轻或防止脑积水的发生。是抗结核药物有效的辅助疗法,早期使用效果好。一般使用泼尼松,每天 1～2 mg/kg(＜45 mg/d),1 个月后逐渐减量,疗程 8～12 周。

(五)对症治疗

1.稀释性低钠血症

由于丘脑下部视上核和室旁核受结核炎症渗出物刺激,使垂体分泌抗利尿激素增多,导致远端肾小管回吸收水增加,造成稀释性低钠血症。如水潴留过多,可致水中毒,出现尿少、头痛、频繁呕吐、反复惊厥甚至昏迷。治疗宜用 3% 氯化钠液静脉滴注,每次 6～12 mL/kg,可提高血钠 5～10 mmol/L,同时控制入水量。

2.脑性失盐综合征

结脑患儿可因间脑或中脑发生损害,调节醛固酮的中枢失灵,使醛固酮分泌减少;或因促尿钠排泄激素过多,大量 Na^+ 由肾排出,同时带出大量水分,造成脑性失盐综合征。应检测血钠、尿钠,以便及时发现,可用 2∶1 等张含钠液补充部分失去的体液后,酌情补以 3% 氯化钠液以提高血钠浓度。

3.低钾血症

宜用含 0.2% 氯化钾的等张溶液静脉滴注,或口服补钾。

八、预后

预后与下列因素有关。

(1)治疗早晚:治疗愈晚病死率愈高,早期病例无死亡,中期病死率为3.3%,晚期病死率高达24.9%。

(2)年龄:年龄愈小,脑膜炎症发展愈快,愈严重,病死率愈高。

(3)病期和病型:早期、浆液型预后好,晚期、脑膜脑炎型预后差。

(4)结核杆菌耐药性:原发耐药菌株已成为影响结脑预后的重要因素。

(5)治疗方法:剂量不足或方法不当时可使病程迁延,易出现并发症。

随访观察复发病例全部发生在停药后 4 年内,绝大多数在 2～3 年内。停药后随访观察至少 3～5 年,凡临床症状消失,脑脊液正常,疗程结束后 2 年无复发者,方可认为治愈。

（王　辉）

第十一章 免疫性疾病

第一节 原发性免疫缺陷病

原发性免疫缺陷病(primary immunodeficiency disease,PID)是一组因先天性免疫系统发育不全而引起的免疫障碍性疾病。其中大多数与血细胞的分化和发育有关。PID大多数自婴幼儿期开始发病,严重者常导致夭折。

一、病因和发病机制

PID的病因目前尚不清楚,可能由多种因素所致:①遗传因素,在许多PID中起作用。②宫内感染因素,曾有报道胎儿感染风疹后引起低丙种球蛋白血症伴高IgM,因感染巨细胞病毒使胎儿的干细胞受损而致严重联合免疫缺陷等。PID的发病机制复杂,可能为造血干细胞、定向干细胞、T淋巴细胞或B淋巴细胞分化成熟障碍,也可能是上述细胞在分子水平上发生障碍的结果。

二、临床表现

PID包括多种疾病,临床表现十分复杂,但其基本特点为反复感染,常是致死的主要原因。

(一)反复感染

1.Ig缺乏者

常见为IgG及其亚类缺陷。由于出生时有来自母体的IgG,故常在生后数月(来自母体的IgG消失)才表现为反复化脓性感染。病毒性感染的发生率亦较高。

2.联合免疫缺陷者

于出生后不久即可发生感染性疾病,较单纯Ig缺乏者更为严重。除发生化脓性感染外,更突出的是反复病毒感染,真菌感染,也可罹患全身性结核。接种减毒活疫苗如麻疹疫苗后往往引起全身感染,甚至死亡。临床上无论Ig缺乏或联合免疫缺陷者,其化脓性感染除一般致病菌外,毒力低的条件致病菌如表皮葡萄球菌等也可造成严重感染。

3.中性粒细胞功能缺陷者

易患各种急、慢性化脓性感染以及慢性肉芽肿。

4.补体缺陷者

常患奈瑟菌属感染。

（二）自身免疫性疾病

PID若能存活到3～5岁，部分病例可患自身免疫性疾病，如系统性红斑狼疮、类风湿性关节炎等，以及超敏反应性疾病如支气管哮喘等。

（三）恶性肿瘤

联合免疫缺陷和Ig缺乏者易发生恶性肿瘤，其发病率较同龄人高100～300倍，尤易发生淋巴瘤、急性淋巴细胞性白血病。

三、几种常见的原发性免疫缺陷病

（一）抗体缺陷病

1.X连锁无丙种球蛋白血症（Bruton病）

X连锁无丙种球蛋白血症亦称先天性无丙种球蛋白血症。其缺陷基因定位于X染色体长臂（xq21.3～22）。多数于出生后6～12个月时发生反复化脓性感染，以呼吸道感染为主，也可为全身感染。血清丙种球蛋白常在2 g/L以下，IgG<1 g/L，IgA和IgM极少或难以测出，周围血极少或缺乏B淋巴细胞，淋巴结和骨髓内无浆细胞，但可见到前B淋巴细胞。表明B细胞的分化和发育受阻，不能从前B细胞发育为B细胞。原因尚未了解。如不积极治疗，半数于10岁前死亡。

2.选择性IgA缺乏症

选择性IgA缺乏症为常见的PID，其发生率占正常人群的1/800～1/600，男女均可发病。大部分患者没有症状，出现临床症状者仅占其中的10%～15%。患者常有呼吸道、消化道、泌尿道等病毒或细菌感染。血清IgA<0.05 g/L，IgG和IgM正常或代偿性增高，IgA通常降低或缺乏。给患儿注射IgA可诱发产生抗IgA的抗体，导致超敏反应。因此应避免使用丙种球蛋白（其中含有少量IgA）。预后一般较好，少数患儿有自行恢复IgA合成的能力。

3.婴儿暂时性低丙种球蛋白血症

本病偶有家族史，男女均可发病，病因不明。可能为母体产生抗胎儿Ig的抗体，通过胎盘破坏或抑制新生儿产生Ig，使出生后一段时间内血清IgG、IgA、IgM总量常<4 g/L，IgG<2.5 g/L。患儿易患革兰阳性细菌感染。直肠黏膜固有层活检见到浆细胞可与Bruton综合征鉴别。本病有自限性，1.5～3岁时血清Ig上升至正常水平。

（二）细胞免疫缺陷病

胸腺发育不全综合征。因胚胎时期第3、4对咽囊发育障碍导致（常伴甲状旁腺）胸腺发育不全或不发育。男女均可发生，胸腺缺如使T细胞数量减少，患儿易患病毒感染；因甲状旁腺功能低下，患儿出生后即有低钙血症。特殊面容表现为眼距宽，鼻梁平坦，小下颌，耳位低等，心脏畸形多是大动脉错位、法洛四联症等。尽管胸腺体积变小或萎缩而代以外胚叶组织，但本病免疫缺陷表现轻，血清免疫球蛋白（Ig）水平往往不低，仅约20%的病例出现T细胞功能异常，多数患儿随年龄增长，T细胞缺陷可自行恢复至正常。骨髓和胸腺细胞移植已有成功的报道。

（三）抗体和细胞免疫联合缺陷病

严重联合免疫缺陷病（SCID）为先天性免疫缺陷。最初由Hitzig在瑞士（Swiss）发现，也称Swiss型。病因尚未完全明了，可能与骨髓多能干细胞缺陷密切有关。由于干细胞缺乏，使T淋巴细胞、B 淋巴细胞均缺乏。根据遗传方式和临床特点又分为常染色体隐性遗传的 SCID、X 连锁性遗传 SCID、湿疹-血小板减少伴免疫缺陷等数种类型。主要表现为严重的细菌、病毒和真菌感染,部分患儿发生卡氏肺囊虫感染。常并发恶性肿瘤、自身免疫性溶血和甲状腺功能低下等。X 线检查不见胸腺及鼻咽部腺体样阴影。本病预后恶劣,多数于 1 岁左右死亡。

(四)原发性非特异性免疫缺陷

包括原发性补体缺陷和吞噬细胞缺陷性疾病,约占原发性免疫缺陷病的 10%。原发性补体缺陷病的共同表现是对奈瑟菌感染敏感性增高,易发生系统性红斑狼疮及狼疮样综合征。原发性吞噬细胞缺陷以易患反复迁延的化脓性疾病为特征。

四、诊断

(一)病史和体格检查

(1)经常反复感染是本组疾病的主要特征。

(2)大多为遗传性,应注意家族成员有无类似发病者。

(3)发病年龄与病种有关,一般而言,Ig 缺陷突出者于 6 个月后才发生感染,联合免疫缺陷者则发病较早。

(4)体格检查发现扁桃体发育不良或缺如,难以摸到浅表淋巴结,而肝脾大常见。

(二)实验室检查

全面的免疫学分析是诊断免疫缺陷的主要手段。对临床表现提示免疫缺陷的患儿可先做过筛试验(如外周血常规和淋巴细胞、中性粒细胞计数,皮肤迟发超敏反应,血清 Ig 及 C_3 测定等)。必要时可在骨髓、淋巴结或直肠黏膜活检标本中检测 T、B 细胞系统和粒细胞、血小板等的数量和形态,以做出正确评价。

(三)X 线检查

婴幼儿期缺乏胸腺影者提示 T 细胞功能缺陷,胸腺及鼻咽部腺体样阴影均消失见于先天性免疫缺陷。

五、治疗

(一)一般治疗

应加强护理和支持疗法,防止感染,已合并感染时选用适当的抗生素。各种伴有细胞免疫缺陷者都应禁忌接种活疫苗或活菌苗,以防发生严重感染等。

(二)替代疗法

1.丙种球蛋白

该制剂仅用于治疗 IgG 缺乏者。肌内注射剂量为每月 100 mg/kg,分次给予,分多处不同部位注射,每一部位注射总量不得大于 5 mL,用药后注意不良反应。IgA 缺乏症患者因可发生抗 IgA 抗体而致超敏反应,故禁忌使用丙种球蛋白。

2.新鲜血浆

血浆中除含 IgG 外,还含有 IgA、IgM 和补体,适用于治疗各类体液免疫缺陷病,剂量为 10~15 mL/kg,每 4 周静脉滴注一次。

3.白细胞

用于治疗中性粒细胞功能缺陷,因作用短暂,仅用于严重感染发生危象时。对 T 细胞缺陷者,无论输血、输血浆、红细胞和白细胞均须极其慎重。因该制品中均含有 T 细胞,即使输入极少量供体 T 细胞也会引起严重的移植物抗宿主反应。

（三）免疫重建

为患儿移植免疫器官或组织,使在患儿体内定居存活,以恢复其免疫功能。临床按免疫缺陷水平不同,可分别移植含有造血干细胞的骨髓、胚肝,含有淋巴干细胞及能产生胸腺素的胎儿胸腺以及基因治疗,如将腺苷脱氨酶(ADA)的编码基因插入患儿的淋巴细胞中可治疗伴 ADA 缺陷的 SCID。

六、预防

做好遗传咨询,检出致病基因携带者。对曾生育过 X 连锁遗传的免疫缺陷患儿的孕妇,应做羊水细胞检查,以确定胎儿性别和决定是否终止妊娠等。

（袁本泉）

第二节　继发性免疫缺陷病

某些疾病及物理、化学因子可引起继发性免疫系统暂时的或持续的损害,导致免疫功能减退和异常,认识继发性免疫缺陷病不仅有助于理论研究,而且对处理原发病,防治机遇性感染均有实际意义。常见的引起继发性免疫缺陷的原因和免疫异常归纳于表 11-1。治疗原则是治疗原发病或停用免疫抑制药物,去除其他免疫抑制因子和暂时的免疫替代疗法。

表 11-1　继发性免疫缺陷的原因和表现

原因	细胞免疫	抗体	吞噬细胞	补体	其他
1.感染性疾病					
先天性风疹	↓	IgG 可能 ↓	N	N	接种风疹疫苗后无应答
麻疹	↓	N	N	N	
麻风	↓	Ig 可能 ↑			对麻风菌的特异性细胞免疫明显低下
结核	↓	N	N	N	
巨细胞病毒感染	↓ *	IgM、A ↑	N	N	
急性病毒感染	↓	N	N	N	
慢性感染	N	Ig ↑	趋化性 ↓	↑	可出现自身抗体
2.恶性肿瘤					
霍奇金病	↓　抗体应答↓	Ig 可能 ↓	趋化性 ↓		有抑制 T 细胞的血清因子
急性白血病	↓	Ig 水平不定	N		
慢性白血病	↓	Ig 水平不定	N		有抑制 T 细胞转化因子
非淋巴样肿瘤	↓	Ig 水平不定	N	N 或↓	
骨髓瘤	Ts↑	↓	N	↓	

续表

原因	细胞免疫	抗体	吞噬细胞	补体	其他
3.自身免疫性疾病					
系统性红斑狼疮	↓,Ts可能	Ig↑	N	↓	部分患者有原发性补体缺陷
类风湿关节炎	↓	Ig常↑	N	↑	部分患者有原发性低丙球血症
慢性活动性肝炎	↓	Ig↑	N	N或↓	
4.蛋白耗失状态					
肾病综合征	N	IgG↓M、A可能↓	N	N或↓	
蛋白丧失性肠病	↓	IgG往往↓			
5.其他疾病					
营养不良	↓	N	杀菌力↓	CH$_{50}$↓	
糖尿病	↓	N	↓		备解素系统受损
镰细胞病	N	IgM可能↓			
	抗菌抗体↓				
尿毒症	↓	N	N	N或↓	有抑制淋巴细胞转化因子
亚急性硬化症全脑炎	↓*	↑*			
Down综合征	↓	可能↓			特异性免疫功能早衰
烧伤	↓	Ig↓	↓		
脾切除	N	IgM可能↓	N	N	部分患者缺乏吞噬作用激酶(tuftsin)
		对细菌抗体应答↓			
新生儿和早产儿	Ts功能↑	低	杀菌力差	低	
衰老	↓	IgG↑,对有些抗原IgG应答↓			自身抗体↑
6.免疫抑制治疗	(略)				

注:↓降低;↑升高;N正常,＊对感染原的特异性免疫反应。

（袁本泉）

第三节　风　湿　热

　　风湿热是由于 A 组 β 型溶血性链球菌感染后引起的免疫反应性疾病,它的病变是全身性结缔组织的非化脓性炎症,主要侵犯心脏和关节,其他器官如脑、皮肤、浆膜、血管等均可受累,但以心脏损害最为严重且多见。有时首次发作即可使心脏受损,反复发作可使 2/3 的患儿遗留慢性心瓣膜病。发病年龄以5～15岁多见,90%发病年龄在 7 岁以上,以冬春季好发。

目前认为风湿热的发病是由于 A 组 β 型溶血性链球菌感染引起的免疫反应。链球菌细胞成分及其菌外产物具有高度抗原性及特异性。人体感染链球菌后产生特异性抗体。这些抗体和抗原物质在结缔组织内导致退行性病变和溶解。主要病变发生在结缔组织胶原纤维,全身各器官均可受累,但以心脏、关节、血管及浆膜等处的改变最为明显。风湿热基本的病理改变为渗出、增生(肉芽肿)、硬化的风湿小体,即阿绍夫(Aschoff)小体。在小儿风湿热则心脏病变尤为突出,心肌、心肌膜及心包均可受到损害,称为风湿性心肌炎或全心炎,亦为小儿风湿热的最重要表现。严重心肌炎可后遗风湿性心瓣膜病。风湿热的发病与上呼吸道链球菌感染、人体免疫反应及环境因素有关。近年来在发达国家中,风湿热的发病率有明显下降,而且病情较轻。

一、临床表现

(一)前驱表现

风湿热在发病前 1~3 周可有咽炎、扁桃体炎、感冒等短期发热或猩红热的历史。症状轻重不一,亦可无症状,咽部症状一般常在 4 天左右消失,以后患儿无不适症状,1~3 周后开始发病。风湿性关节炎常为急性起病,而心肌炎可呈隐匿性经过。

(二)一般症状

患儿精神不振、疲倦、食欲减退、面色苍白、多汗、鼻出血。有时可有腹痛。发热一般都不太高且热型多不规则,少数可见短期高热,大多数为长期持续性低热,持续 3~4 周。

(三)主要症状

1.关节炎

疼痛呈游走性。主要侵犯的关节有膝关节(75%)、距小腿关节(50%),偶尔累及腕关节、肘关节和脊柱关节、手足小关节。可同时或先后侵犯多个关节。关节局部红、肿、痛、热、活动受限。关节炎随风湿活动消失而消失,关节功能恢复,不留强直或畸形。不典型者仅有关节酸痛。

2.心脏炎

风湿热发病后约 50% 的患儿 3~4 周即出现心脏炎,包括心肌炎、心内膜炎和心包炎,又称全心炎。轻者可无明显症状,仅有心率增快和轻度的心电图变化,严重者可导致心力衰竭。

(1)心肌炎:几乎所有的风湿热患者均有不同程度的心肌炎。可表现心悸、气短和心前区疼痛,症状变异较大,轻者症状不明显。体征:窦性心动过速,心率与体温不成比例;心脏扩大,心尖冲动弥散、微弱;第一心音低钝,或奔马律;心尖区可听到吹风样收缩期杂音;心电图变化最常见为 Ⅰ 度房室传导阻滞,ST 段下移和 T 波平坦或倒置。

(2)心内膜炎:心内膜炎常累及二尖瓣和主动脉瓣,较少累及三尖瓣和肺动脉瓣,其中二尖瓣关闭不全、二尖瓣狭窄、主动脉瓣关闭不全常见;单独三尖瓣关闭不全罕见。从瓣膜炎到器质性瓣膜病一般要经半年以上才能形成。

(3)心包炎:表现为心前区疼痛、呼吸困难或端坐呼吸。早期可于心底部听到心包摩擦音,一般积液量不多;少见心音遥远、肝大、颈静脉怒张和奇脉等大量心包积液的表现。X 线检查心搏动减弱或消失,心影向两侧扩大,呈烧瓶状,卧位则心腰部增宽,立位时阴影又复变窄。心电图检查早期示低电压、ST 段抬高,以后 T 段下移和 T 波平坦或倒置。

3.舞蹈病

多发于 5~12 岁。表现为四肢不自主、不协调、无目的的运动,兴奋时加重,睡眠时减轻;重者舌和面肌可发生难以自控的运动或语言障碍,肌张力降低,腱反射减弱或消失。舞蹈病常出现在链球菌感染2～6个月后,可不伴其他症状。本症多在2～3个月后自行缓解。

4.皮下结节

发生率为1%～4%,常伴严重心肌炎。皮下结节呈圆形小结,与皮肤无粘连,能自由活动,多无压痛。直径2～30 mm,个别大的可达10～20 mm,数目不等,常见于肘、腕、膝、踝等关节伸侧腱鞘附着处,亦好发于头皮或脊椎旁侧。有时呈对称性分布。结节存在数天至数月不等,时消时现,一般经2～4周自然消失。近年来已少见。

5.环形红斑

一般在风湿热后期或风湿热复发时出现,常伴有心脏炎。皮肤渗出性病变可引起荨麻疹、紫癜、斑丘疹、多形性红斑、结节性红斑以及环形红斑等,其中以环形红斑的诊断意义最大,对风湿热有特征性。环形红斑的发生率约为10%。

6.其他

风湿性肺炎与胸膜炎、风湿性腹膜炎、风湿性肾炎比较少见。

二、辅助检查

(一)风湿热活动性检查

血常规可有轻度贫血,白细胞增加及核左移现象。血沉加速,但有心力衰竭时则加速不明显。C反应蛋白呈阳性反应,且较血沉的加速出现早,消失较慢,一般不受心力衰竭的影响。粘蛋白可见增加。心电图检查示P-R间期持续延长。

(二)抗链球菌的抗体检测

血清抗链球菌溶血素O(ASO)滴度增加,大多数风湿热患儿>500 U;血清抗链激酶滴度增加,1∶40以上为阳性;血清抗透明质酸酶滴度增加,1∶2 048以上为阳性。以上三项均阳性者占95%。此外,尚有抗脱氧核糖核酸酶B(anti-DNAase B)及抗烟酸胺-腺嘌呤-二核苷酸酶(anti-NADase)。这些抗体在链球菌感染1周后升高,可维持数月。

(三)其他检查

咽拭子培养有时可培养出A组β型溶血性链球菌,但有些风湿患者,特别在抗生素药物治疗后,咽培养可呈阴性。血清蛋白电泳提示清蛋白减低,α及γ球蛋白增加。免疫球蛋白检查在急性期IgA增高。抗心肌抗体测定,55%风湿性心肌炎患者抗心肌抗体阳性,风湿性慢性心瓣膜病无明显风湿热活动患者,20%～30%可为阳性。链球菌感染后状态亦可呈阳性。有心肌炎者血清天冬氨酸氨基转移酶、肌酸激酶及乳酸脱氢酶可增高。

三、诊断标准

风湿热的诊断主要依靠综合临床表现。由于缺乏特殊诊断方法,目前仍沿用1992年修订的琼斯(Jones)风湿热诊断标准。主要表现:包括心肌炎、多发性关节炎、舞蹈病、皮下结节及环形红斑。心肌炎的诊断应具有以下四点之一:①新出现有意义的杂音,如心尖部收缩全期杂音或舒张中期杂音。②心脏增大。③心包炎。④心力衰竭。次要表现:包括发热,C反应蛋白阳性或白细胞增多,既往有风湿热史或有风湿性心瓣膜病。

此外,确定风湿有无活动性也是诊断中很重要的一方面。下面三种情况提示风湿活动的持续存在,即。①体温不正常,体重不增加,运动耐量不恢复。②心律不正常,易有变化,脉搏快速。③血沉快,C反应蛋白不转阴性,抗链球菌抗体滴度不下降或白细胞未恢复正常。

四、治疗

治疗原则：①早期诊断，合理治疗，病情进展造成心脏发生不可恢复的改变。②根据病情轻重，选用合理的抗风湿药物使危重患儿避免死亡，对一般病变能及时控制症状，减少患儿痛苦。③控制及预防 A 组β型溶血性链球菌感染，防止疾病复发。④风湿热为一反复发作的慢性过程的疾病，在反复及长期用药过程应注意药物的不良反应的发生，故应权衡利弊合理使用。

(一)卧床休息及控制活动量

在急性期如发热、关节肿痛者，应卧床休息至急性症状消失。有心肌炎并发心力衰竭者则应绝对卧床休息，休息时间一般无明显心脏受累者大约 1 个月左右；有心脏受累者需 2～3 个月；心脏扩大伴有心力衰竭者，约需 6 个月左右方可逐渐恢复正常活动。

(二)饮食

应给容易消化，富有蛋白质、糖类及维生素 C 的饮食，宜少量多餐。有充血性心力衰竭者可适当地限制盐及水分。应用肾上腺糖皮质激素的患儿亦应适当限制食盐。

(三)控制链球菌感染

应肌内注射青霉素 60 万～120 万 U，分每天 2 次，用 10～14 天。或 1 次肌内注射苄星青霉素 G 120 万 U。如不能应用青霉素时可用红霉素 30 mg/(kg·d)，分 3～4 次口服，服用 10 天。

(四)抗风湿药的应用

风湿热初次发病大多于 9～12 周能自行消退，抗风湿药物只起到抑制炎性反应作用，故疗程宜 9～12 周或更长，视病情轻重而定。

1.阿司匹林

用量 80～100 mg/(kg·d)，每天用量不超过 3～4 g，少数患儿需增加到 120 mg/(kg·d)，每 6 小时 1 次，分 4 次口服，如效果不显或出现中毒反应，宜监测血清阿司匹林水平，以避免中毒反应。开始剂量用至体温下降，关节症状消失，血沉、C 反应蛋白及白细胞下降至正常，2 周左右减为原量的 3/4，再用 2 周左右，以后逐渐减量而至完全停药。单纯关节炎者用药 4～6 周，有轻度心肌炎者宜用 12 周。注意阿司匹林的毒性反应。

2.泼尼松

用量为 2 mg/(kg·d)，分 3～4 次口服，对于严重心肌炎患者可提高至 100 mg/d，开始用量持续 2～3 周，以后缓慢减量，至 12 周完全停药，或在停泼尼松之前 1 周，加用阿司匹林治疗，继用 6～12 周，时间可视病情而定。注意泼尼松可出现不良反应，为防止出现肾上腺皮质功能不全，停用泼尼松时必须缓慢停止，一般需时 3～4 周。

在用肾上腺糖皮质激素及阿司匹林治疗后，停药或减量时常出现反跳现象，但前者较常见，产生反跳的原因尚未明了，可能是风湿性炎症过程尚未结束就过早停药，使风湿热的自然病程又重新出现。反跳现象多在减量或停药 2 周内出现，轻者表现为发热、关节痛、心脏杂音又重现，血沉增快及 C 反应蛋白阳性，重者可出现心包炎、心脏增大及心力衰竭，轻症者通常于数天内自愈，很少需要用药，重症需再加用阿司匹林治疗。

(五)舞蹈病的治疗

主要采取对症治疗及支持疗法。居住环境宜安静，加强护理工作，预防外伤，避免环境刺激。轻症可用苯巴比妥、地西泮等镇静剂。水杨酸及肾上腺糖皮质激素疗效不显著。近年报道用氟哌啶醇 1 mg 加同量苯海索，每天 2 次，可较快控制舞蹈动作，并减少氟哌啶醇的不良反应，效果较好。

(六)心力衰竭的治疗

严重心肌炎、心脏扩大者易发生心力衰竭,除用肾上腺糖皮质激素治疗以外,应加用地高辛或静脉注射毛花苷 C、毒毛花苷 K 及速效利尿剂(如呋塞米)等。

(七)慢性心瓣膜病的治疗

除临床上仍表现活动性需给予抗风湿药物外,对无风湿活动临床表现者,则治疗时主要考虑以下几个方面。

1.控制活动量

由于瓣膜器质病变引起心脏肥厚扩大及一般心脏代偿功能减退,对这些患儿应注意控制活动量,避免剧烈运动。

2.洋地黄长期治疗

有慢性充血性心力衰竭者长期口服洋地黄,要随时调整剂量,保持有效维持量。

3.手术问题

在心瓣膜严重损害时,可做瓣膜成形术或置换术,从而恢复瓣膜的正常功能,可使危重患儿的临床症状显著好转。但由于儿童期存在不断生长发育问题,可形成置换瓣膜相对狭窄现象,以及转换瓣膜的耐久性、术后抗凝治疗、预防感染等问题,必须严格掌握适应证。一般认为其适应证如下。

(1)替换二尖瓣的适应证:①心功能Ⅲ~Ⅳ级者。②血栓栓塞发生 2 次以上者。③左房大,有心房纤颤、房壁钙化者。④进展性肺动脉高压,病情逐渐恶化者。

(2)替换主动脉瓣适应证:①主动脉瓣病变引致明显冠状动脉供血不足、晕厥或心力衰竭者。②如患儿各项客观检查指标为阳性,并有心肌缺血症状,虽心功能尚好,亦应做手术。

五、预防

风湿热预后主要取决于心脏炎的严重程度、首次发作是否得到正确抗风湿热治疗以及是否正规抗链球菌治疗。心脏炎者易于复发,预后较差,尤以严重心脏炎伴充血性心力衰竭患儿为甚。

建议每 3~4 周肌内注射苄星青霉素(长效青霉素,benzathine penicilline)120 万单位,预防注射期限至少 5 年,最好持续至 25 岁;有风湿性心脏病者,宜做终身药物预防。对青霉素过敏者可改用红霉素类药物口服,每月口服 6~7 天,持续时间同前。

风湿热或风湿性心脏病患儿,当拔牙或行其他手术时,术前、术后应用抗生素以预防感染性心内膜炎。

(袁本泉)

第四节 幼年特发性关节炎

幼年特发性关节炎(JRA)是由于某种感染及环境因素影响,使遗传易感性个体发生自身免疫反应而导致的全身结缔组织疾病。本病主要表现为发热及关节肿痛,常伴皮疹、肝脾淋巴结肿大,若反复发作可致关节畸形。年龄越小,全身症状越重,年长儿以关节受累为主。

一、病因及分类

(一)病因

此病病因至今尚未完全清楚。在发病机制上一般认为与免疫、感染及遗传有关,属于第Ⅲ型变态反应造成的结缔组织损伤。可能由于微生物(细菌、支原体、病毒等)感染持续刺激机体产生免疫球蛋白,血清 IgA、IgM、IgG 增高。部分患儿抗核抗体滴度升高。患者血清中存在类风湿因子,它是一种巨球蛋白,即沉淀系数为 19S 的 IgM,能与变性的 IgG 相互反应,形成免疫复合物,沉积于关节滑膜或血管壁,通过补体系统的激活,和粒细胞、大单核细胞溶酶体的释放,引起组织损伤。患者血清及关节滑膜中补体水平下降,IgM、IgG 及免疫复合物增高,提示本病为免疫复合物疾病。

另外,本病尚有细胞免疫平衡失调。外周血中单个核细胞中 B 淋巴细胞增多;白细胞介素 IL-1 增多,而 IL-2 减少,也参与发病机制。近年来发现不少关节炎型患儿中与组织相容性抗原 HLAB27 相关,认为染色体基因遗传起一定作用。

(二)分类

1.全身型幼年特发性关节炎

全身型幼年特发性关节炎(systemic JIA)在任何年龄皆可发病,但大部分起病于 5 岁以前。定义:每次发热至少 2 周以上,伴有关节炎,同时伴随以下(1)～(4)项中的一项或更多症状。

(1)短暂的、非固定的红斑样皮疹。

(2)淋巴结肿大。

(3)肝脾大。

(4)浆膜炎:如胸膜炎及心包炎。

2.多关节型类风湿因子阴性

多关节型类风湿因子阴性(polyarthritis,RF negative)在发病最初 6 个月有 5 个及以上关节受累,类风湿因子阴性。

3.多关节型类风湿因子阳性

多关节型类风湿因子阳性(polyarthritis,RF positive)在发病最初 6 个月有 5 个及以上关节受累,类风湿因子阳性。

4.少关节型关节炎

少关节型关节炎(oligoarthritis)在发病最初 6 个月有 1～4 个关节受累。疾病又分 2 个亚型:①持续型少关节型 JIA:整个疾病过程中关节受累均在 4 个以下;②扩展型少关节型 JIA:在疾病发病后 6 个月发展成关节受累≥5 个,约 20%少关节型患儿发展成扩展型。

5.与附着点炎症相关的关节炎

与附着点炎症相关的关节炎(enthesitis-related arthritis,ERA)即关节炎合并附着点炎症或关节炎或附着点炎症,伴有以下情况中至少 2 项:①骶髂关节压痛或炎症性腰骶部及脊柱疼痛,而不局限在颈椎;②HLA-B27 阳性;③6 岁以上的男性患儿;④家族史中一级亲属有 HLAB27 相关的疾病(强直性脊柱炎、与附着点炎症相关的关节炎、急性前葡萄膜炎或骶髂关节炎)。

6.银屑病性关节炎

银屑病性关节炎(psoriatic arthritis)即 1 个或更多的关节炎合并银屑病,或关节炎合并以下任何 2 项：①指（趾）炎；②指甲凹陷或指甲脱离；③家族史中一级亲属有银屑病。

7.未分类的关节炎

未分类的关节炎（undifferentiated arthritis JIA）即不符合上述任何一项或符合上述两项以上类别的关节炎。

二、诊断

（1）起病年龄不超过 16 岁。

（2）有一个或多个关节炎。关节炎表现如下。①关节肿胀或关节腔积液。②具有 2 项或 2 项以上以下症状：活动受限；活动时疼痛或关节触痛；关节局部发热。

（3）关节炎症持续超过 6 周。具有上述第 1～3 项，排除其他结缔组织病及症状相似的疾病，可诊断为幼年特发性关节炎。

三、鉴别诊断

（一）化脓性关节炎

化脓性关节炎常为败血症的迁延病灶。单个关节发炎，局部红、肿、热、痛明显，且伴全身中毒症状，白细胞总数及中性粒细胞高，关节腔液做细菌涂片或培养可资鉴别。

（二）系统性红斑狼疮（SLE）

虽有发热、关节炎，大小关节均可受累，但不发生关节畸形，有典型的面部蝶形红斑及其他系统受累，尤其是肾脏受累概率高，抗核抗体（ANA）、抗 ENA 及抗 ds-DNA 抗体等检查可资鉴别。

（三）风湿热

风湿热以游走性大关节受累为主，非对称性，无晨僵，X 线不见髓质损害，不累及指（趾）、脊柱和颞颌等处小关节，常伴有心肌和心瓣膜炎体征，发病前有链球菌感染史，ASO 滴度增高。

四、治疗

治疗原则：控制病变的活动度，减轻或消除关节疼痛和肿胀；预防感染和关节炎症的加重；预防关节功能不全和残疾；恢复关节功能及生活与劳动能力。

（一）一般治疗

除急性发热外，不主张过多地卧床休息。宜鼓励患儿参加适当的运动，尽可能像正常儿童一样生活。定期进行裂隙灯检查以发现虹膜睫状体炎。心理治疗也重要，应克服患儿因慢性疾病或残疾造成的自卑心理，鼓励参加正常活动和上学；取得家长配合，增强他们战胜疾病的信心，使患儿的身心健康成长。

（二）药物治疗

1.非甾体抗炎药

非甾体抗炎药（non-steroidal anti-inflammatory drugs，NSAIDs）如萘普生（naproxen），推荐每天 10～15 mg/kg，分 2 次口服；或布洛芬（ibuprofen），每天 50 mg/kg，分 2～3 次口服，1～2 周内见效，病情缓解后逐渐减量，最后以最低临床有效剂量维持，可持续数月至数年。不良反应包括胃肠道反应，肝、肾功能损害，变态反应等。近年由于发现长期口服阿司匹林（aspirin）的不良反应较多，已较少使用。其他 NSAIDs 如双氯芬酸钠、尼美舒利（nimesulide）等使用逐渐增多，为避免严重胃肠道反应，一般不联合使用多种 NSAIDs 药物。

2.缓解病情抗风湿药

因为应用缓解病情抗风湿药(disease modifying anti-rheumatic drugs，DMARDs)后至出现临床疗效之间所需时间较长，故又称慢作用抗风湿药(slow acting anti-rheumatic diseases drugs，SAARDs)。近年来认为，在患者尚未发生骨侵蚀或关节破坏前及早使用本组药物，可以控制病情加重。

(1)甲氨蝶呤(methotrexate，MTX)：剂量为 7.5～10 mg/m²，每周 1 次顿服。最大剂量为每周 15 mg/m²，服药 3～12 周即可起效。MTX 不良反应较轻，有不同程度胃肠道反应、一过性转氨酶升高、胃炎和口腔溃疡、贫血和粒细胞减少。对多关节型安全有效。长期使用注意监测肿瘤发生的风险。

(2)羟氯喹(hydroxychloroquine)：剂量为 5～6 mg/(kg·d)，不超过 0.25 g/d，分 1～2 次服用。疗程 3 个月至 1 年。不良反应可有视网膜炎、白细胞减少、肌无力和肝功能损害。建议定期(6～12 月)眼科随访。

(3)柳氮磺吡啶(sulfasalazine)：剂量为 50 mg/(kg·d)，服药 1～2 个月即可起效。不良反应包括恶心、呕吐、皮疹、哮喘、贫血、溶血、骨髓抑制、中毒性肝炎和不育症。

(4)其他：包括青霉胺(O.penicillamine)、金制剂(gold)，如硫代苹果酸金钠(myochrysine)，因不良反应明显，现已少用。

3.肾上腺皮质激素

虽可减轻 JIA 关节炎症状，但不能阻止关节破坏，长期使用不良反应大。因此，糖皮质激素不作为首选或单独使用的药物，应严格掌握指征。临床应用适应证有以下几种。

(1)全身型：非甾体抗炎药物或其他治疗无效的全身型 JIA 可加服泼尼松 0.5～1.0 mg/(kg·d)(总量<60 mg/d)，一次顿服或分次服用。一旦体温得到控制逐渐减量至停药。如有多浆膜腔积液、风湿性肺病变，或并发巨噬细胞活化综合征(MAS)时，需静脉大剂量甲泼尼龙治疗。

(2)多关节型：对 NSAIDs 和 DMARDs 未能控制的严重病儿，加用小剂量泼尼松顿服，可减轻关节症状，改善生活质量。

(3)少关节型：不主张用肾上腺皮质激素全身治疗，可酌情在单个病变关节腔内抽液后，注入醋酸氢化可的松混悬剂局部治疗。

(4)虹膜睫状体炎：轻者可用扩瞳剂及肾上腺皮质激素类眼药水点眼。对严重影响视力患者，除局部滴注肾上腺皮质激素眼药水外，需加用小剂量泼尼松口服。

对银屑病性关节炎不主张用肾上腺皮质激素。

4.其他免疫抑制剂

可选择使用环孢素 A、环磷酰胺(CTX)、来氟米特和硫唑嘌呤、雷公藤总甙。需根据 JIA 不同亚型选择使用，注意其有效性与安全性评价。

5.生物制剂

抗肿瘤坏死因子(TNF)-α 单克隆抗体对多关节型 JIA 有效，白细胞介素-6(IL-6)受体单克隆抗体对难治性全身型 JIA 抗炎效果明显。

6.其他药物治疗

大剂量 IVIG 治疗难治性全身型 JIA 的疗效尚未能得到确认。目前国内有报道中药提纯制剂白白芍总甙治疗 JIA 有一定疗效。

（三）理疗

对保持关节活动、肌力强度是极为重要的。尽早开始保护关节活动及维持肌肉强度的锻炼，有利于预防关节残疾，改善关节功能。

五、预后评估

幼年类风湿关节炎是一种自身的免疫性疾病，病程长而迁延数年。在此期间，急性发作期与缓解期交替出现，成年后 60％的幼年类风湿关节炎可自行缓解。一些少关节型的年轻女孩预后较好，对于多关节性患儿，尤其是发病年龄较大的女孩或全身型多关节受累者，如果血清类风湿性因子阳性，则预后较差。也有一部分少关节患儿发展到多关节侵犯，同时伴有破坏性关节炎，造成严重的关节畸形，活动障碍。

（袁本泉）

第五节　过敏性紫癜

过敏性紫癜是一种主要侵犯毛细血管的变态反应性疾病，为血管炎综合征中的最常见类型。临床特点主要为皮肤紫癜、关节肿痛、腹痛、便血和血尿等。

一、病因和发病机制

病因不明，与本病有关的因素是感染（细菌、病毒或寄生虫等）、药物（抗生素、磺胺类、异烟肼、水杨酸类、苯巴比妥钠等）、食物（鱼、虾、蟹、蛋、牛奶等）及其他（花粉吸入、昆虫叮咬、疫苗注射等）。近年研究表明，A 组溶血性链球菌感染是诱发本病的重要因素。机体对这些因素产生不恰当的免疫应答，形成免疫复合物，引起广泛的毛细血管炎，严重时可发生坏死性小动脉炎，血管壁通透性增强导致皮肤、黏膜和内脏器官出血和水肿。

二、病理

基本病理改变为广泛性的无菌性毛细血管和小动脉的炎性反应。血管通透性改变可引起皮下组织、黏膜及内脏水肿和出血。病变主要累及皮肤、肾、关节和胃肠道。

三、临床表现

本病多见于 6 岁以上的儿童与青年。多为急性起病，在起病前 1～3 周常有上呼吸道感染史。首发症状以皮肤紫癜为主，约半数患儿有关节肿痛或腹痛，并伴有低热、食欲缺乏、乏力等全身症状，30％～60％的患儿有肾损害。

（一）皮肤紫癜

病程中反复出现皮肤紫癜为本病特点，最多见于下肢和臀部，尤以小腿伸侧较多，对称分布，分批出现，严重者延及上肢和躯干。紫癜大小不等，呈紫红色，高出皮肤，可融合成片，以致出血性坏死，紫癜一般 4～6 周后消退，部分患儿间隔数周或数月后又复发。可伴有荨麻疹、多形性红斑和血管神经性水肿。

(二)消化道症状

不少患者可反复出现阵发性腹痛,常位于脐周或下腹部,可伴恶心、呕吐,部分患儿有便血,偶有肠套叠、肠梗阻或肠穿孔发生,有的腹痛常发生在皮肤紫癜显现以前。这是由于血管炎引起肠壁水肿、出血、坏死或穿孔而产生的肠道症状和并发症。

(三)关节疼痛或肿胀

多累及膝、踝、肘等关节,可单发亦可多发,呈游走性,有积液,不遗留关节畸形。

(四)肾症状

30%～60%的患儿有肾病变,常在病程 1 个月内出现,症状轻重不一。多数患者出现血尿,有管型,尿蛋白阳性,伴血压增高和水肿,称为紫癜性肾炎。少数呈肾病综合征表现。有些患儿的血尿、蛋白尿持续数月至数年,大多数都能完全恢复。约 6% 的患儿发展为慢性肾炎。

(五)其他

偶可发生颅内出血,导致惊厥、昏迷、瘫痪、失语等严重症状。还可出现鼻出血、牙龈出血、咯血等出血表现。

四、实验室检查

(一)血液检查

半数患儿的毛细血管脆性试验阳性;白细胞数正常或轻度增高、中性和嗜酸粒细胞增高;血小板计数、出血和凝血时间、血块退缩试验和骨髓检查均正常;血清 IgA 浓度增高。

(二)尿液检查

与肾小球肾炎相类似。

(三)粪便隐血试验

可呈阳性反应。

五、诊断及鉴别诊断

根据典型的皮肤症状及实验室检查,即可诊断。如果皮肤症状轻微或皮疹未出现前,患儿有剧烈腹痛、多发性关节疼痛或水肿、高血压、血尿等症状,则需与特发性血小板减少性紫癜、外科急腹症、风湿性关节炎及急性肾炎等疾病鉴别。

六、治疗

本症无特效疗法。

(一)一般治疗

卧床休息,积极寻找和去除致病因素,如控制感染,补充维生素。有荨麻疹或血管神经性水肿时,应用抗组胺药物和钙剂。腹痛时应用解痉剂,消化道出血时应禁食,可静脉滴注西咪替丁每天 20～40 mg/kg,必要时输血。

(二)糖皮质激素和免疫抑制剂

激素对急性期腹痛和关节痛可予缓解,但不能预防肾脏损害的发生,亦不能影响预后,因此不建议使用激素预防紫癜发生。如出现消化道出血、血管性水肿、严重关节炎等,建议泼尼松每天 1～2 mg/kg,分次口服,或用地塞米松,或甲泼尼龙每天 5～10 mg/kg 静脉滴注,症状缓解后即可停用。严重过敏性紫癜肾炎可在激素使用基础上加用免疫抑制剂如环磷酰胺、硫唑嘌呤等。

（三）抗凝治疗

1.阻止血小板聚集和血栓形成的药物

阿司匹林每天 3～5 mg/kg，或每天 25～50 mg，每天 1 次服用；双嘧达莫每天 3～5 mg/kg，分次服用。

2.肝素

如伴明显高凝状态，可予以低分子肝素治疗，每次 0.5～1.0 mg/kg，每天 1 次，持续 7 天，同时检测凝血功能。

（四）其他

钙通道阻滞剂，如硝苯地平，每天 0.5～1.0 mg/kg，分次服用；非甾体抗炎药，如萘普生，每天 10～15 mg/kg，分次服用，均有利于关节炎的恢复。中成药，如黄芪颗粒、复方丹参片、银杏叶片等，口服 3～6 个月，可补肾益气和活血化瘀。

七、预后

本病预后一般良好，除少数重症患儿可死于肠出血、肠套叠、肠坏死或神经系统损害外，多数病例可完全恢复。病程一般 1～3 个月，少数可长达数月或 1 年以上，因此建议患儿长期规律门诊随访。本病的远期预后取决于肾脏是否受累及程度。肾脏病变常较迁延，可持续数月或数年，少数病例病情反复顽固，可发展为慢性肾脏病甚至慢性肾功能不全。

（袁本泉）

第十二章 新生儿重症护理

第一节 新生儿缺氧缺血性脑病

一、概念

新生儿缺氧缺血性脑病（hypoxic-ischemicencephalopathy，HIE）是指围产期窒息引起新生儿脑损伤，是新生儿窒息后严重的并发症之一。病情重，病死率高，少数幸存者常留下永久性功能性神经功能缺陷，如智力障碍、癫痫、脑性瘫痪等。

二、病因

HIE 的发生主要与围产期窒息有关。缺氧是本病的核心，凡是造成胎儿血液循环和/或气体交换障碍引起血氧浓度降低的因素均可引起 HIE。

（一）产前缺氧

主要表现为胎儿宫内窘迫，其原因可能与孕母患有全身性疾病有关，如妊娠高血压综合征、贫血、糖尿病、心肺疾病等；也可由于胎盘、脐带异常，影响了胎盘的血液供应和胎-母间气体交换所致。

（二）出生时窒息

其原因可以是宫内窘迫的延续，也可以是由各种原因的异常分娩，或分娩过程中吸入大量羊水、胎粪所致，不恰当的复苏可以加重、延长缺氧状态。

（三）生后缺氧

主要原因是严重影响机体氧合状态的新生儿疾病，如胎粪吸入综合征、肺透明膜病、频发的呼吸暂停、严重溶血、休克等。

三、发病机制

（一）脑血流改变

缺氧和酸中毒导致体内血流重新分布，以保证心、脑、肾等重要器官的血液供应。若缺氧状态持续存在，得不到改善，脑血流代偿机制就会失败，从而脑血流量减少，最终引起缺氧缺血性脑

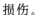

损伤。

(二)脑组织代谢改变

脑组织所需的能量来源于葡萄糖的氧化过程。机体缺氧时无氧酵解使糖耗量增加、乳酸堆积，导致低血糖和代谢性酸中毒，ATP产生减少。此外缺氧还导致细胞膜钠泵、钙泵功能不足，使钠离子、钙离子进入细胞内，激活某些受其调节的酶，破坏脑细胞膜的完整性及通透性。

(三)神经病理学改变

脑部缺氧时足月儿常见的神经病理学改变是皮质梗死及深部灰质核坏死；早产儿则脑室周围出血和脑室内出血多见，其次是白质病变。

四、临床表现

HIE大多出现在生后3天内，主要表现为意识障碍、肌张力低下、中枢性呼吸衰竭。病情轻重不一，临床将其分为3度。

(一)轻度HIE

主要表现为兴奋、易激惹，肢体及下颌可出现颤动，吸吮反射正常，拥抱反射活跃，肌张力正常，呼吸平稳，前囟平，一般不会出现惊厥。上述症状一般在生后24小时内明显，3天内逐渐消失，预后良好。

(二)中度HIE

表现为嗜睡、反应迟钝，肌张力减低，肢体自发动作减少，可出现惊厥。前囟张力正常或稍高，拥抱反射和吸吮反射减弱，瞳孔缩小，对光反射迟钝。症状在生后72小时内明显，病情恶化者嗜睡程度加深甚至昏迷，反复抽搐，可留有后遗症。

(三)重度HIE

患儿意识不清，常处于昏迷状态，肌张力低下，肢体自发动作消失，惊厥频繁，反复呼吸暂停，前囟张力高，拥抱反射、吸吮反射消失，瞳孔不等大或瞳孔放大，对光反应差，心率减慢。脑电图及影像学诊断明显异常，脑干诱发电位也异常。重度患儿死亡率高，存活者多数留有后遗症。

五、辅助检查

(一)头颅B超

头颅B超可检测脑血流速度及阻力指数，对诊断和判断预后有帮助。

(二)头颅CT

对脑水肿、脑梗死、颅内出血类型及病灶部位有确诊价值。

(三)磁共振

有助于超声和CT不能检测出部位的诊断，可检测出高能磷酸代谢物的相对浓度。

(四)脑电图

利于临床确定脑病变的严重度、惊厥的鉴别和判断预后。

(五)血液检查

血气分析可有$PaCO_2$升高、PaO_2降低、pH降低；血生化检查有血清钾、血清钠、血清钙、血清镁及血糖降低，血清磷酸肌酸激酶脑型同工酶可帮助判断脑组织损伤的严重程度和判断预后。

六、治疗

(一)支持治疗

改善通气,纠正酸中毒;保持血压稳定,保证充分的脑血流灌注;纠正低血糖等。

1.供氧

选择适当的供氧方式,维持血气和 pH 在正常范围。

2.纠正酸中毒

改善通气目的是纠正呼吸性酸中毒,在此基础上可适当使用碳酸氢钠以纠正代谢性酸中毒。

3.保持良好的脑部灌注

维持有效循环,血压低者应用多巴胺和多巴酚丁胺静脉滴注纠正低血压。

4.维持正常的血糖水平

因新生儿尤其是早产儿肾糖阈低,输糖速度过快易造成高血糖、糖尿,故强调均匀滴入,一般以每分钟 $6\sim8$ mg/kg 的速度滴入葡萄糖。

(二)控制惊厥

首选苯巴比妥,负荷量为 20 mg/kg,1 次或分 2 次静脉缓慢滴注。若不能控制惊厥,1 小时后可加用 10 mg/kg,惊厥控制后改为维持量 5 mg/(kg·d)维持。如果苯巴比妥不能控制惊厥,可加用地西泮或水合氯醛控制。地西泮和水合氯醛起效快、排泄快,不易蓄积中毒;而苯巴比妥钠半衰期长,排泄慢,达到负荷量后如再加大剂量,易引起蓄积中毒。

(三)治疗脑水肿

控制液体入量是预防和治疗脑水肿的基础,每天液体总量不超过 $60\sim80$ mL/kg。颅内压增高时,首选利尿剂呋塞米,每次 1 mg/kg,静脉注射;严重者可用 20％甘露醇,每次 $0.25\sim0.5$ g/kg,静脉注射,每 $4\sim6$ 小时 1 次,连用 $3\sim5$ 天。

亚低温治疗:采用人工诱导的方法适当降低脑温 $2\sim4$ ℃,以达到降低脑组织的热能需求和耗氧量的作用,同时还可保护血-脑屏障,减轻脑水肿,与其他治疗措施起协同作用。大量研究证明亚低温疗法对缺氧缺血性脑损伤具有明显的保护作用;同时对全身各器官和内环境无明显不良影响。

七、护理措施

(一)病情观察

患儿神经功能稳定性差,对外界的干扰有较强的反应,易出现生命体征的变化,要特别注意观察呼吸节律、频率的变化及有无呼吸暂停等;同时还应注意有无体温不升或体温过高。注意观察患儿的神志、瞳孔、前囟张力、肌张力及抽搐等症状,一旦发现颅内高压和其他器官受损的表现时,应通知医师并遵医嘱给予镇静、吸氧、止痉、降颅内压、抢救呼吸衰竭等治疗和护理。

(二)吸氧

脑组织对缺氧极为敏感,尽早合理的给氧是提高血氧浓度,减轻脑损伤的关键。如果脑组织持续缺氧,就可产生不可逆的损害。新生儿可选用鼻导管、面罩、头罩给氧,必要时使用机械通气辅助呼吸,维持 PaO_2 10.7$\sim$13.3 kPa(80$\sim$100 mmHg),$PaCO_2$ 4.7$\sim$5.3 kPa(35$\sim$40 mmHg)。给氧过程中,注意调节氧浓度及氧流量,避免长时间高浓度给氧造成晶状体后纤维组织增生(ROP)和支气管发育不良(BPD)。

(三)呼吸道管理

新生儿易发生呕吐或痰液堵塞而加重缺氧,因此必须及时清理呼吸道分泌物及呕吐物,保持呼吸道通畅。

(四)保暖

在整个治疗过程中(亚低温治疗除外)应注意保暖,维持体温在 36～37 ℃。一切治疗和护理操作均在箱内集中进行,尽量减少打开箱门的次数,维持箱温的恒定。

(五)喂养护理

由于新生儿吸吮能力差,使得摄入量减少,热能供给不足,部分血浆蛋白直接作为热能供给被消耗,因此应及早给予合理的喂养,保证充足的热量供给。在喂养的过程中,应严密观察患儿的面色、呼吸,有无呕吐,防止窒息的发生。如果不能吸吮,可采用鼻饲管喂养,以保证充足的热量供给。有呕吐及喂养困难者应静脉补液以保证热量供给。

(六)基础护理

保持周围环境安静。各项护理操作集中进行,动作轻柔,技术娴熟,减少对患儿的刺激。严格遵守消毒隔离制度和无菌操作规程,认真执行手卫生规范,预防交叉感染。加强患儿口腔、眼部、脐部、臀部护理,保持全身皮肤清洁干燥。

八、康复指导

诊断为 HIE 的存活患儿中有 25%～30% 留有不同类型和程度的远期后遗症。轻度表现为学习不能、入学困难、行为问题、多动症、注意力障碍和特殊的神经心理障碍性疾病等;严重的神经伤残远期表现为中-重度精神发育迟缓、脑瘫、听力丢失、失明和惊厥性疾病等。新生儿出生体重越小,其发生神经伤残的可能性越大,程度越重。对脑损伤新生儿进行早期干预,减轻神经伤残程度在近年越来越受到重视。0～3 岁是中枢神经系统快速发育的阶段,脑部可塑性最佳,早期干预可以促进脑细胞的修复,神经纤维代偿性生长,从而有效改善脑功能。大量研究证明,对脑损伤新生儿有计划、有针对性地进行康复训练和药物治疗,其远期预后明显好于其他脑损伤患儿。

(一)定期随访

诊断为 HIE 的患儿出院后随访是关键,足月儿日龄 12～14 天,早产儿矫正胎龄 42 周可行新生儿行为神经测定(NBNA),总分为 40 分,小于 35 分的患儿评估其预后不良的敏感度为96.3%。新生儿期以外可行儿童发育商(DQ)测定,85 分为及格,分值没有上限,6 个月内每月随访 1 次,6 个月至 1 岁期间每 2 个月随访 1 次,1 岁以后每 3 个月随访 1 次。

(二)早期干预

婴幼儿神经系统发育是一个连续过程,康复治疗贵在坚持,且治疗时间越早效果越好。主要干预方法包括智力发育和动作发育的早期干预。

智力发育早期干预。①视觉刺激法:用颜色鲜艳的红球挂在婴儿床头,每天多次逗引婴儿注意,或让婴儿看人脸;②听觉刺激法:每天听音调悠扬的优美乐曲,每天 3 次,每次 15 分钟;③触觉刺激:被动屈曲婴儿肢体,抚摸和按摩婴儿,以及变换婴儿姿势等;④前庭运动刺激:给予宝宝适度的摇晃和震荡。以上干预的选择因人而异,需在专业人员的指引下进行。

动作发育早期干预的方法主要为按摩、婴儿体操和主动运动训练。家属可以在医护人员的指导下进行,以便出院后可在家自行对宝宝进行干预,每天 2～3 次,于宝宝两餐之间清醒时进行为宜。

此外,根据患儿情况,在医师的指导下辅以使用高压氧和营养神经药物等相关治疗,以更大程度促进患儿脑神经细胞的修复。

(陈聪聪)

第二节 胎粪吸入综合征

胎粪吸入综合征(meconium aspiration syndrome,MAS)是指胎儿在宫内或娩出过程中吸入被胎粪污染的羊水,发生气道阻塞、肺内炎症和一系列全身症状,病理改变为呼吸道的机械性阻塞和化学性炎症,生后出现以呼吸窘迫为主,同时伴有其他脏器损伤的一组综合征,多见于足月儿和过期产儿。

一、病因和病理生理

(一)病因

胎儿在宫内或分娩过程中吸入胎粪造成缺氧,肠道与皮肤血流量减少,迷走神经兴奋,致使肠壁缺血痉挛,肠蠕动增加,肛门括约肌松弛而排出胎粪。同时,缺氧使胎儿产生呼吸运动(喘息),将胎粪吸入气管内或肺内,或在胎儿娩出建立有效呼吸后,使其吸入肺内。由于早产儿很少发生羊水混有胎粪,而过期产儿发生率则高于 35% 这一现象,有研究者推断羊水混有胎粪可能是胎儿成熟的标志。

(二)主要病理生理改变

1.不均匀气道阻塞

由于胎粪的机械性阻塞可导致部分肺泡因其小气道被较大胎粪颗粒完全阻塞,其远端肺泡内气体吸收,引起肺不张,使肺内分流增加,导致低氧血症;黏稠胎粪颗粒不完全阻塞部分肺泡的小气道,形成"活瓣",吸气时小气道扩张,使气体能进入肺泡,呼气时因小气道阻塞,气体不能完全呼出,导致肺气肿,肺泡通气量下降,引起二氧化碳潴留;如肺泡破裂则发生肺间质气肿、纵隔气肿或气胸。部分小气道内无胎粪,其肺泡的通换气功能代偿性增强。

由此可见,MAS的肺部改变为不均匀气道阻塞,即肺不张、肺气肿和正常肺泡同时存在,其各自所占的比例决定临床表现轻重。

2.化学性炎症

胎粪(主要成分是胆盐)可刺激局部引起化学性炎症,加重通-换气功能障碍。体外实验表明胎粪利于细菌生长,因此肺部也可继发细菌感染。近年来有文献报道,MAS时肺泡Ⅱ型上皮细胞受损和肺表面活性物质减少,但其结论尚需进一步研究证实。上述病理改变均可导致低氧血症、代谢性和呼吸性酸中毒,重者出现严重的呼吸衰竭、肺水肿和肺出血等。

肺动脉高压严重缺氧和混合性酸中毒使肺动脉痉挛或其肌层增生(长期低氧血症),使肺动脉阻力增高,右心压力增加,导致卵圆孔水平的右向左分流;同时又可使处于功能性关闭或未闭的动脉导管重新或保持开放,导致导管水平的右向左分流。使低氧血症和混合性酸中毒进一步加重,形成恶性循环,即新生儿持续肺动脉高压。

二、临床表现

(一)羊水混胎粪是诊断 MAS 的前提

(1)分娩时可见羊水混胎粪。

(2)患儿皮肤、脐带和指、趾甲床留有胎粪痕迹。

(3)口、鼻腔吸引物中含有胎粪。

(4)气管插管时声门处或气管内吸引物可见胎粪(即可确诊)。

(二)呼吸系统症状的轻重与吸入羊水的量和性质(混悬液或块状胎粪等)有关

吸入少量和混合均匀的羊水者,可无症状或症状较轻;吸入大量黏稠胎粪者,可致死胎或生后不久死亡。一般常于生后开始出现呼吸急促(>60 次/分)、发绀、鼻翼翕动和吸气性三凹征等呼吸窘迫表现,少数患儿也可出现呼气性呻吟。胸廓前后径增加,早期两肺有鼾音或粗湿啰音,以后出现中、细湿啰音。如呼吸窘迫突然加重和呼吸音明显减弱,应怀疑发生气胸。

(三)新生儿持续肺动脉高压多发生于足月儿

有人报道 PPHN 患儿中,75％伴有 MAS。重症 MAS 患儿多伴有 PPHN,其主要表现持续严重发绀,其发绀特点:吸入高于 60％的氧,发绀不能缓解;哭闹、哺乳或躁动时发绀加重;发绀程度与肺部体征不平行(发绀重,体征轻)。胸骨左缘第二肋间可闻及收缩期杂音。严重者可出现休克和心力衰竭表现。为鉴别发绀原因,应做以下试验。

1.高氧试验

吸入纯氧 15 分钟,如动脉氧分压(PaO_2)或经皮血氧饱和度($TcSO_2$)较前明显增加,提示为肺实质病变;PPHN 和青紫型先天性心脏病则无明显增加。

2.动脉导管前、后血氧差异试验

比较动脉导管前(右桡或颞动脉)和动脉导管后(左桡、脐或下肢动脉)的 PaO_2 或 $TcSO_2$,若动脉导管前、后 PaO_2 差值>0.7 kPa(15 mmHg)或 $TcSO_2$ 差值>4％,表明动脉导管水平有右至左分流。无差值也不能除外 PPHN,因为也可有卵圆孔水平的右至左分流。

3.高氧-高通气试验

对高氧氧试后仍发绀者应用气管插管或面罩下行气囊通气,频率 100～150 次/分,二氧化碳分压($PaCO_2$)下降至临界点 2.7～4.0 kPa(20～30 mmHg),PPHN 血氧分压可大于 13.3 kPa(100 mmHg),而青紫型先天性心脏病患儿血氧分压增加不明显。严重 MAS 可并发红细胞增多症、低血糖、低钙血症、HIE、多器官功能障碍及肺出血等。

三、辅助检查

(一)实验室检查血气分析

pH、PaO_2降低和 $PaCO_2$增高,血常规显示感染迹象。

(二)X 线检查

两肺透过度增强伴有节段性或小叶肺不张,也可仅有弥漫性浸润影或并发纵隔气肿、气胸等。临床统计发现,有的胸片严重异常者则症状可很轻,有的胸片轻度异常或基本正常,而症状却很重。

(三)超声波检查

彩色多普勒超声可确定 PPHN 诊断。超声心动图可显示并测定开放的导管和分流的方向及计算肺动脉压力,当肺动脉收缩压≥75％体循环收缩压时,可诊断。

四、治疗

(一)促进气管内胎粪排出

可采用体位引流、拍叩和震动胸部等方法；对病情较重且生后不久的 MAS 患儿，可气管插管进行吸引，胎粪黏稠者也可注入 0.5～1 mL 生理盐水后再行吸引，以减轻 MAS 的严重程度和预防 PPHN。动物试验表明，胎粪进入气道 4 小时后仍可吸出部分胎粪。

(二)对症治疗

1.氧疗

当 $PaO_2 < 8.0$ kPa(60 mmHg)或 $TcSO_2 < 90\%$ 时。应根据缺氧程度选用鼻导管、面罩或头罩等吸氧方式，维持 PaO_2 8.0～10.6 kPa(60～80 mmHg)或 $TcSO_2$ 92％～97％为宜。

2.纠正酸中毒

可经口、鼻或气管插管吸引，保持气道通畅，必要时进行正压通气，以纠正呼吸性酸中毒；及时纠正缺氧，改善循环，以预防和纠正代谢性酸中毒，当血气结果中碱剩余为 -10～-6 时，在保证通气的条件下应用碱性药。

3.维持正常循环

出现低体温、肤色苍白和低血压等休克表现者，应用血浆、全血、5％清蛋白或生理盐水等进行扩容，同时静脉滴注多巴胺和/或多巴酚丁胺等。

4.正压通气

严重病例需机械通气，但吸气峰压和呼气末正压不宜过高，以免引起肺气漏。

5.限制液体入量

严重者常伴有脑水肿，肺水肿或心力衰竭，故应根据病情，适当限制液体入量。

6.抗生素

对有继发细菌感染者，根据血、气管内吸引物细菌培养及药敏结果应用抗生素，不主张预防性应用抗生素。

7.肺表面活性物质

目前有应用肺表面活性物质治疗 MAS 的临床报道，但病例数较少，确切疗效尚有待证实。

8.气胸治疗

应紧急胸腔穿刺抽气，可立即改善症状。然后根据胸腔内气体的多少，可反复胸腔穿刺抽气或行胸腔闭式引流。

9.其他

注意保温、镇静、满足热量需要、维持血糖和血钙正常等。

(三)去除病因

1.碱化血液

进行常频机械通气时，应用快频率(>60 次/分)，维持 pH 7.45～7.55，$PaCO_2$ 3.3～4.7 kPa(25～35 mmHg)，PaO_2 10.6～13.3 kPa(80～100 mmHg)或 $TcSO_2$ 97％～99％，血液 pH 的增高，可降低肺动脉压，是临床经典而有效的治疗方法，但可使心搏量和脑血流量减少。

2.血管扩张剂

静脉注射妥拉唑林虽能降低肺动脉压，但也引起体循环压相应或更严重下降，故使用时应予以扩容和使用血管活性药如多巴胺或多巴酚丁胺等。鉴于妥拉唑林可使肺动脉和体循环压同时下降，其

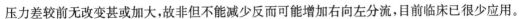

压力差较前无改变甚或加大,故非但不能减少反而可能增加右向左分流,目前临床已很少应用。

3.一氧化氮吸入(inhaled nitric oxide,iNO)

一氧化碳是血管舒张因子,由于 iNO 的局部作用,使肺动脉压力下降,而动脉血压不受影响。近年来的临床试验表明,对部分病例有较好疗效。

此外,在 PPHN 的治疗中,关于是否应用激素及 CPAP 治疗尚存在争议;液体通气尚在试验中;高频震荡通气取得一定效果,体外膜肺(ECMO)对严重 MAS(并发 PPHN)疗效较好,但价格昂贵,人员及设备要求高。

五、护理

(一)清理呼吸道

患儿入院后必须首先彻底清理呼吸道。先吸尽口鼻腔的污染羊水和黏液,然后经口气管插管,吸出气管内的污染羊水,再通过气管插管从气管内注入 37 ℃无菌生理盐水 0.5～1.0 mL,加压给氧 30 秒,变换体位进行背部叩击振动肺部,用吸引器吸出冲洗液,如此反复至冲洗干净。如果尚未清除呼吸道,尽量不予气道加压通气,因为胎粪吸入后先停留在大气道,如果先予正压通气,胎粪会进入小气道,引起气道阻塞及肺内化学性炎症。

(二)应用肺表面活性物质的护理

用药前将肺表面活性物质混悬剂置于暖箱内加温 5 分钟,用注射器吸取药液,通过气管导管内细硅胶管给药,然后气囊加压通气 2 分钟,再继续机械通气,一般 6 小时内不进行气管内吸引。

(三)一氧化碳吸入的护理

一氧化碳本身为一种自由基,大剂量吸入对肺有直接损伤作用。故一氧化碳吸入时应持续监测一氧化碳浓度,并设置高限及低限报警值。由于一氧化碳吸入时半衰期短,仅数秒钟,故使用时应保持持续吸入,特别是使用早期,一氧化碳浓度及呼吸机条件均较高,应避免患儿较长时间脱离呼吸机,尽量缩短气管内吸引时间,两次吸引之间尽量用呼吸机直接通气,而不用复苏囊。

(四)机械通气过程的气道护理

掌握正确的翻身、叩背、吸痰方法。翻身、叩背、吸痰时 2 人同时进行操作配合,注意各管道连接,防止出现导管脱管、移位、打折、堵塞等现象。翻身时动作轻柔,保持头、颈和肩在一条直线上活动,使气道通畅。吸痰前先叩背 2～5 分钟,叩背时用软面罩叩击,叩背同时一手固定患儿头颈部,以减少头部晃动,对于早产儿尽量避免叩背,防止颅内出血等发生。吸痰可采用密闭式吸痰法,此法可以有效地稳定患儿的血氧饱和度,改善缺氧状态,增加患儿对吸痰的耐受性,吸痰后安抚患儿至安静。吸痰时按照"由浅至深,先口后鼻"的原则。吸痰时间不超过 10 秒/次,吸引负压不应超过 13.3 kPa(100 mmHg)。注意翻身、叩背及吸痰前后提高氧浓度 10%～15%,吸入 12 分钟,观察患儿面色及 SaO_2,防止发生缺氧。

(五)病情观察

使用多功能心电监护仪,监测患儿心率、呼吸、血压、SaO_2 变化。密切观察患儿呼吸频率、节律、深浅度、胸廓起伏状态,自主呼吸与呼吸机是否同步。MAS 合并 PPHN 患儿由于严重缺氧、酸中毒和正压通气等综合因素使心肌功能受损,易发生低血压甚至休克,因此,除每小时监测生命体征外,需密切观察足背动脉搏动、四肢末梢灌注、尿量等循环系统症状。注意保暖,将患儿放置辐射床上,使体温稳定于 36.3～37.2 ℃,防止体温波动过大,加重心血管功能紊乱。

(陈聪聪)

参 考 文 献

[1] 赵静.现代儿科疾病治疗与预防[M].开封:河南大学出版社,2020.

[2] 李斌.儿科疾病临床诊疗实践[M].开封:河南大学出版社,2020.

[3] 王燕.临床用药与儿科疾病诊疗[M].长春:吉林科学技术出版社,2020.

[4] 凌春雨.儿科疾病应用与进展[M].天津:天津科学技术出版社,2020.

[5] 于欣.实用儿科疾病诊治基础与进展[M].天津:天津科学技术出版社,2019.

[6] 谢晓平.实用儿科疾病诊治方法及要点[M].天津:天津科学技术出版社,2019.

[7] 郝菊美.现代儿科疾病诊疗[M].沈阳:沈阳出版社,2020.

[8] 戚晓红.实用儿科疾病诊治[M].上海:上海交通大学出版社,2020.

[9] 周春清.儿科疾病救治与保健[M].南昌:江西科学技术出版社,2020.

[10] 王艳霞.儿科疾病诊断要点[M].长春:吉林科学技术出版社,2020.

[11] 齐玉敏.儿科疾病救治关键[M].哈尔滨:黑龙江科学技术出版社,2020.

[12] 王显鹤.现代儿科疾病诊治与急症急救[M].长春:吉林科学技术出版社,2019.

[13] 杨红新,邓亚宁.儿科常见病临证经验[M].郑州:河南科学技术出版社,2019.

[14] 张淼.儿科疾病治疗与保健[M].南昌:江西科学技术出版社,2020.

[15] 董玉珍.常见儿科疾病治疗精粹[M].哈尔滨:黑龙江科学技术出版社,2020.

[16] 孙广斐.临床儿科疾病诊断与治疗[M].沈阳:沈阳出版社,2020.

[17] 郭润国.现代儿科疾病治疗进展[M].哈尔滨:黑龙江科学技术出版社,2020.

[18] 宁君.儿科疾病诊断与治疗策略[M].北京:科学技术文献出版社,2020.

[19] 王惠萍.临床儿科疾病治疗学[M].北京:中国纺织出版社,2020.

[20] 王亚林.儿科疾病诊治新进展[M].天津:天津科学技术出版社,2020.

[21] 周嘉云.实用儿科疾病诊断与治疗[M].北京:科学出版社,2020.

[22] 孙荣荣.临床儿科诊疗进展[M].青岛:中国海洋大学出版社,2019.

[23] 王艳霞.精编儿科疾病诊断与治疗[M].长春:吉林科学技术出版社,2020.

[24] 张学会.临床儿科疾病诊疗实践[M].北京:科学技术文献出版社,2020.

[25] 杨卫.儿科常见病诊治[M].长春:吉林科学技术出版社,2019.

[26] 郝德华.儿科常见病诊疗[M].长春:吉林科学技术出版社,2019.

［27］董洪贞.实用临床儿科疾病诊疗思维与实践［M］.长春:吉林科学技术出版社,2020.

［28］张成红.实用临床儿科疾病诊疗常规［M］.哈尔滨:黑龙江科学技术出版社,2020.

［29］许铖.现代临床儿科疾病诊疗学［M］.天津:天津科学技术出版社,2020.

［30］王晓昆.儿科疾病治疗与急危重症监护［M］.哈尔滨:黑龙江科学技术出版社,2020.

［31］徐明.儿科疾病基础与临床诊疗学［M］.天津:天津科学技术出版社,2020.

［32］赵华锋.儿科疾病临床诊治与病例解析［M］.北京:科学技术文献出版社,2019.

［33］马燕杰.新编儿科疾病临床诊治方法［M］.北京:科学技术文献出版社,2019.

［34］田静.实用常见儿科疾病诊治学［M］.天津:天津科学技术出版社,2020.

［35］粟顺概.小儿热性惊厥的诊治进展［J］.中外医疗,2021,40(2):193-195.

［36］黄娟,王桂兰,刘翔腾.学龄前儿童反复呼吸道感染的基础疾病谱及危险因素［J］.广西医学,2021,43(1):84-88.

［37］库尔班江·阿布都西库尔,王建设.关注儿童肝脏疾病［J］.中华肝脏病杂志,2021,29(1):5-8.

［38］沈茜.儿童泌尿道感染诊治规范［J］.中华实用儿科临床杂志,2021,36(5):337-341.

［39］李丽,杨波,高翔羽.晚期新生儿中性粒细胞减少症的危险因素分析［J］.中国当代儿科杂志,2021,23(4):375-380.

［40］宫红梅,丁鹏,马兵超.不同强度蓝光治疗新生儿高胆红素血症的疗效分析［J］.罕少疾病杂志,2021,28(2):105-106.